"西学中"系统化培训系列教材

总主编 何清湖

中医经典选读

主编 陈明 范恒

全国百佳图书出版单位

中国中医药出版社

·北 京·

图书在版编目（CIP）数据

中医经典选读 / 陈明，范恒主编 . —北京：中国中医药出版社，
2022.3（2024.9 重印）

"西学中"系统化培训系列教材

ISBN 978 – 7 – 5132 – 7338 – 1

Ⅰ.①中…　Ⅱ.①陈…②范…　Ⅲ.①中国医药学—古籍—教材
Ⅳ.① R2–52

中国版本图书馆 CIP 数据核字（2021）第 250146 号

中国中医药出版社出版

北京经济技术开发区科创十三街 31 号院二区 8 号楼

邮政编码　100176

传真　010 – 64405721

河北品睿印刷有限公司印刷

各地新华书店经销

开本 787 × 1092　1/16　印张 36.5　字数 596 千字

2022 年 3 月第 1 版　2024 年 9 月第 3 次印刷

书号　ISBN 978 – 7 – 5132 – 7338 – 1

定价　182.00 元

网址　www.cptcm.com

服 务 热 线　010-64405510

购 书 热 线　010-89535836

维 权 打 假　010-64405753

微信服务号　zgzyycbs

微商城网址　https://kdt.im/LIdUGr

官 方 微 博　http://e.weibo.com/cptcm

淘宝天猫网址　http://zgzyycbs.tmall.com

《"西学中"系统化培训系列教材》
专家指导委员会

郑亚琳（首都医科大学）

胡亚男（长春中医药大学）

姚海强（北京中医药大学）

班光国（河北中医学院）

莫郑波（武汉大学）

高卫平（河南中医药大学）

唐　庆（华中科技大学）

窦志芳（山西中医药大学）

学术秘书　汤　阳（北京中医药大学）

尹笑玉（北京中医药大学）

前　言

现如今，在健康中国的建设进程中，党和国家始终坚持走具有中国特色的卫生与健康发展之路，不仅格外重视中医药事业的发展，更是一以贯之地坚持中西医并重，将维护人民健康融入国家发展大计，从而致力于提升全民健康水平。由此，中国成为世界上唯一具有中医、西医、中西医结合三种医学模式的国家，而多种模式并存协作的医疗局面，不仅有效地提高了多发病、常见病及慢性病的临床疗效，也必然会在治未病、重大疾病及疾病康复领域形成合力、实现突破。基于这样的认识与目的，近年来，党和国家始终重视与促进中西医之间的交流与协作，尤其在近年来，更是着力倡导"西学中"的教育，这不仅有利于中西医结合的发展与进步，也在一定程度上促进了中医药学的传承与创新，更对整个医疗卫生事业的发展有着积极影响和实际价值。

基于此，在国家中医药管理局的宏观指导下，以掌握一定中医理论知识、能按照中医辨证论治思维合理开具中成药处方的西医师为培养对象，我们编撰完成了"西学中"系统化培训系列教材。该系列教材编撰的目的与意义主要体现在三个方面。一是贯彻国家政策：2017年7月1日，《中华人民共和国中医药法》正式实施，第一次从法律层面对中西医结合教育与人才培养做出了明确规定，为"西学中"教育提供了法律依据和保障。其中明确指出，"国家鼓励中医西医相互学习，相互补充，协调发展，发挥各自优势，促进中西医结合"。2017年7月，国务院办公厅发布了《国务院办公厅关于深化医教协同进一步推进医学教育改革与发展的意见》，其中"建立完善西医学习中医制度，鼓励临床医学专业毕业生攻读中医专业学位，鼓励西医离职学习中医"的表述再次肯定了西医学习中医的必要性，并提出了具体的要求。二是契合临床实际需求：事实上，在一线临床工作中，很多中成药的临床疗效有目共睹，也因此得到医学从业者的广泛使用，故而西医临床使用中成药已然成为实际的临床需求和切实存在的临床用药现象。因此，更好地规范与指导西医使用中成药才能真正契合临床实际需求，有助于临床疗效的提高。2019 年 7 月 1 日，国家卫生健康委员会、国家中医药管理局联合发布了《关于印发第一批国家重点监控合理用药药品目录（化药及生物制品）的通知》（国卫办医函〔2019〕558 号）。文件规定，非中医类别的医师需要经过不少于 1 年系统学习中医药专业知识并考核合格后，遵照中医临床基本的辨证施治原则，方可开具中成药处方。这正是基于临床实际而出台的有关规定。三是符合社会现实需求：人民群众对于健康的需求随着生活水平的改善而逐步提升，相应的百姓对于临床医生的疾病防治能力、健康知识水平的要求也越来越高。因此，无论从医学发展还是医院建设层面，对医生的个人知识和能力以及医学素养都会有越来越高的要求，故只有不断拓展其专业知识、提升医学能力，才能满足社会的实际需求。总而言之，本系列教材的编撰既是对国家政策的认真落实，也是学科自身发展的内在要求，是综合医院发展的需要，更重要的是可以指导医师实践，服务社会大众。

中成药本源于中医药学在千百年传承中历经临床锤炼的经典名方，但在实际临床使用中总会产生偏差，也因此造成了很多人的误解。据统计，临床上超过 70% 的中成药是由西医师开出的，但不少西医师并不懂中医理论和中药药性，而是简单地用西医思维开具中成药，导致中成药处方不合格率高达 43.4%。因此，通过系统培训指导西医师遵循中医学理论、辨证原则和用药规律合理使用中成药是一项迫在眉睫的事情。正基于此，近来国务院办公厅印发的《关于加快医学教育创新发展的指导意见》明确将中医药课程列入临床医学类专业必修课程，并指出将试点开展九年制中西医结合教育等。这正是基于现状需求和对中西医结合临床优势的认识而形成的重要指导建议。

我们根据"西学中"的培养目标要求，即通过较系统的中医药专业知识和临床实践，达到科学、合理运用中成药防病治病的目的而编写了"西学中"系统化培训系列教材。该系列教材包括《中医学基础》《中医方药学》《中医经典选读》《中医临床辨治》4 本，拟从中医基础理论、中医诊断、中药（中成药）、方剂及中医经典等方面展现中医理论思维方法在临床的应用。其中，直接指导临床中成药使用的教材为《中医临床辨治》。该系列教材的编撰，目的不在于将西医工作者培养成为中医人才，而是通过培训，为广大临床一线的西医工作者提供另一个维护健康、防治疾病的有力武器，使其能够较系统地认识中医理论，熟悉中医经典，夯实中医基础知识，汲取中医思维优势，并能遵照中医的辨证施治原则开具中成药处方，合理正确使用中成药，提高中成药的临床疗效。

本系列教材的编撰是在中国中西医结合学会教育工作委员会主导下完成的，得到了国家中医药管理局医政司、中国中医药出版社的大力支持，20余所中西医高等院校的专家、学者、教授积极参与，群策群力，共同完成了教材方案的设计和教材的编写。

每本教材由主编确定目录、样稿和编写方案，并组建编委会，历时两年，现在终于完成全部编写任务。这是历时60余年中西医结合教育史上又一次新的尝试，是首次编写"西学中"系统化培训系列教材。教材力求做到先进性、权威性、系统性、启发性与实用性，但作为"西学中"教育的第一版教材，如何"因材施教"、把握知识的深度与广度、做到理论与实践相融合、合理选择中成药等方面难免存在不足，还请业界同道在教学、实践与研究中发现问题，多提宝贵意见，以便再版时修订完善。

《"西学中"系统化培训系列教材》专家指导委员会
2021 年 5 月 25 日

编写说明

根据《中华人民共和国中医药法》"国家鼓励中医西医相互学习，相互补充，协调发展，发挥各自优势，促进中西医结合"的政策及中西医结合学科发展的需要，中国中医药出版社组织全国高等院校及医院的专家、学者、教授，编写了这套"西学中"系统化培训系列教材，《中医经典选读》是其中之一。

中医经典著作包括《黄帝内经》《伤寒论》《金匮要略》《温病名著》，被称为"中医四大经典"，是中医学的核心内容，既是中医基础理论的基石，更是指导中医临床的圭臬，是学习各门临床课程的重要基础。自新中国开办中医药高等教育以来，历来就是中医药院校的必修课程。

为保证"西学中"教学质量和需求，突出"西学中"教学特点，在编写过程中，本教材充分汲取中医经典教材的精华，并综合各地中医药院校教学人员的意见，力使本教材既保持中医理论的科学性、系统性与完整性，又坚持理论联系实际，保持中医理论的实用性；在教材的深度、广度方面，从本课程的性质、任务出发，注意符合"西学中"中医教学的实际需要，对中医经典著作中的基础理论、基本知识和基本技能进行较为全面的阐述，使之成为科学性、实用性强且教学效果好的"西学中"系统化教育中医经典教学用书。

本教材具有以下特点：

1. 忠实原著，保持中医经典的原汁原味，充分继承历代医家的研究成果和临床经验，在此基础上再吸收近、现代医家的研究成果，包括对传统中医的基础和临床的研究成果。

2. 适合西医师的认知特点、思维方式和学习习惯，将中医学理论和方法的表述做到深入浅出，逻辑性强，层次清楚，语言通俗易懂。

3. 编写内容注重实用性和通用性，重视理论阐释与临床实际应用相结合，突出实效性。

4.强调掌握经方的运用要领,临床运用病案选取临床各科常见病、多发病及中西医结合治疗的优势病种,使西医师系统学习后能够正确开出中医经方。

本教材编写分工如下:总论由陈明教授编写,并负责全书的统稿;《黄帝内经选读》由陈明教授、谢毅强教授、黎明全教授负责,冯文林副教授、胡亚男副教授、刘建辉副主任医师、王洪武副教授、张丽副教授、张婵娟博士、王彦敏博士分节编写;《伤寒论选读》由谷松教授负责,窦志芳教授、王荣教授、高卫平博士、郑亚琳博士、姚海强博士分节编写;《金匮要略选读》由范恒教授负责,肖碧跃教授、唐庆副教授、易亚乔副教授、班光国博士分节编写;《温病名著选读》由宋恩峰主任医师、吴喜利教授负责,于河教授、安鹏副教授、莫郑波副主任医师、周慧敏博士分节编写。

本教材在编写过程中得到了参加编写人员所在单位的大力支持,在此一并致谢!

由于水平有限,本教材的缺点和错误在所难免,在今后的使用过程中,我们会不断地总结经验,搜集广大西学中同仁的反映及宝贵意见,以便进一步修订提高。

《中医经典选读》编委会

2021 年 7 月

内容提要

1. 本教材辑《黄帝内经》《伤寒论》《金匮要略》《温病学》中医四大经典有代表性的原文，所辑原文，《黄帝内经素问》据明·顾从德刻本，《黄帝内经灵枢》据明·赵府居经堂刻本；《伤寒论》据明·赵开美复刻本，并参照刘渡舟教授等点校的《伤寒论校注》本；《金匮要略》据元仿宋刻本《新编金匮方论》（邓珍本）；《叶香岩外感温热篇》《薛生白湿热病篇》原文则选自王士雄的《温热经纬》人民卫生出版社 1956 影印本，《温病条辨》原文据人民卫生出版社 1964 版。

2. 本教材分总论和各论两部分。总论为全书的概括性论述，主要阐述中医四大经典的学术背景、学术渊源、学术沿革、学术体系、学术观点等，对学习中医四大经典具有简明扼要的指导作用。各论四篇，分别为《黄帝内经选读》《伤寒论选读》《金匮要略选读》《温病名著选读》，并采用类编的方式，每篇下设若干章节。

3. 本教材根据"西学中"学员的特点，在编写体例上力求简洁明了，将编写内容分为【原文】【词解】【释义】三个部分。对《伤寒论》《金匮要略》《温病学》部分重点方证加【临床运用】一栏，突出中医经典方剂的实用特色。

【原文】《黄帝内经》按阴阳五行、藏象、经络、病因病机、病证、诊法、治则治法、养生八个方面选录，每段原文自成一体，并注明所在篇章；《伤寒论》原文亦采用类编方式，每条原文按明·赵开美复刻本条文号码顺序标注于后；《金匮要略》与《温病学》原文编排方式与此相同。所录原文皆以临床实用性强为原则。

【词解】对条文中难解词语进行注释，部分对条文的校勘亦放于此栏下。

【释义】忠实于经典原著，适当阐发学术见解，做到论述精当，平正公允，重点突出，条理清晰，文字简明，内容精炼，理论联系实际，切合临床应用，适合"西学中"学员学习特点，突出中医经典的科学性与实用性。

【临床运用】综述经方的临床应用范围，指出经方的运用要领，重点经方临床运用收录历代医家的典型医案一则。

4.本教材后附方剂索引、古今度量衡换算以及参考书目，以便于学习中查阅。

5.本教材主要用于"西学中"学员1年系统化中医教育，也适用于国内留学生教育、中医双语教学及国外中医教育。

目 录

总 论

第一篇　黄帝内经选读

第二篇　伤寒论选读

第四篇　温病名著选读

附　录

总论

第一节　中医四大经典简介及沿革

中医四大经典包括《黄帝内经》（以下简称《内经》）《伤寒论》《金匮要略》和《温病学》，是中医学的核心内容，既是中医基础理论的基石，更是指导中医临床的圭臬，学习四大经典则是为进一步深入学习各门中医临床课程奠定坚实基础。

一、《内经》简介及沿革

《内经》是我国现存医学文献中最早的一部医学典籍，它不仅系统而科学地论述了中医学基本知识、基本理论，而且记载了丰富多彩的防治疾病的技术与方法。同时，《内经》还运用古代多学科的知识从宏观角度论证了医学科学最基本的命题——生命规律，从而建立起中医学的理论体系。千百年来，《内经》的理论一直有效地指导着中医的临床实践，对于保障人民身体健康、繁衍中华民族作出了巨大贡献。因此，历代医家都非常重视《内经》，尊之为"医家之宗"，中医学发展史上所出现的许多著名医学家和不少医学流派，从其学术思想和继承性来说，基本上都是从《内经》理论的基础上发展起来的。所以，《内经》就自然成为中医学必读的古典医籍。

（一）作者及成书年代

《内经》的作者，非为一人，也非为黄帝，是以"黄帝"名之，只是冠名。黄帝（前 2717—前 2599），姓公孙，名轩辕，原本是我国原始社会末期的一个氏族首领，公元前 2697 年 20 岁时即位帝王。《易经·系辞下》曰："神农氏没，黄帝、尧、舜氏作，通其变，使民不倦。"《史记·五帝本纪》说："黄帝者，少典之子，姓公孙，名曰轩辕。"《索隐》案："有土德之瑞，土色黄，故称黄帝。"黄帝氏族最初居住在我国西北方，以游牧为生，迁徙不定，后来逐鹿中原，打败九黎族与炎帝族后，就逐渐在中部定居下来，发展生产，繁衍生息。黄帝族经过夏、周两代与其他各族的冲突、交往，到春秋战国时期融合为统一的华夏族，成为中华各民族的共同祖先。正是黄帝氏族促使了华夏一族在中原的崛起，其灿烂的文化对中华各族产生了巨大的影响，历代人们对此无不景仰之，皆以自己是炎黄子孙为荣。因此，学者为了表明自己学有所本，往往将其著作冠以"黄帝"而取重，这在当时成为一种风气。正如《淮南子》所说："世俗之人，多尊古而贱今，故为道者，必托之于神农、黄帝而后能入说。"司马光《传家集·书屋》亦云："谓《素问》为黄帝之书，则恐不可。黄帝亦治天下，岂终日坐明堂，但与岐伯论医药针灸耶？此周、汉之间，医者依托以取重耳。"认为《内经》冠以"黄帝"，只是托名而已。

那么，《内经》究竟是何人所作？从《内经》的内容来看，实非一时之言，亦非一人之手。《内经》中引用了一些之前的医学篇章，如《上经》《下经》《大要》《揆度》《奇恒》等，保留了古代篇目内容的大体面貌，但是有相当一部分内容则明显为《内经》时代之后的增补，以至于出现学术观点的分歧，甚至是自相矛盾。如关于"脾主时"的问题，有"主四时""主长夏"的不同观点；有关脏腑的重要性，既有"心为君主之官"，又有"凡十一脏取决于胆""肝其脏最贵"等的不同说法。到唐代王冰时，《内经》在篇目章节及文本内容上已是纰漏百出，文义悬隔，正如王冰在《重广补注黄帝内经素问序》中说："世本纰缪，篇目重迭，前后不伦，文义悬隔"，于是王冰对"其中简脱文断，义不相接者，搜求经论所有，迁移以补其处；篇目坠缺，指事不明者，量其意趣，加字以昭其义；篇论吞并，义不相涉，阙漏名目者，区分事类，别目以冠篇首；君臣请问，礼仪乖失者，考校尊卑，增益以光其意；错简碎文，前后重迭者，详其指趣，削去繁杂，以存其要；辞理秘密，难粗论述者，别撰《玄珠》，以陈其道。凡所加字，皆朱书其文，使今古必分，字不杂糅。"可见，王冰对《内经》的改动很多，在次注《黄帝内经素问》时用朱笔增添了不少内容，最明显的当是《素问》中的运气七篇大论。这说明现存《内经》的内容绝非出自一人之手笔，亦非一时一地之医学成就，而是在一个相当长的历史时期内，历代医家们的医理经验总结。正如章太炎考证说："《素问》以至汉末……因革损益亦多矣。"综合多家学者所论，基本上可以认为《内经》的成书年代是在战国、秦、汉之间，成编于战国，定稿于西汉。

（二）书名的由来及沿革

我国秦汉时代，政治、经济、文化迅猛发展，医学也发展到一个里程碑阶段，当时就存在着四大医学流派，即医经派、经方派、神仙派、房中派，《内经》则是医经派的重要代表著作。《内经》这一书名最早见于西汉·刘歆的

《七略》，但该书早已亡佚。现存文献中最早记载《内经》书名的是东汉·班固的《汉书·艺文志》，内有"黄帝内经十八卷"之篇目，然而书中并未注明其内容就是《素问》和《灵枢》两部分，直到晋·皇甫谧才明确提出"黄帝内经十八卷"是包括《素问》九卷、《针经》九卷，《黄帝三部针灸甲乙经》说："按《七略》《艺文志》《黄帝内经》十八卷，今有《针经》九卷，《素问》九卷，二九十八卷，即《内经》也。"其中所说的《针经》，即《灵枢》。

现在看到的《内经》，包括《素问》和《灵枢》两部分，每部八十一篇，共一百六十二篇。《内经》是中医四大经典之首，"经"的含义是法则、规范的意思。《经典释文》曰："经者，常也，法也，径也。"称之为"经"的书籍，一般就是学者们必须学习、遵循的范本。中医经典除《内经》外，尚有《神农本草经》《难经》《针灸甲乙经》等经典书籍，都是需要重点学习的医学著作。

至于"内"的意思，一般有两种观点：一是认为与"外"相对而言的，没有深意。如《汉书·艺文志》所载医经书目，就有《黄帝内经》《黄帝外经》《扁鹊内经》《扁鹊外经》《白氏内经》《白氏外经》等。二是认为内与外，是指理论与临床。如《中医学概论》即认为，《内经》是讲医学基本理论的，《外经》是讲医疗技术的。由于《外经》皆亡佚，所以这种观点也无从所考，但有一点可以肯定，《内经》确实是讲医学基本知识、概念、理论的专书。

《素问》之名，首见于东汉·张仲景《伤寒杂病论·序》，他说："撰用《素问》《九卷》《八十一难》《阴阳大论》《胎胪药录》，并平脉辨证，为《伤寒杂病论》合十六卷。"关于《素问》之义，明代医家马莳、吴昆、张介宾等认为就是"平素问答之书"，无甚深意。但据林亿等《新校正》引全元起注云："素者，本也；问者，黄帝问岐伯也。方陈性情之源，五行之本，故曰《素问》。"观《素问》内容，基本是以阴阳五行之理来论述人体之生理功能和病理变化的，从而以明脏腑经络之本，疾病变化之源。

《灵枢》，张仲景《伤寒杂病论·序》中称为《九卷》，晋·王叔和《脉经》中亦沿用此名。《黄帝内经》十八卷含《素问》和《灵枢》各九卷，为何单将《灵枢》称为《九卷》呢？原来是汉以前《素问》九卷被单独立册成书，取名《素问》，如黄以周《黄帝内经九卷集注叙》说："《汉书·艺文志》黄帝内经十八卷，医家取其九卷，别为一书，名曰《素问》，其余九卷，无专名也。"但东汉以后《素问》之第七卷亡佚，剩余八卷。而《灵枢》九卷当时没有专名，且保存完整，故将《灵枢》部分称为《九卷》，以示与《素问》八卷区别。正如《医籍考》所说："《灵枢》单称《九卷》者，对《素问》八卷而言之。盖东汉以降，《素问》即亡第七一卷，不然则《素问》亦当称《九卷》尔。"

至晋·皇甫谧著《甲乙经》，又将《灵枢》称为《针经》，其命名是据《灵枢》首篇《九针十二原》中"先立针经"一语而来，但皇甫谧在其书中引用《灵枢》经文时，仍然多称《九卷》。说明在晋以前很长一段时期内《灵枢》是被称为《九卷》的，同时也说明《灵枢》被称为《针经》是从晋开始。而《灵枢》之名，是王冰所取，王冰在次注《素问》时作序说："班固《汉书·艺文志》曰：《黄帝内经》十八卷，《素问》即其经之九卷也，兼《灵枢》九卷，乃其数焉。"但其实王冰在《素问》不同篇章引用《灵枢》文时，又常将《灵枢》与《针经》并称，这说明唐以前对《灵枢》称呼的混乱，汉以前称《九卷》，晋开始称《针经》，唐以后改称《灵枢》。《灵枢》的含义，可能是王冰根据《隋书·经籍志》"九灵"之目，结合道家的"灵轴""神枢""玉枢"诸经的名称而更名，正如日人丹波元胤所说："今考道藏中，有《玉枢》《神枢》《灵轴》等之经，而又收入是经，则《灵枢》之称，意出于羽流者欤！"所谓"羽"，指羽士，道士的别称。

唐以后，《灵枢》亡佚了很长一段时间，直到南宋时有一精通医学者史崧在整理家藏旧书时重新发现了《灵枢》九卷，计八十一篇，并立即进行整理，参照诸古籍，加以校释及音释，分为二十四卷，刊印颁行，流传至今。史崧《黄帝灵枢经叙》曰："辄不自揣，参对诸书，再行校正家藏旧本《灵枢》九卷，共八十一篇，增修音释，附于卷末，勒为二十四卷。庶使好生之人，开卷易明，了无差别。"

隋、唐以后，特别是明、清两朝的医家，分别从注释、校勘、分类、节要、专题、运用等不同角度开展对《内经》的研究，为后人留下了大量有价值的资料，有代表性的注家及其著作有：隋·杨上善《黄帝内经太素》、唐·王冰《增广补注黄帝内经素问》、明·马莳《黄帝内经素问注证发微》《黄帝内经灵枢注证发微》、吴昆《内经吴注》、张介宾《类经》、李中梓《内经知要》、清·张志聪《黄帝内经集注》、高世宗《素问直解》、姚止庵《素问经注节解》、张琦《素问释义》，以及日人丹波元简的《素问识》《灵枢识》等，为后人学习《内经》提供了不可或缺的参考文献，为中医学的发展做出了不可磨灭的贡献。

二、《伤寒论》简介及沿革

《伤寒论》是以外感病为切入点来阐明疾病发生、发展规律的，是我国第一部理法方药完备、理论联系实际的医学经典著作，它较为系统地揭示了外感热病及内伤杂病的诊治规律，从而奠定了中医临床医学的基础。

（一）张仲景其人

《伤寒论》为张仲景所著。张仲景，名机，字仲景，东汉荆州南阳郡涅阳（今河南省邓州市）人，生于东汉桓帝元嘉永兴年间，死于建安最后几年（约215～219年）。宋·林亿《伤寒论·序》引唐·甘伯宗《名医录》云："南阳人，名机，仲景乃其字也。举孝廉，官至长沙太守。"张仲景自幼就喜欢阅读医学典故、医林逸事，特别是人相传颂的大医学家的故事，更是反复诵读，并把他们作为自己的偶像。《伤寒杂病论·原序》中说："余每览越人入虢之诊，望齐侯之色，未尝不慨然叹其才秀也。"时值东汉末年，天灾不断，战争频仍，人民生活颠沛流离，苦不堪言，加之瘟疫流行，死人无数。有鉴于此，张仲景立志学医。少时曾拜访同乡前辈何颙，探索人生之路，何颙建议张仲景学习医学，必有大成。《太平御览·何颙别传》载："同郡张仲景，总角造颙，颙谓曰：君用思精而韵不高，后将为良医。"（总角：幼年或少年的称谓；思精：即善于思考，深思熟虑；韵不高：即沉稳，不张狂之意。）这更坚定了张仲景学医的决心和信心。于是，张仲景即拜同郡名医张伯祖为师学习医学。宋·张杲《医说》云："张伯祖，南阳人也，独好方术，诊处精审，疗皆十全，为当时所重。同郡张仲景，异而师之，因有大誉。"经过多年刻苦勤奋地学习，青出于蓝而胜于蓝，仲景医术超过了他的老师。宋·林亿《伤寒论·序》引《名医录》云："始受术于同郡张伯祖，时人言识用精微过其师。"晋·皇甫谧《针灸甲乙经》、宋·《太平御览》等记载有张仲景为建安七子之一王粲（字仲宣）诊病的医案，可谓死生之断，精确之至，足见张仲景为一代大医之风范。张仲景为临床医学做出了卓越的贡献，被后世医家尊称为"医圣"。

张仲景不仅医术精湛，而且医德高尚，对当时"曾不留神医药，精究方术"的社会风气十分反感，他鄙视那些"但竞逐荣势，企踵权豪，孜孜汲汲，惟名利是务"的势利之徒，高举反对"降志屈节，钦望巫祝"的旗帜，呼吁社会关爱生命，关心医学。同时，他对因循守旧、不思进取、敷衍了事、不负责任的恶劣学风深恶痛绝，并给予严厉批判。东汉建安年间，大疫流行，张仲景家族亡人过半，因之他"感往昔之沦丧，伤横夭之莫救，乃勤求古训，博采众方"，结合自身的临证经验，撰写成《伤寒杂病论》，从而奠定了中医辨证论治的体系，成为历代医家必读之书和中医教育的经典之作。正如宋·许叔微《伤寒百证歌·序》中说："论伤寒而不读仲景书，犹为儒不知本有孔子六经也。"

（二）《伤寒论》其书

《伤寒论》是张仲景《伤寒杂病论》中的伤寒部分，伤寒，有广义、狭义之分。广义的"伤寒"是指感受外邪而发的疾病，"寒"实为"邪"的意思，"伤寒论"即"伤邪论"；狭义的"伤寒"则是指感受寒邪而发的疾病，这里的"寒"就是单指寒邪。从《伤寒论》所论述的内容来看，有风寒致病之论，亦有温热致病之论，属于广义伤寒的范畴。但从论述的重点而言，《伤寒论》主要还是以论述风寒之邪致病为主，又属于狭义之伤寒。

张仲景生活在东汉末年，当时封建割据，政治昏暗，战争、灾疫连年发生，以致民不聊生，死亡者众多。张仲景家族亦未能幸免于难，正如他在自序中所说："余宗族素多，向余二百，建安纪年以来，犹未十稔，其死亡者，三分有二，伤寒十居其七。"面对民众的苦难，亲人的伤痛，更激发了张仲景精研医术的决心和意志，于是他"勤求古训，博采众方"，及时总结秦汉以前的医学成就，并以《内经》《难经》理论作为指导，身心忘我，投身临床，立志著书活人，终于在约建安十年后的205年，写成了旷世不朽之巨作——《伤寒杂病论》。

《伤寒杂病论》共十六卷，其中十卷论伤寒，六卷论杂病。但成书之后，由于兵火战乱的洗劫，使原书不久即散佚不全。在220～235年间，由魏晋太医令王叔和对仲景遗著的伤寒部分进行了"撰次"整理，取名为《伤寒论》。《古今图书集成医部全录》引《名医录》说："仲景作《伤寒论》，错简，迨叔和撰次成序，得全书。"其后，历经东晋、南北朝时期，该书又隐没于民间。直至唐代，大医学家孙思邈在写《千金要方》时，欲收录《伤寒论》内容，但经过很大努力，也未能窥见此书的原貌，只见到一些零星、散在的《伤寒论》片段条文，原因是《伤寒论》方精当灵验，有幸藏录者皆秘而不宣，于是孙氏在其书中大发感慨："江南诸师秘仲景要方不传"。直到他晚年撰写《千金翼方》时，始收载了《伤寒论》全书内容，载于《千金翼方》卷九、卷十之中，成为现存《伤寒论》的最早版本，被后世称为唐本《伤寒论》。

北宋时，国家成立"校正医书局"，诏儒臣林亿等人承担校书任务。林亿等人考虑到"百病之急无急于伤寒"，决定首先校正张仲景《伤寒论》，选定校正底本为荆南国末主高继冲进献给朝廷的《伤寒论》本，于治平二年（1065年）完成校正任务并颁行于世，被称为宋本《伤寒论》。宋本《伤寒论》共10卷，总22篇，计112方。起初，宋版《伤寒论》皆刊为大字本，然因纸墨价高，当时医人大多无力购买，且不便于携带，于是在宋元祐三年（1088年）将《伤寒论》雕刻成小字本，使《伤寒论》得以流传下来。其后，林亿等人又校正了原书的杂病部分，即成为后世的《金匮要略》。

现在通行的《伤寒论》版本有两种：一是"宋本"，二是"成本"。前者即宋·治平年间经林亿等人校正的刻本，但此原校本已无保存，所见只有明·赵开美的复刻本（又称赵刻本，简称赵本），赵本按宋版复刻，保存了宋版《伤寒论》的原貌，为后世医家所喜用；后者是南宋绍兴十四年（1144年）成无己的《注解伤寒论》，该本经明·嘉靖年间汪济川校而复刻，流行于世，亦可称汪校本。

自成氏注解《伤寒论》以后，明、清两代整理和注解《伤寒论》者日益增多，比较有代表性的医家及著作有王肯堂《伤寒证治准绳》、方有执《伤寒论条辨》、喻嘉言《伤寒尚论篇》、张隐庵《伤寒论集注》、张路玉《伤寒缵论》、柯韵伯《伤寒来苏集》、钱天来《伤寒溯源集》、尤在泾《伤寒贯珠集》、徐大椿《伤寒论类方》、陈修园《伤寒论浅注》、唐容川《伤寒论浅注补正》、吴谦《医宗金鉴》等。他们或注释考证，或以法类证，或以方类证，或专题发挥，或临床运用，从不同角度诠释《伤寒论》，形成了蔚为壮观的中医第一大学术流派——伤寒学派。特别是吴谦领衔编纂的《医宗金鉴》，中医各科齐备，而以《订正仲景全书》列诸篇之首，《伤寒论》在中医学之重要位置可见一斑。而在民国元年以后，又有恽铁樵《伤寒论辑义按》、陆渊雷《伤寒论今释》、张锡纯《医学衷中参西录》等，衷中参西，颇多发挥。中华人民共和国成立以来，党和政府大力发展中医药事业，并提倡西医学习中医，使《伤寒论》学术研究得到了迅猛发展，并把《伤寒论》作为中医教育的核心课程，国家主管部门多次组织编写《伤寒论》全国统一规划教材，极大地促进了《伤寒论》的学习与掌握。与此同时，研究《伤寒论》的论文、著作更是层出不穷，枚不胜数，使《伤寒论》学术达到了空前的发展与传播，为中医药事业做出了巨大贡献。

三、《金匮要略》简介及沿革

《金匮要略》是张仲景《伤寒杂病论》的杂病部分，原书名为《金匮要略方论》。"金匮"是古代帝王收藏重要文献、圣训或珍贵文物之处。要略，重要、扼要的韬略。方论，有方有论，论中有方，方中有论，是中医辨证论治的精彩体现。所以，本书是论述杂病辨治要领的极为珍贵的典籍。

大约公元 205 年张仲景《伤寒杂病论》十六卷问世，但不久即散乱亡佚，幸得魏晋太医令王叔和的撰次整理，才使其中的伤寒十卷得以保存下来，但王叔和并未对杂病的六卷内容进行整理，但在王氏所撰《脉经》中有所收集。直到北宋仁宗时，有位叫王洙的翰林学士在馆阁的残旧书堆里发现一部《金匮玉函要略方》，是《伤寒杂病论》的节略本，共三卷。上卷讲伤寒，中卷讲杂病，下卷讲妇科病的治疗并载有方剂。后来国家召集林亿等人对此节略本进行了校订，由于当时伤寒部分已有完整的单行本，故把本书上卷删除，保留中、下卷，同时将原下卷的方剂部分移至各种证候之下，重新编次为上、中、下三卷。此外，又采集各家方书如《诸病源候论》《备急千金要方》《外台秘要》中转载仲景治疗杂病的医方，分类附在相应篇章之末，题名为《金匮要略方论》，在流传过程中，后人简称为《金匮要略》或《金匮》。

北宋林亿校注《金匮要略方论》之后，随即得到元、明、清后世医家的推崇，被金元四大家之一的朱丹溪称为"万世医门之规矩准绳"。明朝以后，展开了对《金匮要略》的注释与研究，具有代表性的医家及著作有赵以德《金匮方衍义》、周扬俊《金匮玉函经二注》、徐彬《金匮要略论注》、沈明宗《金匮要略编注》、尤在泾《金匮要略心典》、魏荔彤《金匮要略本义》等。这些著作从文献、理论和临床各方面对《金匮要略》进行了深入研究，是学习《金匮要略》的重要参考文献。

四、温病学简介及沿革

与以上三大经典不同的是，温病学不是一部著作，而是一个学科，温病学学科的建立，是中医学的一个重要发展，也是中医学术发展的一大步，已成为中医学的重要组成部分。温病学的发展大致有三个阶段：萌芽阶段、成长阶段、形成阶段。

（一）萌芽阶段——晋唐之前时期

温病病名最早见于《内经》《难经》，如《素问·六元正纪大论》载有"气乃大温，草乃早荣，民乃厉，温病乃作"。《难经·五十八难》说"伤寒有五，有中风，伤寒，湿温，热病，温病"，把温病作为伤寒中的一种病。

《内经》指出了温病的发病原因和季节，如《素问·阴阳应象大论》提到"冬伤于寒，春必病温"，这是关于伏气温病病因的最早记载。《素问·热论》指出："凡病伤寒而成温者，先夏至日者为病温，后夏至日者为病暑。"此外，《内经》将明显具有传染性和流行性的疾病称为"疫"，如《素问·刺法论》就谈到"五疫之至，皆相染易，无问大小，病状相似"，这对后世温疫学说的建立有很大的影响。

关于温病的临床表现和治疗，《内经》中早有描述。如《素问·评热病论》提出："有病温者，汗出辄复热，而脉躁疾，不为汗衰，狂言不能食。"张仲景还论述了太阳温病的主要表现及误治引起的变证。《伤寒论》云："太阳病，发热而渴，不恶寒者，为温病。若发汗已，身灼热者，为风温。"对于温热病的治疗，《内经》提出了一些治则，如《素问·热论》提出针对邪热在表、在里，而分别使用汗、泄的治疗法则，"其未满三日者，可汗而已；其满三日者，可泄而已"。张仲景则具体给出治疗的方药，如《金匮要略·痉湿暍脉证治》说："太阳中热者，暍是也。汗出恶寒，身热而渴，白虎加人参汤主之。"不仅如此，张仲景《伤寒杂病论》中的许多方药，均为后世温病学家所继承，如清热的白虎汤、竹叶石膏汤，攻下的大承气汤、小承气汤、调胃承气汤，滋阴清热的黄连阿胶汤等，都是治疗温病的重要方剂，并在此基础上衍生出许多新的方剂用于温病的治疗。

之后，晋代王叔和、葛洪，隋代巢元方，唐代孙思邈等诸家先后从不同侧面对温病进行了不同程度的研究。晋代王叔和在《伤寒例》中提出"伏寒化温"的论说，为后世医家提出伏气学说奠定了基础。晋代葛洪的《肘后备急方》中明确指出温病的发生是自然界中存在的"疠气"。书中不仅记载了天花传入我国内地的情况，还记录了治疗温毒发斑等病的方剂。隋代巢元方在《诸病源候论》中列举了热病候28论、温病候34论、时气病候43论、疫疠病候3

论，叙述了诸病的致病因素、病机原理及症状特点，对温病的病因及其传染性有了较为明确的认识。唐代孙思邈的《备急千金要方》中载有治温病方十首，如葳蕤汤、犀角地黄汤等，成为后世治疗温病的常用方，而《千金翼方》中所载之紫雪丹又是后世治疗高热、神昏的清热开窍名方。

总之，在晋唐以前，对温病虽有一定认识，但理论上较为简朴；文献散见，尚无有关温病的专门著作；在概念上，温病与伤寒未有明确划分，仍是将温病隶属于伤寒范围。

（二）成长阶段——宋金元时期

自《伤寒论》确立了外感病六经辨证论治体系后，在相当长的一个历史阶段，治疗外感热病多遵《伤寒论》。但随着疾病谱的变化和医疗实践的深入，后世医家认识到仅用伤寒法已不能完全适应临床实践的需要。自宋朝开始，不少医家提出应灵活应用经方的主张。如宋代朱肱在《类证活人书》中注重伤寒与温病的辨别，在治疗上并不墨守伤寒成方，而是因人、因地、因病、因时灵活化裁，变动不拘。庞安时在《伤寒总病论》中亦着意区分温病与伤寒，并将温病分为一般温病及天行温病两类，强调寒温分治。郭雍在《伤寒补亡论》中强调温病不限于伏气温病一种，提出也有感受春季的时令之邪而发为温病者，为后世把温病分为伏气温病和新感温病两类奠定了基础。

金元以来，对温热病的研究有了较大的进展和突破。最具代表性的医家是金元四大家之一的刘河间。他根据自己的临床体会，创立了"六气皆从火化"的病机学说，治疗上以寒凉清热为主，即使在热病初期有寒象，亦宜辛温解表与寒凉清里结合，并创制双解散、防风通圣散等著名的表里双解方剂，被后世称为"寒凉派"的开山之祖，故后世有"伤寒宗仲景，热病崇河间"之说。此外，这一时期还有不少医家也对温病学的研究做出了很大贡献。如元·罗天益《卫生宝鉴》针对热性病的证治规律，提出可按邪热所在的上、中、下三焦及气分、血分的不同部位分别制方用药，这对后世温病卫气营血和三焦辨证体系的形成有一定的影响。元·王安道在《医经溯洄集》中进一步从概念、发病机理和治疗原则等方面把温病与伤寒明确区分开来，强调伤寒温病"自是两途，岂可同治"。自此，温病学开始力争从伤寒体系中脱离而自成一体，故清代温病学家吴鞠通称王安道"始能脱却伤寒，辨证温病"。

总之，在这一阶段，温病学发展的主要特点是对温病学的理法方药提出了新的见解，逐步摆脱了伤寒学说的束缚，特别是在治疗上有所突破，为温病自成体系奠定了基础。

（三）形成阶段——明清时期

明清之际，医家对温病的认识日益加深，加之期间温疫流行猖獗的客观情况，促使诸多医家投身于温热疾病的研究与临床实践，取得了卓越的成就，使温病学说的理论发展日臻成熟。如明·汪石山在《内经》"冬伤于寒，春必病温"之伏气温病的基础上，提出"新感之温病"，从发病角度充实了温病学内容。暑邪是温热病的主要邪气，因其致病具有特殊的季节性，所以自《内经》提出后鲜有人对其进行详细的研究，鉴于此，明代医家张凤逵开展了对暑病的因证脉治全方位的论述，编著了我国第一部暑病专著《伤暑全书》，可谓集暑病理论证治之大成。而在温病学发展历程中贡献最大的医家当是明代吴又可，他对温疫之病因病理、症状、发病规律、病理变化与治法方药进行了大量的医疗实践和观察研究，并加以系统探讨和全面总结，写成《温疫论》两卷。这是我国第一部疫病专著，在世界传染病医学史上具有重要位置。

迨至清朝，温病学说已逐渐成熟，涌现出一批杰出的温病医家。如叶天士、吴鞠通、薛生白、王孟英、陈平伯、杨栗山、余师愚、雷少逸等，其中以叶天士、吴鞠通、薛生白、王孟英最为突出，被称为清代温病学"四大家"。

叶天士法师前人，又不落窠臼，对温热病的感邪途径、发病特点、传变规律及治疗大法都有完整而深刻的论述。首先他提出"温邪上受，首先犯肺，逆传心包"的论点，概括了温病的发展和传变的途径，成为认识外感温病的总纲；其次，阐明温病病变的发展规律，分为卫、气、营、血四个阶段，作为温热病辨证论治的纲领。此外，叶氏在诊断上发展了察舌、验齿、辨斑疹、辨白㾦等方法，丰富了温病诊断学的内容。临床上擅长治疗时疫和痧痘等，是中国最早发现猩红热的人。由他口授，顾景文整理而成的《温热论》被称为温病学理论的奠基之作，其《临证指南医案》《三时伏气外感篇》等著作亦是叶氏临床经验的总结，具有较高实用价值，备受后世医家推崇。

与叶天士同期的著名医家薛雪，则重点论述了湿热病证，所著《湿热条辨》是我国第一部论述湿热性温病的专著。该书从病机到病证，从治法到方药对湿热病进行条分缕析，并按三焦部位分别施治，进一步丰富了温病学的内容。

然而，真正把温病学说树立起来的医家是吴鞠通。吴氏撰写的《温病条辨》，创立了三焦辨证体系，补充了叶氏卫气营血辨证之不足，使温病学形成了以卫气营血、三焦为核心的辨证论治体系，与《伤寒论》六经辨治纵横交织，相辅相成，构成中医辨治外感疾病的完整体系。同时，他还提出清营、清宫、清络、育阴等治疗原则，并创制桑菊饮、银翘散、清营汤、清宫汤、清络饮、三甲复脉汤等著名方剂。由此《温病条辨》也成为后世学习温病学的必读著作。

继之，王孟英以《内经》《伤寒论》《金匮要略》等经典著作中有关热性病证的论述为"经"，以叶天士、陈平伯、薛生白、余师愚等后世医家的温病论著内容为"纬"，对温病学进行了一次大总结，著成《温热经纬》一书。该书对温病学的理论和证治进行了较为全面、系统的整理，是当时集温病学大成之作，成为学习温病学的入门之著。

此外，清代其他温病医家及其著作，如杨栗山《伤寒温疫条辨》、陈平伯《外感温病篇》、柳宝诒《温热逢源》、雷少逸《时病论》、俞根初《通俗伤寒论》、戴天章《广瘟疫论》等，从不同角度补充和丰富了温病学的内容，也都是温病学重要的文献医籍。

总之，温病学发展至清代，其理论体系已完整，形成以卫气营血和三焦辨证为标志的辨治体系，标志着中医外感热病学的发展取得了划时代的成果，是中医学发展历史中的一个重要阶段。

第二节　中医四大经典的主要内容及学术思想

一、《内经》的主要内容及学术思想

《内经》分为《素问》和《灵枢》两部分。《素问》以阴阳五行作为说理工具，重点论述了脏腑、经络、病因、病机、病证、诊法、治疗原则以及针灸等内容。《灵枢》是《素问》不可分割的姊妹篇，内容与之大体相同，除了论述脏腑功能、病因、病机之外，还重点阐述了经络腧穴、针具、刺法及治疗原则等。

（一）阴阳

阴阳，本属中国古代哲学范畴，是指事物内部相互对立的两个方面。阴阳学说认为，自然界万事万物的发生、发展、变化都是事物内部的阴阳矛盾运动所决定。《内经》引入阴阳学说作为说理工具，认为事物内部的阴阳双方既相互交感、互根互用，又对立统一、消长转化，为世界万物发生、发展、变化、消亡的内在动力，《素问·阴阳应象大论》说："阴阳者，天地之道也，万物之纲纪，变化之父母，生杀之本始，神明之府也。"并借用阴阳的理论来阐释人体的组织结构、生理功能、病理变化，以及疾病的诊断和治疗。如《素问·宝命全形论》中的"人生有形，不离阴阳"、《素问·生气通天论》中的"阴平阳秘，精神乃治"，用以说明人体的生理活动；《素问·调经论》中的"阳虚则外寒，阴虚则内热"，用以说明人体的病理变化；《素问·阴阳应象大论》中的"善诊者，察色按脉，先别阴阳"，用以诊断疾病等。

（二）五行

五行，是指木、火、土、金、水五种物质的运动，其间存在着生克制化的关系。自然界一切事物都是由五行之间的运动变化而生成，如果说阴阳学说主要是阐发事物的发生与发展规律，那么五行学说则主要是揭示事物之间的内在联系。《内经》运用五行学说作为说理工具，来阐明人体的生理现象和病理变化，如运用五行的特性来阐明脏腑的功能，运用五行之间的生克制化来论证脏腑之间功能上的联系和病理上的影响，建构人体内部的统一体。不仅如此，更重要的是《内经》运用五行学说来说明人与自然的关系，即采用五行归类的方法，将人体内的脏腑组织、气血津液与自然界的季节、方位、气味、音色等联系起来，人体内外息息相关，相互沟通和感应，形成统一的整体。

值得提出的是，阴阳学说与五行学说虽各有特点，但在《内经》中常将二者结合在一起来阐释有关医学问题。如《灵枢·官能》说："言阴与阳，合于五行，五脏六腑，亦有所藏，四时八风，尽有阴阳。"总之，阴阳五行理论被成功地引入中医学领域，成为《内经》理论体系的重要组成部分。

（三）藏象

《内经》藏象学说是专门研究"象"与"藏"相互关系的一种理论，是以五脏为主体，将六腑、五体、五官、九窍、四肢百骸等各组织器官分成五大系统，五大系统之间通过经脉的络属沟通，相互联系，形成统一的整体。《内经》藏象学说的研究目标是脏腑的形态及其生理功能、病理变化，其研究特点有二：一是通过解剖分析的直接观察法，来认识脏腑的形态和功能，如《灵枢·经水》说："若夫八尺之士，皮肉在此，外可度量切循而得之，其死可解剖而视之。其脏之坚脆，腑之大小……皆有大数。"二是运用哲学思维以天人相应的整体观的方法认识脏腑的生命活动规律，如《素问·六节藏象论》云："肾者，主蛰，封藏之本，精之处也，其华在发，其充在骨，为阴中之少阴，通于冬气。"将脏腑的功能特点和自然界联系起来，肾通应于冬，天人相应，因之具有潜藏精气的作用。又精生髓，髓充于骨，精血互生，发赖血养，故肾又有主骨、生髓、润养毛发的作用。《内经》藏象学说是中医学理论体系的核心内容，是中医临床辨证论治的重要理论基础。

（四）经络

经络是人体气血运行的通道，人体的脏腑组织器官、身体的内外上下通过经络联系在一起。《内经》的经络系统包括了经脉、络脉、经别、经筋、皮部等部分，其中经脉部分又分为十二正经、奇经八脉、十二经别；络脉则有别络、浮络、孙络之分；十二经脉又各与其本身脏腑直接络属，从而沟通了脏腑之间以及脏腑与经络之间的复杂联系；而十二经筋和十二皮部则沟通了经络与体表组织之间的联系。《内经》经络学说，即是研究人体经络系统的生理功能、病理变化及其与脏腑、气血津液相互关系的学说。因此，它与藏象学说一样，也是《内经》理论体系的重要内容。

《内经》的经络系统是中医学的一大发现，自古以来对其研究者众多，随着科学技术的发展，经络现象吸引越来越多的学者研究，他们运用电生理学、解剖学、生物物理学、神经系统等的研究方法，采用穴位皮肤电测定、皮肤温度测定及照相、放射核素穴位注射、液晶热象图、激光照相、离子微电极技术、声发射测试、低频脉冲电刺激、磁共振技术等多种手段，证实了经络现象的客观存在。对于经络实质的探究，已成为学术界研究的热点。

（五）病因

病因，即致病因素。《内经》认识到外在自然气候的反常变化和内在情志的刺激，是导致疾病发生的两大重要致病因素，前者称为"六淫"，后者称为"七情"，且以二者之内、外来源不同，将其分为阴、阳两大类。《素问·调经论》说："夫邪之生也，或生于阴，或生于阳。其生于阳者，得之风雨寒暑；其生于阴者，得之饮食居处，阴阳喜怒。"《内经》将病因分阴阳，是中医学最早的病因分类法，是后世"三因"分类法的基础。

六淫是风、寒、暑、湿、燥、火六种外感病邪的总称。六淫致病虽各有其特点，但季节性是其共同的特点，如春季多风，夏季多暑，长夏多湿，秋季多燥，冬季多寒；此外，还有地域性特点，如《素问·五常政大论》说："地有高下，气有温凉，高者气寒，下者气热。"《素问·阴阳应象大论》曰："东风生风""南方生热""中央生湿""西方生燥""北方生寒"等。七情，分为喜、怒、忧、思、悲、恐、惊七类，在一般情况下属于生理活动的范围，并不足以致病。但若长期的精神刺激或突然受到剧烈的精神创伤，超出了生理活动所能调节的范围，则会导致人体阴阳气血、脏腑经络的功能失调，称为情志致病。另外，不良生活习惯、刀伤等亦可致病。

（六）病机

病机即疾病发生、发展、变化的关键。《内经》病机学说的主要内容就是研究疾病的发生、发展与变化的机理，包括发病和病理机转两个方面。

《内经》认为，致病因素作用于人体后能否使人发病，与人体内的正气强弱、个体体质差异及精神状态有着密切关系，因而提出"正气存内，邪不可干"（《素问·刺法论》），"邪之所凑，其气必虚"（《素问·评热病论》）的疾病发病观，强调正气在发病中的重要作用，正气的强弱是决定人体是否发病的关键，并以斧斤伐木为喻，说明了体质与发病的关系。

在疾病的病理机转上，《内经》概括为正邪相搏、阴阳失调、升降失常、虚实盛衰等几个重要病机，提出"邪气盛则实，精气夺则虚"（《素问·离合真邪论》），"阴阳离决，精气乃绝"（《素问·生气通天论》），"非出入则无以生长壮老已，非升降则无以生长化收藏"（《素问·六微旨大论》）等学术观点。并在《素问·至真要大论》中强调"审察病机，无失气宜"，专立"病机十九条"以作审察病机之垂范。关于疾病的传变与转归，《内经》除指出某些"卒发"疾病无明显传变规律外，着重提出了表里相传、循经传变、脏腑相移、生克次第等多种传变方式，均示人以规矩。

（七）病证

病，指疾病；证，指证候。病证是在一定条件下致病因素作用于机体，引起人体脏腑气血功能失调的病理过程。但《内经》中并未将病与证严格分开，有以病的概念述之，如咳嗽、消渴、肿胀、癫狂、煎厥、薄厥、泄泻、痿病、痹病、疟疾、温病、中暑、痈疽、积聚、阴阳交、劳风、鼻衄、鼻渊、不寐、闭经等；有以证的名称述之，如头痛、胁痛、腰脊痛、目疼、身热、汗出、恶风、鼻干、咽干、耳聋、腹满、不欲食、谵言、小便数、手足寒、手足热、呕血等。据不完全统计，《内经》论述的病证多达300多种，可以分为六淫病证、脏腑病证、经络病证、气血津液病证、情志病证、饮食病证、起居病证等病证，涉及内、外、妇、儿、皮、五官等临床各科，反映了《内经》时代已有较高的临床水平，为后世临床学科的发展奠定了基础。

（八）诊法

诊法，即诊断疾病的方法。《内经》的诊法是在"有诸内必形诸外"理论的指导下，通过对疾病现象的观察，采用望、闻、闻、切等手段收集临床资料，然后进行分析、归纳、综合，最后作出判断。其特点是保持观察对象的完整性，"从外知内""知常达变"。如《内经》的望诊，主要是通过观察患者的精神、形体、颜面、官窍、毛发、二便、肤色等，以获取色泽、形态、神色等方面的异常变化。《内经》的望诊非常重视色泽的变化，凡色泽明润含蓄，表示脏腑精气充足；色泽枯槁晦暗，则是脏腑精气衰弱的征象。闻诊主要是通过听觉、嗅觉来获取患者呼吸、语言、声音、气息、气味等方面的变化。问诊则是通过医患交流，来获取患者的饮食、居处、情志、喜恶及其发病的经过方面的资料。切诊是《内经》诊法的重要内容，包括切脉象、按胸腹、触肌肤、握手足等。在《内经》诊脉方法中，有遍诊脉法、三部九候诊法、人迎寸口脉诊法及寸口脉诊法等。仅寸口脉诊，就有二十余种脉象和主病。此外，《内经》还发明了用健康人的呼吸来测定患者脉搏迟速的诊断方法，以及描述了"真脏脉"的脉象特征和预后，至今仍为中医诊断学的重要内容。

值得提出的是，在诊断疾病过程中，为最大限度避免误诊，《内经》强调诊法要诸法并用，四诊合参。如《素问·脉要精微论》说："切脉动静而视精明，察五色，观五脏有余不足，六腑强弱，形之盛衰，以此参伍，决死生之分。"指出了"四诊合参"的重要性。

（九）论治

论治包括治则、治法、制方。《内经》论治疾病是以正确的诊断为前提的，其特点就是因人、因时、因地制宜原则，后世称为"三因制宜"。

治则，即治疗原则，是决定治疗方向的大法。《内经》中的治则归纳起来有治病求本、因势利导、同病异治、异病同治、标本缓急、虚实补泻、寒热温清，以及无病先防、有病早治等。

治法，即治疗方法，是具体实施的治疗措施。《内经》所记载的治疗方法甚多，如针砭、灸焫、药物、熏洗、药熨、敷贴、按摩、导引、束指、饮食和精神疗法等，反映了《内经》治法的广泛性和多样性。其特点是详于针刺，略于药物，如从针具的选取，到针刺的手法、宜忌及据病选穴等均有记载。而关于药物的组方，全书却只有区区 13 个方剂。

在制方遣药上，《内经》不但推出了君、臣、佐、使的制方法则，而且最早提出大、小、缓、急、奇、偶、重之"七方"分类法，这些内容奠定了中医方剂学的理论基础。

（十）养生

养生，即保养生命，延年益寿，又称为摄生、卫生、道生。《内经》非常重视养生，其开篇《素问·上古天真论》就详细地阐述了养生学说的理论、原则和方法。《内经》的养生学说是在"天人相应"的理论体系下建立起来的，分为养形和养神两大类，皆以保养精气作为养生之根本。首先，强调养生的总体原则是顺应自然。要求一个自然机体在"法于阴阳"的原则下"顺四时而适寒暑""春夏养阳，秋冬养阴"。对于自然界阴阳的变化"逆之则灾害生，从之则苛疾不起"。其次，提出养生的重要措施是调摄情志。"恬惔虚无"则"真气从之"，"精神内守"而"病安从来"？只有做到"志闲而少欲，心安而不惧"，才能"气从以顺""皆得所愿"。其次，指出养生中不可忽视的一个方面还有饮食、起居的摄养，如饮食方面要"食饮有节""谨和五味"；劳作方面要"形劳而不倦"，避免"醉以入房，以欲竭其精，以耗散其真"。最后，还应积极参加导引按跷等健身活动。只有自觉地综合运用这些养生方法，才能做到"形与神俱，而尽终其天年"。总之，《内经》的养生学说对我们研究预防医学、康复医学具有重要价值。

（十一）运气

五运六气，简称运气。《内经》的运气学说主要来自《素问》的七篇大论，是在"天人相应"的理论指导下，以阴阳、五行为说理工具，以天干、地支作为演绎工具，来揭示自然界天象、气象、人象的变化规律及其之间的密切关系。其主要内容是运用干支纪年的推算法，以"甲子"六十年为一周，又将十天干联系五运，十二地支联系六气，通过五运与六气相互运动，形成了六十种气象变化的模型，用于推测自然界的"生长化收藏"规律对人体的健康和疾病流行的影响。所谓"形气相感，而万物化生矣"。(《素问·天元纪大论》) 运气学说作为古代的医学气象学，是《内经》理论体系的组成部分之一，它对今天研究医学与气象学的关系及对流行疾病的监测有重要的参考价值。

二、《伤寒论》的主要内容及学术思想

（一）《伤寒论》的篇目内容

依据学术界公认之善本——明·赵开美翻刻宋本《仲景全书·伤寒论》，本书共 10 卷，总 22 篇。分为 3 个板块"前 4 篇""中 10 篇""后 8 篇"。前 4 篇依次为辨脉法、平脉法、伤寒例、辨痉湿暍脉证；中 10 篇依次为辨太阳病脉证并治（上、中、下）、辨阳明病脉证并治、辨少阳病脉证并治、辨太阴病脉证并治、辨少阴病脉证并治、辨厥阴病脉证并治、辨霍乱病脉证并治、辨阴阳易差后劳复病脉证并治；后 8 篇依次为辨不可发汗脉证并治、辨可发汗脉证并治、辨发汗后脉证并治、辨不可吐、辨可吐、辨不可下病脉证并治、辨可下病脉证并治、辨发汗吐下后病脉证并治。而通常所说的《伤寒论》398 条，是指中 10 篇内容，其核心是六经病证的辨证论治，也是学习《伤寒论》的重点，本教材《伤寒论选读》条文即是摘录于"中 10 篇"的内容。

（二）《伤寒论》的辨证方法

1. 六经、六经病、六经辨证

《伤寒论》是以"六经"分类辨治诸病证的，被后世称为六经辨证。所以学习《伤寒论》必须明白六经、六经病和六经辨证的概念。

六经是三阴三阳的统称，包括太阳、阳明、少阳、太阴、少阴、厥阴。但《伤寒论》并无"六经"之名，其名来自宋·朱肱《南阳活人书》。朱氏将《伤寒论》中的三阳病、三阴病称为六经病，自此所谓《伤寒论》六经辨证由是而生。六经又各分为手、足二经，总为十二正经。然而，这里六经的"经"，并非专指经络，也包括所属相应脏腑，如太阳病，既指足太阳的经络病，也包括足太阳的膀胱腑病。所以，"六经"的概念乃是十二经脉及其所属脏腑功能气化的统一体。

六经病，《伤寒论》以外感病作为切入点，将外邪侵入人体所导致的各种证候进行分析、归纳、综合，分为六大类，以六经概括之。每一类证候实为外感疾病的不同阶段的证候群，病在经络者为经证，属于六经表证；病在脏腑者为脏证、腑证，属于六经里证。三阳病有经证、腑证，三阴病有经证、脏证。此外，外邪在侵犯人体后，或因失治、误治，或因邪气转化，或因体质差异，可出现兼夹证及变证，后者实已属于杂病范畴。

六经辨证是根据六经所属的脏腑经络、气血津液的生理特点和病理变化，对临床证候进行辨治的方法和体系。具体而言，《伤寒论》的六经辨证，就是根据人体正气的强弱、病势的进退、病情的缓急等各方面的因素，对疾病发生、发展过程中的各种证候，即病、脉、证、治各方面进行分析、归纳、综合，借以判断病变的部位、病邪的性质、正邪的盛衰以及治疗的顺逆等，从而作为其诊疗的依据。

《伤寒论》的六经辨证是在《素问·热论》六经分证的基础上，吸收汉以前有关平脉辨证与医疗实践的经验，使之更加系统化和更具有实践性。如《素问·热论》只是将六经作为一个分证的概念，而不是作为一个辨证的方法；在内容上，也只论述了六经的热证、实证，而未论及其虚证、寒证。而《伤寒论》的六经是以脏腑经络为基础，既作为分证的纲领，又作为论治的依据；在内容上，不仅论述了热证、实证，也论述了虚证、寒证；既论单一本证，又论兼证变证；既论两感于邪，又论合病并病。因此，《伤寒论》六经辨证较之《素问·热论》六经分证有了质的改变，它既是辨证的纲领，又是论治的准则，不仅指导外感病的治疗，而且被广泛用于杂病的辨治，是后世八纲辨证、脏腑辨证、经络辨证、卫气营血辨证、三焦辨证等诸多辨证方法诞生的摇篮。

2.六经辨证的基本内容

《伤寒论》中10篇的题目皆是以"某病脉证并治"的格式书写，从这里可以看出，所谓六经辨证的内容主要表现在病、脉、证、治四个方面，其目的是找出六经病的病位、病势、病性等，从而施以对应的方剂治疗。兹将六经辨证内容简介如下。

太阳病是外感疾病的初期阶段。太阳主表，为人身之藩篱，所以邪气侵入人体，太阳首当其冲，而表现为经表证。太阳病以"脉浮，头项强痛而恶寒"为提纲证，凡见此脉证者，即为太阳病。太阳病分为太阳表证（经证）和太阳里证（腑证）两大类。而太阳表证又根据感邪的性质和患者的体质不同，分为太阳中风、太阳伤寒、太阳温病三个证型：太阳中风以发热、汗出、恶风、头项强痛、鼻鸣干呕、脉浮缓为主要表现。其病机为卫不外固，营不内守。由于其汗出、恶风、脉浮缓的病理特征，后世又称为表虚证。太阳伤寒以恶寒、发热、头项强痛、身体疼痛、恶寒而喘、呕逆、脉浮紧为主要表现。其病机为营卫郁滞，肺气郁闭。因其无汗、恶寒、脉浮紧的临床特征，后世又称此为表实证。太阳温病以发热、口渴、轻微恶寒或不恶寒、脉浮数为主要表现。其病机为温热袭表，肺卫失和。因其初起即现热象，后世又称之为表热证。太阳里证，有蓄水、蓄血之分：太阳蓄水证为太阳受邪，循经入腑，与水相结，导致膀胱气化不利所致。临床以脉浮、发热、口渴、小便不利、少腹满为主要表现。太阳蓄血证为表邪不解，循经入里化热，热与血结，蓄于下焦膀胱位置。其临床以少腹急结或硬满、其人如狂或发狂、小便自利为主要表现。此外，太阳病还有许多兼证，如太阳中风兼项背强急、兼喘、兼汗漏不止、兼胸满、兼身疼等。又有因太阳病失治误治而导致的诸多变证，如结胸、痞证、脏结，以及心、脾、肾多脏器阳气虚衰诸证。

阳明病是外感疾病的极期阶段。阳明多气多血，邪气侵入阳明，正邪斗争激烈，邪热亢盛，表现为里、热、实证。阳明病以"胃家实"为提纲，其临床特征表现为，发热、汗自出、不恶寒、反无热、脉大等，凡见此脉证者，即为阳明病。阳明病分为阳明热证（经证）和阳明实证（腑证）两大类。阳明热证，初起表现为热扰胸膈，可见心中懊恼、饥不欲食、但头汗出、手足温等症。随着邪热亢盛，充斥表里，导致表里俱热，或兼津气受损，则可见大热、大汗、大渴、脉洪大等阳明热证之典型脉证。若阳明邪热与肠中糟粕结聚，形成燥屎，导致腑气不通，出现腹满硬痛、不大便、潮热、谵语、手足漐然汗出，脉沉实者，则为阳明实证。若阳明邪热下劫肾阴，导致阴虚水热互结，可见小便不利、发热、口渴、心烦不寐等症。阳明病的核心病机为阳明邪热，临床除表现为上述两大主证型外，还可以见到脾约、发黄、蓄血、血热等证。阳明邪热损伤脾阴，脾转运津液失常，津液偏渗于膀胱，而见小便数、大便硬者，为脾约；阳明与太阴相表里，若阳明邪热与太阴湿气相合，湿热蕴结，而为发黄证；若阳明邪热窜入血分，瘀热互结，则会导致喜忘、大便色黑而硬但排出较易的蓄血证，或血热妄行而见衄血、便血等。

少阳病是外感病的正邪分争期，后世称为"半表半里"证。邪入少阳，胆火内郁，枢机不利，表现为"口苦，咽干，目眩"的提纲证。少阳病主要脉证特点是往来寒热、胸胁苦满、默默不欲饮食、心烦喜呕、脉弦细等，而其标志性的症状有三：口苦、往来寒热、胸胁苦满。"少阳为枢"，枢机不利可以导致若干兼夹证候，如兼太阳之表，可见发热、微恶寒、支节烦疼、微呕、心下支结；兼阳明之里，可见呕不止、心下急、郁郁微烦、不大便，或心中痞硬、呕吐、下利；兼太阴之寒饮内结，可见往来寒热、心烦、胸胁满微结、小便不利、渴而不呕，但头汗出；如少阳邪气弥漫，扰乱神志，表里俱病，虚实互兼，则可见胸满烦惊、小便不利、谵语、一身尽重不可转侧等。

太阴病为三阴病的初始阶段。邪入三阴，阳气不足，"脏有寒也"。故以"腹满而吐，食不下，自利益甚，时腹自痛"为提纲证。其病机则是脾阳不运，寒湿内盛。太阴病有脏证、经证之分，提纲证即是太阴脏证；而太阴经证是太阳病误下，表邪内陷于足太阴经脉，气血不通，以腹满时痛，或腹大实痛为主要表现，而无呕吐、下利等脾气运化失常证候。此外，若太阴寒湿在里不解，郁而发黄，则见寒湿发黄；若太阴病进一步发展，往往演变为脾肾虚寒，形成少阴寒化之证。

少阴病是外感病发展过程中的危重阶段。病至少阴，心肾阴阳气血皆衰，故提纲证云："脉微细，但欲寐。"少阴病主要分为寒化证、热化证两大类。寒化证为心肾阳气虚衰，阴寒内盛，症见手足厥冷、恶寒蜷卧、冷汗淋漓、下利清谷、小便清利、渴喜热饮、脉沉微，甚至脉微欲绝等；热化证为少阴心肾阴虚，阳亢化火，症见心中烦、不得卧、咽干咽痛，或下利口渴，舌红少苔或无苔，脉细数等。此外，少阴病还兼有太阳表证的太少两感证、少阴水竭土燥转归阳明的急下证、少阴热移膀胱证，以及阳衰于下、阴竭于上的下厥上竭证等。

厥阴病为外感病的末期阶段。厥阴为六经之尽，阴尽阳生，加之厥阴肝木，上连心火成子母相应，下接肾水为乙癸同源，既可热化，又可寒化，所以病至厥阴，往往是寒证、热证、寒热错杂证俱可呈现，故以"消渴，气上撞心，心中疼热，饥而不欲食，食则吐蛔"的寒热错杂证为提纲证。寒热错杂、上热下寒为厥阴本证之核心证候，甚至可因正邪相争，阴阳消长，见手足厥逆与发热交替出现，谓之厥热胜复。若木从水化，阳气虚衰，则为厥阴寒证，为少阴寒化进一步发展，临床表现与少阴寒证同；若木从火化，阳气亢奋或来复太过，则为厥阴热证，可见热利下重、便血、喉痹等。若厥阴肝木疏泄失常，"阴阳气不相顺接"，可见四肢厥冷之诸厥逆证；影响脾胃，则可见呕、哕、下利等症。

此外需要指出的是，六经可以单独为病，也可以两经或三经合并为病，因此，在六经病证中又有"合病""并病"之称。凡两经或三经证候同时出现，称为合病。《伤寒论》中有太阳阳明合病、太阳少阳合病、阳明少阳合病、三阳合病四类。凡一经的病证未罢，又出现另一经证候，称为并病。《伤寒论》中有太阳与少阳并病、太阳与阳明并病、少阳与阳明并病三种。

3. 六经病的传变

六经病证是脏腑经络变化的临床表现，人体脏腑经络互为表里，相互络属，成为一个不可分割的整体，故往往一经有病，就会影响到其他经，从而产生六经病的传变。六经传变学说是《伤寒论》在《内经》外感病发展变化规律的基础上所创立的，揭示了外感疾病发生发展变化的内在规律，也是六经病的特征之一。传，是指病情循着一定的趋向发展，由一经而传到另一经，分别有循经传、表里传等形式。如太阳病传到阳明病，少阳病传到太阴病等，即为循经传；若太阳病直接传到少阴病，少阳病直接传到厥阴病，则为表里传。变，是指病情在某些特殊情况下，不按一般传变规律发展，而发生了性质的改变，《伤寒论》称之为"坏病"。如太阳病变为结胸、痞证、脏结等。传与变都是强调疾病不是一成不变的，而是在不断变化着的，所谓某经病，只是外感疾病过程中的一个相对表现有该经特点的病理阶段，而且传与变之间存着一定的联系，临床往往以"传变"统称。

六经病传变与否，主要取决于三个方面：一是决定于正气的盛衰。正气充盛，抗邪有力，则邪不能内传；反之，正气虚衰，抗邪无力，则邪气内传。即使邪已内传，若正气得到恢复，足以祛邪外出时，则可使病情由里出表而向愈。二是决定于邪气的轻重。感邪重，其势盛，则邪气往往内传，甚至直入三阴；感邪轻，或在与正气斗争中衰退，则无力内传，即使内传，致病能力也较弱，往往容易被正气或药物驱之外出。三是决定于治疗得当否。在外感疾病发生发展的过程中，能否进行早期治疗、正确治疗，则是关系到疾病能否传变及传变趋向的重要因素。

六经病证特别是三阴经病证的发病，不仅只是从传经而来，而且还有"直中"一途。直中是指病邪不经太阳初期或三阳阶段而直接进入阴经的一种发病形式。之所以会产生直中，其主要原因是机体正气虚弱，抗邪无力，因此病邪才得以越阳而达阴，所谓"邪之所凑，其气必虚"。

（三）《伤寒论》的论治

论治包括治则、治法、方药三个方面。《伤寒论》的治则主要是调和阴阳和扶正祛邪两大类。调和阴阳是治疗疾病的总法则，《内经》认为，人体的疾病状态是阴阳失衡的表现，所以《素问·至真要大论》说："谨察阴阳所在而调之，以平为期。"《伤寒论》实践《黄帝内经》理论，第一首方桂枝汤就是调和阴阳的，论中诸多方剂也是本于阴阳之盛衰而用，充分体现《内经》"治病必求于本"，本于阴阳的思想。扶正祛邪在《伤寒论》中贯彻始终，扶正体现了"扶阳气"和"存津液"的基本精神，达到正盛则邪去、邪去则正安的目的。

在具体的治法上，《伤寒论》概括有汗、吐、下、和、温、清、消、补、涩九法。如麻桂剂之汗法、瓜蒂散之吐法、三承气汤之下法、柴胡剂之和法、四逆辈之温法、白虎剂之清法、抵当汤之消法、理中汤之补法、桃花汤之涩法等。总的来说，三阳病多表、热、实证，宜用祛邪之法；三阴病多里、虚、寒证，宜用扶正之法。

《伤寒论》奠定了中医方剂学的基础，所列方剂精当灵验，备受历代医家推崇，被誉为"方书之祖"。《伤寒论》中共载方117首，计汤剂98方，散剂8方，丸剂6方，含咽剂2方，灌肠剂2方、肛门栓剂1方。其中有2方（禹余粮丸、土瓜根汁方）缺药物组成，实为115方。还有两组方剂属于一方两法，即药物组成相同而剂型不同，如半夏散与半夏汤、理中丸与理中汤，如将之合二为一，则实为113方。这些方剂配伍严谨，主治明确，且方后附有煎服法、加减法、禁忌证及注意事项，具有较强的针对性和实用性，用之于临床，屡验不爽。

三、《金匮要略》的主要内容及学术思想

（一）《金匮要略》的主要内容

《金匮要略》共25篇，除最后三篇为杂疗方和食物禁忌外，前22篇均以条文形式论述，共计398条。篇名中记载疾病有近50种，载方205首（其中4

首有方名而无药物组成），用药 155 味。

首篇《脏腑经络先后病脉证第一》从整体观出发，对疾病的发病原因、病因分类、诊断方法（望诊、切诊）、疾病论治及预防护理等均做了原则性论述，相当于全书的总论。自第二篇至第二十二篇则为各论部分，每篇篇名均冠以"病脉证治"，以病为纲，以证为目，病证结合，脉证合参，对多种疾病进行了辨证论治。其中第二篇至第十七篇论述了内科病的证治；第十八篇论述了外科病的证治；第十九篇论述了趺蹶等五种不便归类疾病的证治；第二十篇至第二十二篇则专论妇产科病的证治，被称为"妇人三篇"。最后三篇记载了杂疗方和食物禁忌，相当于附录部分。

《金匮要略》可谓是中医杂病之集要，但从篇名而言，就有 50 种疾病。其中有以主症命名者，如痉、咳嗽、心痛、短气、消渴、小便不利、胸满、腹满、呕、哕、下利、黄疸、惊悸、吐衄、下血等。这些症状，正是临床辨证的核心，也是辨病的关键，如此命名，突出了主症，便于确认病变脏腑。如消渴以渴欲饮水、饮不解渴为主要临床表现，围绕此主症进行辨治，热者清，虚者补，如"渴欲饮水，口干舌燥者，白虎加人参汤主之。""男子消渴，小便反多，以饮一斗，小便一斗，肾气丸主之"。有以病因病机命名者，如湿、暍、蛔虫、宿食、痰饮、水气、瘀血、中风、血痹、虚劳、积聚等，乃是据其主要病因而命名，如此则直接揭示出病因，便于有针对性地制定治则治法。如痰饮病的命名，揭示出致病因素为痰饮，再据痰饮的性质提出治疗原则为"当以温药和之"，并根据痰饮停留的部位不同而分为痰饮、悬饮、溢饮、支饮进行辨证论治；有以病位结合病机而命名者，如胸痹、肺痿、肺痈、肠痈、肝着、肾着、脾约、趺蹶、手指臂肿、妇人热入血室等，如此命名则易于厘清病位，抓住病机。如胸痹病，仅看病名便知其病位在胸膺部，以胸阳不振、阴寒痹阻不通为基本病机，在此基础上，再辨别其虚实、轻重、缓急进行论治；此外，对不符合上述命名原则的疾病则以特殊临床表现而命名，如百合、狐蜮、阴阳毒、历节、奔豚气、阴狐疝、浸淫疮等，这些疾病临床表现具有唯一性，是其他杂病不具备的。如奔豚气病，发于惊恐，为气作祟，发作时气从少腹上冲胸咽，患者痛苦异常，过后或平时则一如常人，其发病特征非常明显，见其症便可断其病。如此命名，更利于初学者掌握。

（二）《金匮要略》的主要学术思想

1. 论述了病因分类、发病和病机演变规律

早在《内经》中就将病因分为"阴""阳"两大类，但较系统而全面进行病因分类者，《金匮要略》实属首创。仲景以天人相应的整体观念为指导，在病因方面以脏腑经络分内外，提出了"千般疢难，不越三条"的病因分类学说。《金匮要略·脏腑经络先后病脉证第一》云："千般疢难，不越三条：一者经络受邪，入脏腑，为内所因也；二者四肢九窍，血脉相传，壅塞不通，为外皮肤所中也；三者房室、金刃、虫兽所伤。以此详之，病由都尽。"同时强调人体正气在发病中的重要性，提出"若五脏元真通畅，人即安和"的发病学观点。在病机方面以"厥阳独行"为例，指出阴阳失调是一切内伤杂病的总病机。在此基础上根据人与自然以及人体内部各脏腑间的相互关系，论述了发病和病机演变规律，如《脏腑经络先后病脉证第一》篇云："见肝之病，知肝传脾，当先实脾。"掌握了疾病的传变规律，即可进行预见性的治疗，及时截断疾病的传播途径，使病变局限化，易于治疗，这是杂病防治的关键。

2. 确立了脏腑经络辨证为内伤杂病的主要辨证方法

脏腑经络辨证，是根据脏腑、经络的生理功能、病理表现，对疾病证候进行分析归纳的一种辨证方法，是各种辨证的基础。《金匮要略》在《内经》整体观念思想指导下，继承《内经》脏腑经络分证的理论和方法，结合内伤杂病的发病特点和临床实际，并与治法方药结合起来，形成了脏腑经络辨证论治体系。如《中风历节病脉证并治第五》篇对中风病按照在络、在经、入腑、入脏进行辨治；《水气病脉证并治第十四》篇根据水肿形成的源头及其证候特点，将水气病按五脏进行分类辨治等，从而确立了脏腑经络辨证在内伤杂病中的主要地位。

3. 提出了防治结合、防重于治的大法原则

人体是一个整体，各脏腑之间通过经络相互联系，因此某一脏腑病变可以影响到另一脏腑，基于此，《金匮要略》特别重视对疾病的预防，未病先防，既病防传。《脏腑经络先后病脉证第一》对预防疾病的具体方法做了详细说明，首先指出："若人能养慎，不令邪风干忤经络……更能无犯王法、禽兽灾伤；房室勿令竭乏，服食节其冷、热、苦、酸、辛、甘，不遗形体有衰，病则无由入其腠理。"若预防不及，已经患病，就应及早诊治，防止疾病发展传变。故该

篇又说："适中经络，未流传脏腑，即医治之。四肢才觉重滞，即导引、吐纳、针灸、膏摩，勿令九窍闭塞。""见肝之病，知肝传脾，当先实脾。"提出在疾病初期应提早治疗，先安未受邪之地，以截断疾病的传变途径，使病变局限化而易于治疗，充分体现了早治防传的治未病思想。

在治则治法及方药运用上，《金匮要略》秉承《内经》制定的调和阴阳、扶正祛邪、因势利导治疗原则，在治法上集汗、吐、下、和、温、清、消、补、涩及行气、活血、化痰、驱虫等诸法之大成，方剂大致归为近20类。在剂型上除汤、丸、散、酒等内服药剂，还有熏、洗、坐、敷等外用药剂10余种。在治疗手段上，除药物治疗外，还有针灸疗法、食物疗法等，并重视临床护理，对煎药方法、服药事宜、药后禁忌等都有具体要求。总之，《金匮要略》是集中医基础理论、中药学、方剂学、中医诊断学、临床杂病学于一体，形成了较为完整的且独具特色的辨证论治的诊疗体系。

四、温病的主要内容及特点

（一）温病的概念

温病是外感温热之邪，临床表现以发热为主症，属于热象偏重、易化燥伤阴的一类疾病。其特点是致病因素为温热之邪；多具有传染性、流行性、季节性、地域性；以卫气营血及三焦为传变规律，由表及里或自上而下，由轻至重、由实转虚；临床表现以发热为主症，且起病急、传变快，易化燥伤阴或内陷生变。所以温病是外感疾病中性质属热的一类疾病，范围非常广泛，正如吴鞠通《温病条辨》所说："温病者，有风温，有温热，有温疫，有温毒，有暑温，有湿温，有秋燥，有冬温，有温疟。"

（二）温病的分类

温病分为温热病和湿热病两大类。温热类的温病有风温、春温、暑温、秋燥、大头瘟、烂喉痧、暑热疫等。这类温病大多起病较急，发展较快，发热症状突出，易伤津耗液，治以清热保津为主；湿热类温病主要有湿温、伏暑、湿热疫、霍乱等。这类温病以湿热相兼为患，所以初起大多起病较缓，发展较慢，发热和伤津症状多不明显，治疗重在化湿透热。

（三）温病的病因

温病的致病因素是温热之邪，包括多种属性温热的邪气，如风热病邪、暑热病邪、湿热病邪、燥热病邪、温毒病邪、疫疠病邪等。

风热病邪：多发生于冬、春季节。春季阳气升发，气候温暖多风，或冬令气候异常，应寒反暖，皆可产生风热病邪，人体也易感受其邪而发病。风热病邪的致病特点是：①多从口鼻而入，首先犯肺。②易化燥伤阴。③变化迅速，易逆传内陷。

暑热病邪：有特殊的季节性，是发于夏季的一种致病因素。夏季火热之气有暑、热、暍等不同名称，由暑热病邪引起的温病为暑温。暑热病邪的致病特点：①伤人急速，径犯阳明。②易耗气伤津。③易犯心包，闭窍动风。④易夹湿邪，郁阻气分。

湿热病邪：湿热病邪是兼具湿与热两重特性的一种外感病邪。湿热病邪虽四时均有，但长夏季节因气候炎热，又雨水较多，湿气较重，热蒸湿蕴，故更易形成湿热病邪。由湿热病邪引起的温病是湿温。湿热病邪的致病特点：①起病较缓，传变较慢，病势缠绵。②病位以脾胃为主。③易困阻清阳，闭郁气机。

燥热病邪：是发于秋季，既具干燥之性，又有温热之性的一种病邪。立秋后，湿去燥来，若再逢久晴无雨，气候干燥，更易燥邪为患。燥属次寒，又易从火化，故随着秋令气候的差异，其发病又有温燥、凉燥之不同。早秋承夏，暑气之余，受之多发温燥；晚秋接冬，寒气之始，受之多为凉燥。由燥热病邪引起的外感病是温燥。燥热病邪的致病特点：①病位以肺为主。②易致津液干燥。③易从火化。

温毒病邪：是指六淫邪气蕴蓄不解而形成的属性为温热性质的一类致病因素。因其致病与时令季节相关，常在春季发病，并能引起流行，故又称为温热时毒。温毒病邪的致病特点：①攻窜流走，致病部位广泛。②蕴结壅滞，易成肿毒。

疫疠病邪：又称疠气，或疫疠之气，因其致病暴戾，亦称戾气。疠气致病常常具有流行性、病状具有统一性，即在同一时令内许多人患同样的病，包括现在所说的多种流行病、传染病，具有强烈传染性，并能引起播散、流行。疠气为病称为温疫，如疫疹、霍乱等。疫疠病邪的致病特点：①致病力强，常常不分男女老幼，众人触之即病。②多从口、鼻而入，有特异的病变定位，而且在不同动物的种属间所伤也有选择。③具有强烈的传染性，易引起流行。④为病严重，病情凶险，传变迅速，症状复杂多变。

（四）温病的发病

温病的发病内容包括发病因素、感邪途径及发病类型三个方面。

温病发病因素主要有体质因素、自然因素、社会因素、情志因素等。①体质因素：是外感温病的先决条件，外感温热之邪是否发病取决于体质的强弱，亦即正气的盛衰。正气盛则防卫能力强，邪气就难以侵入；反之，正气虚则防卫能力下降，邪气就较易侵入而发病。此外，体质的强弱还决定着正邪力量的对比，从而影响着发病之病势转归，即正盛邪衰者病轻易愈，正衰邪重者病重易变。若群体正气不足，防御力低下，外感温热病邪则易发生及导致流行。预防措施不力，计划免疫实施情况不佳，均可使人群易染性增加。②自然因素：主要是指气候因素，气候变化异常，不仅可影响人体的抗病能力，而且也会影响外感病邪的产生和致病。如非其时而有其气，骤冷暴热，疾风霆雨，人体不能适应寒暖的骤然变化，则易感邪发病。③社会因素：是指人体所处的社会状况，包括经济条件、营养调配、体育锻炼、卫生习惯、卫生设施、防疫制度等都会影响人体的健康水平和防御外感病的能力。④情志因素：情志活动是外界刺激所引起的内脏机能的反应，情志的好坏与机体所处的自然和社会条件密切相关，长期的情志过激，如多怒、烦惊、易恐等会造成机体的正气虚弱，防御病邪能力下降，从而因易招致外邪的侵入而发病。

温病感邪途径有空气相染、饮食相染、接触相染三种。①空气相染：邪气从皮毛和呼吸道入侵，初起病变多在上焦手太阴肺。②饮食相染：邪从口腔而入，多系饮食不洁所致，邪气直犯胃腑及肠道。湿温、霍乱等湿热性质温病的感邪途径属于这一类型。③接触相染：邪从皮毛而入，与某些具有传染性的患者直接接触，病邪可从皮毛而入，染易其人。

温病发病类型分新感温病和伏邪温病两类。①新感温病：指感邪后立即发病的一类外感病。这类外感病的特点是：初起病邪在表，一般无里热证，以发热恶寒、无汗或少汗、头痛、咳嗽、苔薄白、脉浮数等卫表证候为主。初起治疗以解表透邪为大法，若治疗得当，邪自外解，预后较好。属于这类温病的有风温、秋燥、暑温、大头瘟、烂喉痧等。②伏邪温病，简称"伏邪"。指感邪后未即发病，邪气伏藏，逾时而发的温病。阴精不足的体质易患伏邪温病。伏邪温病的特点是：病发即显现出一派里热证候，若无外邪诱发，一般无表证，初起以灼热、烦躁、口渴、尿赤、舌红等里热表现为主。伏邪的治疗初起以清泄里热为主。伏邪温病主要有春温、伏暑。

（五）温病的辨治

1. 卫气营血辨治

卫气营血辨证方法，为清代温病学家叶天士所创，它是一种论治外感温热病的辨证方法，即将外感温热病发展过程中所反映的不同病理阶段分为卫分证、气分证、营分证和血分证四类，用以说明病位的深浅、病情的轻重和传变的规律，并指导临床治疗。

卫分证：是温热病邪侵袭人体肌表的初期，导致卫外功能失调的一种证候。卫分证是温热病的初起阶段，病位在肺卫，临床以发热、微恶风寒、口微渴、咽喉疼痛、咳嗽、舌边尖红、脉浮数为主要表现。治宜疏风泄热，代表方剂为银翘散、桑菊饮等。

气分证：是指温热病邪内传脏腑，正邪相争激烈，邪热亢盛所表现的里实热证候。气分证的病变较广泛，凡温邪不在卫分，又未传入营（血）分，皆属气分范围。临床以发热，不恶寒反恶热，汗出，口渴，心烦，尿赤，舌红苔黄，脉数有力等为主要表现。治宜清热泻火，代表方剂白虎汤、黄连解毒汤等。因为气分证涉及的病变部位主要有肺、胃、脾、肠、胆、膜原、胸膈等，因而又会具有不同的兼证，亦当随症治之。

营分证：是指温热病邪内陷，劫灼营阴，心神被扰所表现的证候。营分证是温热病发展过程中较为深重的阶段，病位主要在心和心包。其临床特征有：身热夜甚，口干不欲饮，心烦不寐，甚则谵语，斑疹隐隐，舌质红绛。治宜清营泄热，代表方剂清营汤。

血分证：是指温热病邪深入血分，导致动血、动风、耗阴所表现的一类证候，是温热病发展过程中最为深重的阶段，病变主要累及心、肝、肾三脏。血分证是营分证病变的进一步加重及发展，其临床特征是：急性多部位、多窍道出血，斑疹显露，身热灼手，舌质深绛。治宜凉血散血，代表方剂犀角地黄汤。

卫气营血的病位传变，一般多从卫分开始经由卫分，而气、而营、而血的发展，称为"顺传"，反映出病邪由表入里，由浅至深，病势由轻转重的传变过程。假如邪从卫分直入心包，则称为"逆传"，往往病情较重，预后不良。

2.三焦辨治

三焦辨证，是清代吴鞠通依据《内经》关于三焦所属部位的概念，将外感温热病的证候归纳为上、中、下三焦病证，用以阐明三焦所属脏腑在温热病过程中的病理变化、证候表现及其传变规律，并指导治疗的一种辨证方法。上焦病证主要包括手太阴肺、手厥阴心包的病变，其中手太阴肺的证候多为温病的初起阶段；中焦病证主要包括手阳明大肠、足阳明胃和足太阴脾的病变，属温病的中期阶段；下焦病证主要包括足少阴肾、足厥阴肝的病变，属温病的末期阶段。

上焦病证是指温热之邪侵袭手太阴肺经和手厥阴心包所表现的证候，多为温病的初期。由于肺主气属卫，故在上焦病证中，温热之邪初犯人体，既可能肺卫同时受邪，表现为卫分证特点，治如卫分证。也可能只限于肺脏受邪，邪热壅肺，而见身热、汗出、咳喘、口渴、苔黄、脉数等，治当清肺泄热，代表方白虎汤、麻杏甘石汤。亦可见湿热壅肺，出现身热不扬、咳嗽、咽痛、苔腻、脉濡，治当清热化湿解毒，代表方甘露消毒丹。若病情严重时，温热之邪可逆传心包，而见高热、神昏、肢厥、舌蹇等。则急当清心开窍，代表方剂安宫牛黄丸、至宝丹、紫雪丹。

中焦病证是指温热之邪侵袭中焦脾胃，邪从燥化或邪从湿化所表现的证候。若邪从燥化，可见阳明燥热伤阴之证，表现有阳明热盛之身热、汗出、口渴、舌红、脉洪大，治当清解阳明，代表方剂白虎汤；或阳明热实之证，表现有大便秘结、腹满胀痛、日晡潮热，或有谵语，舌苔焦燥，脉沉实有力。治当通腑泄热，代表方剂三承气汤。若邪从湿化，则成为太阴湿热证，湿重热轻者，可见身热不扬、胸脘痞满、泛恶欲呕、舌苔白腻等，治当化湿清热，代表方剂三仁汤；若湿渐化热，则可见持续高热、不为汗衰、烦躁不安、脘腹痞满、舌苔黄腻等，治当燥湿泄热，代表方剂王氏连朴饮。总之，太阴湿热总以身热、脘痞、呕恶、苔腻为辨证要点。

下焦病证是指温热之邪犯及下焦，劫夺肝肾之阴所表现的证候，为外感热病的后期阶段。肾阴亏虚者，可见低热、神疲、乏力、消瘦、口燥咽干、手足心热、舌绛枯瘦、脉虚，治当滋补真阴，代表方剂如加减复脉汤。若肾阴耗伤过甚，可致阴竭阳脱，危及生命。若肾阴亏虚，水不涵木，肝木失荣，可致虚风内动，而见心中澹澹大动、手指蠕动，甚或瘛疭、神疲耳聋、五心烦热、脉虚等，治宜滋阴息风，代表方剂如大定风珠、三甲复脉汤。

　　三焦传变一般多由上焦手太阴肺开始，向中焦阳明传变，亦可传入心包；中焦不愈，则多传入下焦肝肾。病邪始于上焦手太阴肺，传至中焦阳明胃腑的过程，称为顺传；温邪自手太阴肺传至手厥阴心包的过程，称为逆传。

　　综上所述，卫气营血辨证与三焦辨证二者既独立，又相辅相成，临床应用时应将两者有机结合。一般先以卫气营血辨证确定病变深浅层次及发展趋势，再用三焦辨证确定病变部位。这样才能将病变层次及部位、病证类型及性质、病势轻重及转归等辨析清楚、准确，为治疗提供可靠的依据。

第一篇

黄帝内经选读

第一章　阴阳五行

阴阳学说属于中国古代哲学范畴，其核心理论是对立统一的辩证观。阴阳学说认为，物质世界以气为本原，气有阴阳之分，事物和现象通过阴阳二气的相互交感而产生，又在阴阳二气的对立、互根、消长、转化等相互作用下不断发展和变化。阴阳学说深刻地影响着中医药学理论，在长期的发展过程中与中医学的理论和实践融为一体，形成了中医学特有的认识论和方法论。中医学的阴阳学说，是在阴阳概念基础上建立起来的中医学基本理论，认为阴阳是对立统一、消长转化、相反相成的关系，贯穿于自然与人体等一切事物之中，是人体生理活动和病理变化的根源及规律。

五行学说属于中国古代哲学范畴，核心思想是阐明事物之间的生克制化关系。五行学说认为，宇宙间的一切事物都是由木、火、土、金、水五种元素构成的，自然界各种事物和现象的发生、发展和变化，就是五行元素不断运动和相互作用的结果，而且天地的变化规律或运动秩序都要受到五行生克制化法则的统一调节和控制。在中国科学技术发展的过程中，五行学说不仅对社会人文科学和自然科学发展影响巨大，而且推动了中医学的发展。五行学说被引入医学领域，以系统结构的观点来观察、描述人体形态，阐述人体内部系统之间的复杂联系，揭示人体内环境与外环境之间的统一性，把生命活动作为依赖于自然、社会人文环境而存在的整体现象，使中医学走向了系统整体时代。

本章所选的部分篇章，主要阐述阴阳五行的基本概念和基本内容，以及其在人体生理、病理、疾病的诊断治疗中的运用，以期对《内经》中的阴阳五行学说有一基本了解。

第一节　阴阳的基本内容及应用

一、阴阳的基本内容

（一）阴阳的概念

【原文】

陰陽者，天地①之道也，萬物之綱紀②，變化之父母③，生殺之本始④，神明之府⑤也。治病必求於本⑥。(《素問·陰陽應象大論》)

【词解】

①天地：泛指自然界。

②纲纪：即纲领。

③父母：指本原、根本。

④生杀之本始：指事物产生与消亡的本原、由来。

⑤神明之府：阴阳是产生自然界万物运动变化的内在动力的场所。

⑥本：指阴阳。

【释义】

本段阐述了阴阳的基本概念。阴阳，是存在于自然界的普遍的规律，是分析和认识事物的纲领。世界上一切事物都是在运动变化中，并且不断地有新的事物产生，也会有旧的事物消亡，其根本原因就在于事物本身存在着相互对立统一的阴阳两个方面。由于阴阳两个方面的不断变化，我们可见的自然界事物也随之出现相应的改变，所以阴阳是自然界万物运动变化的内在动力场所。将"阴阳"引入医学领域，为临床诊治疾病提出指导思想，即"治病必求于本"，本即"阴阳"，治疗疾病要抓住阴阳这一根本。因为疾病的发生，从根本上说是阴阳的相对平衡遭到了破坏，出现偏盛或偏衰的结果，所以在诊断疾病时，先要分清阴阳，判断是阴证还是阳证，治疗的原则是纠正阴阳的平衡。

（二）阴阳的对立制约

【原文】

故積陽為天，積陰為地，陰靜陽躁，陽生陰長，陽殺陰藏①。陽化氣，陰成形。寒極生熱，熱極生寒。寒氣生濁，熱氣生清。清氣在下，則生飧泄②；濁氣在上，則生䐜脹③。此陰陽反作④，病之逆從⑤也。(《素問·陰陽應象大論》)

【词解】

①阳生阴长，阳杀阴藏：指自然界事物一年中春生、夏长、秋收、冬藏的自然规律。

②飧泄：大便泄泻清稀，并有不消化的食物残渣。

③䐜胀：脘腹胀满。

④反作：即反常。

⑤逆从：偏义复词，即逆的意思。

【释义】

本段论述了阴阳的属性、作用及其失调的表现。阴阳存在于自然宇宙中，天地之阳气，质地轻清，轻清者趋向于上升，则积为天阳；而天地之阴气，质地重浊，重浊者趋向于下降，凝集为地阴。从阴阳的属性特点看，宁静者为阴，而躁动者为阳。阴阳也存在于一年四季的变化中，阴阳存在着互根互用的关系，即阳气增加，阴液也增多，阳气肃杀萧条，阴也减少而收敛。阳气主动而升腾，可化为气；阴气主宁静凝聚，可成为有形之体。在人体，人体之气属于阳，人体之精、血、津液为阴。以寒热来反映阴阳，可以说明阴阳的相互转化。四季变化如冬季寒冷之极的时候，也即是阳气萌生的时候；夏季炎热之极的时候，也即是阴气萌生的时候。如原为寒转为热的病证，在人体伤于寒则病为热；原由热而转变为寒的病证，内热极盛时反会出现恶寒和战栗。寒气归属于阴，由于阴主凝聚而不发散，因此所聚之气为重浊之气；热气属于阳，由于阳主上升而不凝聚，因此所成之气为轻清之气。人体的轻清之气趋向于上，如果轻清之阳气衰少不足，不足以向上升举，则衰于下，可以见到飧泄现象，大便中有不消化食物残渣，或者大便稀而不成形；如果重浊之阴气停滞于人体上部而不趋向于下，可以见到腹胀、腹满现象。这样的现象属于阴阳的失常，阴阳运行出现了逆行异常所导致的疾病现象。

(三) 阴阳的互根互用

【原文】

故清陽為天，濁陰為地。地氣上為雲，天氣下為雨；雨出地氣，雲出天

气。故清阳出上窍，浊阴出下窍①；清阳发腠理，浊阴走五藏②；清阳实四肢，浊阴归六腑③。(《素问·阴阳应象大论》)

【词解】

①清阳出上窍，浊阴出下窍：人体吸入的自然界之气和饮食水谷之气化生的清阳出于头面官窍，产生声音和嗅、视、听觉等功能。产生的浊阴变为粪、尿由前后二阴排出体外。

②清阳发腠理，浊阴走五脏：清阳之气发散于肌肤、脏腑间隙以温养之。浊阴之气趋向五脏贮藏而濡养之。

③清阳实四肢，浊阴归六腑：饮食物所生之精气，充实于四肢，其代谢后的糟粕，由六腑排出。

【释义】

本段论述了阴阳的互根互用、转化及其作用趋势。阴阳二气存在于宇宙自然中，其中天地之清阳之气，质地轻清，轻清者趋向于上升，聚而为天；而天地之浊阴之气，质地重浊，重浊者趋向于下降，凝集为地。地气在下属阴，虽阴主降，但降中有升，通过阳热的蒸腾作用，可上升为云。天气在上属阳，虽阳主升，但升中有降，通过阴寒的凝聚作用，可下降为雨。雨虽然是从天上降落所至，但若无地气上升为云，则天气无以下降为雨，故雨出于地气。同理，云虽然是地气上升所至，但若无天阳之气的蒸腾，则地气无以上升为云，故云出于天气。以上通过自然现象解释阴阳的可分性，二者互根互用，并可以相互转化，可以说是阴中有阳，阳中有阴。将阴阳的升降理论进一步联系人体，人体吸入的自然界之气和饮食水谷之气化生的清阳之气主升，属阳，出于头面官窍，产生声音、嗅觉、视觉、听觉等功能，而食物糟粕和废浊的水液为浊阴主降，属阴，由前后二阴排出体外；营卫二气，卫气为阳，营阴为阴，其中卫气外行于肌腠肌表，发挥温煦全身、防御外邪的作用，营阴趋向五脏贮藏，发挥濡养作用；饮食物所化生的水谷精微之气，属阳，充实于四肢，其代谢后的水谷糟粕，属阴，归于六腑排出体外。

【原文】

天地者，万物之上下也；阴阳者，血气之男女也①；左右者，阴阳之道路也②；水火者，阴阳之征兆也；阴阳者，万物之能始③也。故曰：阴在内，阳之守也；阳在外，阴之使也④。(《素问·阴阳应象大论》)

【词解】

①阴阳者，血气之男女也：以阴阳之性及其相互关系认识血气和男女。血为阴，气为阳；男为阳，女为阴。

②左右者，阴阳之道路也：古代浑天说认为，天体自东向西旋转，日月东升西降。圣人南面而立，左东右西，东升西降，天人相应，故谓人身左右为阴阳升降之道路。

③能始：能，胎之借字。即元始的意思。

④阴在内，阳之守也；阳在外，阴之使也：阴气居于内，为阳气的根基；阳气居于外，为阴气的役使。

【释义】

本段主要论述了阴阳的互根互用关系。天在上为阳，地在下为阴，天地是自然界万物的上下。就血气而言，气为阳，血为阴，就男女而言，男为阳，女为阴。圣人坐北面南，左侧为东，右侧为西，左为太阳升起之方，右为太阳下降之方，左升右降，故左为阳，右为阴，左右为阴阳升降的道路。水的特性属寒，是濡润的、向下的；火的特性属热，是炎热的、向上的，二者最能体现阴阳的特点，是阴阳的象征。世界万物的运动变化，其根本原因就在于阴阳两个方面的不断变化，阴阳是万物生成的原始动力。所以阴阳是互根、互用的，阴主内，阳主外，阴为阳守护于内，才可以使阳气不耗散于外；阳为阴气役于外，才可以固护而使阴精不滑脱。例如，气虚的自汗，表面上看自汗是阴津的滑脱，而实际可能是由于阳气未能发挥固护作用。

（四）阴阳的消长平衡

【原文】

故陽氣者，一日而主外，平旦人氣①生，日中而陽氣隆，日西而陽氣已虚，氣門②乃閉。是故暮而收拒，無擾筋骨，無見霧露，反此三時③，形乃困薄④。（《素問·生氣通天論》）

【词解】

①人气：此指阳气。

②气门：即汗孔。

③三时：指平旦、日中、日西三个时段。

④形乃困薄：形体困乏虚损之意。

【释义】

本段阐述了人体阳气与自然界阴阳消长变化相通应的规律。自然界白天为阳，夜晚为阴，根据天人相应的理论，人体的阳气犹如自然界的太阳，运转不息，白天行于体表。清晨的时候，自然界的阳气活跃于外，人体的阳气也随着活跃于外；中午，自然界的阳气最旺盛，人体的阳气也最旺盛；太阳偏西时，自然界的阳气逐渐递减，人体的阳气也逐渐内收，汗孔开始闭合。所以到了晚上，由于人体的阳气收敛于内，要减少活动，不要扰动筋骨，以避免过度活动影响阳气闭藏而出现疾病。晚上行于体表的阳气减少，护卫肌表的能力降低，所以不要接触雾气露水，免受外邪侵袭，防止疾病的发生。如果违反一天之内这三个时段的阳气活动规律，人体阳气昼夜节律紊乱，功能失常，就会生病而使身体困顿虚损。这是《内经》"天人相应"学术观念在养生防病方面的具体表现，说明顺应自然阴阳消长变化的规律是养生防病的一个重要原则。

二、阴阳的应用

（一）表述人体的组织结构

【原文】

夫言人之陰陽，則外為陽，內為陰。言人身之陰陽，則背為陽，腹為陰。言人身之藏府中陰陽，則藏者為陰，府者為陽。肝心脾肺腎五藏皆為陰，膽胃大腸小腸膀胱三焦六府皆為陽。所以欲知陰中之陰、陽中之陽者何也？為冬病在陰①，夏病在陽②，春病在陰③，秋病在陽④，皆視其所在，為施針石也。故背為陽，陽中之陽，心也；背為陽，陽中之陰，肺也；腹為陰，陰中之陰，腎也；腹為陰，陰中之陽，肝也；腹為陰，陰中之至陰，脾也。此皆陰陽表裏內外雌雄相輸應也，故以應天之陰陽也。（《素問·金匱真言論》）

【词解】

①冬病在阴：冬季为病，责之于秋日失于摄养，所谓"奉藏者少"。秋为阴，故曰"冬病在阴"。

②夏病在阳：夏季为病，责之于春日失于摄养，所谓"奉长者少"。春为阳，故曰"夏病在阳"。

③春病在阴：春季为病，责之于冬日失于摄养，所谓"奉生者少"。冬为阴，故曰"春病在阴"。

④秋病在阳：秋季为病，责之于夏日失于摄养，所谓"奉收者少"。夏为阳，故曰"秋病在阳"。

【释义】

本段用阴阳说明人体的组织结构。就人体阴阳而论，外部属阳，内部属阴。就身体的部位来分阴阳，则背部为阳，腹部为阴。从脏腑的阴阳划分来说，则五脏属阴，六腑属阳，肝、心、脾、肺、肾五脏皆属阴，胆、胃、大肠、小肠、膀胱、三焦六腑皆属阳。我们要了解阴阳之中又有阴阳的道理。四季当中，春夏为阳，秋冬为阴，冬季之所以致病，在于秋日失于摄养，故曰：冬病在阴；夏季之所以致病，在于春日不注意养生，故曰：夏病在阳；春季之所以致病，在于冬日养脏不足，故曰：春病在阴；秋季之所以致病，在于夏日失于长养，故曰：秋病在阳。我们需要根据疾病的部位来施用针刺和砭石的疗法。此外，人体背和腹而言，背部为阳，心、肺居于膈上，附于背，其中心为阳中之阳，肺为阳中之阴。肝、肾、脾居于膈下，藏于腹，其中肾为阴中之阴，肝为阴中之阳，阴中的至阴为脾。以上这些都是人体阴阳表里、内外雌雄相互联系又相互对应的例证。

（二）说明人体的生理功能

【原文】

凡陰陽之要，陽密乃固①。兩者不和，若春無秋，若冬無夏。因而和之，是謂聖度②。故陽强不能密，陰氣乃絕③。陰平陽秘④，精神乃治⑤。陰陽離決，精氣乃絕。(《素問·生氣通天論》)

【词解】

①阳密乃固：阳气致密于外，阴精才能固守于内。

②圣度：即最高的养生及治疗法度。

③阳强不能密，阴气乃绝：指阳气过亢，浮散失密，不能发挥正常的卫外、固护阴精的作用，使阴精外泄或者耗伤，以至尽竭。

④阴平阳秘：平，充盛；秘，均匀。指阴精充盛，阳气固密。

⑤精神乃治：精，精气；神：神明；治：协调、平衡。指精气充盛，神志安宁。

【释义】

本段指出了阴阳平衡的关键是阳气的固密。阳气温煦机体，卫外抵御外邪并且可以固护阴精；阴精内藏于五脏，并能应阳气的需求，为阳气提供化源。人体生命健康的保证取决于阴阳对立统一的协调关系，但这种关系中阳气起主导作用，只有阳气致密于外，阴精才能固守于内。阴阳二气不协调，就像一年之中只有春天没有秋天，只有冬天没有夏天一样。因此，调和阴阳是养生以及防治疾病的重要法则。否则，阳气过亢不能发挥正常的卫外、固护阴精的作用，使阴精外泄，同时在内的阴气又受过亢阳气的损耗，以致真阴亏损而至尽竭。总体上阴阳必须保持充盛、均匀、平和、协调，才能健康不病。如果这种协调关系被打破，即为病理。严重时会出现阴阳失调的危候，即此消彼长发展到一方消灭另一方，或一方损耗过度而致另一方失去依存，阴阳互根互用关系失常，机体的生生不息之机遭到破坏，甚则死亡。

（三）阐述人体的病理变化

【原文】

阴勝則陽病，陽勝則陰病①。陽勝則熱，陰勝則寒②。重寒則熱，重熱則寒③。（《素問·陰陽應象大論》）

【词解】

①阴胜则阳病，阳胜则阴病：本指过用酸苦涌泄药，则机体阳气损伤；过用辛甘发散药，则机体阴精耗损。后世发挥为：阴邪偏胜，则伤阳气；阳邪偏盛，则伤阴气。

②阳胜则热，阴胜则寒：本指用辛甘药太过，就产生热病；用酸苦药太过，就产生寒病。后世发挥为：阳邪胜致热病，阴邪胜致寒病。

③重寒则热，重热则寒：本指重复（或反复）用寒性药则生热性病；反复（过用）用热性药则生寒性病。后世发挥为：反复感受寒邪会造成真寒假热证；反复感受热邪会导致真热假寒证。

【释义】

本段论述阴阳的病理状态。人体的阴阳必须维持相对的平衡。如果其中一方偏盛，便会使其相对的一方受到克伐而削弱。如阴邪偏盛，则会伤了阳气；阳邪偏盛，则会伤了阴气。在疾病发展过程中，若阳气偏亢，脏腑经络机能亢进，邪热过盛，就会产生热性的病变；若阴气偏亢，机体机能障碍或减退，阴寒过盛，就会产生寒性的病变。若反复感受寒邪则会出现真寒假热的情况；若反复感受热邪则会出现真热假寒的情况，需要仔细辨识。

【原文】

陽勝則身熱，腠理閉，喘粗為之俛仰①，汗不出而熱，齒乾以煩冤②，腹滿，死，能③冬不能夏。陰盛則身寒，汗出，身常清④，數慄⑤而寒，寒則厥，厥則腹滿，死，能夏不能冬。此陰陽更勝⑥之變，病之形能⑦也。（《素問·陰陽應象大論》）

【词解】

①喘粗为之俯仰：呼吸急粗而困难使身体前俯后仰之状。

②烦冤：即烦闷不舒。

③能：通"耐"。

④身常清：身体常有清冷的感觉。

⑤数栗：数，频繁，多次之义。栗，颤抖，即频频战栗。

⑥更胜：更，更替，更迭之义，即阴阳盛衰交替。

⑦形能：能，通"态"。即形态，指疾病所产生的症状和体征。

【释义】

本段论述了阴阳偏盛的证候表现。机体阳气偏亢则身热，如果再加之腠理郁闭，内热不得外泄，热炽于里，壅塞于肺，就会导致呼吸急粗而困难，甚至可见前俯后仰之状。若不出汗，阳邪不能因汗泄越于外则全身内外皆热，若热邪耗伤津液则见齿干，阳邪扰乱心神可见烦闷不舒。阳热炽盛，肠中阴液枯竭，燥屎内结，大腹胀满，则上下内外，皆已闭塞，故出现腹满，提示阳偏盛的重症，另外腹满亦提示土气败绝，而胃气的有无决定着预后的好坏，故腹满者，预后不良。夏日自然界的阳气较旺，天人相应，阳盛阴绝之人阳邪更盛，则不能耐受。冬天自然界阴寒之气较重，遇寒人体阳热之邪稍减，所以冬天尚能支撑。阴偏胜，常因寒邪入侵伤及体内阳气，出现身寒。阳气衰微，卫表不固，则常常汗出而身觉清冷。更甚者，出现频频战栗，四肢厥冷等阴盛阳衰的症状。阴寒内盛，阳衰竭于体内，阴寒内结，水液无阳气的运化，停于体内，可见腹满，这是阴偏盛的重症，另外腹满亦暗示脾胃阳气衰败，提示预后不良。夏日自然界的阳气较旺，天人相应，阴盛阳绝之人的阳气可得自然界阳气的支持，所以夏天人体尚能支撑，冬天自然界阴寒之气较重，遇寒人体阴寒之邪更严重，则不能耐受。以上所出现的症状和体征，都是由于阴阳胜负在人体交替变化的结果。

【原文】

陰者藏精而起亟①也，陽者衛外而為固②也。陰不勝其陽，則脉流薄疾③，並乃狂④；陽不勝其陰，則五藏氣爭⑤，九竅不通。(《素問·生氣通天論》)

【词解】

①阴者藏精而起亟：五脏所藏蓄的阴精，不断地起而与阳气相应。亟，频数。

②阳者卫外而为固：阳主卫外，阳气为阴精固密于外，使阴精能固守于内而不外泄。

③脉流薄疾：指经脉中的气血流动急迫快速。薄，通"迫"。

④并乃狂：指阳邪入于阳分，阳热内盛，扰乱神明而发为狂病。并，交并、合并，引申为聚合。

⑤五脏气争：五脏功能失调。

【释义】

本段论述了阴阳协调的重要性。阴藏精，须阳气推动，又为化生阳气提供物质和能量；阳卫外，须阴精化气，又为阴精起推动和固卫作用。二者相互为用，缺一不可，保持阴阳的平和协调，维持正常的生命活动。若阴阳之间的制约关系失常，可出现相应的证候表现。若阴虚不能制约阳气，阳热内盛，使脉流疾速，甚至热邪并入阳分，心神受热邪扰动而出现心神不宁、狂乱不安的症状；若阳虚不能制约阴气，则可形成阴寒内盛、五脏功能失调、气机失和的病变，以致九窍不通。

（四）确立疾病的诊断法则

【原文】

善診者，察色按脉，先別陰陽；審清濁，而知部分①；視喘息，聽音聲，而知所苦②；觀權衡規矩③，而知病所主。按尺寸④，觀浮沉滑澀，而知病所生。以治無過，以診則不失矣。(《素問·陰陽應象大論》)

【词解】

①审清浊，而知部分：审察色泽清浊，可测知疾病部位。清浊，指望诊中面部颜色的清与浊。清，指面色明润光泽；浊，指面色晦暗滞浊。

②苦：病之痛苦。

③权衡规矩：泛言四时常脉。权为秤锤，衡为秤杆，规为作圆之器，矩为

作方之器。比喻脉象。

④尺寸：概言尺肤和寸口。

【释义】

本条论述了诊治必须取法于阴阳的重要性。善于诊治的医生，通过诊察患者的色泽和脉搏，首先辨别病证属阴还是属阳。如肤色荣润光泽者属阳，肤色晦暗枯槁者属阴；脉浮、滑、大者属阳，脉沉、弱、细者属阴。审察面部色泽，是明润光泽还是晦暗滞浊，可测知疾病部位。观察患者的呼吸，听患者发出的声音，可以知道患者的痛苦。正常人脉象在一年四季中会有规矩权衡的变化，通过诊察四时脉象是否正常，来分析是何脏何腑的病。通过观察尺肤的滑涩，寸口的浮沉，而知道疾病发生的原因。用这种方法诊断疾病不会产生差错，治疗疾病不会产生过失。

（五）划分药物的性味功能

【原文】

氣味①辛甘發散為陽，酸苦涌泄為陰②。（《素問·陰陽應象大論》）

【词解】

①气味：药物的四气和五味。气味属于偏义复词，文中指药物的五味。

②涌泄：泛指呕吐泄泻。

【释义】

药物的气味是不同的属性，气属阳，味属阴，而阴阳中又有阴阳。辛味，能宣散、行气血，走气而性散，一般发散表邪的药物如麻黄、行气的药物如木香，大多数有辛味。甘味入脾，有补益作用，脾在五行上居中土之位，可以滋养周身，布散灌溉四旁，如甘草，大枣，蜂蜜等。所以五味之中的辛味、甘味因其能向外发散或转运而属阳。酸味药具有收敛的作用，又因酸性属木，能依赖春之木性而上涌，如瓜蒂味苦，能催吐。苦味主泻下，又炎上作苦，如大黄味苦能泻下。呕吐、泻下物多是痰涎、未能消化的食物、大小便等有形之物，在阴阳属性上属阴。所以五味之中的酸味、苦味因其具有涌泄作用而属阴。

【原文】

陰味出下竅，陽氣出上竅①。味厚者為陰，薄為陰之陽；氣厚者為陽，薄為陽之陰②。味厚則泄，薄則通；氣薄則發泄，厚則發熱③。壯火之氣衰，少火之氣壯④，壯火食氣，氣食少火，壯火散氣，少火生氣⑤。（《素問·陰陽應象

大論》)

【词解】

①阴味出下窍，阳气出上窍：药物饮食之味属阴，多沉降下行而走下窍；药物饮食之气属阳，多升散上行而达上窍。

②味厚者为阴，薄为阴之阳；气厚者为阳，薄为阳之阴：味为阴，味厚为阴中之阴，薄为阴中之阳；气为阳，气厚为阳中之阳，薄为阳中之阴。阴之阳，即阴中之阳；阳之阴，即阳中之阴。

③味厚则泄，薄则通；气薄则发泄，厚则发热：味厚为阴中之阴，有泄泻作用，如大黄之属；味薄为阴中之阳，有通利小便作用，如木通之属。气薄为阳中之阴，有发汗解表作用，如桂枝之属；气厚为阳中之阳，有助阳发热作用，如附子之属。

④壮火之气衰，少火之气壮：此句本义为：药食气味纯阳者易化为壮火令正气虚衰，药物饮食气味温和者易化为少火令正气盛壮。壮火，指药物饮食气味纯阳者。少火，指药物饮食气味温和者。气，指正气。之，作使、令解。后世对壮火、少火的含义，有进一步的发挥，认为壮火即病理之火，少火为生理之火。

⑤壮火食气，气食少火，壮火散气，少火生气：药物饮食的纯阳作用销蚀人体的元气，人体的元气赖药物饮食的温和作用；药物饮食的纯阳作用耗散人体的元气，药物饮食的温和作用补养人体的元气。前"食"字，是销蚀的意思，后"食"字，音义同饲。

【释义】

本段阐述了药物、饮食物气味之厚薄的阴阳属性及作用趋势。药物饮食物的气和味可分阴阳，其中药物饮食物之味属于阴，作用多向下沉降，而走前后二阴。如苦寒的大黄，作用泻下，从下窍肛门而出。药物饮食物之气属于阳，作用多向上升散而到达上窍，即面部孔窍。药物饮食不仅有气味之别，气味还有厚薄之分。味为阴，味厚为阴中之阴，薄为阴中之阳；气为阳，气厚为阳中之阳，薄为阳中之阴。味厚为阴中之阴，有泄泻作用，如大黄之属；味薄为阴中之阳，有通利小便作用，如木通之属。气薄为阳中之阴，有发汗解表作用，如桂枝之属；气厚为阳中之阳，有助阳发热作用，如附子之属。从药物饮食的阴阳属性来看，其中药食气味峻烈之品，如乌头、附子之类，属于壮火，非阳气大亏者不用，否则易耗散人体正气；药食气味温和之品，如人参、当归之类，属于少火，能平和地温补人体的正气。后世对壮火、少火的含义，有进一步的发展，认为壮火是阳气亢旺过度而化的亢烈火邪，即病理之火，少火是人体平和的阳气，有温煦作用，即生理之火。病理之火会损伤阴精，销蚀人体阳气；生理之火可温养人体。

第二节　五行的基本内容及应用

【原文】

五藏應四時，各有收受①乎？岐伯曰：有。東方青色，入通於肝，開竅於目，藏精於肝，其病發驚駭，其味酸，其類草木，其畜雞②，其穀麥③，其應四時，上為歲星④，是以春氣在頭也，其音角⑤，其數八⑥，是以知病之在筋也，其臭臊⑦。

南方赤色，入通於心，開竅於耳⑧，藏精於心，故病在五藏，其味苦，其類火，其畜羊②，其穀黍③，其應四時，上為熒惑星④，是以知病之在脈也，其音徵⑤，其數七⑥，其臭焦⑦。

中央黃色，入通於脾，開竅於口，藏精於脾，故病在舌本，其味甘，其類土，其畜牛②其穀稷③，其應四時，上為鎮星④，是以知病之在肉也，其音宮⑤，其數五⑥，其臭香⑦。

西方白色，入通於肺，開竅於鼻，藏精於肺，故病在背，其味辛，其類金，其畜馬②，其穀稻③，其應四時，上為太白星④，是以知病之在皮毛也，其音商⑤，其數九⑥，其臭腥⑦。

北方黑色，入通於腎，開竅於二陰，藏精於腎，故病在谿⑨，其味鹹，其類水，其畜彘②，其穀豆③，其應四時，上為辰星④，是以知病之在骨也，其音羽⑤，其數六⑥，其臭腐⑦。(《素問·金匱真言論》)

【词解】

①收受：通应之意。张介宾曰："收受者，言同气相求，各有所归也。"

②鸡、羊、牛、马、彘：五畜通过五行归类，分别归属于五脏系统。彘，豕也，即猪。

③麦、黍、稷、稻、豆：五谷通过五行归类，分别归属于五脏系统。

④岁星、荧惑星、镇星、太白星、辰星：五星古称五纬，是天上五颗行星，木曰岁星，火曰荧惑，土曰镇星，金曰太白星，水曰辰星。

⑤角、徵、宫、商、羽：为古代五音，分属五行。五音声波振动的特点及与五行的配属关系是：角音展放而应木气，徵音高亢而应火气，宫音平稳而应土气，商音内收而应金气，羽音下降而应水气。五种不同的音调对人体不同脏腑的功能产生不同的影响。

⑥其数八、其数七、其数五、其数九、其数六：《周易》的《系辞》注云："天一生水于北，地二生火于南，天三生木于东，地四生金于西，天五生土于中。"这是用一、二、三、四、五分别代表水、火、木、金、土的生数，由于土能生万物，故而在各生数上加土数五，即得六、七、八、九、十。则分别代表水、火、木、金、土的成数。即木的成数为八，火的成数为七，土的生数为五，金的成数为九，水的成数为六。

⑦臊、焦、香、腥、腐：五臭也叫五气。张景岳曰"天以五气食人者，臊气入肝，焦入心，香气入脾，腥气入肺，腐气入肾也。"

⑧开窍于耳：心在窍为舌，肾在窍为耳。汪昂曰："耳为肾窍，然舌无窍，故心亦寄窍于耳。"

⑨谿：肉之小会。张志聪曰："谿乃小分之肉，连于筋骨之间，是肾主骨而谿乃骨气所生之分肉也。"

【释义】

本段运用阴阳五行学说的理论，阐明了"天人相应"的密切关系，形成了"四时五脏阴阳"的五大系统结构。五脏与四时相应，它们各自还有相类的事物可以归纳起来。比如东方青色，与肝相通应，肝开窍于目，精气内藏于肝，发病常表现为惊慌害怕，在五味为酸，与草木同类，在五畜为鸡，在五谷为麦，与四时中的春季相应，在天体为岁星，春天万物复苏，自然界阳气生发，天人相应，肝阳上亢的人，特别容易出现头痛、眩晕等症状，在五音为角，其成数为八，因肝主筋，所以它的疾病多发生在筋，其嗅味为臊。

南方赤色，与心相通应，心开窍于耳，精气内藏于心，因心为君主之官，故心有病，常表现于五脏，在五味为苦，与火同类，在五畜为羊，在五谷为黍，与四时中的夏季相应，在天体为荧惑星，它的疾病多发生在脉，在五音为徵，其成数为七，其嗅味为焦。

中央黄色，与脾相通应，脾开窍于口，精气内藏于脾，在五味为甘，与土同类，在五畜为牛，在五谷为稷，与四时中的长夏相应，在天体为镇星，它的疾病多发生在舌和肌肉，在五音为宫，其生数为五，其嗅味为香。

西方白色，与肺相通应，肺开窍于鼻，精气内藏于肺，在五味为辛，与金同类，在五畜为马，在五谷为稻，与四时中的秋季相应，在天体为太白星，它的疾病多发生在背部和皮毛，在五音为商，其成数为九，其嗅味为腥。

北方黑色，与肾相通应，肾开窍于前后二阴，精气内藏于肾，在五味为咸，与水同类，在五畜为猪，在五谷为豆，与四时中的冬季相应，在天体为辰星，它的疾病多发生在肉的小间隙和骨，在五音为羽，其成数为六，其嗅味为腐。

【原文】

木得金而伐，火得水而灭，土得木而达①，金得火而缺，水得土而绝，萬物盡然，不可勝竭。(《素問·寶命全形論》)

【词解】

①土得木而达：土受木克故曰达，达与伐、灭、缺、绝之义一类。

【释义】

本段论述了五行的生克乘侮规律。五行之间的生克是自然界中的普遍现象，任何事物必须既相互资生，又相互制约，才能维持正常的发展变化。木遇到金，就被折伐；火遇到水，就被熄灭；土被木植，就能疏松；金遇到火，就被熔化；水遇到土，就被遏止。这种变化，万物都是一样，不胜枚举。

第二章　藏象

　　藏象学说，即通过对人体生理、病理现象的观察，研究人体各脏腑的生理功能、病理变化及其相互关系的学说。"藏"，通"脏"，即藏于体内的脏腑；张介宾在《类经·藏象类》所言："象，形象也。藏居于内，形见于外，故曰藏象。"所谓藏象，即指藏于体内的脏腑及其表现于外的生理、病理现象。脏腑虽然藏于体内，但其生理功能和病理变化均有征象表现于外。

　　"象"思维，科学地实现了从实体到功能的转变，以"有诸内必形诸外""司外揣内"理论为指导，系统地研究了活体人内在生理系统以及人体本身和人与自然界的整体联系，形成了"天人合一"的"四时五脏阴阳"理论，建立了"以五脏为中心"的藏象系统，阐述了人体各种动态的生理病理。通过学习五脏、六腑、奇恒之腑各自的生理病理，以及各脏腑之间的有机联系，可以把握中医学对活体人生命活动规律的认识和对整体观的合理诠释。

　　藏象学说通过观察外在征象来研究内部脏腑的活动规律，认识脏腑的实质，即《灵枢·本脏》所谓"视其外应，以知其内脏"。一般说来，任何外在的表象都有一定的内在物质基础，外在的各种变化与内在脏腑的功能活动密切相关。藏象学说把脏与象有机地结合起来，对于阐明人体的生理、病理，指导临床实践具有普遍的指导意义。

　　本章所选内容，分别从脏腑的分类功能及特点、十二官的功能、水谷津液的转化、五脏与清窍、形体的关系等方面进行阐述。

第一节　脏腑

一、脏腑的分类、功能及特点

【原文】

黄帝問曰：余聞方士①，或以腦髓為藏，或以腸胃為藏②，或以為府，敢問更相反③，皆自謂是，不知其道，願聞其説。岐伯對曰：腦、髓、骨、脈、膽、女子胞④，此六者，地氣之所生也，皆藏於陰而象於地⑤，故藏而不寫⑥，名曰奇恒之府⑦。夫胃、大腸、小腸、三焦、膀胱，此五者，天氣之所生也，其氣象天，故寫而不藏⑧，此受五藏濁氣⑨，名曰傳化之府⑩，此不能久留，輸寫者也⑪。魄門亦為五藏使⑫，水穀不得久藏。所謂五藏者，藏精氣而不寫也⑬，故滿而不能實⑭。六府者，傳化物而不藏，故實而不能滿也。所以然者，水穀入口，則胃實而腸虛，食下則腸實而胃虛。故曰實而不滿，滿而不實也。（《素問·五藏別論》）

【词解】

①方士：本指知晓方术，炼丹求仙，以保长生不老之人。后泛称医、卜、星、相之辈。此指医术较为低劣的医生。

②或以肠胃为脏：肠胃，是下文"胃、大肠、小肠、三焦、膀胱"的简称。

③敢问更相反，皆自谓是：我冒昧地提出疑问时，这些持不同观点的方士们彼此相互驳斥，都认为自己的观点是正确的。敢，谦词，自言冒昧之意。

④女子胞：即子宫，又名胞宫，位于少腹之中，主月事、孕育胎儿，为奇恒之腑之一。

⑤藏于阴而象于地：指奇恒之腑具有贮藏阴精的作用，像大地蓄藏万物一样。阴，阴精；象，征象。

⑥藏而不泻：指奇恒之腑贮藏精气，而不转输水谷和排泄糟粕。

⑦奇恒之腑：指异于通常所说的腑，包括脑、髓、骨、脉、胆、女子胞。因其功能上似脏，在形态上似腑，似脏非脏，似腑非腑，名曰奇恒之腑。奇

者，异也；恒者，常也。

⑧泻而不藏：六腑能转输水谷和排泄糟粕，而不能贮藏精气。

⑨五脏浊气：此指五脏在代谢中产生的浊物。

⑩ 传化之腑：传导变化饮食物的器官。

⑪ 此不能久留，输泻者也：指五脏浊气和水谷糟粕不能久留于传化之腑，需要及时被转输和排泄。

⑫ 魄门亦为五脏使：指魄门受五脏支配而启闭。魄，通粕。魄门，即肛门。使，役使、支配之意。

⑬ 藏精气而不泻也：五脏主藏精气而不主传化水谷。

⑭ 满而不能实：满，指精气盈满；实，指水谷充实。指五脏但藏精气，而不能被水谷充实。

【释义】

本段论述了脏腑的分类及其功能特点。中医学认为人体的脏器分为脏和腑，心、肝、脾、肺、肾属于五脏，胆、胃、大肠、小肠、三焦、膀胱属于六腑。另外还有被称为"奇恒之腑"的脑、髓、骨、脉、胆、子宫。属于奇恒之腑的脏器贮藏精气，类似大地可藏的特性，属于阴的特性，因此固摄贮藏精气而不可外泄。属于六腑的脏器内中空，是天之气所生，如天包罗万物的特性，因此可以传送变化，而没有精气的存储，它们被称为传化之腑，食物或者水液在其内流动传送，而不能滞留不输，因此传化之腑表现出输送排泄食物和水液的特点。肛门是排出人体糟粕之处，排与不排需要脏腑之气的调节和指挥，传化之腑中的食物和水液不可久留，而是充盈与排空交替。五脏的特点是贮藏精气，五脏之精气充养于脏腑，保证各脏腑行使功能，这个精气不可外泄而亏少，五脏要保持精气的充盈饱满，但又不能壅实郁结而失去活力。六腑是空腔的脏器，容纳食物并消化食物，其功能的发挥靠五脏精气的充养，负责食物和水液的传导，其传导水谷的状态是胃实而肠虚，肠实而胃虚，而不能肠胃同时皆实，那样就是胀满不消化的病态了。即食物入口后，填充了胃，胃里充实而肠道相对较空，随着胃的蠕动和推动食物下行，胃里排空，食物下行到肠，肠道充盈食物而胃出现暂时的空，这种交替就是六腑传化的表现。

二、十二官的功能

【原文】

願聞十二藏之相使^①，貴賤^②何如？岐伯對曰：悉乎哉問也，請遂言之。心者，君主之官也，神明^③出焉。肺者，相傅之官^④，治節^⑤出焉。肝者，將軍之官^⑥，謀慮^⑦出焉。膽者，中正^⑧之官，決斷出焉。膻中^⑨者，臣使之官，喜樂出焉。脾胃者，倉廩^⑩之官，五味出焉。大腸者，傳道之官，變化出焉。小腸者，受盛之官，化物出焉。腎者，作強之官，伎巧出焉^⑪。三焦者，決瀆^⑫之官，水道出焉。膀胱者，州都^⑬之官，津液藏焉，氣化則能出矣。凡此十二官者，不得相失^⑭也。故主明則下安，以此養生則壽，歿世不殆，以為天下則大昌。主不明則十二官危，使道^⑮閉塞而不通，形乃大傷，以此養生則殃，以為天下者，其宗^⑯大危，戒之戒之！（《素問·靈蘭秘典論》）

【词解】

①相使：十二脏腑功能的相互为用与相互联系。

②贵贱：指十二脏腑功能的主要、次要之分。

③神明：指人的精神、意识、思维活动。

④相傅之官：肺的作用犹如辅佐君主治理国家的宰相。相傅，古代官名。相当于宰相之职。

⑤治节：治理调节。指肺协助心调节气血、行营卫、治理诸脏的功能。

⑥将军之官：肝属风木，性动而急，犹如将军之性。

⑦谋虑：筹划思考。

⑧中正：不偏不倚，正直无私。

⑨膻中：心包络。

⑩仓廪：贮藏粮食的仓库。

⑪作强之官，伎巧出焉：指肾精充足，精力充沛，筋骨劲强，精巧多能。伎，同技，指多能；巧，精巧的意思。

⑫决渎：通利水道。

⑬州都：水中陆地。此指水液汇聚之处。

⑭相失：失去相互协调关系。

⑮使道：相使之道。指十二脏腑相互联系的道路。

⑯宗：指宗庙、社稷。此指国家政权。

【释义】

本段论述了人体十二脏腑的主要生理功能及其相互间的关系。人体的十二脏腑发挥各自的功能，并且相互联系，互相为用。脏腑所行使的功能不同，担当的角色也不同，在十二脏腑中位居的主次也不同。心为五脏六腑之大主，犹如一国之君，是机体脏腑的君王，具有调控掌管五脏六腑的作用，使得机体精力充沛，气血旺盛而健康。肺是主司人体呼吸，协助心发挥推动气血运行的作用，具有协助心更好地发挥君主的意义，犹如一国之宰相一样。肝主疏泄，条畅全身气的运行，犹如调兵遣将的将军一样，肝气和畅保证气血顺达，使得机体情绪安和，而有谋虑智慧。肝与胆密切相关，胆气有助于肝气的顺达，肝气保证胆气的正常疏泄，肝胆气旺而气血和顺，运用谋略可以做出决断和选择。膻中即心包络，是心之外护，犹如使臣一样，传达君主的意志和命令，其功能正常，可以保证心气舒展，精神愉悦而喜乐有度。脾主运化，胃主受纳，脾胃是运化饮食物之脏腑，参与食物的消化吸收，脾胃之气的运化使得食物转化为营养之精华而被机体利用，犹如掌管粮食仓库的官吏。大肠是肠胃系统的后端，犹如掌管末端运输的官吏，主要负责吸收水谷糟粕中多余的水分，将食物残渣变为粪便而排出体外。小肠位居于胃下，受盛胃中水谷并泌别清浊，将其一分为三：水谷精微交由脾运转全身；水谷糟粕下传大肠；代谢浊水输入膀胱。肾藏精，精生髓，髓充于骨，肾精充足则骨骼坚硬，体格强壮。髓充于脑，肾精充足则脑髓足，灵巧记忆而生智慧。三焦分布于人体上中下三部，是运行水液的通道，三焦之气通利，则水液在全身的输布通利。膀胱是存储尿液的器官，这是人体水液会聚之处，膀胱犹如掌管水利的官吏，负责气化水液，推动水液的终端代谢。十二脏腑既分工又合作，紧密协调，共同完成人体的生命活动。而脏腑的协调是由心主统领的，即心在十二脏腑生理活动中具有主导作用。"主明则下安"，心功能正常，协调各脏腑使其各自发挥自己的功用，则身体无恙，延年益寿，终身不会出现危险。"主不明则十二官危"，如果心的功能出现异常，不能协调总领各脏腑，可以导致脏腑功能紊乱，失却相互的密切协调关系，就会损害机体，严重者可危及生命。这就犹如君主昏庸，其统治地位就可能有倾覆之危。这是特别要注意的啊！

三、藏象

【原文】

藏象①何如？岐伯曰：心者，生之本②，神之變③也；其華④在面，其充⑤在血脈；為陽中之太陽⑥，通於夏氣。肺者，氣之本，魄⑦之處也；其華在毛，其充在皮，為陽中之太陰⑧，通於秋氣。腎者，主蟄⑨，封藏之本⑩，精之處也；其華在髮，其充在骨，為陰中之少陰⑪，通於冬氣。肝者，罷極之本⑫，魂⑬之居也；其華在爪，其充在筋，以生血氣，其味酸，其色蒼⑭，此為陽中之少陽⑮，通於春氣。脾、胃、大腸、小腸、三焦、膀胱者，倉廩之本，營之居也，名曰器⑯，能化糟粕，轉味而入出者也；其華在唇四白⑰，其充在肌，其味甘，其色黃，此至陰之類，通於土氣⑱。凡十一藏取決於膽也⑲。（《素問·六節藏象論》）

【词解】

①藏象：藏，指藏于体内的脏腑；象，指脏腑表现于外的现象。

②生之本：即生命的根本和主宰。生，生命；本，根本、主体、主持。

③变：《新校正》云："详神之变，全元起本并《太素》作'神之处'。"处，即居处。下文"魄之处""精之处""魂之居""营之居"，均作"处"为是，即居处之意。

④华：精华，光华，荣华，为表现于外的精华之象。

⑤充：充养。

⑥阳中之太阳：心居上焦胸中阳位，通于夏气，其性属火，故为阳中之太阳。前"阳"字指部位，后"阳"字指功能特性及所通应的季节。

⑦魄：指神的活动之一，包括人出生后的本能活动和痛痒的感觉等。

⑧阳中之太阴：《灵枢·阴阳系日月》曰："肺为阳中之少阴。"肺居胸中阳位，但其性主收敛、肃降，应于秋气，秋为少阴之气，故当为"阳中之少阴"。

⑨蛰：动物冬眠伏藏谓蛰。此指肾脏藏精的功能，有生机内藏之意。

⑩封藏之本：指肾主藏精宜闭藏而不宜妄泄的功能。藏，闭藏、内藏之意。

⑪阴中之少阴：《灵枢·阴阳系日月》曰："肾为阴中之太阴。"肾居下焦阴位，主闭藏，应于冬气，冬为太阴之气，故当为"阴中之太阴"。

⑫ 罢极之本：罢，免除，停止；极，劳困。肝藏血主筋，能耐劳作而消除疲劳，故为罢极之本。一说，罢，音义同"疲"，罢极，即劳困之意，此从病理角度阐释，可参。

⑬ 魂：指神的活动之一。包括人的谋虑、梦幻等思维意识活动，以及志怒、惊恐等情感活动。

⑭ 其味酸，其色苍：据北宋林亿的《新校正》，此六字与下文的"其味甘，其色黄"六字，应为衍文。

⑮ 阳中之少阳：《灵枢·阴阳系日月》云："肝为阴中之少阳"。肝居下焦阴位，通于春气，具有少阳生发之性，故当为"阴中之少阳"。

⑯ 器：容器。指胃肠、三焦、膀胱等器官转五味、出糟粕的作用。

⑰ 唇四白：指口唇四周的白肉。

⑱ 至阴之类，通于土气：至，到达。脾居中焦，位于上焦阳位与下焦阴位之间，通于长夏，而长夏居于春夏与秋冬阴阳之交，故称脾为"阴中之至阴"。脾主运化水谷，与六腑关系密切，胆、胃、大肠、小肠、三焦、膀胱诸腑皆传化水谷，总统于脾，故称为至阴之类。《灵枢·阴阳系日月》云："脾为阴中之至阴。"

⑲ 凡十一脏取决于胆也：众说不一，而以"十一"乃"土"字之误的观点较妥。"土脏"即指脾、胃、大肠、小肠、三焦、膀胱等传化之腑。决，通也，泄也。胆气疏泄，通降于土脏，土脏则得以正常运化，故谓之。

【释义】

本段论述了藏象的概念、脏腑的性能以及与五体、五华的通应关系。藏象是指人体内在脏腑的生理活动及病理变化的征象能够于相应的外部反映出来，人体的脏器有其生理功能，并有和其相联系的形体，其华彩的外在彰显，同时和四季阴阳相通而呼应，从而构成了中医学对人体脏器五脏功能的系统认识。心是生命之主宰和根本，也是机体有形之体的变化掌控之所在。心的华彩外显在面部，心所运行推动的气血充养全身的血脉，心的特性为阳中之阳，心气旺于夏季，与夏季炎热之阳气相通。肺是呼吸之脏，主全身气的运行，主藏魄，其华彩外显在皮毛，肺气充养于皮肤，其特性是阳中之阴，肺气旺于秋季，与秋季收敛之气相通。肾气主闭藏和藏精，宜闭固而不妄泄，被称为"封藏之本"，其华彩外显在头发，其气充养于骨，其特性是阴中之阴，肾气旺于冬季，与冬季寒凉之气相通。肝藏血，是魂之居，其华彩外显在指甲，其气充养于筋，筋主运动，肝气旺则运动灵活而不疲劳。其特性是阴中之阳，肝气旺于春季，与春季生发之气相通。肝所对应的味为酸，对应的颜色为青色。脾、胃、大肠、小肠、三焦、膀胱分别属于肠胃系统和水液代谢系统，肠胃消化系统是空腔脏器，能够承载食物并消化吸收，剩余食物残渣成为人体所不需要的糟粕而排出体外。脾胃主运化食物，犹如粮仓的大本营，因此脾胃被称为"仓廪之本"，饮食物被消化后转化为具有营养的营气贯注于血脉中。脾的华彩外显在口唇，其气充养于肌肉，其特性是阴中之至阴，脾气旺于长夏，与长夏湿之气相通。脾所对应的味为甘，对应的颜色为黄色。胆对应于少阳春升之气，春气升则万物化，脏腑之气也随之而生化，因此脏腑之气萌生则取决于胆气。

四、水谷津液的转化

【原文】

食氣入胃，散精於肝，淫①氣於筋。食氣入胃，濁氣②歸心，淫精於脈③。脈氣流經，經氣歸於肺④，肺朝百脈⑤，輸精於毛皮⑥。毛脈合精⑦，行氣於府⑧，府精神明⑨，留於四藏⑩，氣歸於權衡⑪。權衡以平⑫，氣口成寸，以決死生⑬。

飲入於胃，遊溢精氣⑭，上輸於脾，脾氣散精，上歸於肺⑮，通調水道，下輸膀胱⑯。水精四布，五經並行⑰。合於四時五藏陰陽⑱，揆度以為常也⑲。（《素問·經脈別論》）

【词解】

①淫：浸淫，此处为滋养、濡润之意。

②浊气：此指水谷精微中浓稠的部分。

③淫精于脉：水谷精微中浓稠部分渗入脉内，化为营血，并沿经脉运行全身。

④脉气流经，经气归于肺：经脉之气沿经脉输布运行，首先到肺。因肺经为十二经之始，起于中焦，下络大肠，还循胃口，故经气运行首先到肺。"脉气""经气"同义互词。

⑤肺朝百脉：经气通过经脉聚会于肺，又由肺通向全身的经脉，百脉中运行的气血有赖于肺的调节。朝，朝会、会聚；百脉，泛指全身的经脉。

⑥输精于皮毛：肺通过经脉输布精气，内至脏腑，外达全身。皮毛，在此指代全身。

⑦毛脉合精：肺主气，心主血脉，肺外合皮毛，心在体合脉。毛脉合精，即气血相合。

⑧府：指经脉。《素问·脉要精微论》云："夫脉者，血之府也。"

⑨府精神明：经脉中气血运行正常。府精，经脉中的精气；神明，此指经脉气血运行正常。

⑩留于四脏：脉中精气输布于心、肝、脾、肾四脏。留，通"流"。

⑪气归于权衡：言精气输布要保持平衡协调的状态。权衡，即平衡。

⑫权衡以平：脏腑之气平衡协调，则十二经脉之气亦随之盈满而平定。

⑬气口成寸，以决死生：气口长一寸九分，为手太阴肺经所过之处，故曰气口成寸；肺朝百脉，为十二经脉之始终，脏腑气血盛衰情况皆显见于气口，所以诊气口可了解脏腑的气血盛衰与疾病的预后吉凶，故曰以决死生。

⑭游溢精气：水饮精气从胃中浮游盈溢的状态。游，流动也；溢，渗溢，满溢。

⑮上输于脾，脾气散精，上归于肺：水饮入胃，肠胃吸收人体所需的液态精微物质，经过脾的升清作用，上达于肺，由肺布散至全身。

⑯通调水道，下输膀胱：肺主宣发肃降，既可将脾上输之水液布散全身，又可将代谢后的浊液通过三焦水道下输肾与膀胱。

⑰水精四布，五经并行：水精之气布散于全身，通灌于五脏的经脉之中。

⑱合于四时五脏阴阳：饮食精微的生成与输布，气血津液的生化和运行，与四时阴阳及人体五脏阴阳变化相适应。合，应也。

⑲揆度以为常也：结合四时五脏的阴阳变化综合分析水谷精气的输布代谢是常规大法。揆度，揣度，诊察之义；常，指常规大法。

【释义】

本段论述了谷食和水饮在人体的输布过程，强调了人与自然息息相应的整体观。谷食入胃后，其所化生的一部分精微物质输散到肝，以滋养全身的筋膜。其所化生的另一部分浓稠的精微物质，注入于心，之后流注于经脉，再经过肺输送到全身的血脉。把营养输送到皮毛，气血相合，汇聚于经脉之中，通过经脉的转输再流注到心、肝、脾、肾四脏。在精气输布过程中，气血要保持平衡的协调状态。本段突出了经脉在精气输布过程中的作用，强调了肝、脾、肺的重要作用，尤其是肺朝百脉的理论，更突出了肺在精微物质输布中的重要作用。这是《内经》最早对人体血液循环初步的认识，这一认识远早于17世纪西方医学的血液循环理论。

水液入于胃后，经过胃的受纳和脾的运化，成为富含营养物质的津液，津液被脾气向上升散，汇聚于肺。肺居上焦，再通调水道将津液下输到膀胱，故谓"肺为水之上源"。又肺通过宣发作用，也可以将津液输布到肌表皮毛。而下输到膀胱的水液，经肾与膀胱共同气化，将其中具有营养的部分蒸腾气化于全身。此为水液代谢的全过程，水液历经中焦，而后上焦、下焦，四布于周身皮毛，灌注于五脏六腑，代谢后变为尿与汗排出体外。此外，人体的水液代谢还随着四季寒暑的更迭、五脏阴阳的盛衰而变化，以维持人体水液代谢的正常进行。可见，人体水液代谢的主要器官为肺、脾、肾、三焦、膀胱，所以后世治疗水湿、痰饮病变，多从肺、脾、肾等脏入手。

五、五脏与清窍、形体

【原文】

五藏者常内阅於上七竅也①，故肺氣通於鼻，肺和則鼻能知香臭矣；心氣通於舌，心和則舌能知五味矣；肝氣通於目，肝和則目能辨五色矣；脾氣通於口，脾和則口能知五穀矣；腎氣通於耳，腎和則耳能聞五音矣。五藏不和則七竅不通，六府不和則留為癰②。（《靈樞·脈度》）

【词解】

①五脏者常内阅于上七窍也：五脏藏于内，其精气通过所属经脉显现于颜面诸窍。五脏功能正常，则诸窍和利；五脏失和，则七窍不通。阅，显现之意。

②六腑不和则留为痈：指六腑不和，则营卫气血运行不畅，阳热之气壅滞，发为痈疡。

【释义】

本段论述了五脏与七窍的关系，此理论是五脏主五官的重要理论依据之一。五脏的精气分别充养于人体的不同官窍，中医学认为，五脏各有所主的五官。五官的功能依赖于脏腑之精气的盈亏，脏腑有病变也可以从相对应的五官七窍上反映出来。肺气布散于鼻，肺气和顺则鼻嗅觉灵敏，能辨识香臭不同气味。心气布散于舌头，心气和顺则舌体红润，气血充足，则转动灵活，能辨别不同的味道。肝气布散于眼睛，肝气和顺使眼睛得肝血濡养，视力正常而能辨认不同的颜色。脾气布散于口，脾气和顺则口中有味，食欲旺盛，能品五谷饮食。肾气布散于耳，肾气和顺则听觉灵敏，能辨五音。如果五脏功能失常，则官窍气血不通利，功能出现异常；六腑不和则气血留滞，郁结而发热，发热则腐肉导致痈脓。

【原文】

诸脉者皆属於目①，诸髓者皆属於脑，诸筋者皆属於节②，诸血者皆属於心，诸气者皆属於肺，此四支八溪之朝夕③也。故人卧血归於肝，肝受血而能视④，足受血而能步，掌受血而能握，指受血而能摄⑤。(《素问·五脏生成》)

【词解】

①诸脉者皆属于目：五脏六腑之精气，通过十二经脉上注于目。属，连属、统属。

②诸筋者皆属于节：筋附于骨节，联络骨骼，具有束骨而利关节的作用。节，指骨节。

③此四支八溪之朝夕：犹言人身脏腑之气血流注四肢关节、血脉、骨髓、筋膜之间，如同潮汐般不断地营养全身脏腑组织器官。支，同"肢"。溪，同"谿"，肉之小会。八溪，泛指四肢关节。朝夕，即潮汐。

④肝受血而能视：即目得血而能视。目为肝之窍，人的视觉功能与肝血的盈虚密切相关。肝，目之代称。

⑤摄：人之四肢筋脉得到肝血濡养，才能活动自如。如手指得到血的濡养方能摄取。

【释义】

五脏六腑的精气，通过人体十二经脉可以上贯注于眼睛。脊髓上通于脑，汇聚于脑；骨骼关节的肌腱韧带等附着在关节，联络骨骼关节，使关节运动自如；血液由心主，心推动血液的运行，周流不息营养脏腑组织；肺主全身之气的调节，维持全身气的运行。人体的脏腑气血从早到晚不断地流行在全身，灌注于四肢关节、血脉、骨髓、筋膜之间，犹如每天的潮汐从不间断地营养全身脏腑组织器官。气血的运行在人体清醒和运动时输送到全身，在人体休息入睡时，一部分血液回流贮藏于肝。肝主藏血，保证血液的调节，将血上注于眼睛，保证眼睛视觉良好；将血灌注于足部，保证四肢运动灵活能行走；将血灌注于手掌，使手掌有力而能握物；将血灌注于手指，使手指灵活能轻巧捏拿。

第二节　精气神

一、精气

（一）六气的生成及功用

【原文】

余闻人有精、氣、津、液、血、脈，余意以为一氣耳，今乃辨为六名，余不知其所以然。岐伯曰：兩神相搏①，合而成形，常先身生，是謂精。何謂氣？岐伯曰：上焦開發，宣五穀味②，熏膚③，充身，澤毛，若霧露之溉，是謂氣。何謂津？岐伯曰：腠理發泄，汗出溱溱④，是謂津。何謂液？岐伯曰：穀入氣滿，淖澤⑤注於骨，骨屬⑥屈伸，泄澤⑦補益腦髓，皮膚潤澤，是謂液。何謂血？岐伯曰：中焦受氣取汁⑧，變化而赤，是謂血。何謂脈？岐伯曰：壅遏營氣，令無所避，是謂脈⑨。(《靈樞·決氣》)

【词解】

①两神相搏：男女媾合。两神，指男女两性。搏，交、合之意。

②宣五谷味：宣发布散水谷之精微。五谷味：指水谷五味之精微。

③熏肤：温煦肌肤。

④汗出溱溱：形容汗出很多。溱溱，众盛貌。

⑤淖泽：水谷精微中质浓稠如膏的部分。淖，本义指泥，在此引申为浓稠的精微物质。泽，濡润之意。

⑥骨属：骨所附属的组织，指关节及所附属的部分。

⑦泄泽：渗出汁液具有润泽的作用。泄，意为渗出。

⑧受气取汁：受气，受纳水谷之气。取汁，即吸取水谷中的精华。汁，指由饮食所化生的、能生成血液的精微物质。

⑨壅遏营气，令无所避，是谓脉：脉具有约束营气行于脉中，运营全身的

作用。壅遏，约束、控制、遏制的意思。

【释义】

本段论述了人体精气的来源与性能。周身一气皆源于先天，赖后天水谷精微不断充养。依据其性质、分布部位及作用不同，分为精、气、津、液、血、脉六者（六气）。精，指先天之精，禀受于父母，来源于先天，长养于后天，能繁衍生命，是构成生命的原始物质。气，指宗气、卫气等，由上焦宣发，敷布全身，以温煦肌肤，充养脏腑，润泽皮毛，维持生命活动。津是较为清稀的体液，主要分布于体表，滋润皮肤肌腠，可以化为汗液排出体外。液是较为稠浊的体液，渗注骨骼，滑利关节，补益脑髓，润泽皮肤。脾主运化水谷，生成津液。血，源于水谷精微，经心神气化变赤，行于脉中，具有营养滋润作用，是维持生命活动的重要物质。脉，是血液运行的道路，能约束营血，使之畅行脉中。六气同源异名，相互依存，相互转化。

（二）六气失常的病证

【原文】

六氣者，有餘不足，氣之多少，腦髓之虛實，血脈之清濁[1]，何以知之？岐伯曰：精脫[2]者，耳聾；氣脫者，目不明；津脫者，腠理開，汗大泄；液脫者，骨屬屈伸不利，色夭[3]，腦髓消，脛痠，耳數鳴；血脫者，色白，夭然不澤，其脈空虛，此其候也。（《靈樞·決氣》）

【词解】

①清浊：在此处有多少、虚实之意。

②脱：失去、夺失、耗散，此言虚之甚。

③色夭：面色枯槁。

【释义】

本段论述了人体精气亏虚的证候表现。精、气、津、液、血、脉此六者，皆来源于气的气化所生。此六物在人体有多有少，有虚有实，如果大量耗散会造成机体出现病变。如果精大量亡失，不能充盈于脑，脑髓不足则出现听力下降，甚至出现耳聋。气大量亡失，则无法化生精与血等营养物质充养于眼睛，从而导致眼睛视力下降，视物不清。体内水液大量亡失，腠理汗孔张开，汗液外出。体液大量亡失则不能濡润肢体脏腑脑窍，导致骨骼关节僵硬不利，面色枯槁，脑髓不足，头目眩晕，耳鸣，肢体酸楚不适。血液大量亡失使得机体失去营养，面色发白憔悴，灰暗无光泽。脉气脱失，营气不能充盈、行于脉中，人体的脉搏，就会不饱满。

（三）精气的功用

【原文】

人之血氣精神者，所以奉生而周於性命①者也；經脈者，所以行血氣而營陰陽②，濡筋骨，利關節者也；衛氣者，所以溫分肉③，充皮膚，肥腠理④，司關闔⑤者也；志意⑥者，所以御⑦精神，收魂魄，適寒溫，和喜怒者也。是故血和則經脈流行，營覆陰陽⑧，筋骨勁強，關節清利矣；衛氣和則分肉解利⑨，皮膚調柔，腠理緻密矣；志意和則精神專直⑩，魂魄不散，悔怒不起，五藏不受邪矣；寒溫和則六府化穀，風痹不作⑪，經脈通利，肢節得安矣，此人之常平⑫也。五藏者，所以藏精神血氣魂魄者也。六府者，所以化水穀而行津液者也。（《靈樞·本藏》）

【词解】

①奉生而周于性命：奉养身体，健全生命活动。奉，养也。周，周全、维护、保全。

②行血气而营阴阳：营运气血于三阴三阳之经。营，营运。

③分肉：赤、白肉之际称分肉。

④肥腠理：肥，肥沃，可作滋养解。腠理，泛指皮肤、肌肉，或皮肤与肌肉的间隙处。

⑤司开闔：司，掌管、主政的意思。指卫气能掌管腠理汗孔的开闔功能。

⑥志意：人体的自控调节机能，属于神气，可调节精神情志，调摄机体对外界的适应性等。

⑦御：统管、驾驭、统帅。

⑧营覆阴阳：血脉流动，往复营运于身体的内外。营，营运。覆，通"复"，往而有回还。阴阳，指内外。

⑨分肉解利：肌肉滑润，通利无滞。

⑩精神专直：思维敏达，思想集中而无妄念。专，专一。直，正也。

⑪风痹不作：人体外不受风邪之犯，内不生气血痹闭之证。风，风邪。痹，血气阻滞，闭阻而不通。

⑫常平：指人体功能正常健康无病。平，健康无病之状。

【释义】

本段论述了血气精神、经脉、卫气、志意等对人体具有重要作用。血气精神能滋养身体，保全生命；经脉，是血气运行通道，通过经脉将血气敷布到全身，从而达到濡润筋骨，滑利关节的作用；卫气行于阳，能温煦肌肉，充养皮肤，滋润腠理，主司开阖。志意是后天形成的一种自我调控能力，能统摄精神，适应寒温变化，调节情志，既是精神活动的一部分，又对精神活动，特别是情志思维活动具有调控作用。人之精神、血气、魂魄、经脉、卫气等虽源于五脏六腑的精气，但又起着保护脏腑的作用，所以脏腑功能正常，则人体健康无病；脏腑功能失常，则病变由生。原文中"人之常平"，指健康无病之人。疏畅血气，调和志意，适应气候寒温变化等，是维持脏腑功能正常的重要保证，也是《内经》关于健康的标准。与世界卫生组织关于健康的定义（躯体无异常，心理活动正常，能适应外界环境）有异曲同工之妙。

二、营卫气血

（一）营卫之气的来源及性能

【原文】

人受氣於穀，穀入於胃，以傳與肺①，五藏六府，皆以受氣，其清者為營，濁者為衛②，營在脈中，衛在脈外，營周不休，五十而復大會③。陰陽相貫④，如環無端。（《靈樞·營衛生會》）

【词解】

①以传与肺：水谷精气经脾气升散而上归于肺。

②清者为营，浊者为卫：水谷精气中之清纯柔和、具有滋养作用者为营气；慓悍滑利、具有卫护作用者为卫气。清和浊，指营卫之气的性能而言。

③五十而复大会：营卫二气别行两道，营行脉中，卫行脉外，但在一昼夜各在人身循行五十周次之后，便会合一次。五十，指营卫在一昼夜中，各在人身运行的周次。大会，营气与卫气的会合。

④阴阳相贯：营气循行主要沿十二经脉之序，阴阳表里迭行相贯。阴阳，此指阴经和阳经。

【释义】

本段论述了营卫之气的来源及运行规律。营卫二气皆由水谷精气化生。水谷精气中富有营养、性质比较精专和柔者为营气，性质比较滑利慓悍者为卫气。营气行于脉中，组成血液、营养全身；卫气行于脉外，温煦肌肤、抗御外邪，亦散于胸腹腔中，温养内脏。营卫二气各走其道，营气按十二经脉次序，起于手太阴肺经而终于手太阴肺经，昼夜运行五十周次；卫气则昼行于阳二十五周，夜行于阴二十五周，昼夜五十周于身。营卫二气周而复始有规律运行，如环无端。两者虽各行其道，但于夜半子时会合于手太阴肺经。营卫昼夜运行节律，是人体生命节律的一种反映。

（二）血液的化生

【原文】

中焦亦并胃中，出上焦之後①，此所受氣者，泌糟粕，蒸津液，化其精微，上注於肺脈，乃化而為血，以奉生身，莫貴於此，故獨得行於經隧②，命曰營氣。（《靈樞·營衛生會》）

【词解】

①中焦亦并胃中，出上焦之后：指中焦的部位并入胃中，在上焦的下面。胃中，指胃中脘。后，下也。

②经隧：此指十二经脉。

【释义】

本段主要论述了血的化生及运行。三焦分上、中、下三焦，中焦之气在上焦之气的下面，出于中部胃脘，在此处饮食物被运化，营养精微物质被吸收，剩余部分为糟粕。营养精微物质清而上行，灌注于肺，肺气协助心气化生血液，循行在周身以营养。人体赖以营养滋润的物质就是血液，血液是人体重要的物质基础，因此运行在脉管中，能得以约束和控制，以保证更好地行使职责，血液中具有营养作用的部分也叫营气。

三、神

（一）神的概念与分类

【原文】

天之在我者德也，地之在我者氣也①。德流氣薄而生者也②。故生之來謂之精③，兩精相搏謂之神④，隨神往來者謂之魂⑤，並精而出入者謂之魄⑥，所以任物者謂之心⑦，心有所憶謂之意⑧，意之所存謂之志⑨，因志而存變謂之思⑩，因思而遠慕謂之慮⑪，因慮而處物謂之智⑫。故智者之養生也，必順四時而適寒暑，和喜怒而安居處，節陰陽而調剛柔⑬。如是則僻邪⑭不至，長生久視⑮。（《靈樞·本神》）

【词解】

①天之在我者德也，地之在我者气也：天赋予人们生存的是气候、阳光雨露等，地赋予人们生存的是五谷果蔬等必需的条件。德，此指自然规律。气，为成形的物质。

②德流气薄而生者也：天德下流，地气上交，阴阳相错，升降相因，始能为生物提供生存的自然物质条件。流，流动。薄，相交。

③生之来谓之精：育成身形的最初物质叫作精。

④两精相搏谓之神：父母精气相结合产生新的生命体。两精，指父母精气。相搏，相交。神，指新的生命。

⑤魂：为神志活动之一，依附神而存在，属阳。

⑥魄：为神志活动之一，依附有形之精而存在，属阴。

⑦所以任物者谓之心：心接受外物的刺激，担任认识与分析外来刺激之职。任物：主管认识事物和处理事物。任，担任、主管、担当的意思。

⑧心有所忆谓之意：心感知事物后，根据记忆产生意念但尚未成定见之时的思维，称之为意。意，为心认识事物的第一步（记忆），由追忆而萌发一个意念。

⑨意之所存谓之志：意念逐渐积累之后形成的认识，称之志。存，积累。志：意念确定，形成志向。

⑩因志而存变谓之思：对已形成的认识进行反复思考的思维活动过程，称之为思。存变，反复思量。思：志向确定，反复计度、琢磨。

⑪因思而远慕谓之虑：通过反复思考，对事物进行由近及远，由浅入深的多方分析、推理、预测，称之为虑。远慕，即深谋远虑。虑：扩大思考范围，远近比较，多方分析，即深谋远虑之意。

⑫因虑而处物谓之智：经过深思远虑，对事物做出正确的判断和处理，称之为智。这是思维的最后一步。

⑬节阴阳而调刚柔：调节阴阳刚柔。节，节制。

⑭僻邪：致病的邪气。僻邪，同义复词。僻，邪也。

⑮ 长生久视：寿命延长，不易衰老之意。

【释义】

本段论述了神的概念与分类及调神养生的重要性。人体生命源于天地阴阳之气升降相因的交互作用。人的精神魂魄关系密切。人之生，源于父母之精，神在两精相合形成新生命体的同时产生。神是生命活动的主宰，也是脏腑精气的外在表现。魂在神的支配下的意识活动，主要包括非本能性的较高级的精神思维心理活动，如人的情感、思维等；魂若离开神的支配，则可出现幻觉、梦游等。魄也是神之一，包括一些与生俱来的本能性的、较低级的感觉和动作，如婴儿啼哭、吮吸、非条件反射的四肢运动，以及人体的触觉、痛觉、温觉、视觉等。人在后天生命活动中，逐渐形成了从感性到理性、由低级到高级、由表象到实质的认知思维过程。心为君主之官，统摄精神与形体，对外界事物的认识和对外界刺激的反应都与心有关。人体的精神意识活动通过忆、意、志、思、虑、智而最终完成。首先对外界事物看到、听到、闻到、尝到，有了感觉并记忆存贮在大脑，形成了记忆；而集中、加强的记忆形成一种意识；这种意识进而可以形成对事物的判断和观点，这种判断和观点确定不变则为志；判断和观点也需要验证和重复，反复思虑和斟酌，这是思考的过程；经过进一步的思考对事物进行多方分析，深思熟虑形成远见即为虑；最终思考成熟地分析、处理、解决问题即是智慧。人生活在天地之间，就应当学会观察自然万象，学会思考，掌握如何更好地生存在自然环境中，这样的人就是有智慧的人，就是智者。智者正是具备了这种智慧，很好地洞察人和自然环境的关系，知晓了养生之法则，明白了必须顺应四季变化，适应寒热天气，调和情志，安居于适宜之地，使得身体阴阳有节，不亏不盛，刚柔并济，生活饮食起居不违背天地阴阳的规律，只有这样才能保证致病的邪气不能伤及身体，生命得到护养而长寿。

（二）神与五脏

【原文】

肝藏血，血舍魂①，肝气虚则恐，实则怒。脾藏营，营舍意，脾气虚则四支不用，五藏不安，实则腹胀，经溲不利②。心藏脉，脉舍神，心气虚则悲，实则笑不休。肺藏气，气舍魄，肺气虚则鼻塞不利，少气，实则喘喝胸盈仰息③。肾藏精，精舍志，肾气虚则厥，实则胀，五藏不安。必审五藏之病形，以知其气之虚实，谨而调之也。（《灵枢·本神》）

【词解】

①血舍魂：是倒装句，即魂舍于血，指魂居于肝血之中。下文"营舍意""脉舍神"等均仿此。舍，居处。

②经溲不利：女子月经不调，二便不利。经，女子的月经。溲，便与溺。一说经溲不利，指二便不利。

③喘喝胸盈仰息：喘促有声，胸部胀满，仰面呼吸。

【释义】

本段论述五脏虚实的证候及对神志的影响。五脏各有所藏（血、营、脉、气、精）、各有所舍（魄、意、神、魂、志）、各有所病（虚、实）。五脏虚实证候各有特点，既有躯体症状，也有神志症状；神志的病证侧重心与肝，躯体病证侧重肺、脾、肾。肝藏血，调节血量在运动和安静状态的分布，肝中所藏的血液是完成高级精神意识活动的物质基础，肝的精气不足就容易产生恐惧，肝气盛则容易情绪失控而发怒。脾运化水谷，化生营养物质，充养于血液而为营气，是大脑思考分析等系列活动的物质基础，如果脾气不足，化生营养物质不足，就会导致四肢肌肉不强壮而萎缩废退，脏腑精气不足则功能低下。脾胃壅实，水谷消化困难则会出现腹部胀满不适，女性月经不调，大小便不利。心主血脉，推动血液在周身运行，心血充足就能化神养神，心气不足容易产生悲伤情绪，心气盛容易导致情绪失控而喜笑不停。肺主气，调节呼吸，调节全身气的运行输布，也推动周身水液和血液的运行，保证机体运动。肺气不足容易导致卫气不固，鼻窍与肺相通，容易感受病邪而鼻塞不通，呼吸无力声音低弱；肺气盛则壅实，也造成肺部气的运行不利，可见喘促，胸部饱满，头面上仰呼吸急迫。肾主藏精，精促进人体生长发育和生殖系统的发育，促进个体的成熟，形成稳定的思想和意志。如果肾气不足，则导致四肢手足偏凉怕冷；肾气壅实则气机不通，下腹部胀满不通，进而影响五脏六腑的功能而出现异常。诊断与治疗疾病过程中一定要分析五脏的虚实状况，功能正常与否，把握疾病发展变化而及时调理治疗。

本段原文尤其强调了脾肾二脏的重要性，脾肾之病均可以直接影响诸脏，从而导致"五脏不安"。现代精神医学研究认为，原发性精神疾病大多缘由情志所伤而诱发，而继发性精神疾病多因内脏病变继而导致精神异常。可见，《内经》理论是建立在长期临床观察基础之上，对临床实践具有重要的指导意义。

第三章　经络

　　经络学说是阐述人体经络系统的概念、构成、循行分布、生理功能、病理变化及其与脏腑形体官窍、精神气血之间相互联系，并指导临床治疗的理论，是中医学理论体系的重要组成部分。《灵枢·经脉》云："经脉者，所以决死生，处百病，调虚实，不可不通。"因此，经络学说对临床各科，尤其是针灸、推拿、气功等都起到重要的指导作用。宋代窦材《扁鹊心书》更有"学医不知经络，开口动手便错。盖经络不明，无以识病证之根源，究阴阳之传变"之说。

　　经络，是经脉和络脉的总称，是运行全身气血，联络脏腑形体官窍，沟通上下内外，感应传导信息的通路系统，是人体的重要组成部分。经络分为经脉和络脉两大类。"经"，有路径、途径之意，《释名》说："经，径也，如径路无所不通。"经脉是经络的径直部分，是经络系统的主干；"络"，有联络、网络之意，《说文》注："络，絮也。"言其细密繁多。络脉是经脉的分支，错综联络，遍布全身。经脉与络脉的区别是"经为主干，络为分支"，经脉和络脉紧密相连，共同构成人体的经络系统，担负着运行气血、联络沟通等作用，将五脏六腑、四肢百骸、五官九窍、皮肉筋脉等联结成一个有机的整体。

　　本章对十二经络原文进行了逐条阐述，重点学习十二经的循行规律和具体循行路线，从而运用经络理论说明人体生理、病理和有效地指导疾病的诊断与治疗。

一、手太阴肺经

【原文】

　　肺手太阴之脉，起①於中焦，下络②大肠，還循③胃口④，上膈屬肺，從肺系⑤橫出腋下，下循臑⑥內，行少陰⑦、心主⑧之前，下肘中，循臂內上骨下廉⑨，入寸口，上魚，循魚際，出大指之端；其支者，從腕後直出次指內廉，出其端。(《靈樞·經脈》)

【词解】

①起：经脉之始为"起"。

②络：脏腑所属的经脉绕行于其相合的脏腑称"络"。

③还循：经脉去而复回称"还"；沿着一定的走向称"循"。

④胃口：胃之上口，贲门部。

⑤肺系：指肺及其相连的气管、喉咙等组织。

⑥臑（nào 音闹）：指上臂。

⑦少阴：此处指手少阴心经。

⑧心主：指手厥阴心包经。

⑨廉：边、侧之意。

【释义】

手太阴肺经，从中焦腹部起始，下绕大肠，复从大肠回还沿着胃口上行，上贯膈膜，入属于肺，再由喉管横走，至于腋下，沿上臂内侧，行于手少阴和手厥阴之前，下达肘中，顺着前臂内侧上骨的下缘，入寸口，沿着鱼际，出拇指尖端。其支脉，从手腕后直出食指尖端内侧，与手阳明大肠经相接。

二、手阳明大肠经

【原文】

大腸手陽明之脈，起於大指次指之端，循指上廉，出合谷兩骨①之間，上入兩筋②之中，循臂上廉，入肘外廉，上臑外前廉，上肩，出髃③骨之前廉，上出於柱骨之會上④，下入缺盆，絡肺，下膈屬大腸；其支者，從缺盆上頸貫⑤頰，入下齒中，還出挾⑥口，交⑦人中，左之右，右之左，上挾鼻孔。（《靈樞·經脈》）

【词解】

①合谷两骨：合谷，穴名，在拇指、食指的歧骨间。两骨：指第一掌骨、第二掌骨。

②两筋：指拇长伸肌腱、拇短伸肌腱。

③髃（yú 音余）骨："髃"，角的意思，此指肩峰部。

④柱骨之会上：柱骨，指颈骨的隆起处，此处为大椎穴，又称会上，以其诸阳经会于此故。

⑤贯：经脉从中穿过称"贯"。

⑥挟：经脉并行于两侧曰"挟"。

⑦交：经脉彼此交叉为"交"。

【释义】

大肠手阳明经脉，起于食指尖端，沿着食指上侧，通过合谷穴拇指、食指歧骨之间，上入腕上两筋中间的凹陷处，沿前臂上方，至肘外侧，再沿上臂外侧前缘，上肩，出肩端的前缘，上出于肩胛上，与诸阳经相会于柱骨大椎穴上。向下入缺盆，联络肺脏，下贯膈膜，会属于大肠。它的支脉，从缺盆上走颈部，贯通颊部，下入齿龈，回转绕至上唇，左右两脉交会于人中，左脉向右，右脉向左，上行挟于鼻孔两侧，与足阳明胃经相接。

三、足阳明胃经

【原文】

胃足陽明之脈，起於鼻之交頞中①，旁納太陽之脈②，下循鼻外，入上齒中，還出挾口環③唇，下交承漿，却④循頤⑤後下廉，出大迎⑥，循頰車⑦，上耳前，過客主人⑧，循髮際，至額顱⑨；其支者，從大迎前下人迎⑩，循喉嚨，入缺盆，下膈屬胃絡脾；其直者，從缺盆下乳內廉，下挾臍，入氣街⑪中；其支者，起於胃口，下循腹裏，下至氣街中而合，以下髀關⑫，抵伏兔⑬，下膝臏中，下循脛外廉，下足跗，入中指內間；其支者，下廉⑭三寸而別，下入中指外間；其支者，別跗上，入大指間，出其端。（《靈樞·經脈》）

【词解】

①頞（è）中：頞，指鼻梁。頞中，即鼻梁的凹陷中。

②旁纳太阳之脉：纳，《甲乙经》作"约"，为缠束之意。谓在鼻旁两侧与足太阳膀胱经相缠束。

③环：经脉围绕其周围曰"环"。

④却：经脉进而退转曰"却"。

⑤颐：口角后，腮的下方。

⑥大迎：穴位名，位于面部下颌角前方咬肌附着部前缘处。

⑦颊车：穴位名，位于面部下颌角前上方横指处，闭口咬紧牙关时肌肉隆起，放松时按之凹陷处。

⑧客主人：耳前足少阳胆经上关穴处。

⑨额颅：前额骨部，发下、眉上处。

⑩人迎：穴位名，位于结喉旁一寸五分动脉处。

⑪气街：穴位名，又名气冲，位于腹正中线脐下五寸，旁开三寸处。

⑫髀关：在大腿前上方的横纹处，又为穴位名。

⑬伏兔：大腿前外侧隆起处之肌肉，其形有如兔伏，故名。

⑭廉：《脉经》《甲乙经》作"膝"字，为是。

【释义】

足阳明胃经，起于鼻翼旁（迎香穴），挟鼻上行，左右侧交会于鼻根部，旁行入目内眦，与足太阳经相交，向下沿鼻柱外侧，入上齿中，还出，挟口两旁，环绕嘴唇，在颏唇沟承浆穴处左右相交，退回沿下颌骨后下缘到大迎穴处，沿下颌角上行过耳前，经过上关穴（客主人），沿发际，到额前。其分支从大迎穴前方下行到人迎穴，沿喉咙向下后行至大椎，折向前行，入缺盆，下行穿过膈肌，属胃，络脾。直行向下一支是从缺盆出体表，沿乳中线下行，挟脐两旁（旁开二寸），下行至腹股沟外的气街穴。另一分支从胃下口幽门处分出，沿腹腔内下行到气街穴，与直行之脉会合，而后下行大腿前侧，至膝膑沿下肢胫骨前缘下行至足背，入足第二趾外侧端（厉兑穴）。本经脉另一分支从膝下三寸处（足三里穴）分出，下行入中趾外侧端。又一分支从足背上冲阳穴分出，前行入足大趾内侧端（隐白穴），交于足太阴脾经。

四、足太阴脾经

【原文】

脾足太陰之脈，起於大指之端，循指內側白肉際①，過核骨②後，上內踝前廉，上踹③內，循脛骨後，交出厥陰之前，上膝股內前廉，入腹，屬脾，絡胃，上膈，挾咽，連舌本④，散舌下；其支者，復從胃，別上膈，注心中。（《靈樞·經脈》）

【词解】

①白肉际：又称赤白肉际，指手足掌背两面的交界处。交界处的背面曰赤肉，掌面曰白肉。

②核骨：第一跖趾关节在足内侧所形成的圆形隆起，其状如圆骨，故名。

③腨：在此为"腨"之误，指小腿的腓肠肌。

④舌本：舌根。

【释义】

脾足太阴经脉，起于足大趾的尖端，沿着大趾内侧赤白肉分界处，经过大趾后的核骨，上行于内踝的前方，再上行于小腿肚的内侧，沿胫骨后方，与厥阴肝经交叉出于其前，上行膝股内侧的前缘，直达腹内，入属脾脏，连络胃腑，上过膈膜，挟行咽喉，连于舌根，散于舌下。它的支脉，又从胃腑分别而行，注于心中，与手少阴心经相接。

五、手少阴心经

【原文】

心手少陰之脈，起於心中，出屬心系①，下膈絡小腸；其支者，從心系上挟咽，系目系；其直者，復從心系却上肺，下②出腋下，下循臑内後廉，行太陰、心主③之後，下肘内，循臂内後廉，抵掌後銳骨④之端，入掌内後廉，循小指之内出其端。（《靈樞·經脈》）

【词解】

①心系：指心与其他脏器联系的脉络组织。

②下：《甲乙经》《太素》均作"上"，可从。

③太阴、心主：指手太阴肺经、手厥阴心包经。

④掌后锐骨：掌后小指侧的高骨，其凹陷处为神门穴。

【释义】

心手少阴经脉，起于心中，出属于心的脉络，下过膈膜，联络小肠。它的支脉，从心系上行，挟于咽喉，上联目系。另一直行的经脉，又从心系上行肺部，向下横出腋下，沿上臂内侧的后缘，到达掌后小指侧高骨的尖端，进入掌内后侧，沿着小指的内侧至指端，与手太阳经相接。

六、手太阳小肠经

【原文】

小腸手太陽之脈，起於小指之端，循手外側上腕，出踝①中，直上循臂骨下廉，出肘内側兩筋之間，上循臑外後廉，出肩解②，繞肩胛，交肩上，入缺盆络心，循咽下膈，抵胃属小肠；其支者，从缺盆循颈上颊，至目锐眦，却入耳中；其支者，别颊上颛③抵鼻，至目内眦，斜络于颧。（《灵枢·经脉》）

【词解】

①踝：掌后小指侧的高骨。

②肩解：肩臂两骨相连接之处。

③颛（zhuō）：眼眶的下方，包括颧骨内连及上牙床的部位。

【释义】

小肠手太阳经脉，起于手小指的尖端，沿手外侧，上入腕部，过锐骨直上，沿前臂骨下缘，出肘侧两骨之间，再上行，沿上臂外侧后缘，出肩后骨缝，绕行肩胛，左右交于肩上、下入于缺盆，联络心脏，再沿咽部下行穿过横膈膜，到达胃部，再向下入属小肠本腑。它的支脉，从缺盆沿颈上抵颊部，至眼外角，回入耳中。又一支脉，从颊部别走眼眶下，至鼻，再至眼内角，斜行而络于颧骨部，与足太阳经相接。

七、足太阳膀胱经

【原文】

膀胱足太阳之脉，起于目内眦，上额交巅①；其支者，从巅至耳上角②；其直者，从巅入络脑，还出别下项，循肩髆③内，挟脊抵腰中，入循膂④，络肾属膀胱；其支者，从腰中下挟脊贯臀，入腘中；其支者，从髆内左右，别下贯胛，挟脊内，过髀枢⑤，循髀外从后廉下合腘中，以下贯踹内，出外踝之后，循京骨⑥，至小指外侧。（《灵枢·经脉》）

【词解】

①巅：头顶部。

②角：即耳廓的上部。

③肩髆（bó）：髆，同膊，此指肩胛。

④膂（lǚ）：夹脊两旁的肌肉。

⑤髀枢：髀，股部。髀枢，指股部髋关节的部位，环跳穴处。

⑥京骨：足小趾本节后半圆形骨，又为穴位名。

【释义】

膀胱足太阳经脉，起于眼内角，向上行于额部，交会于头顶之上。它的支脉，从头顶至耳上角。它的直行经脉，从头顶入络于脑，复从脑后下行项后，沿肩胛内侧，挟脊柱的两旁直达腰中，从腰部脊柱两旁的肌肉深入，联络肾脏，入属于膀胱本腑。其另一支脉，从腰中会于后阴，通过臀部，直入膝腘窝中。又一支脉，从左右肩胛骨内侧，另向下行，穿过脊内，经过股部上方之关节部位，沿骨外侧后缘，向下行，与前一支脉会合于膝腘窝中，由此再向下通过小腿肚，出外踝骨的后边，沿足小趾本节后之半圆骨，至小趾尖端外侧，交于小趾之下，与足少阴经脉相接。

八、足少阴肾经

【原文】

肾足少阴之脉，起於小指之下，邪①走足心，出於然谷②之下，循内踝之後，别入跟中，以上踹内，出腘内廉，上股内後廉，貫脊，屬腎絡膀胱；其直者，從腎上貫肝膈，入肺中，循喉嚨，挾舌本；其支者，從肺出絡心，注胸中。(《靈樞·經脈》)

【词解】

①邪：通"斜"。

②然谷：穴位名，位于内踝前大骨下陷中。

【释义】

肾足少阴的经脉，起于足小趾的下面，斜走足心，经过内踝前大骨凹陷之下，沿着内踝的后面，转入足跟，由此上行小腿肚内侧，出腘窝内侧，上行股内侧后缘，穿脊而入属于肾脏，联络膀胱。它直行的经脉，从肾上连肝穿过膈肌，进入肺脏，沿着喉咙，归结于舌根。它的支脉，从肺出行，络于心脏，再注于胸中，与手厥阴心包经相接。

九、手厥阴心包经

【原文】

心主手厥陰心包絡之脈，起於胸中，出屬心包絡，下膈，厯絡三膲①；其支者，循胸出脅，下腋三寸，上抵腋下，循臑内，行太陰、少陰之間，入肘中，下臂行兩筋②之間，入掌中，循中指出其端；其支者，别掌中，循小指、次指③出其端。(《靈樞·經脈》)

【词解】

①历络三膲：指自胸至腹依次联络上、中、下三焦。历，经历；膲，同"焦"。

②两筋：指掌长肌腱和桡侧腕屈肌腱。

③小指次指：从小指开始序数的第二指，即无名指。

【释义】

心主手厥阴心包络经脉，起于胸中，出于心包络，向下穿过膈膜，依次联络上中下三焦。它的支脉，循行胸中，横出胁下，当腋缝下三寸处上行至腋窝，再沿上臂内侧，行于手太阴肺经和手少阴心经的中间，入肘中，下循臂，行于掌后两筋之间，入掌中，沿中指直达指尖。又一支脉，从掌中别出，沿无名指直达指尖，与手少阳三焦经相接。

十、手少阳三焦经

【原文】

三焦手少陽之脈，起於小指次指之端，上出兩指之間，循手表腕①，出臂外兩骨之間，上貫肘，循臑外上肩，而交出足少陽之後，入缺盆，布膻中②，散落③心包，下膈，循屬三焦；其支者，從膻中上出缺盆，上項系耳後，直上出耳上角，以屈下頰至䪼；其支者，從耳後入耳中，出走耳前，過客主人前，交頰，至目銳眥。（《靈樞·經脈》）

【词解】

①手表腕：手表，指手的表面，即手背。手表腕，此指手背腕关节。

②膻中：即胸中。

③落：《甲乙经》《太素》作"络"，为是。

【释义】

手少阳三焦经起始于无名指之末端，上行出于第四、五掌骨之间，沿手背到达腕关节背部，再向上行于前臂外侧尺桡骨之间，穿过肘关节部，沿上臂外侧上行至肩关节部，与足少阳胆经交叉走其后面，进入锁骨上窝（缺盆），散布于胸腔之中部（膻中），散络于心包，下行穿过膈肌，从胸至腹属于上、中、下三焦本腑。它的支脉是从胸腔中部分出，上行出于锁骨上窝，再上项部，联系于耳廓后面，直行向上出于耳廓上角，自此弯屈向下到面颊部再至眼眶下部。它的又一分支是从耳廓后面进入耳中，再出走于耳廓前面，经过客主人穴所在部，向前交叉于面颊部，到达外眼角，接于足少阳胆经。

十一、足少阳胆经

【原文】

胆足少阳之脉，起於目銳眥，上抵頭角①，下耳後，循頸行手少陽之前，至肩上，却交出手少陽之後，入缺盆；其支者，從耳後入耳中，出走耳前，至目銳眥後；其支者，別銳眥，下大迎，合於手少陽，抵於頔，下加頰車，下頸合缺盆以下胸中，貫膈絡肝屬膽，循脅裏，出氣街，繞毛際②，橫入髀厭③中；其直者，從缺盆下腋，循胸過季脅④，下合髀厭中，以下循髀陽⑤，出膝外廉，下外輔骨⑥之前，直下抵絕骨⑦之端，下出外踝之前，循足跗上，入小指次指之間；其支者，別跗上，入大指之間，循大指歧骨⑧內，出其端，還貫爪甲，出三毛⑨。(《靈樞·經脈》)

【词解】

①头角：即额头两侧。

②毛际：耻骨联合部的阴毛处。

③髀厌：同"髀枢"。

④季胁：胸胁两侧的软肋处。

⑤髀阳：指大腿外侧。外侧为阳，内侧为阴。

⑥外辅骨：即腓骨。

⑦绝骨：在外踝上三寸，腓骨的凹陷处。

⑧大指歧骨：歧骨，泛指骨骼连接的夹角处。此指足大趾、次趾之间的骨缝。

⑨三毛：此指足大趾爪甲后二节间背部之短毛。

【释义】

胆足少阳经脉，起于眼外角，上行至额角，向下绕到耳后，沿颈走手少阳三焦经的前面，至肩上，又交叉到手少阳三焦经的后面，入缺盆。它的支脉，从耳后入耳内，出于耳前，至眼外角的后方。又一支脉，从眼外角下行至大迎穴，与手少阳三焦经相合，至眼眶下，向颊车，下颈，与前一支脉合于缺盆，再由此下行胸中，通过膈膜，联络肝脏，入属胆腑，沿着胁里，出少腹两侧的气街，绕过阴毛际，横入环跳穴处。其直行的经脉，从缺盆下腋，沿着胸部过季胁，与前支脉会合于髋关节部，再沿大腿外侧，下行至膝外缘，下走外辅骨的前方，直下至外踝上方的腓骨凹陷处，出于踝前，沿着足背，出足小趾与第四趾之间。另一支脉，由足背走向大趾之间，沿着大趾的骨缝，至大趾尖端，再回走穿过足大趾爪甲后背面的丛毛，与足厥阴肝经相接。

十二、足厥阴肝经

【原文】

肝足厥陰之脈，起於大指叢毛之際，上循足跗上廉，去內踝一寸，上踝八寸，交出太陰之後，上腘內廉，循股陰①，入毛中，過陰器，抵小腹，挾胃屬肝絡膽，上貫膈，布脅肋，循喉嚨之後，上入頏顙②，連目系，上出額，與督脈會於巔；其支者，從目系下頰裏，環脣內；其支者，復從肝別貫膈，上注肺。（《靈樞·經脈》）

【词解】

①股阴：即大腿内侧。

②颃颡（háng sǎng）：指上颚与鼻相通的部位，相当于鼻咽部。

【释义】

肝足厥阴经脉，起于足大趾丛毛上的大敦穴，沿着足背上侧，至内踝前一寸处，向上至踝骨上八寸处，交叉于足太阴脾经的后方，上膝弯内缘，沿阴股，入阴毛中，环绕阴器，至小腹，夹行于胃部，上行属肝，下络于胆，再上通过膈膜，散布于胁肋，从喉咙的后侧，入喉咙的上孔，联系眼球深处的脉络，再上出额部，与督脉会合于头顶中央之百会穴。它的支脉，从眼球深处脉络，向下行于颊部内侧，环绕口唇之内。另一支脉，又从肝脏通过膈膜，上注于肺脏，与手太阴肺经相接。

第四章　　病因病机

　　病因，也称为致病因素、病原、病邪等，古人又称之为"病源"。《医学源流论》指出："凡人之所苦，谓之病；所以致此病者，谓之因。"根据阴阳五行学说的观点，病因就是破坏了人体阴阳动态平衡和五行生克制化协调进而导致疾病的原因。因此，诸如自然气候异常、疫疬传染流行、精神情志刺激、饮食劳倦、遭受毒邪、过度安逸、负重弩伤、跌打金刃外伤，以及虫兽所伤等，在一定条件下均可以导致相应的疾病发生。同时在疾病的发生发展过程中，由于某种致病因素作用于机体产生的病理结果，反之又影响到脏腑功能等，从而成为整个疾病的下一阶段的致病因素。如痰饮、瘀血、结石等，既是疾病发展过程中脏腑气血津液等功能失调所产生的病理产物，又成为疾病发展过程中促使病情加重或者诱发新的疾病产生的因素。

　　病机，是指疾病发生、发展、变化和转归的机理。它揭示了疾病发生、发展与变化、转归全过程中的本质特点及其基本规律。因此，仔细研究和清晰分辨病机，是认识疾病本质特点的关键，也是进行正确诊断和恰当治疗的重要前提。故《素问·至真要大论》强调要"谨守病机"。

　　任何疾病的发生、发展和结局都是由致病因素（邪气）与机体抗病力（正气）之间的斗争所决定的，这是贯穿疾病全过程的基本矛盾。通过学习疾病发生的基本原理，掌握疾病全过程的基本病机和传变规律，了解各脏腑组织的病变特点，就能全面理解和掌握疾病过程中不同层次、不同阶段、不同部位"邪正相争"所导致的病变特点和规律，把握疾病的病变本质，更有效地指导临床实践。

第一节　病因

一、三部之气

【原文】

黄帝問於岐伯曰：夫百病之始生也，皆生於風雨寒暑，清濕①喜怒。喜怒不節②則傷藏，風雨則傷上，清濕則傷下，三部之氣③，所傷異類，願聞其會。岐伯曰：三部之氣各不同，或起於陰，或起於陽，請言其方。喜怒不節則傷藏，藏傷則病起於陰也；清濕襲虛④，則病起於下；風雨襲虛，則病起於上，是謂三部。至於其淫泆⑤，不可勝數。（《靈樞·百病始生》）

【词解】

①清湿：此指源于地之寒湿邪气。清，寒冷之意。

②喜怒不节：大喜、大怒没有节制，此泛指七情不和。

③三部之气：即上下文所说伤于表之上部的风雨，伤于表之下部的清湿，伤于五脏的喜怒不节等三类邪气。

④袭虚：乘人体正虚而侵入。

⑤淫泆：邪气在体内的浸淫传变。淫，浸淫，泆，同"溢"，有布散之意。

【释义】

本段原文指出了多种疾病发生的原因及发病规律，着重阐明了正气与邪气在疾病发生过程中各自所起的重要作用。许多疾病的发生，不外乎天之风雨寒暑、地之寒湿之气，以及人本身的喜怒不节、七情不和。七情不和可伤人体的五脏六腑，风雨之邪多侵袭人体的上部，寒湿之邪多侵袭人体的下部，这三类邪气所伤人体的部位不同，有其各自的发病规律。七情过激则直接伤害五脏，病由内生，而始发于阴分；寒湿为地之阴邪，乘虚侵袭人体，往往损伤人体下部，病生于下；风雨为天之阳邪，乘虚侵袭人体，则多袭扰人体上部，而病发于上。此仅指邪气伤人、疾病始发的部位而言，若邪气深重，病情严重之时，邪气则在体内浸淫传变，就会发生错综复杂的各种变化。

二、正气亏虚

【原文】

風雨寒熱，不得虛①，邪不能獨傷人。卒②然逢疾風暴雨而不病者，蓋③無虛，故邪不能獨傷人。此必因虛邪之風④，與⑤其身形，兩虛相得⑥，乃客其形。兩實相逢⑦，眾人肉堅⑧。其中於虛邪也，因於天時⑨，與其身形，參以虛實，大病乃成⑩。氣有定舍，因處為名⑪，上下中外，分為三員⑫。(《靈樞·百病始生》)

【词解】

①不得虚：得，遇到。虚，正气虚。意即不遇到人体正气虚。

②卒（cù）：同"猝"，突然。

③盖：由于。

④虚邪之风：泛指一切不正常的气候和外来的致病因素。

⑤与：此为侵入的意思。

⑥两虚相得：指外来的虚邪之风与内在的正气亏虚。相得，相结合之意。

⑦两实相逢：指自然界气候正常和人体正气充实。相逢，即相遇。

⑧众人肉坚：众人，指人们。肉坚，即肌肉坚实，正气充足的意思。

⑨因于天时：由于天时气候的异常。

⑩参以虚实，大病乃成：盛实的邪气与正虚的机体相结合。参，合也。虚，正气虚。实，邪气实。

⑪气有定舍，因处为名：邪气入侵有一定的部位，根据邪气所犯的部位而确定病名。气，此指邪气。舍，邪留之处。因，凭借、根据。

⑫三员：即三部。

【释义】

本段原文指出疾病发生的原因及发病规律，从病因与正气两个方面讨论了疾病发生的问题，着重阐明了正气与邪气在疾病发生过程中各自所起的重要作用，指出人体正气强弱是发病与否的关键。外来的风雨寒热等邪气，如果不遇到人体的正气虚弱，是不容易侵袭人体的。如果正气充足，即使突然遭到疾风暴雨的侵袭，也不会发病的。一旦人体发病了，必然是在正气不足的情况下，外在的不正常气候和各种致病因素乘虚侵袭所致，内有正气不足，外有虚邪贼风，二者相结合，则使人发病。假如正气充足，天时气令调和，人体则不会发病。所以疾病的发生必须具备两个因素：一是正气虚弱，二是邪气侵袭。虽有邪气侵袭，如果正气不虚，也不会使人生病。必当是正气虚弱之时，又受邪气侵袭，则可使人发病。尤其是正气不足，又加邪气盛实的时候，则可以酿成严重的疾病。临床上根据邪气的特点和伤害的部位，可以将之分为病在上焦、中焦、下焦，或在表、在里、半表半里等。这种正气为主导作用的发病观，是《内经》发病学的核心内容，这不仅为中医发病观奠定了理论基础，对后世也产生了深远的影响，还提示人们必须注重摄生、保养正气，避免邪气侵袭，以防止疾病的发生。一旦发病，在治疗中则应当注意扶正以祛邪。

三、外邪致病特点

【原文】

風勝則動①，熱勝則腫②，燥勝則乾③，寒勝則浮④，濕勝則濡瀉⑤。(《素問·陰陽應象大論》)

【词解】

①动：指肢节动摇震颤、头晕目眩。

②热胜则肿：火热内郁，营气逆于肉理，发为痈疡红肿。

③燥胜则干：干，指津液干涸。燥邪偏胜使人体内外津液干涸。

④寒胜则浮：浮，浮肿。寒为阴邪，寒胜则阳气不行，不能化气行水，水聚成为浮肿。

⑤湿胜则濡泻：濡泻，大便稀溏，又称湿泻，湿邪伤脾所致。

【释义】

本段提出了外感邪气的致病特点。自然界有四季变化，产生风、寒、热、燥、湿等不同气候，如果风、寒、热、燥、湿太过就成为致病的邪气，属于六淫范畴。六淫邪气侵袭人体一般规律是：如果风气太过，可引起肢体振掉动摇或头目眩晕；热邪太过，可引起机体营气壅滞，聚为痈疡红肿；燥气太过，可引起人体内外干涩，津液匮乏；寒气太过，可损伤阳气，阳气虚而无力推动水液运行，水聚成为浮肿；湿邪太过，困于脾，使脾运化水谷功能受影响，而出现泄泻或大便稀溏。这段高度概括了外感邪气致病之特点，丰富了中医病因病机学内容，突出了病因辨证要点，对后世研究病邪致病特点，分析病机及立法用药均有重要意义。

四、伏气为病

【原文】

因於露風①，乃生寒熱。是以春傷於風，邪氣留連，乃為洞泄②。夏傷於暑，秋為痎瘧③。秋傷於濕，上逆而咳，發為痿厥④。冬傷於寒，春必溫病。四時之氣，更傷五藏⑤。（《素問·生氣通天論》）

【词解】

①露风：指感受风邪。又，泛指外感邪气。露，此作触冒解。

②洞泄：病名。指完谷不化，下利无度的重度泄泻。《说文》曰："洞，疾流也。"

③痎疟：疟疾的总称。

④痿厥：病名。症见四肢痿弱寒冷、不能行走等。

⑤四时之气，更伤五脏：指四时之邪更替伤人五脏。

【释义】

"四时之气，更伤五脏"的发病观，将阴阳失调的基本病机具体到四时五脏阴阳之中。天人阴阳相应，人以五脏为核心，天以四时为度，故人以五脏阴阳通应天之四时阴阳。四时阴阳失调则为邪气，感人则伤及五脏。由于感邪种类和时间不同，以及个体之间的差异，可有感而即发、伏而后发的不同发病情况。比如触冒风邪立即发病者，可见发热恶寒。如果是春季感受风邪，伏而后发者，风邪留连到夏季，可发为水谷不化之重度泄泻；夏季伤于暑邪，伏而后发，至秋得秋凉外引，可发为疟疾；秋天伤于湿邪，伏而后发，至冬加寒气相引，可发为寒饮之咳嗽；冬季伤于寒邪，伏而后发，郁而化热，至春得温热之气相引，可发为温病。这是《内经》关于伏邪发病的经典论述，为后世温病"伏邪发病"学说的创立奠定了基础。

五、阳气卫外失常

【原文】

陽氣者，若天與日，失其所①則折壽而不彰②，故天運③當以日光明。是故陽因而上④，衛外者也。因於寒，欲如運樞⑤，起居如驚⑥，神氣乃浮⑦。因於暑，汗，煩則喘喝⑧，靜則多言⑨，體若燔炭，汗出而散⑩。因於濕，首如裹⑪，濕熱不攘⑫，大筋緛短，小筋弛長⑬，緛短為拘，弛長為痿。因於氣⑭，為腫。四維相代⑮，陽氣乃竭。(《素問·生氣通天論》)

【词解】

①失其所：阳气运行失常，失去其应居之处所。

②折寿而不彰：不知不觉中寿命减少。折，损也，有减少之意。不彰，不显著。

③天运：天体的运行。

④阳因而上：人体阳气顺应自然界阳气上升外越之性，而具有向上、向外的趋势，卫外御邪的作用。因，顺应，依顺。

⑤欲如运枢：此喻人体阳气有如户枢一样主司肌表的开阖。运枢，即转动的门轴。

⑥起居如惊：比喻生活作息没有正常的规律。惊，卒暴之意。

⑦神气乃浮：寒邪侵犯，卫阳之气上浮与之抗争。神气，即阳气。

⑧烦则喘喝：指暑热内盛所致的烦躁、气喘息急，喝喝有声。

⑨静则多言：指暑热伤及心神导致的神昏谵语、郑声。静与烦相对而言。

⑩体若燔炭，汗出而散：指身体发热如燃烧之炭火，如有汗出则热可随汗而外散。又，吴昆将"体若燔炭，汗出而散"移至"因于寒"句下，可参。

⑪首如裹：形容头部困重不爽，如被物裹。湿邪困阻清阳所致。

⑫攘（rǎng）：消除，去除。

⑬大筋缩（ruǎn）短，小筋弛长：此两句为互文，意为大筋、小筋，或者收缩变短，或者松弛变长。"缩"，收缩；"弛"，放松，弛缓。

⑭气：风气。

⑮四维相代：风、寒、暑、湿四种邪气更替伤人。代，更替。

【释义】

本段以取象类比的方法，形象地说明了阳气的重要性，并对阳气卫外失常的病理进行了论证。阳气在人体中的作用犹如自然界中的太阳在天体中的作用一样，是巨大的能量来源，是生命动力来源。天体中必须依赖太阳有规律地运行不息，才能光明爽朗，万物得以化生繁衍。人体中也需要依赖阳气才能运行通畅，才能保持活力和能量，保持健康。人体的阳气向上向外布散，起着固护肌表、防御外邪侵袭的重要作用。阳气充盛则腠理固密，虽有邪气侵袭，也不容易发病。若寒邪干扰了阳气，阳气开阖失序，浮散损伤，形成疾病，可使人坐卧不安，心神不宁。如果感受暑邪，暑邪为阳邪，性质炎热，蒸腾津液外出，扰动心肺，可见机体汗多，心烦而呼吸急促，喘促有力。如果暑热扰动神明，可造成神志昏迷，妄言乱语，身体灼热体温偏高，汗出多而气耗散。如果感受湿邪，湿邪属于阴邪，阻滞清阳之气上升，不能上达头面，可见到头昏重如被物缠裹而沉重。湿邪郁滞，久可化热，湿热并集，阻滞筋脉，造成气血不能通达濡润，筋脉失去濡养，可表现出筋脉短缩挛急，或松弛萎缓之等肢体运动障碍等病变。如果风邪侵袭人体，肺气郁闭，肺主行水，通调水道功能失常，可出现头面甚至全身水肿。四季的气候成为致病邪气各自在不同季节为主而伤害人体，造成人体阳气的衰竭匮乏，使得人体疾病丛生。

由此可知，阳气是人体生命活动的动力，对于生命的正常运转至关重要。阳气生理作用有二：一是气化温养功能。天之阳气蒸腾气化水液，温暖大地，促进万物的生长；人之阳气温养脏腑经脉，化生和温运精气血津液，维持机体的正常功能活动。二是卫外御邪功能。阳气具有固护肌表、抗御外邪侵袭的重要作用。阳气卫外失常，则令邪气乘虚而入。《内经》这种重视阳气的思想为后世相关理论的创立和发展奠定了基础。如张介宾《类经·疾病类》云："然则天之阳气，惟日为本，天无此日，则昼夜不分，四时失序，万物不彰矣。其在于人，则自表自里，由上自下，亦惟此阳气而已。人而无阳，犹天之无日，欲保天年，其可得乎！《内经》一百六十二篇，天人大义，此其最要者也。"并在《类经附翼·大宝论》中提出了"天之大宝，只此一丸红日；人之大宝，只此一息真阳"的著名论点。

六、饮食所伤

【原文】

陰之所生，本在五味①；陰之五宮②，傷在五味。是故味過於酸，肝氣以津，脾氣乃絕③。味過於鹹，大骨氣勞④，短肌⑤，心氣抑。味過於甘⑥，心氣喘滿，色黑，腎氣不衡⑦。味過於苦⑧，脾氣不濡⑨，胃氣乃厚⑩。味過於辛，筋脈沮弛，精神乃央⑪。是故謹和五味⑫，骨正筋柔，氣血以流，腠理以密，如是則骨氣以精⑬。謹道如法，長有天命⑭。(《素問·生氣通天論》)

【词解】

①阴之所生，本在五味：阴，指阴精。五味，即酸苦甘辛咸，此泛指各种饮食物。本句意为阴精的产生本源于饮食五味。

②阴之五宫：五宫，此指五脏。阴之五宫，指贮藏阴精的五脏。

③肝气以津，脾气乃绝：津，此为浸淫的意思；张介宾注："溢也"，即过盛、漫溢之意。以，犹乃也。绝，减弱、衰弱。因过食酸味，导致肝气偏亢，肝木浸淫乘脾，则脾气衰竭。

④大骨气劳：大骨，指腰间脊骨，此代指肾脏。气劳，意即肾气劳伤。

⑤短肌：短，缩短，此为损伤的意思。短肌，指肌肉受到损伤。

⑥甘：《太素》作"苦"，可参。

⑦心气喘满，色黑，肾气不衡：心气喘满，指心跳急促而烦闷；满，通"懑"，烦闷。衡，平也。味过于苦则伤心，心气受伤则心跳急促而心中烦闷。黑为水之色，火不足则水气乘之，故反见黑。心火虚衰而肾水偏盛，故肾气不衡。

⑧苦：《太素》作"甘"，可参。

⑨脾气不濡：濡，湿也。脾气不濡，意为脾伤不能运化水湿。

⑩胃气乃厚：厚，此指胀满。由脾湿不运，湿盛困胃所致。

⑪筋脉沮弛，精神乃央：筋脉败坏弛缓，精神耗伤。沮，衰败；弛，松弛；央，通"殃"，损伤之意。

⑫谨和五味：谨慎地调和饮食五味。

⑬骨气以精：骨、筋、气、血、腠理等均得五味滋养而强盛。骨气，泛指上文之骨、筋、气、血、腠理。精，此为强盛的意思。

⑭天命：即天赋的寿命。

【释义】

本段原文阐释了饮食五味与阴阳的关系。饮食五味是人赖以生存的基本物质，药食五味各有阴阳偏性而分入五脏，是维持或调整人体阴阳不可缺少的重要因素。五味是化生阴精以养五脏的物质基础，是五脏精气之源。但若饮食偏嗜，则又可因其阴阳偏性而破坏人体阴阳协调，使五脏受损而发病。饮食所伤除直接伤损肠胃外，还可通过五味与五脏的相合关系，引起相应脏腑的功能失调，并进一步波及其他脏腑。五味偏嗜伤人，过食酸则肝气偏盛，肝旺乘脾，脾气虚弱；过食咸则肾气受损，不能生髓充骨而致骨病，侮土则短肌，凌心则心气抑；过食苦则心气受损，见心胸喘满，肾水克伐心火，寒凝血脉，则见面黑无泽；过食甘则损伤脾气，致脾失健运，胃气壅滞，脘腹胀满；过食辛则肺气受损，津液不布，筋脉失充，神气失养。因此，要谨慎地调和饮食五味，才能维持机体阴阳协调，保证健康不病。

七、五劳所伤

【原文】

五劳所伤①：久视伤血，久卧伤氣，久坐伤肉，久立伤骨，久行伤筋，是謂五劳所伤。（《素問·宣明五氣》）

【词解】

①五劳所伤：五种过度的疲劳导致五脏的精气受到损伤。

【释义】

本段原文提出过劳可致多种疾病。很多疾病的产生并不是一朝一夕之事，而是由于我们长时间的"过度"而引起的。如用眼过度会伤血，卧床太久会伤气，坐久了伤肉，站久了伤骨，行走过度也会伤筋。因"心主血、肺主气、脾主肉、肾主骨、肝主筋"，故五种行为过度就会损伤五脏之气。由此提示，我们在日常生活中务必防止过劳损伤，一定要注意劳逸结合。

八、百病生于气

【原文】

餘知百病生於氣①也。怒則氣上②，喜則氣緩③，悲則氣消④，恐則氣下⑤，寒則氣收⑥，炅則氣泄⑦，驚則氣亂⑧，勞則氣耗⑨，思則氣結⑩，九氣不同，何病之生？岐伯曰：怒則氣逆，甚則嘔血及飧泄，故氣上矣。喜則氣和志達，榮衛通利，故氣緩矣。悲則心系⑪急，肺布葉舉⑫，而上焦不通，榮衛不散，熱氣在中，故氣消矣。恐則精卻⑬，卻則上焦閉，閉則氣還，還則下焦脹，故氣不行⑭矣。寒則腠理閉，氣不行，故氣收矣。炅則腠理開，榮衛通，汗大泄，故氣泄。驚則心無所倚，神無所歸，慮無所定，故氣亂矣。勞則喘息汗出，外內皆越⑮，故氣耗矣。思則心有所存，神有所歸，正氣留而不行，故氣結矣。（《素問·舉痛論》）

【词解】

①气：此指气机失调。

②气上：此指肝气上逆。

③气缓：气机涣散不收。

④气消：此指肺气耗散。

⑤气下：气机下陷。以下文看，此为肾中精气不固。

⑥气收：气机收敛于内。收，收敛。

⑦气泄：指阴津和阳气随汗液外泄。

⑧气乱：指神气不定。

⑨气耗：正气耗散。

⑩气结：气机郁结。

⑪心系：指以心为中心及其联系其他脏腑百骸的脉络。

⑫肺布叶举：指肺叶胀大。

⑬精却：肾精衰退而不能上奉。却，衰退。

⑭气不行：《新校正》云："当作'气下行'也。"与上文黄帝所问相合，可从。

⑮外内皆越：越，消散、耗散、外越。喘则使气内越，汗出则使气外越。

【释义】

本段提出"百病生于气"的重要观点，指出许多疾病的发生都是由于气机失调所致。人体的气是构成人体和维持人体生命活动的基本物质，气运行不息，推动和调控着人体内的新陈代谢，气的运动分布于人体上下内外，有着升降出入的运动形式，有序的气运动不息，保证了机体物质和能量的代谢，维持了机体各脏腑的正常协调功能。人体脏腑、经络、形体、官窍的生理活动必须依靠气的运动才能得以完成。所有外感六淫、内伤情志、过度劳伤等都可以导致气活动失常，机体脏腑功能紊乱，而产生诸多疾病。人体有着丰富的情绪变化，如喜、怒、忧、思、悲、恐、惊。情志变化是以五脏之气为物质基础的，一般情况下，情志活动不会导致疾病发生，只有突然、强烈或持续的情志刺激超过了人体自身的调控能力，才会使人体气的活动紊乱。大怒可以引起气向上的冲逆，也引起血液运行的失常，血随气逆于上，可出现面红目赤、头目眩晕，甚至呕血等症状；肝气上逆，木旺乘土，伐伤脾胃，可出现飧泄。喜悦本身属于良性情绪状态，适度喜悦可以使机体气血和畅顺达，营卫运行通利；过度欢喜可以导致气的涣散，也使精神涣散不收。过度悲伤可以导致气的消耗，使心肺之气拘急不利，阻遏上焦营卫之气的宣发，气郁结而生热，消灼心肺精气。过度的恐惧可以损伤肾气，使肾气不能固守导致气泄走于下，可见到遗精、滑精等症状。精不足于下，肾精无以济养心，造成上下闭塞不通，气不能行走于上，则壅滞在下，造成下焦腹部胀满不适。过度的惊吓使心神动荡不宁，心气散乱，举止无措，气运行逆乱。六淫邪气也可以影响气的运行变化。如寒邪可以导致气的闭藏和收敛，肌表腠理闭阻，卫气不能宣散，可以见到恶寒、无汗、脉紧等症状。热邪侵袭机体，其性升散，可以导致肌表腠理开疏，气开泄和耗散，汗出多，形成耗气伤津的病证。过度劳累则消耗体力，耗散气容易导致气的不足，见到气短喘促，汗出不止，由于气不足，无力固摄汗液，造成身体内外的物质损失。过度思虑则心神凝聚，气留而不行，容易导致气机郁结不畅。

　　九种气机失调的病变，归纳起来有三个方面。一为情志因素，如怒则气上、喜则气缓、悲则气消、恐则气下、惊则气乱、思则气结等；二为气候因素，如寒则气收、炅则气泄等；三为生活起居因素，如劳则气耗等。"九气为病"的病机特点，基本上概括了气机失常的主要病理变化，如气滞、气陷、气脱、气逆、气虚、气闭等，成为后世分析气机失常病机的重要依据，同时也为临床诊断治疗提供了辨证论治的理论依据。

第二节　病机

一、病机十九条

【原文】

　　帝曰：愿闻病机①何如？岐伯曰：诸②风掉眩③，皆④属于肝。诸寒收引⑤，皆属于肾。诸气膹郁⑥，皆属于肺。诸湿肿满⑦，皆属于脾。诸热瞀瘛⑧，皆属于火。诸痛痒⑨疮，皆属于心。诸厥⑩固泄⑪，皆属于下。诸痿喘呕⑫，皆属于上。诸禁鼓慄⑬，如丧神守⑭，皆属于火。诸痉项强⑮，皆属于湿。诸逆冲上⑯，皆屬於火。諸脹腹大⑰，皆屬於熱。諸躁狂越⑱，皆屬於火。諸暴強直⑲，皆屬於風。諸病有聲，鼓之如鼓⑳，皆屬於熱。諸病胕腫㉑，疼酸驚駭㉒，皆屬於火。諸轉反戾㉓，水液㉔渾濁，皆屬於熱。諸病水液，澄澈清冷㉕，皆屬於寒。諸嘔吐酸，暴注下迫㉖，皆屬於熱。故《大要》㉗曰：謹守病機，各司其屬㉘，有者求之，無者求之，盛者責之，虛者責之㉙，必先五勝㉚，疏其血氣，令其調達，而致和平，此之謂也。（《素問·至真要大論》）

【词解】

①病机：机，机要，关键。病机，即病之机要。张介宾注曰："机，要也，变也，病变所由出也。"

②诸：众的意思。此作"多种"解，下同。

③掉眩：掉，指肢体动摇、震颤的病证；眩，指头目眩晕、视物旋转的病证。

④皆：此处作"大多"解，下同。

⑤收引：收，收缩；引，拘急。收引，指筋脉拘急，形体挛缩，关节屈伸不利的病证。

⑥膹（fèn）郁：膹，通"愤"，王冰注："谓膹满"，指气机上逆不降；郁，张介宾注："否闷也"，指气机闭阻不宣。膹郁，指呼吸急迫，胸部胀闷不适。

⑦肿满：肌肤水肿，胸腹胀满。

⑧瞀（mào）瘛（chì）：瞀，神志昏糊不清；瘛，手足抽搐。瞀瘛，神志昏糊，手足抽搐。

⑨痒：痒通"疡"，此处指疮疡。

⑩厥：此处包括寒厥和热厥。阳气衰于下则为寒厥，表现为手足逆冷；阴气衰于下则为热厥，表现为手足灼热。

⑪固泄：固，指二便癃秘不通；泄，指二便泻利不禁，即二便失禁。

⑫痿喘呕：痿，痿病，肢体痿弱不用；喘，呼吸急迫喘促；呕，泛指呕吐。

⑬禁鼓栗：禁，通"噤"，指口噤不开。鼓，鼓颔，即上下齿相击；栗，全身战栗发抖。鼓栗，指恶寒而鼓颔战栗。

⑭如丧神守：犹如失去神明主持一样，指禁、鼓、栗诸症发作，身不由己，不能自控。

⑮痉项强：痉，病名，症见牙关紧闭、项背强直、角弓反张等。项强，颈项强直，转动不灵活。

⑯逆冲上：气机急促上逆的病证，如急性呕吐、吐血、噫气、呃逆等。

⑰胀腹大：腹部胀满膨隆。

⑱躁狂越：躁，躁动不安；狂，神志狂乱；越，行为举止异常。

⑲暴强直：暴，突然、剧烈；强直，全身筋脉拘急痉挛，肢体僵硬不能屈伸。

⑳鼓之如鼓：叩击患处，发出之声如击鼓。

㉑胕（fǔ）肿：胕，通"腐"。胕肿，即痈肿。

㉒疼酸惊骇：疼酸，痈肿所致之剧烈疼痛、酸楚难言；惊骇，神志惊恐不安。

㉓转反戾（lì）：转，指身体拘急扭转；反戾，指角弓反张。转反戾，指筋脉拘挛所致身转侧、背反张、体屈曲的病证。

㉔水液：泛指人体代谢排出的各种液体，如汗、尿、痰、涕、涎、白带等。

㉕澄澈清冷：此指排泄物清稀透明而呈寒冷之象。

㉖暴注下迫：暴注，突然剧烈的泄泻；下迫，里急后重。

㉗大要：古医书名，今已亡佚。

㉘各司其属：司，掌握。分别掌握各种病证的病机归属，即证候与病机的内在联系。

㉙有者求之，无者求之，盛者责之，虚者责之：求，探求，辨别；责，追究，分析。有者，上文已论述的病证；无者，上文未论述的病证。盛：指邪气盛实；虚：指正气不足。全句的意思是：有上文所述病证的，应当依此探求其病机归属；无上文所述病证的，也应当力争探求其病机归属，务求与病情相契合。表现为实证的，应分析其邪气为什么盛实；表现为虚证的，应分析其正气为什么虚损。

㉚必先五胜：五，指五行；胜，即更胜。必先五胜，指必须首先掌握天之五气、人之五脏之间五行更胜的内在联系。

【释义】

本段论述即"病机十九条"，是将临床常见的一些病证的病机加以归纳总结。那么病机是什么呢？病机是指疾病发生、发展与变化的机理，是概括反映人体内部阴阳失调、正邪交争、升降失常等一系列矛盾运动，是中医认识疾病的主要着眼点，探究疾病病因病机是认识疾病把握疾病的根本。而要审察病机就需要了解自然界六气的变化以及对人体的影响、六气致病的特点。风气侵袭人体，最容易引发肝的病变，伤及肝所合的筋和窍，可以见到肢体的摇摆震颤，动摇不定，视物旋转，站立不稳的眩晕症状。临床上见到动摇、眩晕等属于风邪所导致的症状，多属于肝之病变。寒气侵袭人体，最容易引发肾的病变。水寒之气盛，寒性收引，则使筋脉牵引拘急，屈伸不利，这种属于感受寒气而导致的疾病，多属于肾的病变。肺主司呼吸，也主一身之气，故气机运行发生的病变多归属于肺。如果感受外邪导致肺气壅实闭阻，多见呼吸喘息，胸膈满闷不畅症状，这些病变都属于肺的病变。湿气异常最容易损伤脾，造成脾运化失常，水液布散无力，而生肿胀、腹部满闷等症状，这些病变多归属于脾。火热邪气属于阳邪，伤人则使机体阳亢盛而发热，热邪上攻清窍头面，使人神昏，如果热邪蒸腾津液，筋脉失去津液的濡养，会出现抽搐症状，这些病变都属于火邪致病。心在五行属于火，主血脉，心火亢盛，循经灼热炽盛，腐肉成脓，可引起诸种疮疡，如痈、疽、疖、疔等，这些病变都归属于心。机体阳气不足，衰竭于下可致肢体四肢不温的肢厥，如果机体阴气衰竭于下，热气上攻，可造成神昏的昏厥，这些病证是因为在下的肾阴阳失调，都归属于下部肾的病变。人体下部的二便不通或泻利不禁，也是由于肾司前后二阴及膀胱气化、大肠传输功能失调所导致的，因此厥病及二便不通或泻利不禁各种病变，多属于下部之病变。心肺位居于人体的上部，肺位于心之上，为华盖，主宣发肃降，向全身敷布精血津液。如果肺热叶焦，五脏皆焦枯而导致痿证。喘也是肺病的主症之一，也可以是心气闭塞引起的症状。呕吐多因胃气上逆而致，由于手太阴肺经"还循胃口"，故肺气上逆也可通过经脉引起胃气逆而呕吐。因此多种痿、喘、呕等病证多为上部之病。如果见到口噤不开，鼓颔战栗，当辨清寒邪还是热邪。如果是感受寒邪，见寒战但神识清楚；如果是因邪热郁闭不能外达，会出现烦乱内生，神识不清，这属于火邪所引起的疾病。临床见各种痉挛，如项强、角弓反张之类，因湿兼风、湿兼热侵入太阳经脉，导致经气不通而引发痉证，这些都归属于湿气所致之病。火性炎上，易于上攻，火热之气燔灼，使脏腑气机向上冲逆而发呕、吐、哕、嗳气等症状。外感热邪侵袭人体，由外向内传，热邪结滞于在内肠腑，气机不通导致腹部胀满膨隆，疼痛拒按难忍，大便不下，这是由于热邪壅滞肠腑所致。火易扰神，伤及人体扰动心神，则躁动不宁，口出狂言秽语，打人毁物，这些均为火邪所致。风邪侵袭人体时，风性善行，伤人迅速，故疾病常暴作突变；风应木，肝合木，感受风邪，内伤肝及筋，出现强直不柔，不得屈曲。热邪深入脏腑，扰及肠胃，导致肠胃传化失常，肠中鼓鸣有声，腹部胀满中空如鼓。肢体出现红肿溃烂，疼痛或者酸楚，是由于热邪壅滞，腐肉成脓。热邪内攻五脏，动摇心神而导致惊骇不宁，神志不定。热邪蒸腾，耗伤阴分，使血燥而不能滋养筋脉，出现肢体筋脉的挛急，或者张弛失度而扭转，甚至出现背反张，身体屈曲不直等现象。热邪煎熬津液，也使得尿液之类液体排泄物发黄，浑浊不清。寒邪入里，损伤阳气，使体内津液不得阳气蒸腾气化，泄走于下，导致小便量多清澈，大便稀溏。热邪内攻肠胃，热气入于胃而上逆，出现呕吐吞酸；小肠泌别清浊不能，大肠传导功能失常，则出现暴泻如注，势如喷射，肛门灼热，热毒蕴结肠中，则腹中急迫，欲便而不能便，直肠肛门疼痛窘迫。

以上列举的十九条也只是常见病证的病机，临床上，我们面对的疾病是错综复杂的，其病机也是复杂的，因此，我们在辨证分析时，一定要抓住病机变化的关键，根据病证，分析其病性、脏腑、病位，找到其病机归属。如果临床上碰到的病证在上述条文已有论及，可以根据条文所述推测其病机归属，如果上述条文没有记载，也可参照条文分析病机的方法力求推测其内在病机。另外，无论疾病如何错综复杂，分析病机时，一定要结合自然气候变化进行综合分析，掌握天之五气与人体五脏之间的五行更胜的规律，只有这样，才能疏通人体气血，使其条达，使人体内在平和而达到相应的治疗目的。

此段条文介绍了常见病证的病机，共十九条，它包括五脏病机、上下病机、六淫病机（风、寒、湿、火、热）。其中，五脏病机共五条，上下病机共两条，风、寒、湿病机的各一条，火病机共五条，热病机共四条。《内经》病机十九条对中医学病机理论产生了深远影响，后世金元时期刘完素进一步阐明了六气病机，提出"诸涩枯涸，干劲皴（cūn）揭，皆属于燥"，补充了六气病机。因此，病机十九条只是示人以分析病机的方法，并不是病机的全部，我们在学习时，要着重领会其精神实质，在临床应用时，我们须知常达变，防止其片面性。

二、阴阳虚实

【原文】

邪之所凑①，其气必虚，阴虚者，阳必凑之。(《素問·評熱病論》)

【词解】

①凑：聚集，此处指侵犯的意思。

【释义】

中医学认识病机变化着眼于致病邪气对机体的侵袭和机体正气对邪气的防御。邪气侵犯人体后，正气和邪气即发生相互作用，一方面邪气对机体的正气有所损伤，另一方面正气对邪气有抗御、祛除作用以及正气的康复作用。正邪双方关系、状态影响着疾病的发生。人体正气的强弱对于疾病的发生、发展和转归起着主导作用。正气是决定发病的关键因素。邪气之所以能够侵袭人体而致病，必然是因为正气虚弱。正气不足，抗邪无力，使得外在邪气乘虚而入，疾病因此而发生；或者正气不足，对脏腑经络功能活动的推动和调节能力下降，脏腑经络功能失常，精血津液的代谢运行失常，导致病变产生。如在阴精不足的情况下，外在的热邪就会乘虚侵袭；同时，阴虚不能恋阳，则阳气必亢，而发热证。

【原文】

邪氣①盛則實，精氣奪②則虚。(《素問·通評虛實論》)

【词解】

①邪气：指风寒暑湿之邪。

②精气夺：正气损伤。

【释义】

在疾病过程中，机体的抗病能力与致病邪气之间相互斗争中所发生的盛衰变化影响着疾病的虚实。疾病过程就是邪正斗争及其盛衰变化的过程。正气和邪气这两种力量不是固定不变的，而是在不断斗争过程中发生着力量对比的消长盛衰变化。当致病邪气亢盛为正邪斗争矛盾的主要方面时，邪气的致病力强，而正气抗病能力未衰，能积极地与邪气做斗争，正邪相搏，斗争激烈，反应明显，临床上常常见到一系列比较剧烈的、有余的实证表现，如壮热、狂躁、声高气粗、腹痛拒按、二便不通、脉实有力、舌苔厚腻等。如果机体正气不足，正邪双方以正气虚损为矛盾斗争的主要方面，机体的正气防御能力、调节能力低下，对于致病邪气的斗争无力，难以出现邪正斗争剧烈的病理表现，临床上常常见到一系列虚弱、衰退和不足的证候，属于虚证的表现，如神倦乏力、面色无华、气短、自汗、盗汗、五心烦热、畏寒肢冷、脉虚无力等。

第五章　病证

　　病，指疾病；证，指证候。病证是对在一定条件下致病因素作用于人体，引起人体脏腑气血功能失调的病变过程。《内经》中病与证没有严格分开，《内经》言病多以"疾""病""候"称之。《内经》中有关病证的内容记载十分丰富，据粗略统计所载病证名称达300余种，其中有的专篇讨论，如咳嗽、痹病、痿病、风病、热病、疟疾、厥病、消渴、肿胀、癫狂、痈疽、积聚、疼痛等，还有散在到各篇的论述，这些疾病涉及内、外、妇、儿、五官等多门临床学科。

　　《内经》将一切疾病按病因概括为外感和内伤两大类。外感病是指感受外邪而产生的一类疾病；内伤病指情志、饮食、劳逸失度或正气虚衰等导致脏腑功能失调的一类疾病。具体病证类型又可分为六淫病证、脏腑病证、形体病证、官窍病证等。对病证命名的方式大致有以下四种：一是根据病因命名，如伤寒病、暑病等；二是根据主要症状命名，如热病、咳病等；三是从病机命名，如厥病、痹病等；四是根据病位命名，如头痛、胁痛、腰背痛等；也有以病因、病机、症状、病位多方面综合命名的，如薄厥、心痹等。《内经》关于病证的理论，除病因病机、证候分类、治则治法外，还有鉴别诊断、转归预后、护理等方面的论述，反映了《内经》时代的临床水平，为后世中医临床学科的发展奠定了基础。

　　本章所录条文内容，主要有热病、咳病、痹病、痿病、肿胀、水肿、脾瘅、癫疾等八个方面病证，所论对中医临床具有重要指导意义。

第一节 热病

一、外感热病的概念及特征

【原文】

黄帝问曰：今夫熱病者，皆傷寒①之類也。或愈或死，其死皆以六七日之間，其愈皆以十日以上者何也？不知其解，願聞其故。岐伯對曰：巨陽②者，諸陽③之屬也，其脈連於風府④，故為諸陽主氣也。人之傷於寒也，則為病熱⑤，熱雖甚不死。其兩感⑥於寒而病者，必不免於死。（《素問·熱論》）

【词解】

①伤寒：病名，有广义与狭义之别。广义伤寒，泛指感受四时邪气引起的外感病；狭义伤寒，专指感受寒邪引发的外感病。此处伤寒为广义伤寒，系外感病的总称。

②巨阳：即太阳。

③诸阳：指督脉、阳维脉。杨上善注："诸阳者，督脉、阳维脉也。督脉，阳脉之海；阳维，维诸阳脉，总会风府，属于太阳。"

④风府：为督脉经穴，在项后正中入发际 1 寸处。

⑤人之伤于寒也，则为病热：寒，统指外来邪气。即感受四时不正之邪气，均可病热。

⑥两感：表里两经同时受邪发病。如太阳与少阴两感，阳明与太阴两感，少阳与厥阴两感。

【释义】

本段论述了伤寒的涵义、临床特征以及两感的预后。广义的伤寒统指外感疾病，所以外感发热性疾病都归属在伤寒的范畴中，其中有的能够痊愈，有的预后不良，甚至死亡。死亡的往往在六七天之间，痊愈的需要十天以上。这是因为太阳经是六经之首，称为"巨阳"，与督脉、阳维脉等连属，在督脉的风府穴相会，所以太阳掌管着一身的阳气，有统领体表各个部位的功能。一般而言，人体感受邪气，太阳经首当其冲，卫气起而抗邪，正邪相争，则会发热，此为正气抗邪的反应，发热虽甚，但适当的发汗解表就能治愈，因此预后良好。但假若表里两经同时感邪而发病，表里同病，虚实兼夹，治疗就相对比较困难了，其预后不良，严重的会导致死亡。

二、外感热病的传变及治法

【原文】

伤寒一日①，巨陽受之，故頭項痛，腰脊强。二日，陽明受之，陽明主肉，其脈俠鼻絡於目，故身熱②，目疼而鼻乾，不得臥也。三日，少陽受之，少陽主膽③，其脈循脅絡於耳，故胸脅痛而耳聾。三陽經絡皆受其病，而未入於藏④者，故可汗⑤而已。四日，太陰受之，太陰脈布胃中絡於嗌，故腹满而嗌乾。五日，少陰受之，少陰脈貫腎絡於肺，系舌本，故口燥舌乾而渴。六日，厥陰受之，厥陰脈循陰器而絡於肝，故煩满而囊縮⑥。三陰三陽，五藏六府皆受病，榮衛不行，五藏不通，則死矣。治之奈何？岐伯曰：治之各通其藏脈⑦，病日衰已矣。其未满三日者，可汗而已；其满三日者，可泄而已⑧。（《素問·熱論》）

【词解】

①一日：与下文所述二日、三日……六日等，指外感热病传变的次序及发展的不同阶段，不可理解为具体的日数。

②身热：身，此处指肌肉，因阳明主肌肉。身热，指全身肌肉蒸热感，为热在阳明的特征。张介宾注："伤寒多发热，而独此云身热者，盖阳明主肌肉，身热尤甚也。"

③少阳主胆：胆，《甲乙经》《太素》并作"骨"。又，《灵枢·经脉》有"胆足少阳之脉……是主骨所生病者"可证。

④未入于脏：人体经脉，阳经属腑，阴经连脏，未入于脏是指邪气仍在三阳之表，未入三阴之里。

⑤汗：本为解表发汗之法，此泛指祛邪于外。

⑥烦满而囊缩：足厥阴脉绕阴器，抵少腹，挟胃属肝络胆，故厥阴受邪则烦闷而阴囊收缩。满，通"懑"，烦闷的意思。囊缩，阴囊收缩。

⑦各通其脏脉：疏通调治病变所在的脏腑经脉。通，有疏通调治之意，给邪气以出路。脏脉，指脏腑之经脉。

⑧其未满三日者，可汗而已；其满三日者，可泄而已：汗：非只发汗解表法，泛指祛邪于外，或发汗，或清热，或和解；泄，亦非通下之法，此指祛邪于里，或利，或通，或扶正以祛邪。本句意为病未满三日，为病在三阳之表，治当祛邪于外，如用发汗、清热、和解等法；病已满三日，则邪已入三阴之里，治当祛邪于里，则或利，或通，或扶正祛邪。

【释义】

本段阐述了外感疾病的一般传变规律、六经分证、治疗大法及预后禁忌。外感病一日，为足太阳经感受邪气，足太阳经脉起于目内眦，上额交巅，下项，循肩膊内，挟脊而行，抵达腰部，故足太阳经受邪，经气不利，则头项疼痛，腰脊强直不舒。二日阳明经受邪，阳明主肌肉，足阳明经脉挟鼻络于目，下行入腹中，故身热目痛鼻干，不能安卧。三日少阳经受邪，少阳主骨，足少阳经脉循胸胁上络于耳，所以出现胸胁痛、耳聋。若三阳经脉皆受邪，尚未入里，可以采用祛邪的方法治疗。四日太阴经受邪，足太阴经脉散布胃中，上络于咽，故可见腹中胀满而咽干。五日少阴经受邪，足少阴经脉贯肾络肺，上系舌本，邪气入于少阴，阴津亏虚，可见口燥舌干而渴。六日厥阴经受邪，足厥阴经脉绕阴器而络肝，故肝经气血运行不畅，则烦闷而阴囊收缩。如果三阴三阳经和五脏六腑均受邪，导致营卫不能运行，五脏气机不通，则病情危重。那么，应该怎么治疗呢？当根据病在何脏经脉，分别进行施治，病将日渐衰退而愈。其治疗原则是：当未满三日，病在三阳之时，治当祛邪于外，如用发汗、清热、和解等法；而病已满三日，邪已入三阴之里之时，则治当祛邪于里，则或利，或通，或扶正以祛邪。

三、外感热病愈后复发的调护

【原文】

帝曰：热病已愈，時有所遗①者，何也？岐伯曰：诸遗者，热甚而强食之，故有所遗也。若此者，皆病已衰，而热有所藏，因其穀氣相薄②，两热相合，故有所遗也。帝曰：善。治遗奈何？岐伯曰：視其虚實，調其逆從，可使必已矣。帝曰：病热當何禁之？岐伯曰：病热少愈，食肉則複，多食則遗③，此其禁也。(《素問·熱論》)

【词解】

①遗：余也，遗留的意思。杨上善注："遗，余也。大气虽去，犹有残热在脏腑之内外，因多食，以谷气热与故热相薄，重发热病，名曰余热病也。"

②薄：逼迫。

③食肉则复，多食则遗：复，复发。本句意为热病初愈，食肉则会复发，多食则会余热不尽，迁延不愈。张介宾注："复者病复作；遗则延久也。凡病后脾胃气虚，未能消化饮食，故于肉食之类皆当从缓，若犯食复，为害非浅，其有挟虚内馁者，又不可过于禁制，所以贵得宜也。"

【释义】

本段阐述了热病愈后复发的原因及饮食调理的宜忌。热病已经痊愈，而常常有余邪不尽或愈后复发，此往往是饮食不当所致。如发热较重的时候，强进饮食，就可以导致余热遗留。这是因为病势虽已衰退，但尚有余热蕴藏于内，如此时勉强进食不易消化之物，则必因饮食不化而生热，饮食之积热与残留之余热相搏，两热相合，导致发热加重，或余热不尽。所以治疗上要诊察疾病的虚实，或补或泻，予以适当的治疗，令其痊愈。所以发热的患者在护理上有什么禁忌呢？就是要知道当患者热势稍衰之时，如果食肉，病即复发；饮食过多，就会出现余热不尽，这都是热病所当禁忌的。这些论述为中医的饮食护理奠定了理论基础，对中医临床护理具有重要指导意义。

第二节　咳

一、咳的病因病机

【原文】

黄帝问曰：肺之令人咳，何也？岐伯对曰：五藏六府皆令人咳，非独肺也。帝曰：愿闻其状。岐伯曰：皮毛者，肺之合也，皮毛先受邪气，邪气以从其合也。其寒饮食入胃，从肺脉上至於肺，则肺寒，肺寒则外内合邪①，因而客之，则为肺咳。五藏各以其时受病②，非其时，各传以与之③。人与天地相参，故五藏各以治时④，感於寒则受病，微则为咳，甚者为泄为痛⑤。乘⑥秋则

肺先受邪，乘春则肝先受之，乘夏则心先受之，乘至阴^⑦则脾先受之，乘冬则肾先受之。（《素问·咳论》）

【词解】

①外内合邪：指外感邪气与内伤寒凉饮食二者相合。

②五脏各以其时受病：指五脏分别在其所主之时令受邪而发病。如肝在春发病、心在夏发病，脾在长夏发病、肺在秋发病、肾在冬发病。

③非其时，各传以与之：指非肺所主之时令，则可由它脏受邪之后传与肺而发生咳嗽。

④治时：指五脏所主之时令。如肝主春、心主夏等。

⑤微则为咳，甚者为泄为痛：张介宾曰："邪微者浅而在表，故为咳。甚者深而入里，故为泄为痛。"病初为咳，为肺的证候；待邪气深入于里，殃及五脏六腑，就不止咳的表现，而兼见或泄或痛等，说明病情发展。

⑥乘：趁、因。

⑦至阴：指脾所主之时令长夏。

【释义】

本段主要阐述了咳证的病因病机。咳为肺病，肺能令人咳。但咳嗽又不只是肺所引起，其实，五脏六腑有病皆能使人咳嗽，不独肺病是如此。这是一个辨证的问题，咳是肺的证候，但究其发病的原因，并不只是肺脏本身有病致咳，人是一个有机整体，五脏六腑的病变皆有可能影响到肺而发为咳证。就肺本身发病致咳而言，其发病原因往往是从外感受邪气和从内饮食生冷所致。外邪从皮毛而入，而肺合皮毛，邪气经皮毛而内合于肺，导致肺宣降失常发为咳；而寒凉的饮食伤胃，也会影响到肺致咳。这是因为肺与胃生理关系密切，肺的经脉"起于中焦，下络大肠，环循胃口，上膈属肺"，所以如果冷食伤胃，就会通过肺之经脉上行干肺，从而导致肺寒，发为咳证。假如外在的寒邪与寒凉的饮食内外合邪，同时犯肺的话，则咳证就更加不可避免发生。而五脏六腑导致肺咳往往是出现在肺主之秋季以外的季节，其发病途径主要是在其所主的时令受邪，随后传于肺脏。人和自然相通应，五脏在其所主的时令感受了寒邪，传之于肺，轻微者仅仅是咳嗽，严重者会伴有脏腑本身的证候出现，如腹泻或疼痛等，这说明病情已经发展了。所以咳因五脏六腑而发病者，往往秋天感寒则肺先受邪，春天感寒则肝先受邪，夏天感寒则心先受邪，长夏感寒则脾先受邪，冬天感寒则肾先受邪。这些论述对中医临证治咳有重要指导意义，特别是"五脏六腑皆令人咳，非独肺也"的理论，突出了中医整体观念、辨证论治的特色。

二、咳的脏腑分证

（一）五脏咳

【原文】

肺咳之狀，咳而喘息有音，甚則唾血①。心咳之狀，咳則心痛，喉中介介②如梗狀，甚則咽腫、喉痹③。肝咳之狀，咳則兩脅下痛，甚則不可以轉，轉則兩胠④下滿。脾咳之狀，咳則右脅下痛，陰陰⑤引肩背，甚則不可以動，動則咳劇⑥。腎咳之狀，咳則腰背相引而痛，甚則咳涎⑦。（《素問·咳論》）

【词解】

①唾血：即咳血，指痰中带血。

②喉中介介：介介，分隔、梗阻之意。形容咽喉如物梗阻。

③喉痹：指咽喉肿痛，阻塞不畅，而致言语不利、饮食难下。

④两胠（qū）：即腋下胁肋部位。《广雅·释亲》云："胠，胁也。"

⑤阴阴：即隐隐之意，此指隐隐疼痛。

⑥脾咳之状……动则咳剧：姚绍虞曰："右者，肺治之部，肺主气，脾者气之母，脾病及于肺，故令右胁痛。肩背者，肺所主也。动则气愈逆，故咳剧。"此从脾病及肺，肺气降于右来解，较为中肯。

⑦咳涎：指咳出涎沫稀痰。

【释义】

本段原文阐述了五脏咳的分证证候特点。肺咳的症状表现是，咳而气喘，呼吸有音，甚则咳血或痰中带血。心咳的症状表现是，咳嗽时心中疼痛，咽喉好像有东西梗塞一样，严重时出现咽喉肿痛、不利。肝咳的症状表现是，咳嗽则两侧胁下作痛，甚至身体不能转侧，转则两胁下胀满。脾咳的症状表现是，咳嗽时右胁下痛，隐隐然牵引肩背痛，病重时不能活动，动则咳嗽加剧。肾咳的症状表现是，咳嗽时腰背牵引作痛，甚则咳出涎沫稀痰，病重时咳吐痰涎。

（二）六腑咳

【原文】

五藏之久咳，乃移^①於六府。脾咳不已，則胃受之，胃咳之狀，咳而嘔，嘔甚則長蟲^②出。肝咳不已，則膽受之，膽咳之狀，咳嘔膽汁。肺咳不已，則大腸受之，大腸咳狀，咳而遺失^③。心咳不已，則小腸受之，小腸咳狀，咳而失氣^④，氣與咳俱失。腎咳不已，則膀胱受之，膀胱咳狀，咳而遺溺。久咳不已，則三焦受之^⑤，三焦咳狀，咳而腹滿，不欲食飲。此皆聚於胃，關於肺^⑥，使人多涕唾^⑦而面浮腫氣逆也。（《素問·咳論》）

【词解】

①移：传变的意思。五脏咳不止，可按表里关系传于六腑。

②长虫：即蛔虫。

③遗失：即大便失禁。《甲乙经》《太素》"失"均作"矢"。矢，通"屎"。

④失气：又称矢气，俗称放屁。

⑤久咳不已，则三焦受之：久咳，指上述各种咳嗽。上述各咳证久不止者均可以传入三焦。姚绍虞曰："此总论久咳之为害也。咳久则病不止于一脏一腑而无所不病矣。故久咳不已，则三焦受之。三焦者，复帱上下，囊括一身，以气为用者也。所以咳在三焦，则气壅闭不行，故令腹满而不思饮食。"

⑥此皆聚于胃，关于肺：指咳多由水饮聚于胃而上关于肺所致。

⑦涕唾：此指痰涎。《内经》无"痰"字，以"涕"括之。

【释义】

本段原文论述了六腑咳的分证证候特点，并指出脏腑之间的传变规律。五脏咳日久不愈，则传为六腑咳。脾与胃相表里，脾咳不愈，则胃受病。胃咳的症状表现是，咳伴呕吐，甚则呕吐出蛔虫。肝与胆相表里，肝咳不愈，则胆受病，胆咳的症状表现是，咳伴呕吐胆汁。肺与大肠相表里，肺咳不愈，则大肠受病，大肠咳的症状表现是，咳伴有大便失禁。心与小肠相表里，心咳不愈，则小肠受病，小肠咳的症状表现是，咳伴有矢气出现。肾与膀胱相表里，肾咳不愈，则膀胱受病，膀胱咳的症状表现是，咳伴有遗尿。咳嗽如经久不愈，则使三焦受病，三焦咳的症状是，咳嗽伴腹部胀满，不思饮食。总之，咳嗽的病变虽关乎到五脏六腑，然大多是由水饮聚于胃，影响到肺所致，其病变中心是以肺胃为主，而常表现为喉中痰多、面目浮肿、咳嗽气逆。这种以咳为例进行脏腑分证的辨治方法，是后世脏腑辨证的理论依据。其咳证中"聚于胃关于肺"的理论观点，对现今中医治咳具有重要的临床指导意义。

三、咳的治法

【原文】

帝曰：治之奈何？岐伯曰：治藏者治其俞，治府者治其合，浮腫者治其經①。（《素問·咳論》）

【词解】

①俞……合……经：俞、合、经，是人体五输穴的组成部分，为分布在四肢肘膝关节以下的特定穴位。五输穴：井、荥、输、经、合。

【释义】

本段提出对脏腑咳之针刺治疗大法，即分经论治。五脏咳取其各经之俞穴刺之，六腑咳取其各经之合穴刺之，因咳而致面目浮肿者，则取各脏腑的经穴而分治之。这些针刺法则至今都具有重要的临床价值。

第三节　痹

一、痹的病因及分类

【原文】

黄帝問曰：痹之安生？岐伯對曰：風寒濕三氣雜至①，合而為痹也。其風氣勝者為行痹②，寒氣勝者為痛痹③，濕氣勝者為著痹④也。

帝曰：其有五者何也？岐伯曰：以冬遇此者為骨痹，以春遇此者為筋痹，以夏遇此者為脈痹，以至陰遇此者為肌痹，以秋遇此者為皮痹⑤。

帝曰：內舍⑥五藏六府，何氣使然？岐伯曰：五藏皆有合⑦，病久而不去者，內舍於其合也。故骨痹不已，復感於邪，內舍於腎；筋痹不已，復感於邪，內舍於肝；脈痹不已，復感於邪，內舍於心；肌痹不已，復感於邪，內舍於脾；皮痹不已，復感於邪，內舍於肺。所謂痹者，各以其時重感於風寒濕之氣也。（《素問·痹論》）

【词解】

①杂至：指夹杂而至。杂，混合、夹杂。

②行痹：指以感受风邪为主的痹证，临床以肢节酸痛、游走无定处为特点，亦称风痹。

③痛痹：指以感受寒邪为主的痹证，临床以疼痛剧烈、痛处固定为特点，亦称寒痹。

④著痹：指以感受湿邪为主的痹证，临床以痛处重滞不移，或顽麻不仁为特点，亦称湿痹。

⑤骨痹……筋痹……脉痹……肌痹……皮痹：骨痹、筋痹、脉痹、肌痹、皮痹，合称五体痹，系指风寒湿三气夹杂而至，在不同季节侵入主时五脏所合之五体而成。

⑥舍：侵入的意思。吴昆注："舍，邪入而居之也。"

⑦合：指五脏与五体的对应。肝合筋，心合脉，脾合肉，肺合皮，肾合骨。

【释义】

本段论述了痹病的分类及发病的原因。痹病总的发病原因为风、寒、湿三气杂合侵袭人体所致，故以病因分类，则有行痹、痛痹、着痹三种：风气胜者，表现为肢节酸痛、游走不定的，为行痹；寒气胜者，表现为疼痛剧烈、固定不移的，为痛痹；湿气胜者，表现为痛处重滞不移，或麻木不仁的，为着痹。若风、寒、湿之邪侵袭人之五体，可导致五体痹，乃是邪气通过五脏之主时侵入，然后发于五脏之相应五体。如冬季受邪则为骨痹，春季受邪则为筋痹，夏季受邪则为脉痹，长夏受邪则为肌痹，秋季受邪则为皮痹。假如五体之邪气久久不除，又复感于邪的话，则会通过与五脏之对应使邪气内传于五脏，即肢体痹证不愈可发展为五脏痹。如骨痹不愈，复感于邪，向内侵入内脏则导致肾痹；脉痹不愈，复感于邪，向内侵入内脏则导致心痹；筋痹不愈，复感于邪，向内侵入内脏则导致肝痹；肌痹不愈，复感于邪，向内侵入内脏则导致脾痹；皮痹不愈，复感于邪，向内侵入内脏则导致肺痹等。总之，就五体痹、五脏痹而言，多是在其主令季节感受风、寒、湿之邪所致。这种观点对中医临床治疗关节痹证及脏腑、经络气血闭阻不通之杂病具有重要学术价值和临床指导意义。

二、脏腑痹

（一）脏腑痹的证候

【原文】

凡痹之客五藏者，肺痹者，煩满喘而嘔；心痹者，脈不通，煩則心下鼓①，暴上氣而喘，嗌乾，善噫，厥氣上則恐；肝痹者，夜臥則驚，多飲數小便，上為引如懷②；腎痹者，善脹，尻以代踵，脊以代頭③；脾痹者，四支解墯，發咳嘔汁，上為大塞④；腸痹者，數飲而出不得⑤，中氣喘爭⑥，時發飱泄；胞痹⑦者，少腹⑧膀胱按之內痛，若沃以湯⑨，澀於小便，上為清涕。（《素問·痹論》）

【词解】

①心下鼓：心下如鼓振动，即心悸。

②上为引如怀：形容腹胀大，状如开弓之状，犹妇人怀妊。《说文》云："引，开弓也。"

③尻（kāo）以代踵，脊以代头：指足不能行走、站立，以尾骶部代之；头俯不能仰，背部弯曲，脊高于头。尻，尾骶部。踵，脚后跟。

④大塞：痞塞。大，"不"字之形误。《广雅·释诂四》云："否，不也。""不"与"否"古通。"否"又通"痞"。

⑤出不得：此指小便不通。

⑥中气喘争：指腹中有气攻冲，肠中雷鸣有声。

⑦胞痹：即膀胱痹。胞，通"脬"。

⑧少腹：即小腹。少，小也。

⑨若沃以汤：形容灼热感，像用热水浇灌一样。沃，《说文》云："溉灌也。"汤，《说文》云："热水也。"

【释义】

本段论述了脏腑痹的分证证候表现，体现了脏腑辨证的特点。凡痹病侵入五脏的，病变随脏腑不同而表现各异。肺痹的症状表现是，烦闷胀满，喘息而呕吐，这是肺因邪气壅滞失于宣降所致。心痹的症状表现是，心痛，烦躁，心悸如心下打鼓，或突然上气喘息，咽喉干燥，常常嗳气，有气逆于上之恐惧感，这是因心气闭阻，血脉不通所致。肝痹的症状表现是，夜卧易惊，饮水多而小便频数，腹部胀大如同引满之弓、妇人怀妊之状，此为肝气郁滞，疏泄不畅，三焦气化不利所致。肾痹的症状表现是，小腹胀，以尾骨着地代替足行，颈曲头倾不能仰，背驼甚，致脊骨高出于头。这是因为肾精亏虚，寒湿阻滞，骨属不利所致。脾痹的症状表现是，四肢懈怠无力，咳嗽，呕吐清水，胸膈痞塞，此乃邪气困脾，运化失职，气机升降失常所致。肠痹的症状表现是，口渴欲饮但小便不畅，肠胃气逆迫肺而见喘息气急，并有完谷不化的泄泻，多是因为小肠受盛化物及大肠传导功能失常所致。膀胱痹的症状表现是，按压小腹疼痛，且有灼热感，如同热水浇灌一样，小便涩滞，上为鼻流清涕，此为邪气干扰膀胱，膀胱气化不利所致。上述可见，所谓脏腑痹实为脏腑功能失常、气血痹阻所致，其痹之病理表现与各脏腑生理功能密切相关。

（二）脏腑痹的发病、治疗及预后

【原文】

陰氣①者，靜則神藏，躁則消亡②。飲食自倍③，腸胃乃傷。淫氣④喘息，痹聚在肺；淫氣憂思，痹聚在心；淫氣遺尿，痹聚在腎；淫氣乏竭，痹聚在肝；淫氣肌絕⑤，痹聚在脾。諸痹不已，亦益內⑥也。其風氣勝者，其人易已也。

帝曰：痹，其時有死者，或疼久者，或易已者，其故何也？岐伯曰：其入藏者死，其留連筋骨間者疼久，其留皮膚間者易已。

帝曰：其客於六府者，何也？岐伯曰：此亦其食飲居處，為其病本也。六府亦各有俞，風寒濕氣中其俞，而食飲應之，循俞而入，各舍其府也。

帝曰：以針治之奈何？岐伯曰：五藏有俞，六府有合⑦，循脈之分，各有所發⑧，各隨其過則病瘳⑨也。（《素問·痹論》）

【词解】

①阴气：此指五脏之精气。

②静则神藏，躁则消亡：静与躁相对而言，静，安逸，此指饮食有节，起居有常；躁，紊乱，此指饮食不节，起居失宜。即饮食、起居规律，则五脏功能正常，不易患痹；若饮食不节，起居失宜，脏腑功能紊乱，则易患痹。

③自倍：倍超自己平素之食量。

④淫气：淫，乱也。指内脏阴阳气血紊乱。

⑤肌绝：肌肉消瘦。

⑥益内：日久病甚向内发展。

⑦五脏有俞，六腑有合：俞（输）、合皆为五腧穴的内容。五输穴：井、荥、输、经、合。此为互文，指五脏有俞，亦有合；六腑有合，亦有俞。

⑧各有所发：各经受邪均可在经脉所行的部位发生病变。

⑨瘳：病愈。

【释义】

本段论述了五脏痹发病的内在因素、症状特点及其预后。诸病外因是发病的条件，内因则是发病的基础。就痹证而言，风、寒、湿侵袭固然是其主要发病因素，但内脏盛衰才是决定是否发病的关键。若人体保持饮食有节、起居适宜，则五脏精气盈满，功能强盛，就不易感受风、寒、湿之邪而发痹病；反之，饮食不节，起居失宜，则五脏精气不足，功能衰退，则易感风、寒、湿而发痹病。所以，饮食不节，嗜食、偏食等就会损伤肠胃，导致气血生化不足，五脏阴阳气血紊乱。临证时可通过观察某些症状的特点来判断为哪一脏阴阳气血发生了紊乱。如见呼吸气喘，为肺气不降，则感受邪气易痹在肺；见忧愁思虑，为心不藏神，则感受邪气易痹在心；见遗尿，为肾气不固，则感受邪气易痹在肾；见乏力困倦，为肝血虚筋脉失养，则感受邪气易痹在肝；见肌肉消瘦，为脾失运化，则感受邪气易痹在脾等。故若在脏器功能紊乱的情况下，五体痹久不愈者，即可内传五脏发为脏痹。从预后来讲，受风邪为主者，相比较而言易于痊愈，这是因为风性开泄，易于速去。

所以，痹证根据发病的部位，其预后亦不相同，有的预后不良，有的疼痛久久不除，而有的则容易痊愈。一般而言，邪气入脏之五脏痹，往往病情复杂，正气不足，预后不良。五体痹中若邪气留连在筋骨之间者，往往有疼痛日久，不易速愈；而若在皮肤之间者，病位表浅，则易痊愈。说明疾病总体规律是病位浅，正气充足者易愈；病位深，正气亏虚者不易痊愈，也暗示早期治疗截断疾病传变的重要性。

以上主要是讨论五脏痹证，那么六腑痹是怎么发生的呢？其发病的根本原因亦是内在的因素如饮食、起居等的失常。因为六腑在体表也有相应的俞穴，如果饮食不节、起居失常在先，那么外在邪气就会通过体表各腑之俞而侵入相应之腑发病。所以，如果用针刺治疗痹证，一般选择脏腑五输穴之俞、合穴。五脏之俞、合分别为：肝（太冲、曲泉）、心（神门、少海）、脾（太白、阴陵泉）、肺（太渊、尺泽）、肾（太溪、阴谷）、心包（大陵、曲泽）；六腑之俞、合分别为：胆（足临泣、阳陵泉）、胃（陷谷、足三里）、大肠（三间、曲池）、小肠（后溪、小海）、三焦（中渚、天井）、膀胱（束骨、委中）。因为各经受邪之后均可以在其经脉循行的部位发生病变而出现症状，所以选择俞穴、合穴，不但能祛除经络循行部位的病变，而且可以通过经络的感传到达内脏，从而治疗脏腑之病变。这些论述揭示了经络与脏腑的密切关系及有诸内必形诸外、察外以知内的诊断方法。

三、营卫之气与痹病

【原文】

帝曰：榮衛之氣，亦令人痹乎？岐伯曰：榮者，水穀之精氣也，和調於五藏，灑陳①於六府，乃能入於脈也，故循脈上下，貫五藏，絡六府也。衛者，水穀之悍氣②也，其氣慓疾滑利③，不能入於脈也，故循皮膚之中，分肉之間，熏於肓膜④，散於胸腹。逆其氣則病，從其氣則愈，不與風寒濕氣合，故不為痹。

帝曰：善。痹或痛，或不痛，或不仁，或寒，或熱，或燥，或濕，其故何也？岐伯曰：痛者，寒氣多也，有寒故痛也。其不痛不仁者，病久入深，榮衛之行濇，經絡時疏⑤，故不通⑥，皮膚不榮，故為不仁。其寒者，陽氣少，陰氣多⑦，與病相益⑧，故寒也。其熱者，陽氣多，陰氣少，病氣勝，陽遭陰⑨，故為痹熱。其多汗而濡⑩者，此其逢濕甚也，陽氣少，陰氣盛，兩氣相感⑪，故汗出而濡也。

帝曰：夫痹之為病，不痛何也？岐伯曰：痹在於骨則重，在於脈則血凝而不流，在於筋則屈不伸，在於肉則不仁，在於皮則寒。故具此五者，則不痛也。凡痹之類，逢寒則蟲⑫，逢熱則縱。帝曰：善。（《素問·痹論》）

【词解】

①灑陳：散布。《广雅·释诂》云："陈，布也。"

②悍氣：慓悍之气，此形容卫气之剽疾滑利的特点。张介宾曰："卫气者，阳气也。阳气之至，浮盛而疾，故曰悍气。"

③慓疾滑利：指卫气运行急速滑利而不受脉道约束。

④肓膜：指肉理及胸腹腔内的膜。张介宾注："凡腔腹肉里之间，上下空隙之处，皆谓之肓。"

⑤经络时疏：指经络时有空虚。张介宾曰："疏，空虚也。"

⑥不通：《甲乙经》《太素》皆作"不痛"。可从。

⑦阳气少，阴气多：指体质偏于阳虚阴盛。

⑧相益：相加、助长之意。

⑨病气胜，阳遭阴：指阴虚阳盛者，受邪后，阴不胜阳，变化而为热，故发为痹热。"遭"《甲乙经》作"乘"，指战而胜之也。

⑩濡：即湿。

⑪两气相感：指人体偏盛的阴气与外来以湿邪为主的风寒湿邪相互作用。

⑫虫：《甲乙经》《太素》均作"急"。可参。张介宾曰："盖逢寒则筋挛，故急；逢热则筋弛，故纵也。"

【释义】

本段论述了营卫之气的功能特性和循行部位以及营卫之气的紊乱与痹病发生的关系，同时指出痹病发生后其虚实寒热的转归。关于营卫之气是否可使人发生痹证的问题，本文认为，营气者来源于中焦脾胃，为水谷精微所化，能够调和营养五脏，散布润达于六腑，运行于经脉之中，所以循经脉上下运行，贯通五脏，联络六腑，发挥其营养作用。卫亦是水谷所化之气，但其性质慓悍滑疾，为水谷之悍气，因其慓疾滑利，不能入于脉中，故循行于皮肤之中，腠理之间，熏蒸于胸腹腔之肓膜，布散于胸腹。荣（营）卫循行周身，周而复始。如果荣（营）卫运行逆乱，失去协调，就会发生痹病。而调节荣（营）卫之气，使之顺行，病会痊愈。因此，如果荣（营）卫运行正常，机体就不会与风寒湿三气相合，也就不会发生痹病。强调了痹证的发生除了风寒湿外邪的侵袭外，其内在脏腑的气血失调、逆乱才是痹证发生的根本。

关于痹证的表现，有的痛，有的不痛，有的肌肤麻木不仁，有的身寒，有的身热，有的皮肤干燥，有的皮肤湿润等，症状各异。一般而言，痛是寒气偏多，寒则气血凝滞故疼痛。不知痛痒、麻木不仁者，多是患病日久，邪气深入，营卫运行涩滞，经络气血不足所致，皮肤得不到营养，所以麻木不仁。其身寒者，是由于平素阳气不足，阴气有余，阴寒与邪气相合而加重其寒，所以身上感觉寒冷。其身热者，是由于平素阳气有余，阴气不足，阳气与病邪相合，阴不能胜阳，遂化而为热，出现热痹。其多汗而湿润的，是因为湿邪太甚，体内阳气不足，阴气有余，外湿与体内的阴气相合，阳气不固，腠理开泄，所以汗出而湿润。充分说明痹证之寒热虚实除与感受邪气的性质有关外，与机体的阴阳偏胜偏衰关系更加密切，此论成为中医体质学说的重要内容。

至于痹证是痛或者不痛，当以临证具体表现而论，有痛者，亦有不痛者。就五体痹而言，有大致以下特点：痹在骨则身重，痹在脉则血凝涩而不畅，痹在筋则屈而不能伸，痹在肌肉则麻木不仁，痹在皮肤则发冷，这五种情况的痹证都可以不出现疼痛。大凡痹病者，遇到寒冷则筋脉拘急，可见疼痛；遇到温热，则筋脉舒缓，疼痛就不明显了。因此痹证具有遇寒加重、遇热减缓的临床特征。

第四节　痿

一、痿的病因病机

【原文】

黄帝問曰：五藏使人痿①，何也？岐伯對曰：肺主身之皮毛，心主身之血脈，肝主身之筋膜，脾主身之肌肉，腎主身之骨髓。故肺熱葉焦②，則皮毛虚弱急薄③，著④則生痿躄⑤也。心氣熱，則下脈厥而上，上則下脈虚，虚則生脈痿，樞折挈⑥，脛縱⑦而不任地也。肝氣熱，則膽泄口苦，筋膜乾，筋膜乾則筋急而攣，發為筋痿。脾氣熱，則胃乾而渴，肌肉不仁，發為肉痿。腎氣熱，則腰脊不舉，骨枯而髓減，發為骨痿。（《素問·痿論》）

【词解】

①痿：即痿证。是指肢体痿软无力，不能随意运动的一类疾病。痿有痿弱和痿废两种含义。

②肺热叶焦：形容肺叶受热、灼伤津液的病理状态。

③急薄：干枯不润。

④著：留着不去。

⑤痿躄（bì）：指四肢痿废不用，包括下文的脉痿、筋痿、肉痿、骨痿等各种痿病。躄，两腿行动不便。

⑥枢折挈（qiè）：形容关节弛缓，不能提举活动，犹如枢轴折断不能活

动。枢，枢轴，此处指关节。折，断也。挈，提举。

⑦胫纵：足踝小腿弛缓不收。胫，指小腿。纵，弛缓。

【释义】

本段论述了"五脏使人痿"的病机。五脏有热，致使气血津液耗损，筋脉肉皮骨等五体失养而发为痿证。因肺主一身皮毛、心主一身血脉、肝主一身筋膜、脾主一身肌肉、肾主一身骨髓，五脏通过其相互通应关系主宰着五体组织。所以由于五脏气热，耗伤精血津液，进而导致五体失养痿弱甚至痿废不用，发为五体痿病。而在五脏气热中又以"肺热叶焦"为主要病机。肺气热，不能输送精微于皮毛，则皮毛干枯不润。由于肺居五脏之上，能敷布精血津液，内养脏腑，外濡五体，因此肺热日久灼伤五脏津液，使五体失养，四肢痿废不用，而成痿躄之证。由于肺气热与诸痿皆有关，故不曰"皮痿"而称"痿躄"。心主血脉，心气热，则脉中营阴耗损，尤其是远端之下部血脉，其营阴更易受损，虚火上行，所谓"下脉厥而上"，导致下部脉虚，发生脉痿，令关节弛缓如折，足胫弛纵，不能站立，发生脉痿。肝气热，则熏蒸胆汁外泄，口苦；熏蒸筋膜，筋膜干燥则筋脉拘急挛缩，发生筋痿。脾气热，则耗伤胃津，导致口渴，肌肉失去津液滋养，则麻木不仁，发生肉痿。肾气热，则肾精耗竭，髓减骨枯而腰脊不能举动，发生骨痿。可见，五体之痿乃因五脏内热所致，亦是"有诸内必形诸外"，这与《痹论》所述五体痹日久不愈，复感于邪而内舍五脏发为五脏痹者不同。正如张志聪注曰："夫五脏各有所合，痹从外而合病于内，外所因也；痿从内而合病于外，内所因也。"皆为五脏与五体的"相合"理论在临证的运用。

【原文】

帝曰：何以得之？岐伯曰：肺者，藏之长也①，为心之盖也，有所失亡②，所求不得，则發肺鳴③，鳴則肺熱葉焦。故曰：五藏因肺熱葉焦發為痿躄，此之謂也。悲哀太甚，則胞絡絕④，胞絡絕則陽氣內動，發則心下崩⑤，數溲血也。故《本病》⑥曰：大經空虛，發為肌痹⑦，傳為脈痿。思想無窮，所願不得，意淫於外，入房太甚，宗筋⑧弛縱，發為筋痿，及為白淫⑨。故《下經》⑩曰：筋痿者，生於肝，使內⑪也。有漸⑫於濕，以水為事，若有所留，居處相濕⑬，肌肉濡漬，痹而不仁，發為肉痿。故《下經》曰：肉痿者，得之濕地也。有所遠行勞倦，逢大熱而渴，渴則陽氣內伐⑭，內伐則熱舍於腎，腎者水

藏也，今水不勝火，則骨枯而髓虛，故足不任身，發為骨痿。故《下經》曰：骨痿者，生於大熱也。(《素問·痿論》)

【词解】

①肺者，藏之长也：功能上肺主气、朝百脉，位置居于五脏之上，为五脏之华盖。

②失亡：心情不畅，若所爱之物亡失。

③肺鸣：此指呼吸喘息有声。

④胞络绝：心包之络脉阻绝。胞络，杨上善注："胞络者，心上包络之脉。"绝，阻绝不通之义。

⑤心下崩：即心血下崩。崩，大量出血。姚止庵注："包络所以卫心，悲哀太甚，则气急迫而包络伤，络伤则心病。盖心属火而主血，心病火发，血不能静，遂下流于溲溺也。"

⑥《本病》：古代医籍名，已佚。

⑦肌痹：《太素》作"脉痹"，可从。

⑧宗筋：此指男子之前阴。《素问·厥论》云："前阴者，宗筋之所聚。"

⑨白淫：指男子滑精、女子带下。

⑩《下经》：古代医经名，已佚。

⑪使内：即入房。

⑫渐（jiān）：浸渍之义。

⑬相湿：《甲乙经》作"伤湿"。

⑭阳气内伐：即阳热之气内侵，伤及阴液。

【释义】

本段论述了痿证的病因病机，强调了"肺热叶焦"在痿证发病中的重要性。肺主气，司呼吸，朝百脉，为五脏之长，又其位于五脏之上，而为五脏之华盖，尤其是辅助君主完成心主血脉运行的功能，如若心情不畅，犹如所爱之物亡失，又其愿望不得实现，则会由心伤肺，呼吸喘息有声，久之则肺热叶焦，发生痿躄。悲哀太过伤心，心络不通，阳气内郁化热，移热于小肠，热伤血络，迫血妄行，则尿血。失血既多，心脉空虚，或为血脉不通而发脉痹，或为血脉失养而发脉痿。若思虑过度，又难以实现愿望，而又经常令贪欲外露，纵欲过度，则会导致阴器痿软，发为筋痿，进一步可出现男子滑精、女子带下的症状。正如《素问·痿论》所说："故《下经》曰：筋痿者，生于肝使内也。"是由肝血亏虚，房室太过所致。若经常居住潮湿之地，或工作范围是以水为事，会经常受到水湿侵袭，浸渍肌肉，导致肌肉麻痹不仁，发为肉痿。正如《素问·痿论》所说："故《下经》曰：肉痿者，得之于湿地也。"如有气候炎热时远行劳倦，耗气伤阴则口渴，更令阳气内伐真阴，阴虚阳亢，虚热内生，肾脏真阴亏虚，而水不胜火，则骨枯而髓减，则会筋骨痿弱不用，发为骨痿。《素问·痿论》所说："故《下经》曰：骨痿者，生于大热也。"总之，五痿的发生与内在五脏之热密切相关，而五脏之热可由情志郁结、房室劳倦、生活居处等因素引起，这也是痿证的主要病因病机特点。

二、痿的外证辨别

【原文】

帝曰：何以别之？岐伯曰：肺熱者，色白而毛敗；心熱者，色赤而絡脈溢①；肝熱者，色蒼而爪枯；脾熱者，色黃而肉蠕動；腎熱者，色黑而齒槁。（《素問·痿論》）

【词解】

①络脉溢：指浅表部位的血络充盈。

【释义】

本段论述了五脏气热致痿的临床外在表现。临证中可以从五体外在表现来辨别五脏之内热吗？回答是肯定的。比如肺热可致面色白，毛发衰败；心热可致面色红赤，络血外溢；肝热可致面色发青，爪甲枯槁；脾热可致面色发黄，肌肉麻木不仁；肾热可致面色发黑，牙齿枯槁。以上论述彰显了"察外以知内"的诊断方法，是中医诊断学中重要的组成部分。

三、痿的治疗

【原文】

帝曰：如夫子言可矣。論言①治痿者，獨取陽明何也？岐伯曰：陽明者，五藏六府之海，主閏②宗筋③，宗筋主束骨而利機關④也。衝脈者，經脈之海也，主滲灌谿穀⑤，與陽明合於宗筋，陰陽揔宗筋之會⑥，會於氣街⑦，而陽明為之長⑧，皆屬於帶脈⑨，而絡於督脈。故陽明虛，則宗筋縱，帶脈不引⑩，故足痿不用也。帝曰：治之奈何？岐伯曰：各補其滎而通其俞⑪，調其虛實，和其逆順，筋脈骨肉，各以其時受月⑫，則病已矣。帝曰：善。(《素問·痿論》)

【词解】

①论言：指《内经》之前的医学典籍。

②闰：同"润"，润养也。《甲乙经》作"润"。

③宗筋：此处宗筋泛指全身之筋膜。宗，众之意，

④主束骨而利机关：主司约束骨节而滑利关节。束，约束。机关，即关节。

⑤豁谷：指肌肉。《素问·气穴论》曰："肉之大会为谷，肉之小会为豁。"

⑥阴阳揔宗筋之会：指阴经、阳经与宗筋汇于阳明气街。阴阳，指阴经、阳经。揔，音义同"总"，会聚也。

⑦气街：穴名，又名气冲，在耻骨联合上缘，前正中线旁开 2 寸，动脉搏动处，属足阳明经。

⑧阳明为之长：在诸多经脉润养众筋的过程中阳明经起主导作用。长，主持之义，引申为起主导作用。

⑨属于带脉：指阴经阳经统受带脉的约束。属，受其管束之意。

⑩带脉不引：即带脉不能约束收引。

⑪各补其滎而通其俞：即针刺滎穴，用补法，以补其气；刺俞穴，用泻法，以通其气。吴昆注："十二经有滎有俞，所溜为滎，所注为俞。补，致其气也；通，行其气也。"十二经滎穴为：肺（鱼际）、大肠（二间）、胃（内庭）、脾（大都）、心（少府）、小肠（前谷）、膀胱（足通谷）、肾（然谷）、心包（劳宫）、三焦（液门）、胆（侠溪）、肝（行间）。

⑫各以其时受月：分别在各脏所主的季节进行针刺治疗。高世栻注："肝主之筋，心主之脉，肾主之骨，脾主之肉，各以其四时受气之月而施治之，则病已矣。受气者，筋受气于春，脉受气于夏，骨受气于冬，肉受气于长夏也。"

【释义】

本段主要论述了痿证的重要治疗原则，就是"治痿独取阳明"。为什么治痿独取阳明？一方面因为阳明主消化饮食，为多气多血之经，五脏六腑赖其水谷精微以养，全身的筋膜亦赖阳明气血润之，而筋膜能约束骨骼关节，主管着机体的运动。而另一方面因为冲脉隶属于阳明，冲脉有统领十二经的作用，号

称"十二经之海"，冲脉气血能够灌溉滋养全身之肌肉，与宗筋汇于阳明气街，故冲脉、宗筋皆由阳明统摄，并受着带脉的管束，又连属于督脉。所以，如果阳明气血不足，宗筋失养，则全身筋膜弛缓不收，加之带脉也不能约束收引，而导致足部痿弱不能行走，甚至肌肉萎缩或塌陷。所以"取阳明"就成为治疗痿证的关键。那么，怎么样针刺阳明呢？就是补其荥穴、通其俞穴，即刺其荥穴，采用针刺的随补法，以补其气；刺其俞穴，采用针刺迎泻法，以通其气，即补其虚泻其实，调畅阳明经脉气血运行。此外也可以"因时制宜"，结合五脏六腑所主的季节而选穴针刺，则痿证可愈。

第五节　肿胀

一、水胀、肤胀、鼓胀的特征及鉴别

【原文】

黄帝問於岐伯曰：水①與膚脹、鼓脹、腸覃、石瘕、石水②，何以別之？岐伯答曰：水始起也，目窠上微腫，如新臥起之狀③，其頸脈動④，時咳，陰股間寒，足脛瘇⑤，腹乃大，其水已成矣。以手按其腹，隨手而起，如裹水之狀，此其候也。

黄帝曰：膚脹何以候之？岐伯曰：膚脹者，寒氣客於皮膚之間，鑿鑿然⑥不堅，腹大，身盡腫，皮厚⑦，按其腹，窅而不起⑧，腹色不變，此其候也。

鼓脹⑨何如？岐伯曰：腹脹身皆大，大與膚脹等也，色蒼黃，腹筋起⑩，此其候也。（《靈樞·水脹》）

【词解】

①水：此指水胀，亦即水肿。

②石水：古病名。为阳虚阴盛所致，表现为脘腹、小腹肿胀，可见于现代肝硬化腹水、慢性肾炎水肿等病中。《素问·阴阳别论》曰："阴阳结邪，多阴少阳曰石水，少腹肿。"《素问·大奇论》说："肾肝并沉，为石水。"《灵枢·邪气脏腑病形》曰："肾脉微大为石水，起脐以下至小腹腄腄然，上至胃脘，死不治。"

③目窠上微肿，如新卧起之状：谓水胀初期，眼睑浮肿，就像刚睡醒时眼泡微肿的样子。目窠，即上下眼睑。

④颈脉动：指结喉旁之足阳明胃经人迎脉搏动明显。王冰注："颈脉，谓耳下及结喉傍人迎脉也。"系由水气内停，上泛于头颈所致。《素问·平人气象论》云："颈脉动喘疾咳，曰水。"

⑤瘇：通"腫"，即肿。

⑥�（kōng）：形容腹部胀气，外形膨隆，叩击呈鼓音。

⑦皮厚：系与肤胀的"皮薄"相比较而言，并非实质性皮厚。

⑧窅（yǎo）：窅，深陷也。

⑨鼓胀：病名。因腹胀如鼓而名，即臌胀。

⑩ 腹筋起：谓腹壁青筋脉络显露、突起。

【释义】

本段主要论述了水胀与肤胀、鼓胀的主要临床特征及鉴别诊断。水胀是临床常见病，应与肤胀、鼓胀进行鉴别，三者均有水肿、腹部胀满的症状。其不同是，在病机上水胀是由阳气虚，水停于内，泛溢于外所致；肤胀是由寒客皮肤，阻碍气机，气滞不行停于腹中，气滞不行水，水聚于肌肤所致；鼓胀为阳气失调，络脉瘀阻，水液停聚。在症状上，水胀主要表现为眼睑水肿，腹部水停明显，如裹水之状，按之随手而起，且伴有咳嗽、颈动脉搏动明显，下肢寒凉水肿的特点。肤胀主要表现为皮肤水肿，腹部胀满，皮肤颜色正常，叩诊呈鼓音，腹部皮肤厚，按之凹陷不起。鼓胀主要表现为全身水肿，腹胀如肤胀，但其皮肤颜色青黄，腹壁青筋脉显露。总之，三者的主要区别为：水胀为阳虚水停，肤胀为气滞水停，鼓胀为血瘀水停。

二、肠覃、石瘕的特征、鉴别及治法

【原文】

腸覃①何如？岐伯曰：寒氣客於腸外，與衛氣相搏，氣不得榮，因有所系，癖而內著②，惡氣乃起，瘜肉乃生。其始生也，大如雞卵，稍以益大，至其成，如懷子之狀，久者離歲③，按之則堅，推之則移，月事以時下，此其候也。

石瘕④何如？岐伯曰：石瘕生於胞中，寒氣客於子門，子門閉塞，氣不得通，惡血當寫不寫，衃⑤以留止，日以益大，狀如懷子，月事不以時下。皆生於女子，可導而下⑥。

【词解】

①肠覃（xùn）：古病名。覃，通"蕈"，地菌。生于肠部，形如地菌。指肠部的肿瘤类病。

②癖而内著（zhuó）：寒邪凝聚、停留在体内。癖，积也。著，留也。

③离岁：超过一年。

④石瘕：病名。系因寒邪客于胞宫，瘀血内留，坚硬如石，状如怀子的病症。相当于现在的子宫肌瘤类病。

⑤衃（pēi）：凝聚的死血。张介宾注："衃，凝败之血也。"

⑥可导而下：可用逐瘀通经的方法治疗。导，通导之意。

【释义】

本段论述了肠覃与石瘕的主要临床特征、鉴别及治法。肠覃的病变部位在肠外，病因是寒邪入侵，与腹中卫气相搏，寒凝血瘀，日久结块而成；症状表现早期肿块如鸡蛋大小，逐渐长大，后期腹部胀大，状如怀子，按之坚硬，推之可移，男女皆可发病，若发生在女性，月经可按时来潮。石瘕仅见于女性，病变部位在子宫，病因是寒邪入侵子宫，子宫闭塞，气血瘀滞，恶血结块，留滞宫内而成；症状表现为闭经，病情进展较快，病至后期，腹部胀大，状如怀子，可用逐瘀通经的方法导而下之。

三、肤胀、鼓胀的治疗

【原文】

黄帝曰：肤胀、鼓胀，可刺邪？岐伯曰：先寫其胀之血絡①，後調其經，刺去其血絡②也。（《靈樞·水脹》）

【词解】

①先写其胀之血络：先刺腹壁胀起之血络以泻其邪气。写，同"泻"。

②刺去其血络：《甲乙经》《太素》均作"亦刺去其血脉"，可从。表明与上文"先泻"相对，亦有"后刺"。

【释义】

本段论述了肤胀与鼓胀的针刺方法。肤胀和鼓胀的治疗，可先刺络放血以泻其邪气，再根据脏腑经络的虚实进行调理。

第六节　水肿

一、水肿的病机

【原文】

黄帝问曰：少陰何以主腎？腎何以主水？岐伯對曰：腎者，至陰①也，至陰者，盛水也。肺者，太陰也，少陰者，冬脈也②，故其本在腎，其末在肺③，皆積水也。帝曰：腎何以能聚水而生病？岐伯曰：腎者，胃之關也④，關門不利，故聚水而從其類也。上下溢於皮膚，故為胕腫⑤，胕腫者，聚水而生病也。帝曰：諸水皆生於腎乎？岐伯曰：腎者，牝藏⑥也，地氣上者屬於腎，而生水液也，故曰至陰。勇而勞甚則腎汗出，腎汗出逢於風，内不得入於藏府，外不得越於皮膚，客於玄府⑦，行於皮裏，傳為胕腫，本之於腎，名曰風水⑧。所謂玄府者，汗空也。(《素問·水熱穴論》)

【词解】

①至阴：至，甚也，盛也。肾为盛阴之经，因肾通应于冬，主水，冬为寒之甚季，水为寒之形，故曰肾为"至阴"，非为长夏之谓。

②少阴者，冬脉也：足少阴肾经旺于冬季，为通应冬季之脉。

③其本在肾，其末在肺：肾，足少阴之脉，从肾上贯肝膈，入肺中。故水病其本在肾，其末在肺。

④肾者，胃之关也：胃纳水谷，代谢后形成二便。而肾开窍于二阴，主二便，故肾主掌胃之门户关口。此论表述了胃肾之间的密切关系。张介宾注："关者，门户要会之处，所以司启闭出入也。肾主下焦，开窍于二阴，水谷入胃，清者由前阴而出，浊者由后阴而出。肾气化则二阴通，肾气不化则二阴闭，肾气壮则二阴调，肾气虚则二阴不禁，故曰肾者胃之关也。"

⑤胕肿：即皮肤浮肿。胕，与"肤"通。

⑥牝藏：指属阴的脏器。牝，指雌性、阴性。牝与牡相对，牝为阴，牡为阳。

⑦玄府：汗孔。水色玄，汗之所居，名为玄府。

⑧风水：指水肿因感受风邪而得。本证其标在肺，其本在肾。

【释义】

本段论述了水肿发病的机理，突出了肺肾标本、胃肾相关的脏腑关系。肾属少阴，具有主水的功能，旺于冬季，乃寒水之脏，为阴中之阴，故称之为"至阴"。其经脉从肾上贯肝膈，入肺中，故水肿病的病因病机主要关乎肺肾二脏，皆可积水而成此病，其本在肾，其标在肺。肾在下焦，主司气化，开窍于二阴，主二便，为胃之关口约束，若关门不利，水液内停，则可导致皮肤浮肿。正是因为肾为至阴，主水，人体之水液需要肾气的蒸腾气化而布散于上，犹如地气蒸化上行为云，既而云降为雨，故肾主水、生水。而水肿即是水不化气而成，多为肾阳虚不能蒸化，水气聚集所致，故云："诸水皆生于肾。"若其人逞勇而过劳，或房劳太过，则汗出于肾。若汗出时遇到风邪侵袭，既不能内入于脏腑，又不得外泄于皮肤，而停留于玄府之中，皮肤之内，肺宣降失常，汗聚成水，最终形成水肿病。此病本因肾虚，外受风邪，标为肺宣降失常，故病名为"风水"。此论述对后世辨治水肿病奠定了理论基础。

二、水肿的治疗

【原文】

帝曰：其有不從毫毛而生，五藏陽以竭①也。津液充郭，其魄獨居②，孤精於內，氣耗於外③，形不可與衣相保④，此四極急而動中⑤，是氣拒於內而形施於外⑥，治之奈何？岐伯曰：平治於權衡⑦，去宛陳莝⑧，微動四極，溫衣，繆刺⑨其處，以復其形。開鬼門，潔淨府⑩，精以時服⑪，五陽已布，疏滌五藏。故精自生，形自盛，骨肉相保，巨氣⑫乃平。帝曰：善。（《素問·湯液醪醴論》）

【词解】

①五脏阳以竭：五脏阳气郁遏不通。竭，此为阻遏之意。

②津液充郭，其魄独居：水液充满胸腹、肌肤，五脏阳气郁遏，水液独盛体内。郭，同"廓"，津液，此指水液。魄，属阴，此指阴津水液。居，留也，此处有"盛"义。

③孤精于内，气耗于外：水液独盛于体内，阳气耗散于体外。精，属阴，此指属阴的水液，与上句"魄"同义。

④形不可与衣相保：肿胀的形体与原有的衣服不相称。

⑤四极急而动中：四肢极度浮肿，脾胃功能失调。急，肿急，形容极度浮肿。中，此指脾胃，因脾胃居中焦故。

⑥气拒于内而形施于外：水气格拒于内而形体变异于外。形容身体水肿之甚。拒，格拒。施，音义同"易"，意为改变。

⑦平治于权衡：调节阴阳的偏盛偏衰，使之平衡协调。权衡，意为平衡、协调。

⑧去宛陈莝（cuò）：除去郁久的恶血。宛，通"郁"。此句宛、陈同义，指恶血。陈莝，即莝陈。此句去、莝同义，即除去。

⑨缪刺：病在左刺其右，病在右刺其左的刺络法。

⑩开鬼门，洁净府：即发汗、利小便的治疗方法。鬼门，即汗孔。净府，指膀胱。

⑪服：运行。

⑫巨气：即正气。

【释义】

本段论述了水肿证的病机及治疗原则和方法。阳气具有温煦推动作用，若五脏阳气郁遏，不能温运水液，则导致水泛肌肤，形成水肿。水液独居体内，不得气化，继之阳气受损而耗散于外，进一步水肿加重，原来的衣服都不相称了，同时四肢肿急，水湿困于中焦，脾胃功能失调。治疗原则是调节阴阳的偏胜偏衰，使之趋于协调。治疗方法是祛除淤积的水液废料，或发汗，或利小便，给水湿之邪找出路，并可采用缪刺的针法配合使用。同时，轻微的活动四肢，以促进气血的周流；穿着温暖的衣服，以保护人体的阳气。如此，则水精之气四布，五脏阳气疏通，从而荡涤五脏之浊，水肿自消。随之正常的水津自能滋生，形体充盛，骨骼肌肉等五体功能正常，则自然邪去正安。

本段所论，指出水肿的基本病机为"五脏阳气郁遏，水津不得温化"，基本治疗法则是"开鬼门，洁净府"，这对后世治疗水肿证采用温阳化气和发汗、利小便的措施具有重要的指导意义，如张仲景在《金匮要略》中说："诸有水者，腰以下肿，当利小便；腰以上肿，当发汗乃愈。"其理论即渊源于此。同时所述的"微动四极，温衣"的方法，奠定了中医护理学的基础。

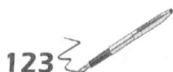

第七节　脾瘅

【原文】

帝曰：有病口甘者，病名為何？何以得之？岐伯對曰：此五氣之溢①也，名曰脾瘅②。夫五味入口，藏於胃，脾為之行其精氣，津液③在脾，故令人口甘也；此肥美④之所發也；此人必數食甘美而多肥也，肥者令人內熱，甘者令人中滿，故其氣上溢，轉為消渴⑤。治之以蘭⑥，除陳氣⑦也。（《素問·奇病論》）

【词解】

①五气之溢：五谷化生的精气上泛于口。张介宾注："五气，五味之所化也。"因五谷之味化于脾，其气上溢，故令口甘。

②脾瘅：病名。由于过食肥甘厚味，化湿蕴热，湿热困脾，导致以消渴、口甘、中满为其主要症状的疾病。

③津液：此指水谷精气，即上句之"精气"。

④肥美：肥甘厚腻之食物。

⑤消渴：病名。以食多、饮多、尿多、消瘦为其主要症状。

⑥兰：兰草，王冰注："兰，谓兰草也。"即佩兰类药物，具有芳香化湿、醒脾辟秽的作用。

⑦陈气：久积脾胃的湿热邪气。

【释义】

本段论述了脾瘅的症状特点和治疗方法及药物。脾瘅是由于过食肥甘厚味，化湿酿热，湿热困脾，导致谷气上泛，以消渴、口甘、中满为其主要症状的疾病。五谷精气上泛则口甘，湿热阻碍中焦气机则中满，热伤津液则口渴，湿热不去则饮不解渴。其治应祛除陈久甘肥不化之气，采用佩兰类药物芳香化湿，辟秽化浊，清热醒脾，以除甘满，防治消渴。此所论脾瘅，为消渴之中消证，多由湿热困脾，伤津化燥而成，症见多食易饥、溲多、消瘦等，故此论对论治消渴类疾病具有重要参考价值。

第八节　癫疾

一、癫疾的成因

【原文】

帝曰：人生而有病巔疾^①者，病名曰何？安所得之？岐伯對曰：病名為胎病^②，此得之在母腹中時，其母有所大驚，氣上而不下，精氣並居^③，故令子發為巔疾也。(《素問·奇病論》)

【词解】

①巔疾：《甲乙经》《太素》均作"癫疾"。此指癫痫病。

②胎病：即先天性疾病。

③气上而不下，精气并居：指因大惊而致气机逆乱于上，扰乱精气。张介宾注："惊则气乱而逆，故气上不下。气乱则精亦从之，故精气并及于胎，令子为癫痫疾也。"

【释义】

本段论述了癫痫一类疾患与先天禀赋相关。人出生时便患有的癫痫病，称之为胎病，因母亲在受孕时曾遭受巨大的惊恐，导致气机逆乱，气逆于上而不下，精气也随而上逆，与逆乱之气并聚不散，影响及胎儿，故其子生下来就可能患癫痫病。可见，中医学在很早时期就认识到妇女的孕期卫生，重视胎教，在怀妊之时要保持情绪稳定，心情愉快，避免精神刺激，反映了《内经》的优生学思想。现代医学也认为原发性癫痫与遗传因素有一定关系。

二、癫疾的证候及治疗

【原文】

癲疾始生，先不樂，頭重痛，視舉^①目赤，甚作極已而煩心，候之於顏^②，取手太陽、陽明、太陰，血變而止^③。癲疾始作而引口啼呼^④喘悸者，候之手陽明、太陽，左強者攻其右，右強者攻其左，血變而止。癲疾始作先反僵^⑤，因而脊痛，候之足太陽、陽明、太陰、手太陽，血變而止。(《靈樞·癲狂》)

【词解】

①视举：双目上视。

②候之于颜：颜，本指眉上之天庭部位，此泛指面部。即观察面部之气色变化。

③血变而止：血色有了变化就停止。此处指针刺出血，令血色由紫暗变为正常之后方止针。

④引口啼呼：引口，口角歪斜倾向一边。啼呼，口中有惊叫声。就癫痫而言，发作时有类猪、羊之叫声。

⑤反僵：指角弓反张，身体僵硬。

【释义】

本段论述了癫病发作的症状和状态及其针刺治疗方法。癫病发作时，患者先是出现精神抑郁、闷闷不乐，感到头部沉重而疼痛，双目上视，眼睛发红。癫病患者在严重发作之后就会出现心中烦乱。诊断的时候，可以通过观察其面部的色泽来预知其发作。治疗这一类型的癫病时应取手太阳经、手阳明经和手太阴经的穴位，针刺泻其恶血，待其血色由紫暗的颜色变为正常了以后止针。有些癫病开始发作时，出现口角牵引歪斜于一边，啼哭、惊恐呼叫、喘喝、心悸等症状，应取手阳明大肠经和手太阳小肠经的穴位治疗，观察病情的变化，掌握其牵引的方向，左侧痉挛就在右侧经脉的穴位上施针，右侧痉挛就在左侧经脉的穴位上施针，针刺出血，直到血色变正常之后方可止针。还有部分患者癫病开始发作的时候即先出现角弓反张、身体僵硬，因此有脊柱疼痛的症状，治疗时选取足太阳膀胱经、足阳明胃经、足太阴脾经、手太阳小肠经的穴位，针刺放血，直至血色由紫暗变为正常之后方止针。这些论述，可资现代临床参考，其针刺方法的临床价值值得进一步研究。

第六章　诊法

　　诊法，指中医诊断疾病的基本方法，包括望、闻、问、切四种诊法。中医诊法理论是建立在"以表知里""以常衡变"的基本认识论基础上，以"四诊合参"及四诊的灵活运用为基本方法体系的诊断疾病、辨识证候的理论。《内经》诊法理论，是在阴阳、藏象、病因病机等指导下提出，通过望、闻、问、切四诊，全面获取脏腑外现信息，以阴阳、病因病机分析的方法判断机体存在的病态问题。四诊是诊断疾病的手段和方法，辨证是诊断分析的途径和过程，《内经》奠定的中医诊断学基本思路是透过现象看本质，而诊断的参照标准是健康无病之人的生理状态，即平人、常人。

　　《内经》诊法内容比较丰富，通过望五色、听音声、嗅气味、观形态、询问病史以及诊脉、切肤，四诊合参判断疾病。望诊方面通过观察面部色泽变化的善恶，可以推断五脏疾病及其预后；通过望形体姿态，可以测知体质的强弱和疾病的轻重。凡色泽明润含蓄是脏腑精气充足的表现，色泽枯槁晦暗是脏腑精气衰弱的征象;《灵枢·通天》介绍了阴阳五态人的形体特征，进而反映了各种体质的特点。切脉方面着重对脉诊做了较为详细的阐述，诊脉的方法有遍身诊脉法、三部九候诊法、人迎、寸口脉诊法等，并在《素问·平人气象论》中提出用健康人即平人的呼吸来测定患者的脉象的诊断方法，所谓"常以不病调患者"。对于寸口脉的诊病道理，二十余种脉象的主病，"真脏脉"的脉象特征及诊察要点、预后等做了系统的论述。

　　《内经》在很多篇章中强调诊察疾病必须"四诊合参"，强调了只有望、闻、问、切四诊综合应用，才能做出正确的诊断。

　　本章所选条文内容，从切诊、望诊、闻诊、问诊以及四诊合参等各个方面进行阐述。

第一节 四诊

一、切诊

（一）调息察脉

【原文】

黄帝问曰：平人①何如？岐伯对曰：人一呼脉再动，一吸脉亦再动，呼吸定息②脉五动，闰以太息③，命曰平人。平人者，不病也。常以不病调④病人，医不病，故为病人平息以调之为法⑤。（《素问·平人气象论》）

【词解】

①平人：《内经》对阴阳协调、气血平和、健康无病之人的称谓。

②呼吸定息：指一次呼吸所用时间。由呼气、吸气以及呼吸换气之间短暂的停顿三部分时间组成。

③闰以太息：往往在几次呼吸之后，有一次较长呼吸，脉在定息之时多搏动一次，共计脉动五次，这种情况称为"闰以太息"。闰，余也。

④调：测度，计算。

⑤平息以调之为法：医生在呼吸均匀平稳时测算患者脉率的方法。

【释义】

本段论述了正常人的脉搏至数标准及呼吸与脉搏的关系。在诊断疾病过程中，诊察病人的脉搏具有了解机体气血运行、脏腑功能状态的作用，对于诊断病情有重要意义。通常健康无病的人，其脉搏是均匀有力，脉律均匀，一呼一吸之间是四至五次。这个标准同现代关于呼吸与脉搏之间的比率为 $1:4 \sim 1:5$ 的认识是一致的。《内经》以此为标准推断脏腑气血盛衰的轻重。例如，脉搏至数低于标准的，则为脉迟，属寒，高于标准的，则为脉数，属热。这种以脉搏和呼吸比率来判断平脉、病脉、死脉的诊脉方法是较容易掌握的，也是诊脉的基本要求，可以使学习者执简驭繁。

（二）独取寸口

【原文】

帝曰：氣口①何以獨為五藏主？岐伯曰：胃者，水穀之海，六府之大源也。五味入口，藏於胃，以養五藏氣。氣口亦太陰②也。是以五藏六府之氣味，皆出於胃，變見於氣口③。（《素問·五藏別論》）

【词解】

①气口：指腕部桡骨内侧脉动之处，又称"寸口""脉口"，是中医最常用的切脉部位之一。张介宾注："气口之义，其名有三：手太阴肺，肺经脉也，肺主气，气之盛衰见于此，故曰气口；肺朝百脉，脉之大会聚于此，故曰脉口；脉出太渊，其长一寸九分，故曰寸口。是名虽三，其实则一耳。"

②太阴：此指足太阴脾经。

③变见于气口：指五脏六腑接受水谷精微的变化均可表现于气口。见，音义同"现"，表现。

【释义】

本段论述了诊寸口脉以诊察五脏六腑之病的原理。临床诊脉的部位主要在气口，也即脉口、寸口，指两手腕部桡骨头内侧动脉搏动处。独取寸口可以诊察疾病，这是因为寸口属于手太阴肺经的动脉，肺主气朝百脉，肺的经脉起于中焦脾胃，脾胃是水谷之海，受纳五谷饮食，并运化水谷精微物质，化生后天水谷之精气，营养五脏六腑周身百骸，充养于五脏六腑之精气，成为五脏六腑精气的源泉。脾胃所运化精微物质，必须依赖肺之宣发肃降，才能布达全身。因此五脏六腑精气的盈亏，皆与脾胃之气有关，也反映于肺经经脉的充盛状况，因此通过诊寸口脉可以了解五脏六腑的精气虚实状况。

（三）平旦诊脉

【原文】

黄帝問曰：診法①何如？岐伯對曰：診法常以平旦②，陰氣未動，陽氣未散③，飲食未進，經脈未盛，絡脈調勻，氣血未亂，故乃可診有過之脈④。（《素問·脈要精微論》）

【词解】

①诊法：诊察疾病的方法，此专指诊脉一法。

②平旦：太阳初升之时，即清晨。

③阴气未动，阳气未散：此二句乃互文，即阴阳之气未被扰动耗散。

④有过之脉：指有病变的脉象。过，过失、异常。

【释义】

本段论述了平旦诊病的意义。在诊察脉象时，要掌握一定的诊法技巧。机体的气血运行在不同时间有着不同的状态，同时还受到机体的运动、情绪、饮食等因素的影响。例如清晨时分，人体经过一夜的睡眠后，机体内环境处于相对稳定的状态，没有受到饮食、情绪、运动等其他因素的干扰，最能如实地反映气血的盛衰状况，有利于对疾病的正确诊断。其精神实质在于告诫医生，诊病时应尽可能排除内外环境因素对患者的影响，以获取准确的病情资料。故曰："诊法常以平旦。"事实上，西医临床诊断也同样体现了这一原则，如在检测肝肾功能时，要求患者空腹验血；在测基础体温以了解是否排卵时，需要女性在刚刚睡醒，没有任何活动的时候进行测量等。

（四）切脉诊病

【原文】

夫脉者，血之府也①，长则气治②，短则气病③，数则烦心，大则病进④，上盛则气高，下盛则气胀⑤，代则气衰⑥，细则气少，涩则心痛⑦。浑浑革至如涌泉⑧，病进而色弊⑨；绵绵其去如弦绝⑩，死。（《素问·脉要精微论》）

【词解】

①脉者，血之府：经脉为血与气的藏聚运行之处。府，物聚之处。

②长则气治：长，指脉体应指而长，上及于寸，下及于尺。气治，指气血调和，运行有序。

③短则气病：短，指脉体应指而短，上不及寸，下不及尺。气病，包括气虚、气郁等。

④大则病进：脉体满指而大，表示正邪交争，病情将进一步发展。

⑤上盛则气高，下盛则气胀：上，指人体上部诸脉；下，指人体下部诸脉。《内经》诊脉法以"三部九候"为主，将人体脉动之处分为上、中、下三部，每部又分天、地、人三候。丹波元简注："诸家以上下为寸尺义，而《内经》有寸口之称，无分三部而为寸关尺之说。乃以《难经》以降之见读斯经，并不可从。此言上下者指上部下部之诸脉，详见《三部九候论》。"气高，指喘促、胸满等症。气胀，指腹部胀满等症。意即上部脉盛提示邪壅于上，可见喘

促及胸满等症；下部脉盛提示邪壅于下，可见腹部胀满等症。

⑥代则气衰：脉来缓弱而有规则的间歇，主脏气衰弱。

⑦涩则心痛：脉象往来艰涩，如轻刀刮竹，主气滞血瘀，不通则痛，故见心痛之病证。

⑧浑浑革至如涌泉：浑浑：滚滚也，水流盛大貌。革，急也，形容脉来如泉水急促上涌，盛于指下。主邪气亢盛，病势严重。

⑨色弊：气色败坏貌。

⑩绵绵其去如弦绝，死：为脏气衰竭，生机已尽，真脏脉见，故主死。绵绵，指脉细微欲绝之象。

【释义】

本段论述了脉与血的关系以及机体失常在脉象上的反映。脉为血之府，脉管内充盈着血液，通过脉诊，触按脉搏的强弱、大小、快慢，可以知晓血液在脉管内运行的通畅与否、血液充盈与否、邪气是否侵袭人体等。通常脉分布在腕部寸关尺三部，正常健康无病之人脉搏三部均可以触及。如果脉搏上能及寸、下能及尺，属于长脉，主气血和平无病。如果脉体应指而短，不及三部，则反映气血不足而有病。如果脉搏一息五至以上，属于数脉，主感受热邪或阳气亢盛，血得热则疾行，因此脉率加快。在外感病邪中，如果脉搏洪大有力，常常反映邪气盛而实，病情会继续发展。如果上部诸脉盛而有力，反映邪气壅滞在人体上部心肺部，可见到喘促胸满症状。如果下部诸脉盛而有力，反映邪气壅滞在人体下部，可见腹部胀满症状。如果脉象缓弱而有规则地间歇，主脏气虚弱。如果脉象细如丝线，主诸虚劳损，血虚气少。如果脉象涩滞不畅，如轻刀刮竹，主气血虚少或者气滞血瘀，由于心主血脉，气血运行不通会出现胸部心前区疼痛症状。如果脉象滚滚如洪水，气势磅礴，则主邪气亢盛病情加重。如果脉象微细欲绝，若有若无如断绝的琴弦，则主正气极虚，病情危重。此论切脉诊病的核心内容，对后世影响很大，可以说奠定了中医脉学的理论基础。

二、望诊

（一）望气色

【原文】

夫精明五色者，氣之華也①。赤欲如白裹朱②，不欲如赭③；白欲如鵝羽，不欲如鹽；青欲如蒼璧④之澤，不欲如藍⑤；黃欲如羅裹雄黃，不欲如黃土；黑欲如重漆色，不欲如地蒼⑥。五色精微象見矣，其壽不久也⑦。夫精明者，所以視萬物，別白黑，審短長。以長為短，以白為黑，如是則精衰矣。（《素問·脈要精微論》）

【词解】

①精明五色者，气之华也：精明，指眼睛、眼神。五色，指面之五色。人之眼睛与面色，是五脏精华之气外现之处。

②赤欲如白裹朱：白（bó），通"帛"。朱，朱砂。指赤色要像帛绢包裹朱砂一样，形容面色隐然红润而不露。

③赭：指赭石，其色赤而灰暗不泽。

④苍璧：青色的玉石。

⑤蓝：草名，干品呈暗蓝色，可加工成靛青，作染料。

⑥地苍：即青黑色的土。

⑦五色精微象见矣，其寿不久也：指五脏之精微之气化作色相外露，则预后不良。

【释义】

本段论述了面部五色和目之神采皆为脏腑精气之外象，精气的盛衰决定了疾病的预后。人体内在脏腑精气的盛衰及其机能的强弱，可通过气血彰显于外。面部和眼睛有赖于五脏六腑之精气的濡养，是为精明所在。由于头面部的血脉极其丰富，全身血气皆上注于面，因此通过观察面部颜色和光泽可以了解脏腑机能的盛衰。临床望诊中望面色具有重要意义。正常的健康面色是明润含蓄，如果晦暗暴露则反映机体内脏精气衰竭，预后不良。因此面色如帛裹朱砂的赤红，如鹅的羽毛雪白，如苍璧的翠青，如罗裹雄黄的明黄，如重漆的乌黑，这些都是有光泽的颜色，反映病情预后是好的。如果颜色如代赭石的暗红，如食盐的苍白，如蓝草的灰青，如黄土的暗黄，如尘土的浊黑，这些都是晦暗无光泽的颜色，反映病情预后的不好。脏腑的精气反映在面部的色泽上，外露无遗，并且所露皆为晦暗之色，这常常预示病情极其危重或恶化，患者寿命不能长久。观眼睛的神采和色泽，以及视觉的功能，可以了解脏腑精气盛衰。如果双目有神，视物清晰，辨别颜色准确，这是精气充盛而不衰。如果两眼无神，视物大小难以辨别，黑白不分，则预示精气衰竭。本段条文突出了望诊的重要性，望面色、望目睛是望诊的重要内容，对临床辨证有着极为重要的意义，应该熟练掌握。

（二）望形态

【原文】

夫五藏者，身之强①也。头者，精明之府②，头倾视深，精神将夺③矣；背者，胸中之府④，背曲肩随⑤，府将坏矣；腰者，肾之府，转摇不能，肾将惫⑥矣；膝者，筋之府，屈伸不能，行则偻附⑦，筋将惫矣；骨者，髓之府，不能久立，行则振掉⑧，骨将惫矣。得强则生，失强则死。（《素问·脉要精微论》）

【词解】

①五脏者，身之强：五脏为身体强健之本。张介宾注："脏气充则形体强，故五脏为身之强。"

②精明之府：精气神明汇聚之处。

③头倾视深，精神将夺：指头低垂不能抬举，目光深陷无神。皆为五脏精气虚竭欲脱之象。夺，脱也。

④背者，胸中之府：心肺居于胸中，心俞穴、肺俞穴均在肩背，故背为胸之府。

⑤背曲肩随：脊背弯曲，不能挺直，肩垂不能举。此为胸中心、肺二脏精微之气亏虚的表现。随，下垂。

⑥惫：音义同"败"，衰竭之意。

⑦偻附：指身体弯曲不能直立，需依附于他物而行。

⑧振掉：震颤摇摆。

【释义】

本段论述了从形体的表现诊断五脏精气盛衰。人体是由若干脏腑、形体、官窍组成的，各个脏腑形体官窍是有机的整体，彼此在结构上衔接沟通，整体以五脏为中心，通过经络系统"内属于脏腑，外络于肢节"的联络作用，构成

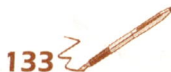

了五脏生理系统。五脏精气充盛则充养于形体官窍，使得形体强壮。五脏六腑的精气上注于头面，充养于五官七窍，发挥视觉、听觉、嗅觉、味觉等功能，头面部是精气聚集之处，内藏脑髓，外通七窍，因此为精明之府。五脏精气旺盛，从头面部观察可以看到神采奕奕，双目有神，转动灵活。如果五脏精气不足，充养脑部髓海不足，则头不能持重而低垂不举，双目深陷无神。心肺脏腑位居躯干的上部，在胸腔中，外应于背部，并且心肺的俞穴在背部，背部为心肺之府，如果观形体背部弯曲不能挺直，肩部下垂无力，则反映心肺脏腑精气不能充养于肩背，属于心肺精气衰败。腰部内藏有肾，为肾之府，肾精充盛腰部健壮转动灵活，如果腰部疼痛，转动受限困难，反映肾脏精气不足。下肢膝关节是人体较大的关节，也是诸筋聚集之处，为筋之府，膝部的穴位阳陵泉是筋会之处，正常膝关节奔跑跳跃灵活自如，如果出现屈伸困难，活动受限，甚至于依附于他物才能行走，这是筋失去精气的濡养而衰惫造成的。肾精化生髓，髓充养于骨，使得骨骼坚硬强壮，因此骨为髓之府。如果骨骼痿软不能长久站立，行走摇摆，则是由于肾脏精气不足，骨气衰败导致的。五脏的精气旺盛则形体官窍功能发挥正常，否则形体衰败。此论说明，人体是以五脏为中心的一个整体，外在的形体受内在的五脏主持，故五脏是形体强健的本源。头、背、腰、膝、骨是躯体的五个标志部位，亦为五脏精气汇聚之处。经文列举了这些形体的失常表现及其病理意义，说明通过观察形体的动静状态，可以了解五脏精气的盛衰。

（三）望神

【原文】

得神者昌，失神者亡。（《素問·移精變氣論》）

【释义】

神，既是生命活动的主宰，又是生命活动的体现。人体的神有广义和狭义之分。广义的神指整个人体生命活动的主宰和外在总体表现，包括了一切生理活动、心理活动的主宰，也是生命活动外在的体现。狭义的神指人的精神、意识、思维、情感活动及性格倾向等。人体五脏功能的协调、精气血津液的贮藏和输布、情志活动的调畅等都必须依赖神的统帅和调控。神本身由精气血津液精微物质所化生，同时又反过来对这些物质的代谢生成进行调控。脏腑精气保证了各脏腑的功能的行使，也保证了神的化生。脏腑精气对外界环境刺激作出应答反应的结果也表现为精神、意识和思维活动，产生不同的情志活动，这些都构成了神的组成内容。《内经》非常重视神在人体生命活动和诊断疾病、判断预后中的重要作用。望神的内容，主要包括人体的精神状态、形体盛衰、面色光泽和目的神采。有神的表现是：神志清楚，动作灵活，体态自如，面色荣润含蓄，目光明亮，精彩内含，视物敏锐。无神的表现是：神志错乱或精神萎靡，反应迟钝，动作失灵，面色晦暗，表情淡漠，目光晦暗，瞳神呆滞，视物昏糊。有神气则预后好，无神气则预后差。

三、闻诊

【原文】

五藏者，中之守①也。中盛藏满，氣勝傷恐者②，聲如從室中言③，是中氣之濕也；言而微，終日乃復言者④，此奪氣也；衣被不斂⑤，言語善惡不避親疏者，此神明之亂也；倉廩不藏者，是門戶不要⑥也；水泉不止⑦者，是膀胱不藏也。得守者生，失守者死。(《素問·脈要精微論》)

【词解】

①五脏者，中之守：言五脏为精气、神气内藏之处，各司职守。中，内也；守，职守。

②中盛藏满，气胜伤恐者：中，中焦脾胃。中盛，指中焦湿盛，困阻脾胃。气胜，指中焦湿气盛。恐为肾志，此处恐代肾。全句意为中焦湿盛，困阻脾胃，土盛克水，损伤肾气。

③声如从室中言：声音重浊，如从密室中讲话一般，即如瓮中言。

④言而微，终日乃复言者：声音低微，一句话不能一口气讲完，言语断续无力。

⑤衣被不敛：衣冠不整。被（pèi），同"帔"，肩上的披风。

⑥仓廪不藏者，是门户不要：指脾胃功能失守，传导水谷的门户失于约束，出现下利不禁的症状。"要"，通"约"，约束。

⑦水泉不止：指遗尿。

【释义】

本段主要论述通过闻诊了解五脏的功能状况。机体五脏主藏精气，藏精气而不泻，宜固守精气而不能散失，这样才能保证五脏的功能良好地发挥。辨别五脏精气是否藏守得好，可以从听声音、问病情入手来了解。如果听患者的声音沉闷如从密室中发出来一样，不通畅清彻，多是湿气困阻中焦脾胃所致。人的声音，起于肾，出于肺，交会于中焦脾土。故出现这样的症状，多是脾胃中土被湿气壅滞，上下气机不能贯通，伤肾壅肺所导致的。如果患者发出的声音低微轻弱，气不能接续，很长时间才说下一句话，这是由于精气衰微，气被耗竭导致的。如果患者的行为举止和常人不同，衣冠不整，甚至裸露肌肤身体，却没有羞耻感，或者口出秽语，打人毁物，不辨亲近和疏远，这是精神意识出现了错乱，是神明被邪扰动，脏腑精气失于内守。患者如果出现大便不能固摄，泄利于下，则是由于脾脏失去固守，肠胃失调；如果小便如水泉一样汩汩而出不能停止，失于固摄，则是肾脏失去精气的固守，膀胱失去肾精的约束导致的。五脏精气必须充盈于各脏腑，保证不能丧失而衰竭，这样才不至于出现上述的诸多症状，否则五脏失去精气的固守，脏气衰败而预后不良。

四、问诊

【原文】

岐伯曰：入國問俗①，入家問諱②，上堂問禮③，臨病人問所便④。黃帝曰：便病人奈何？岐伯曰：夫中熱消癉⑤則便寒，寒中之屬則便熱。胃中熱則消穀⑥，令人懸心⑦善饑，臍以上皮熱；腸中熱則出黃如糜⑧，臍以下皮寒。胃中寒，則腹脹；腸中寒，則腸鳴飧泄。胃中寒，腸中熱，則脹而且泄；胃中熱，腸中寒，則疾饑，小腹痛脹。（《靈樞·師傳》）

【词解】

①入国问俗：进入一个国家，要问明当地的风俗。

②入家问讳：进入人家，要问明人家的忌讳。

③上堂问礼：堂，古代宫室，前为堂，后为室。礼，礼仪。

④临病人问所便：临证时要问病人觉得怎么适宜。便，相宜。

⑤消癉：即消渴病，表现为多饮、多食、多尿、消瘦等。

⑥消谷：使谷物消化得快。

⑦悬心：指胃脘中有空虚之感。

⑧出黄如糜：指粪便如黄色的稀粥。糜，粥。

【释义】

本段论述"临病人问所便"即问诊在临床上的重要性。正如进入一个国家要问当地的风俗，进入人家要问家中的忌讳，进入客堂要问人家的礼仪一样，临证诊察病人当问其所便。"临病人问所便"，是问诊中的重要内容，强调医生不仅要了解病人不舒服的症状，还要了解病人觉得舒服相宜的情况。中医学认为，人体本身具有调和阴阳的能力，当身体阴阳偏颇时，"神机"正常的身体会有倾向性的选择利于疾病恢复的因素。如中焦有热，灼津消谷，可致消渴，当问其病人之喜好，病性属热的病人喜欢寒凉，可以表现为口渴喜凉饮、喜欢凉爽的环境；病性属寒的病人喜欢温热，可以表现为口渴喜热饮、遇热则症状减轻等。胃中有热，往往会消谷善饥，病人胃中经常有空虚感。脐以上皮肤热者，可能是胃肠中有热，可见下利糜烂臭秽。脐以下皮寒者，可能是胃肠有寒，胃寒则腹胀，肠寒则肠鸣泄泻，夹有不消化之食物。如果是寒热错杂，胃热肠寒，则往往是既见消谷善饥之热象，又见小腹胀痛之寒征。可见，病人对气候、环境、饮食气味等的喜恶均包涵了疾病的信息。因此，在临床上，通过问诊了解患者的"所便"，对于医生推断病机具有重要作用。

第二节　四诊合参

【原文】

切脉动静，而视精明①，察五色，观五藏有馀不足，六府强弱，形之盛衰，以此参伍②，决死生之分。(《素问·脉要精微论》)

【词解】

①视精明：观察眼睛的神态及色泽等变化。精明，指眼睛或眼神。

②参伍：相互比照、相互印证。

【释义】

本段论述四诊合参的诊断原则及重要性。医者通过切脉虽可以了解患者的气血津液脏腑功能情况，但不是唯一的特异性的诊法，必须结合望、闻、问三法，四诊合参，望患者的面色、形体、姿态、动作；闻患者气味和分泌物味，问头、胸、腹、肢体等部位的症状，通过全面掌握病变证候的信息，了解五脏六腑精气的充盈亏衰，形体及气血津液的盛衰，来综合分析病情，辨析正邪双方关系，正确判断疾病的发展转归和预后的吉凶，强调了"四诊合参"的重要性。可见，临床若是片面强调切脉，认为仅凭脉诊就能完全明确病情，有违《内经》原旨。

【原文】

凡治病必察其下①，適其脈②，觀其志意，與其病也。拘於鬼神者，不可與言至德③；惡於針石者，不可與言至巧④；病不許治者，病必不治，治之無功矣。（《素問·五藏別論》）

【词解】

①必察其下：指必须察问二便。《太素》作"必察其上下"，即上察鼻窍，下察二便。可供参考。

②适其脉：辨清脉搏的情况。适：此处可做"察"解。

③至德：此指医学道理。因医学理论至真至善，是谓至德。

④至巧：此指最巧妙的针石治病技术。

【释义】

本段论述了四诊合参的重要性及其临床应用。临床在诊断疾病过程中，必须用心去辨析患者的各种表现，诊察脉象，上部察人迎，下部察寸口。了解症状，必须详察上部孔窍和下部孔窍的功能状况，综合起来全面去了解病情。同时在诊断过程中，还要观察患者的精神意志状态，精神振奋乐观的患者容易振奋体内的正气，有利于机体健康的恢复，而悲观失望的患者则常常萎靡不振，正气无法激发，不利于机体健康的恢复。由于人是有思想有感情的，医生不可单纯机械地去诊治疾病。还需要能够做到了解患者的思想动态，加以区别而不同对待。如果患者相信鬼神之类的东西，对人体的健康没有一个正确的唯物思想观点，执迷于祈祷求助于鬼神，那么告诉他诸多修身养性锻炼身体的方法是没有用的。如果患者对于针灸砭石的治疗技术有所畏惧和不接受，那么告诉他针刺的技术如何巧妙和有效，他也是无法接受的。如果患者对自己的病情悲观失望，认为无药可治，或者相信巫医鬼神不用医药治疗，医者切不可强求给予治疗，这样的治疗不仅患者抗拒而无效，而且即使治疗了，也是不被认可的。所以医者不仅要了解如何诊治疾病，还需要掌握如何与不同的患者交往，因人施法，灵活对待。

《内经》在这里提出在治疗疾病时，要了解患者的二便情况、辨清脉搏、观察其情绪、精神状态，以及疾病的其他症状。指出医生要"望闻问切"四诊合参，认真全面地诊察病情。同时，指出了临证时医生与患者语言沟通的重要性。中医学认为疾病的康复很大程度上取决于患者本身，汤药、针灸等治疗手段不过是调动、帮助其自身的"神机"进行自我修复，即所谓"扶正祛邪"。患者的精神状态、对医生的信任程度，对于疗效有重要的影响。若患者不愿接受治疗，医生的治疗手段就不容易调动其"神机"，治疗效果就不佳。因此，医生需要具有很好的语言沟通能力，使患者积极主动地配合治疗，才能达到最佳疗效。

第七章　治则治法

　　治则治法是关于疾病治疗的基本原则和具体方法，它集中体现了《内经》为中医学所确立的治疗学观点和实践思路。治疗原则是针对疾病与证候确立的治疗法则，《内经》认为治疗疾病就要辨识阴阳盛衰，然后加以适当调整，使人体阴阳等各种关系恢复到协调平衡的状态。如《素问·至真要大论》所云："谨察阴阳所在而调之，以平为期。"以这种认识为依据，提出了治病求本、标本先后、三因制宜、因势利导、攻邪养正、协调阴阳、早期治疗等治疗原则。具体治疗原则包括寒热温凉、虚实补泻、表里异治、治法逆从等，如《素问·至真要大论》所云："寒者热之，热者寒之，温者清之，清者温之。"这些治疗原则体现了中医学的治疗特色，是中医临证遣方用药时必须遵守的原则。

　　治疗方法是在治疗原则的指导下，根据不同的病情所采取的具体治疗方法。治疗方法的确定，可以根据治则所规定，选用从属于治则的方法，如在"实则泻之"的原则指导下，根据病邪所在的部位用解表法、涌吐法、消导法、攻下法、利水法等；在"虚则补之"的原则指导下，有益气法、温阳法、补血法、滋阴法及"精不足者，补之以味""形不足者，温之以气"等；在因势利导的原则指导下有"其高者，因而越之；其下者，引而竭之；中满者，泻之于内"等。治疗方法的确定，还可以遵从治则的规定，根据具体疾病采用更有针对性的治法，如解表法里有辛温解表、辛凉解表等；利水法里有开鬼门、洁净府等。《内经》具体治疗中采用了多种方法，如砭石、针灸、药物、导引、按跷、熏洗、药熨、饮食和精神疗法等，不仅从治疗原则上，而且从药物性能、制方原则、治疗措施、服药时间等多方面对治疗进行了系统的论述，在中医治疗学中起到了奠基的作用，是临床治疗的理论基础。

　　本章所选内容，分别从正治、反治、因地制宜、因势利导、标本逆从、中病即止进行阐述。

第一节 治法

一、正治

【原文】

寒者热之，热者寒之①，微者逆之，甚者从之②，坚者削之③，客者除之④，劳者温之⑤，结者散之⑥，留者攻之⑦，燥者濡之⑧，急者缓之⑨，散者收之⑩，损者温之⑪，逸者行之⑫，惊者平之⑬，上之下之⑭，摩之浴之⑮，薄之劫之⑯，开之发之⑰，适事为故⑱。（《素问·至真要大论》）

【词解】

①寒者热之，热者寒之：治寒证用温热法，治热证用寒凉法。

②微者逆之，甚者从之：病证单纯，疾病性质与所表现的病象一致，则逆其病象而治；病证复杂，疾病性质与所表现不一致，或有假象，则顺其病象或假象而治。

③坚者削之：体内有坚积之病，如癥块之类，用削伐法。

④客者除之：外邪侵犯人体所致的疾病，用祛除病邪的方法。客，侵犯。

⑤劳者温之：虚劳一类病证，用温补法。

⑥结者散之：对气血郁结或痰浊、邪气内结等，用消散法。

⑦留者攻之：对病邪留而不去，如留饮、蓄血、停食、便闭等，用攻下法。

⑧燥者濡之：对津液耗伤所致的干燥病证，用滋润生津等濡润法。

⑨急者缓之：对拘急痉挛之类的病证，用舒缓法。

⑩散者收之：对精气耗散之病，如自汗、盗汗、滑精等，用收敛法。

⑪损者温之：对虚损怯弱之病，用温养补益法。

⑫逸者行之：由过度安逸导致气血壅滞不畅、运行迟缓的一类病证，治宜行气活血法。

⑬惊者平之：惊悸不安、精神亢奋一类病证，用镇静安神法平抑之。又惊为平生不见之事物所致，使之习惯以为平常则不觉惊。

⑭ 上之下之：病邪在上者，用涌吐法使之上越而出。病邪在下者，用攻下法使之下夺而去。

⑮ 摩之浴之：摩之，按摩法。浴之，汤药浸洗和水浴法等。

⑯ 薄之劫之：用具有侵蚀作用的方药治病谓"薄之"；以作用峻猛的方药劫夺邪气的治病方法谓"劫之"。

⑰ 开之发之：开之，开泄法。发之，发散法。

⑱ 适事为故：具体选用何法，应该以适应病情为原则。

【释义】

本段主要论述了正治法。对于疾病的治疗，治病求本是中医学治病的主导思想，在治疗疾病时，必须辨析出疾病的病因病机，抓住疾病的本质，然后针对疾病的本质来进行治疗。临证疾病错综复杂，对于疾病本质和征象一致的，采用正治的方法，即采用与疾病的证候性质相反的方药来进行治疗的一种治疗原则，也叫做"逆治"。临床上大多数的疾病外在征象与其病变本质是相一致的，因此正治是临床上最为常见的治疗原则。如果证候属于寒证，应当用温热类药物治疗，如用麻黄汤治疗表寒证。如果证候属于热证，应当用寒凉类药物进行治疗，如用白虎汤治疗里热证。对于病势轻浅的，病情单纯无假象的，采用逆治方法来治疗；如果病势严重，病情复杂甚至出现假象，则需要顺从病证的外在假象而治疗，这种方法属于从治。对于体内出现了坚硬肿物，癥瘕积聚，应当用削伐的药物治疗，如用软坚散结的鳖甲煎丸治疗体内肿物。对于感受外邪而病的，当以祛除外邪为主，如用羌活胜湿汤祛除肢体风寒湿邪。对于过劳耗伤机体之气，造成脏腑气不足的，应当给予温补的方药调治，如用补中益气汤补益中焦脾胃之气，治疗由于过劳造成的脾胃中气不足。对于体内出现气血运行涩滞不畅，邪气内结，形成气郁血瘀病变的，应当采用消散的药物，如用理气散郁或者活血化瘀的药物来调理。对于体内出现蓄留的水液和瘀血，应当采用攻逐泻下的药物来治疗，如用抵当汤治疗瘀血。对于体内由于津液匮乏，体内外濡养不充分，需要使用滋养濡润的药物来治疗，如用清燥救肺汤来治疗燥咳。对于筋脉出现了拘急挛缩，应当使用舒缓之性的药物，如用芍药甘草汤治疗脚挛急。对于精气耗散，不能约束体内津液，出现精微物质的外散和亡失，应当使用收敛之品，如用牡蛎散止汗。对于机体虚弱的，精气物质不足的，应当用温养补益的药物来滋生精气，如用人参养荣丸治疗精气虚证。对于气血停滞，运行不畅，肢体痿废的，应当用行气活血的药物来推动气血运行，如用补阳还五汤治疗半身不遂等症状。对于心神不宁，惊悸不安的，应当使用镇惊安神的药物治疗，如用朱砂安神丸治疗失眠。对于病邪在上部的，应当使用药性向上的涌吐之类药物祛除邪气，使邪气从上而祛除，如瓜蒂散。对于病邪在下部的，应当使用药性向下的导出之类药物祛除邪气，使邪气从下而祛除，如用五苓散通利小便，承气汤攻下大便。临床在治则的指导下所采用的具体治疗方法有多种，如按摩、针灸、药物浴、外用膏药或内服药物。至于采用何种具体方法，可根据临床具体实际情况而定。

二、反治

【原文】

帝曰：何謂逆從？岐伯曰：逆者正治，從者反治，從少從多，觀其事也。帝曰：反治何謂？岐伯曰：熱因熱用，寒因寒用①，塞因塞用，通因通用②。必伏其所主，而先其所因③。其始則同，其終則異④。可使破積，可使潰堅，可使氣和，可使必已。（《素問·至真要大論》）

【词解】

①热因热用，寒因寒用：热因热用，以热性药物治疗真寒假热证。寒因寒用，以寒性药物治疗真热假寒证。

②塞因塞用，通因通用：塞因塞用，用补益法治疗正虚所致的胀满闭塞不通之证。通因通用，用通利攻下法治疗邪实于内的下利之证。

③伏其所主，而先其所因：治病必须治疗疾病的本质，因而要先探求疾病的原因。伏，制伏；主，疾病的本质；因，病因。

④其始则同，其终则异：以热药治假热，寒药治假寒，开始用药与疾病假象似乎相同；待假象消失，真象显现，最终仍是药性与病象相反。

【释义】

本段主要论述了反治法。由于临床病证表现复杂，有时病证可出现临床表现与疾病的本质相反的情况。对于这样的情况，根据"治病求本"的主导思想，仍然要紧扣疾病的本质来治疗。所采用的方药性质与病证中假象的性质相同，顺从病证外在假象而治疗，这样的治疗方法属于反治，也叫"从治"。但究其实质，用药虽然是顺从病证的假象，却是与病证的本质相反的。临床这类情况比较少见，因此反治的应用相对也较少。反治在临床上主要有热因寒用、寒因热用、塞因塞用、通因通用四种情况。

热因热用是用热性药物来治疗具有假热征象的病证，适用于阴盛格阳的真寒假热证。由于阴寒充盛于内，逼迫阳气浮越于外，可见身体不恶寒，面容红赤如妆，但由于阴寒内盛是本质，同时也可见到下利清谷、手足厥逆、脉微欲绝、舌淡苔白等真寒的表现，因此应当用温热药物予以治疗。

寒因寒用是用寒性药物来治疗具有假寒征象的病证。适用于阳盛格阴的真热假寒证。由于里热内盛，阳气郁闭于内，不能向外透达起到温煦的作用，格阴于外而见到手足厥冷、脉沉伏的假寒表现，但是阳热内盛是本质，同时可以见到躯干部壮热而欲掀衣被，恶热、烦渴喜欢饮用冷水、小便短赤、舌红绛、苔黄等真热表现，因此应当用寒凉药物清热治疗。

塞因塞用是用补益药物来治疗具有闭塞不通症状的虚证，适用于因体质虚弱，脏腑精气功能减退而出现闭塞症状的真虚假实证。如由于血虚而导致闭经，这是由于血液亏少，化源不足，应当补益气血填充其源，不宜使用活血化瘀之类疏通经络的药物来治疗。

通因通用是指用通利的药物来治疗具有通泻症状的实证，适用于因实邪内阻而出现通泻症状的真实假虚证。通常对于泄泻、崩漏、尿频等病证，临床多采用止泻、固摄的方法，但若是由于实邪内阻所导致的通泻病证，应当针对邪实的本质而治疗，如对于食滞内停、阻滞胃肠导致腹痛泄泻，泻下物臭秽如败卵，则应当用消食导滞攻下的方法，推荡积滞，使食积去而泄泻停止。

反治的起始阶段，药性与假象是相同的，但是随着药效的发挥，假象消失，真象显现，药性就与疾病的表象相反了。临床无论正治和反治，都是在治病求本的原则指导下产生的治疗方法，殊途同归，其实质是一样的，最终都能祛除病邪，调理脏腑机能，调和气血，恢复身体健康。

第二节　治则

一、因地制宜

【原文】

黄帝問曰：醫之治病也，一病而治各不同，皆愈何也？岐伯對曰：地勢①使然也。故東方之域，天地之所始生也②。魚鹽之地，海濱傍水，其民食魚而嗜鹹，皆安其處，美其食③。魚者使人熱中④，鹽者勝血⑤，故其民皆黑色疏理⑥，其病皆為癰瘍，其治宜砭石⑦。故砭石者，亦從東方來。（《素問·異法方宜論》）

【词解】

①地势：东、南、中、西、北五方的地理形势。

②天地之所始生也：自然界生发之气始于东方。

③安其处，美其食：久居而能适应，对吃的食物也感到习惯味美。

④热中：热积于体中而痈发于体外。

⑤盐者胜血：盐味咸，咸入血，少则养，过则害，多食伤血。

⑥疏理：皮肉腠理疏松而不致密。疏，通"疏"。

⑦砭石：砭石，古代以石制成的尖石或石片的医疗工具，形状呈锥形或楔形，用以刺痈疽以排除脓血等。

【释义】

地域气候不同，生病各异，因而治法也各有所宜。五方地域有东南中西北之分，地势有高低之别，气候有寒温之异，故其发病也各不相同，诊治疾病必须根据地域气候特点、生活习惯、个体体质差异等具体情况，灵活运用因地制宜、因人制宜的原则。不同的地域，可能有各种不同的治法，有用砭石者，有用药物者，有用针灸者，有用导引按跷者，主要是因为地域不同，所患疾病各异，当分别采用针对性较强的治疗方法和手段。如东方之域，似一年之春，为阳气升发之域，地处沿海，鱼盐之地，海滨傍水，渔业为生，人民自然食鱼较多，而鱼类生于海水之咸，人们却久居之处感到习惯，对吃的食物觉得味美。

然而，鱼肉生热，多食久食则会导致体内积热，加之咸味伤血，多食之令人口渴，又此处的人们多皮色黑而腠理疏松，综合因素使人多发痈疮类疾病，治疗则多用砭石刺痈疽以排除脓血。故砭石由东方之域总结发明，主要用于治疗痈疽疮疡。

【原文】

西方者，金玉之域①，沙石之處，天地之所收引②也。其民陵居③而多風，水土剛強，其民不衣而褐薦④，其民華食而脂肥⑤，故邪不能傷其形體，其病生於內⑥，其治宜毒藥⑦。故毒藥者，亦從西方來。（《素問·異法方宜論》）

【词解】

①金玉之域：泛指盛产金玉的地区，遍地砂石。

②天地之所收引：自然界收敛凝聚之气所在之处。

③陵居：居于高地。

④不衣而褐荐：不穿布帛制成的衣服，而穿着毛布，睡卧草席。褐，以粗毛或粗麻为材质制成的衣服；荐，以细草编织而成的草席。

⑤华食而脂肥：华食，经常食用鲜美的酥酪、骨肉之类食物。脂肥，形体肥胖。

⑥病生于内：饮食七情之病。

⑦毒药：泛指治病的药物。

【释义】

西方之域，盛产金玉矿类，砂石遍地，水土刚强，气候多收敛凝聚而又多风，地势偏高，民居高陵，喜穿毛布，睡卧草席，嗜食肉类，因而形体多肥胖，往往是内伤发病，治疗则必须使用药物以祛除病邪。故药物由西方之域总结发明，用于治疗内伤疾病。

【原文】

北方者，天地所閉藏之域①也。其地高陵居，風寒冰冽，其民樂野處②而乳食，藏寒生滿病③，其治宜灸焫④。故灸焫者，亦從北方來。（《素問·異法方宜論》）

【词解】

①天地所闭藏之域：自然界封闭固藏之气所在的地区。

②乐野处：习惯于游牧生活。乐，习惯。

③藏寒生满病：乳食性寒，久食则脏气寒，脏寒失于温运而气机迟滞，故生胀满之类病证。

④灸焫：用艾火烧灼，或火针、火罐治病的方法。焫，烧灼。

【释义】

北方之域，气候严寒应冬之收藏，地势较高，民居高陵，游牧为生者多，以奶类品为食，地高气寒，乳食亦寒，久之令人脏寒，容易生胀满之病。治疗宜使用火法，如艾灸、火针、拔罐等，以祛除体内寒邪。所以，火疗之法由北方之域总结发明，用于治疗内寒疾病。

【原文】

南方者，天地所長養①，陽之所盛處也。其地下②，水土弱，霧露之所聚也，其民嗜酸而食胕③，故其民皆緻理④而赤色，其病攣痹⑤，其治宜微鍼⑥。故九鍼⑦者，亦從南方來。（《素問·異法方宜論》）

【词解】

①天地所长养：南方阳气充足，适宜于长养万物。长养，生长养育万物。

②其地下：南方地势低下。

③食胕：以经过发酵制成的鱼肉、豉酱之类物品为主食。胕，同"腐"，经过发酵后的食物。

④致理：肌肤腠理致密。然据文义疑为"疏理"（腠理疏松）之误。

⑤挛痹：由于湿热之邪不除，内著筋脉而生筋脉拘急、酸痛麻重之类的病证。伤筋则挛，伤脉则痹。

⑥微针：即毫针。

⑦九针：针具名。为九种针具的总称，即镵针、圆针、锓针、锋针、铍针、圆利针、毫针、长针和大针。《灵枢·官针》说："九针之宜，各有所为，长短大小，各有所施也，不得其用，病弗能移。"此泛指古代针刺治病的各种常用针具。

【释义】

南方之域，阳气充足，适宜于长养万物，地势较低，雾露聚集，气候潮湿，民以发酵类食物为食，其面色赤，腠理疏松，因于湿热较盛，往往筋脉受邪，容易发生筋脉拘急、酸痛麻重的痹病、拘挛等。治疗宜使用九针等针具治疗以祛除湿邪。故针刺之法由南方之域总结发明，用于治疗痹挛类疾病。

【原文】

中央者，其地平以濕，天地所以生萬物也眾①。其民食雜而不勞②，故其民多痿厥寒熱，其治宜導引按蹺③。故導引按蹺者，亦從中央出也。(《素問·異法方宜論》)

【词解】

①天地所以生万物也众：中央地域地势平坦，气候寒温适宜，物产较为丰富。

②其民食杂而不劳：杂，多样。劳，劳作。意即饮食多样化，生活安逸，活动量较小。

③导引按蹺：古人用运动肢体、调节呼吸以及按摩等用来强身健体和防治疾病的方法。如现在所称之气功、五禽戏、太极拳、按摩等。

【释义】

中央之域，地势平坦而湿润，气候寒温适宜，物产较为丰富。因地处东西南北交汇之处，人们食物多样化，生活安逸，活动量较小，气血运行不畅，筋脉失养，容易发生肢体痿弱不用，或四肢厥冷及发热恶寒类疾病。治疗宜采用导引、按摩、气功之法以及运用太极拳、五禽戏等锻炼身体，故这些防治的方法由中央之域总结发明，用于治疗痿、厥、寒热之疾病。

【原文】

故聖人雜合以治①，各得其所宜。故治所以異而病皆愈者，得病之情，知治之大體也②。(《素問·異法方宜論》)

【词解】

①杂合以治：根据五方病人及其所患疾病不同，综合五方各种治疗手段或方法予以治疗。杂，参也。

②得病之情，知治之大体也：了解病因于地域、人体、时空而发之道理，而采用因地制宜、因人制宜、因时制宜的治疗原则。

【释义】

所以上工治病，应根据病人地域不同、患病各异，而采用不同的治疗方法和手段，根据患者的具体情况，结合运用，杂合以治。强调医生要准确分析病情，合理选用治疗方法，三因制宜，根除疾病。

二、因势利导

【原文】

病之始起也，可刺而已；其盛，可待衰而已①。故因其輕而揚之②，因其重而減之③，因其衰而彰之④。形不足者，溫之以氣；精不足者，補之以味⑤。其高者，因而越之⑥；其下者，引而竭之⑦；中滿者，寫之於內⑧；其有邪者，漬形以為汗⑨；其在皮者，汗而發之；其慓悍者，按而收之⑩；其實者，散而寫之⑪。審其陰陽，以別柔剛。陽病治陰，陰病治陽⑫。定其血氣，各守其鄉⑬。血實宜決之⑭，氣虛宜掣引之⑮。（《素問·陰陽應象大論》）

【词解】

①其盛，可待衰而已：在某些特殊情况下，如疟病类的某些周期性发作的疾病，邪势太盛，不宜用针刺直接攻邪，应等待病势稍衰而后刺之，否则会损伤正气。

②因其轻而扬之：病邪轻浅的病证，当用轻扬宣散的药剂或方法治疗，以祛邪外出。

③因其重而减之：病情深重者，应逐步攻减邪气。

④因其衰而彰之：邪去正衰，用补益法以彰显正气。彰，显扬之意，此指补益法。

⑤形不足者，温之以气；精不足者，补之以味：形体虚弱者，用气厚的药食予以温补；阴精不足的病证，用味厚的药食进行滋养。

⑥其高者，因而越之：病位高，邪在上焦时，应因势利导，运用涌吐法使邪气从上窍排出。高，邪在胃脘以上。越之，涌吐法。

⑦其下者，引而竭之：病位低，邪在下焦者，亦当因势利导，运用荡涤、疏利的方药使邪气从下窍排出。下，病邪在下焦。引，引导。竭，完、尽。

⑧中满者，泻之于内：对中焦胀满的病证，以消导的方药，使积滞消除于内。泻，消散、消除，即消法。

⑨其有邪者，渍形以为汗：邪在体表者，运用汤液浸渍或汤液的蒸汽熏渍皮肤取汗以散邪气。

⑩其慓悍者，按而收之：邪气急猛的病证，应采用镇静抑制之法以制伏病势。慓悍，邪气急猛。按，压、镇，抑制。收，收敛，制伏。

⑪ 其实者，散而泻之：实证分表里，表实宜散，里实宜泻。

⑫ 阳病治阴，阴病治阳：由于阴虚而阳亢者，应滋阴以制阳；由于阳虚而阴胜者，应壮阳以消阴。

⑬ 定其血气，各守其乡：明察疾病的部位在气分还是在血分，谨守其病所，正确施治。定，安也。

⑭ 血实宜决之：血分邪气壅盛，血行不畅而瘀滞者，应用针刺放血逐瘀之法，后世引申为破瘀法。血实，瘀血。决之，逐瘀放血法。

⑮ 掣引：升提补气法。

【释义】

本段论述了治病的法则是先辨阴阳、气血、表里、上下等，在此情况下进行针对性的治疗。具体为，对疾病的治疗要根据正邪双方的盛衰力量对比情况，根据病情的虚实，扶助正气，祛除邪气，改变邪正双方力量对比，使疾病趋向好转、痊愈。疾病的发生属于机体的阴阳失去平衡协调，对此要调整机体阴阳平衡，纠正疾病过程中机体阴阳的偏盛或偏衰，损其有余，补其不足，恢复阴阳的相对平衡；同时对于精气血津液物质予以调理，调整脏腑功能，在治病求本、扶正祛邪、调整阴阳、调理精气血津液、调整脏腑的治疗原则指导下，采用各种具体方法来调治疾病。在疾病起始阶段，邪气尚未充盛，可以用针刺方法治疗泻除实邪，如果邪气入里侵袭人体，发展后其势太盛，则不适宜用针刺方法直接攻邪，应当等病势有所衰减后再行针刺。对于病情较轻，病邪轻浅的，主要用轻扬宣散的药物给予治疗；对于病情较重，病邪深重的，主要用泻除病邪的药物给予治疗；对于邪气祛除后正气衰减不足的，应当给予补益类药物治疗。对于机体阳气不足的，应当用温补阳气的药物治疗；对于机体阴精不足的，应当给予味厚滋养的药物治疗。对于病邪在躯干胸部以上的，适宜用涌吐的方法祛除邪气；对于病邪在脐部以下的，适宜用通利引导的方法使邪气从下部排出；对于腹中满闷不适，痞满坚实的病证，应当从内部消散病邪；如果邪气停留在肌表皮肤，可以用汤液浸渍，包括熏蒸、浸浴等方法使患者出汗，汗出而邪气祛除。如果邪气猛烈急迫，需要查清病情，制伏邪气。如果邪气壅滞在体内外，可以使用外散和内泻的方法来治疗。总之，根据临床病邪和正气的虚实状态、病位的上下表里和阴阳气血的不同，应用从阴引阳、从阳引阴、阴中求阳、阳中求阴、温阳以散寒、滋阴以清热、活血祛瘀、补益气血等多种治则治法，以达到治病求本、扶正祛邪、调整阴阳、调和气血和脏腑功能的目的。

上述提出的"因势利导"治疗法则，是《内经》重要治则之一。具体包括三个方面：一是根据邪正斗争之盛衰趋势择时治疗。如某些周期性发作的疾病，应在发病间歇期治疗，即原文中的"其盛，可待衰而已"。二是根据邪气性质和所在的部位而采取相应的措施，使邪气以最便捷的途径、最快的速度排出体外，以免病邪深入而过分损伤正气，如原文中的"其高者，因而越之"等。三是根据人体正气抗邪的趋势、正气作用的生理趋势，顺势引导，扶助正气，使阴阳气血恢复正常状态。如原文中的"气虚宜掣引之"等。对后世中医治则治法的发展和临床实践，都有较大的影响和重要指导意义。

三、虚实补泻

【原文】

黄帝曰：余闻虚实以决死生，愿闻其情。岐伯曰：五实死，五虚死。帝曰：愿闻五实、五虚。岐伯曰：脉盛、皮热、腹胀、前后不通、闷瞀①，此谓五实；脉细、皮寒、气少、泄利前后，饮食不入，此谓五虚②。帝曰：其时有生者何也？岐伯曰：浆粥入胃，泄注止，则虚者活；身汗得后利，则实者活。此其候也。（《素问·玉机真藏论》）

【词解】

①闷瞀：闷，烦闷。瞀，目昏。胸中烦闷，眼睛昏花。

②五实……五虚：张志聪注："心主脉，脉盛，心气实也；肺主皮毛，皮热，肺气实也；脾主腹，腹胀，脾气实也；肾开窍于二阴，前后不通，肾气实也……肝开窍于目，闷瞀，肝气实也。""脉细，心气虚也；皮寒，肺气虚也；肝主春生之气，气少，肝气虚也；泄利前后，肾气虚也；饮食不入，脾气虚也。"

【释义】

本段论述了脏腑虚实的表现及其治疗大法。五脏主藏精气，满而不能实，五脏精气亏虚或邪气壅塞都会造成五脏功能的严重失调，或虚，或实，当正虚邪盛之时，预后不良。如果脉来盛大，多为邪气扰心，以心主血脉故。全身皮肤燥热，多为邪热壅肺，以肺主皮毛故。腹部胀满，多为湿困脾气，运化失调，以脾主腹故。如果大小便不通，多为肾气壅塞，以肾主二便故。如胸中烦闷，头晕眼花，则为肝气郁滞化火所致，以肝主疏泄、开窍于目故。这是五脏实证的表现。反之，如果脉来细小，此为心气虚。皮肤寒凉怕冷，肺气虚。气短乏力，肝气虚，以肝主筋故。二便泄利，肾气虚。饮食不入，脾气虚。此为五脏虚证的表现。其治疗大法，当"实者泻之""虚者补之"。对五脏虚证而言，当务之急是恢复脾胃功能，因脾胃为后天之本，气血生化之源，脾胃之气来复，则五脏虚证渐复，所谓"有胃气则生，无胃气则死"。而对于五脏实证，其治疗的关键是给邪气找出路，如发汗以祛邪于表，通便以祛邪于里，邪气去，则正气复，五脏得安。条文中所谓"五实死""五虚死"，只是从正邪两方面对预后的判断，正气虚加邪气盛，则预后不良，但并非不治，不可坐以待毙，应积极治疗。其"虚者活"的转机是"浆粥入胃，泄注止"，提示恢复五脏精气的前提是首先恢复脾胃之气。而"实者活"的转机是"身汗得后利"，提示治疗实证应以祛邪为主，邪有出路，五脏方安。

四、标本逆从

【原文】

病有標本①，刺有逆從②，奈何？岐伯對曰：凡刺之方，必別陰陽，前後相應③，逆從得施④，標本相移⑤，故曰：有其在標而求之於標，有其在本而求之於本，有其在本而求之於標，有其在標而求之於本，故治有取標而得者，有取本而得者，有逆取而得者，有從取而得者，故知逆與從，正行無問⑥，知標本者，萬舉萬當，不知標本，是謂妄行。(《素問·標本病傳論》)

【词解】

①病有标本：疾病的发生有先后、缓急、主次之分。

②刺有逆从：针刺治病有逆治、从治之别。逆治，病在本而治标，病在标而治本。从治，病在本而治本，病在标而治标。

③前后相应：治疗时，要了解先发病证与后发病证之间的相互关系。前后，先病后病。

④逆从得施：根据病情逆治、从治方法实施恰当，正确无误。

⑤标本相移：治病时对本病和标病治疗的先后或逆从，要根据病情决定，标本不是固定的次序，而是可以互相转移的。

⑥正行无问：正确的治疗行为，没有疑问。

【释义】

本段论述了病的标本和刺法的逆从。疾病有标有本，刺法有逆治有从治。凡施刺法，首先辨阴阳以及先病后病，根据本病、标病之先后等病情，采取逆治或从治。逆治，是病在本而治标，病在标而治本。从治，是病在本而治本，病在标而治标。一般而言，是急则治标，缓则治本，或标本同治。如果在治疗时能了解先发病证与后发病证之间的相互关系，根据具体病情恰当实施逆治或从治，临证是就可以做到万无一失。所以，治病懂得标与本，则万无一失；不懂得标与本，则寸步难行。《内经》的"病有标本，刺有逆从"的观点，强调了辨别疾病标本、正确逆从施治的重要性。说明医生必须掌握标本逆从的规律，诊治疾病时必须做到分清标本，灵活运用逆从治法，这是中医治病的关键。

五、中病即止

【原文】

病有久新，方有大小，有毒無毒，固宜常制①矣。大毒治病，十去其六②；常毒治病，十去其七；小毒治病，十去其八；無毒治病，十去其九。穀肉果菜，食養盡之③，無使過也，傷其正也。不盡，行復如法④。(《素問·五常政大論》)

【词解】

①有毒无毒，固宜常制：药物气味有厚薄之分，作用有峻缓之别，其制方、服药皆有常规法度。有毒，指药性峻烈的药物。无毒，指性味平和的药物。常制，指服药的一般常规法则。制，规定，制度。

②大毒治病，十去其六：药性峻烈的药物，治病攻邪时病中六分即止。

③谷肉果菜，食养尽之：服药未尽之症，可用谷物、肉食、水果、蔬菜等食疗之法调养正气以消除之。

④不尽，行复如法：病邪未尽，再以上法治之。

【释义】

本段论述了治病用药法度和食疗的作用。疾病有新旧之分，方剂有大小之别，药性有大毒、小毒、无毒、常毒的差异，因此，用药要有一定的法度，应根据药性的峻缓和毒性的有无或大小，而决定治病用药程度，中病即止，以防伤正。比如服药性峻猛的药，病邪祛除十分之六即止；药性稍偏盛的药，病邪祛除十分之七即止；药性一般的药，病邪祛除十分之八即止；即使补益的药，亦不可一服到底，待病去十分之九即止。之后，可利用食疗促进机体正气的自然康复。这些原则反映了中医治疗学重视整体调摄，调动机体的主动抗病力，促进机体自愈能力的思想。同时，反映了《内经》治疗学中重视饮食调养和顾护正气的思想。

第八章　养生

养生，即保养生命之意，又称摄生、卫生、道生。养生就是利用多种方法调养形神，达到却病强身、延年益寿的目的。《内经》中的养生理论，是在"天人相应"的整体观思想指导下建立起来的，它把顺应自然作为养生的重要原则，把调摄精神情志作为养生的重要措施，重视保养正气在养生中的主导作用，并认识到预防疾病的重要作用，提出"圣人不治已病治未病"的预防医学思想。

《内经》提出在外要顺应自然四时阴阳变化规律，在内要生活起居有规律。其养生原则有"法于阴阳，和于术数""恬惔虚无""精神内守""春夏养阳，秋冬养阴"等，《内经》倡导从饮食、起居、情志、劳逸、地域、气候等多方面进行调摄，如"食饮有节""起居有常""不妄作劳""志闲而少欲，心安而不惧""美其食，任其服，乐其俗"等以怡情养性，顺时养生，从而达到"治未病"的目的。《内经》提出养生最终的目标要达到"形与神俱"的状态，才能"尽终其天年，度百岁乃去。""形与神俱"即形神合一，是健康长寿的基本保证。就生命体而言，形神相互依存，无神则形坏，无形则神灭，所以形壮则神旺，神旺则形壮，两者相辅相成，不可分离。这一观点反映了《内经》形神统一的学术思想。

本章所选内容，分别从节饮食、慎起居、调精神和法阴阳、顺四时、适寒暑等诸方面分进行阐述。

一、节饮食、慎起居、调精神

【原文】

上古之人，其知道者，法於陰陽，和於術數①，食飲有節，起居有常，不妄作勞②，故能形與神俱③，而盡終其天年，度百歲乃去。今時之人不然也，以酒為漿④，以妄為常⑤，醉以入房⑥，以欲竭其精⑦，以耗散其真⑧，不知持滿⑨，

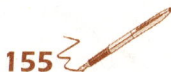

不時御神⑩，務快其心⑪，逆於生樂⑫，起居無節，故半百而衰也。(《素問·上古天真論》)

【词解】

①术数：修身养性之法。包括导引、按跃、气功等。

②不妄作劳：妄，乱、反常、违背常规。意即不违背常规与法度地劳作。

③形与神俱：形体与精神健全协调。

④以酒为浆：浆，水。意即把酒当水喝。

⑤以妄为常：把反常当作正常。

⑥醉以入房：酒醉后肆行房事。

⑦以欲竭其精：以，因也。此指性欲太过竭其肾精。

⑧以好散其真：好，嗜欲。嗜欲无穷，令真元耗散。

⑨不知持满：知，懂得。不懂得保持精气盈满。

⑩ 不时御神：时，善于。御，调养。不善于调养精神。

⑪ 务快其心：务，贪图。贪图一时之快。

⑫ 逆于生乐：逆，违背。违背养生的乐趣。

【释义】

本段论述了养生的法则。上古时代，懂得养生之道的人，能够取法于天地阴阳自然变化之理，使养生的方法和技术与之相应。饮食有节制，作息有规律，不妄事操劳，避免房事过度，所以能够形神俱旺，活到天赋的自然年龄，超过百岁才离开人世。现在的人就不是这样了，把酒当水浆滥饮无度，使反常的生活成为习惯，醉酒行房，因恣情纵欲而使阴精竭绝，因满足嗜好而使真气耗散，不知谨慎地保持精气的充满，不善于统驭精神，往往图一时之快，违逆养生乐趣，起居作息毫无规律，所以到半百之年就衰老了。原文中提到的"法于阴阳""和于术数""食饮有节""起居有常""不妄作劳"，以及节制房事、劳逸结合、保养精神等，是中医学的重要养生法则，为中医养生学奠定了理论基础。

【原文】

夫上古圣人之教下也，皆谓之虚邪贼风①，避之有时，恬惔虚无②，真气从之③，精神内守④，病安从来。是以志闲而少欲⑤，心安而不惧，形劳而不倦，气从以顺⑥，各从其欲⑦，皆得所愿⑧。故美其食，任其服，乐其俗⑨，高下不相慕⑩，其民故曰樸⑪。是以嗜欲不能勞其目，淫邪不能惑其心，愚智賢不肖，不懼於物⑫，故合於道。所以能年皆度百歲而動作不衰者，以其德全不危⑬也。(《素問·上古天真論》)

【词解】

①虚邪贼风：虚邪，令正虚之邪气。贼风，泛指四时不正之气。

②恬惔虚无：恬惔，安静的意思。虚无，心无杂念。意即思想静闲，心无杂念。

③真气从之：真气，此泛指正气。从，顺从、调和。

④精神内守：精，精气。神，神志。守，守持。意即精气、神志皆能守持于体内。

⑤志闲而少欲：志闲，思虑适度。思虑适度而少贪欲。

⑥气从以顺：气，气机。以，而也。意即气机顺畅。

⑦各从其欲：从，顺也。皆能顺其所欲。

⑧皆得所愿：达到自己的愿望。

⑨美其食，任其服，乐其俗：吃什么食物都觉得味道甘美，穿什么衣服都觉得舒适，无论在什么样的习俗下都感觉快乐。

⑩高下不相慕：高下，指社会地位的高低。慕，仰慕、倾慕。意即无论社会地位高低，都要安于本位，知足常乐。

⑪朴：质朴、淳朴。

⑫不惧于物：不为外物所惊扰。

⑬德全不危：指全面符合养生之道，不受衰老和死亡的危害。

【释义】

本段论述了身心两方面的养生方法。对机体生命的护养意义在于预防疾病的发生，即保持身体健康而不得病，延年益寿而终其一生。如何护养我们的生命？通过各种调摄保养，增强自身的体质，提高正气，增强机体对外界环境的适应能力和抗御病邪的能力，减少或避免疾病的发生。或者使自身体内阴阳平衡，身心处于一个最佳状态，从而延缓衰老。古人对于养生之道有很深的研究，那些深谙养生之道有修为的人，对后代谆谆教诲，让人们遵照执行。人类生活在宇宙自然环境中，必须顺应自然变化规律，适应一年四季的气候变化，主动地采取一些养生措施来护养身体，使人体的生理状态和自然界的节律相应而协调有序，保持健康，增强正气，避免邪气的伤害。人的情志活动也直接影响脏腑形体功能，如果七情太过，不仅可直接损伤脏腑，引起气机紊乱而发病，同时也可损伤人体正气，使得人体的自我调节能力减退。因此保持心情的平和，没有贪欲和杂念，没有过度的喜怒忧愁，心境平和而淡然处世，没有焦虑和恐惧，即使形体劳倦但是精神愉悦，则能保证机体脏腑气血和顺，精神充沛而健康。因此对于物质的追求，不可欲望无止境，要减少对物质的贪欲，控制意志，避免因为妄求物质利益而造成的精神负担和压抑，对于食物要不求味美醇厚的口舌之欲，随便吃什么食物都觉得甘美如饴；对于服饰不追求华美艳丽，无论穿什么衣服都感到舒适，对于风俗习惯能够适应和调整，无论在什么样的风俗习惯中生活都觉得快乐。外界物质世界的改变不能动摇身心精神世界的宁静和平和。这样的人们居住在一起，无论社会地位如何，高低贵贱者都能够安于自己的社会地位，没有嫉妒和羡慕，没有贪婪和攫取，这是质朴淳厚的良好社会。在这样的社会中不会因嗜好贪欲而劳累形体，不会因迷恋物欲而心智大乱。这样无论男女长幼、有无修为的人都不会因贪婪物欲而内心惴惴不安，担忧和害怕失去得到的东西。如果能够保持这样恬淡的心境，才符合养生之道，能够延年益寿，形体不衰败，身体不坏，不受衰老疾病痛苦的折磨。《内经》这种既重视防御外邪，更重视调摄精神的养生观点，成为了中医学养生保健的主导思想。

二、法阴阳、顺四时、适寒暑

【原文】

春三月①，此謂發陳②。天地俱生，萬物以榮。夜臥早起，廣步於庭③，被發緩形④，以使志生⑤；生而勿殺，予而勿奪，賞而勿罰⑥。此春氣之應，養生之道⑦也。逆之則傷肝，夏為寒變⑧，奉長者少⑨。

夏三月，此為蕃秀⑩。天地氣交，萬物華實⑪。夜臥早起，無厭於日⑫。使志無怒，使華英成秀⑬，使氣得泄⑭，若所愛在外⑮。此夏氣之應，養長之道也。逆之則傷心，秋為痎瘧，奉收者少，冬至重病⑯。

秋三月，此謂容平⑰。天氣以急，地氣以明⑱。早臥早起，與雞俱興。使志安寧，以緩秋刑⑲，收斂神氣，使秋氣平，無外其志，使肺氣清。此秋氣之應，養收之道也。逆之則傷肺，冬為飧泄，奉藏者少。

冬三月，此為閉藏⑳。水冰地坼㉑，勿擾乎陽。早臥晚起，必待日光。使志若伏若匿，若有私意，若已有得，去寒就溫，無泄皮膚，使氣亟奪㉒。此冬氣之應，養藏之道也。逆之則傷腎，春為痿厥㉓，奉生者少。(《素問·四氣調神大論》)

【词解】

①春三月：按节气指从立春起到立夏为止的三个月时间。

②发陈：推陈出新之意。

③广步于庭：广，多也。步，行走。意即多在庭院内行走。

④被发缓形：披散头发，宽松衣带，使形体舒展无拘束。被，通"披"。

⑤以使志生：令精神情志随春日之气而生发。

⑥生而勿杀，予而勿夺，赏而勿罚：生、予、赏，指精神情志活动顺应春生之气；杀、夺、罚，指精神情志活动逆反春生之气。

⑦养生之道：保养春生之气的道理。

⑧寒变：指寒性的病变。

⑨奉长者少：供给夏季长养之气减少。

⑩蕃秀：形容夏季万物生长茂盛的自然景象。

⑪华实：华，同花。实，果实。开花结果的意思。

⑫无厌于日：日，白昼。不要厌恶夏天的白昼时长、天气炎热。

⑬使华英成秀：华英，此指精神状态。张介宾注："言神气也。"秀，秀丽、饱满。意即保持精神状态饱满，神气旺盛。

⑭使气得泄：气，此指体内阳气。令体内阳气保持自然宣泄。

⑮若所爱在外：对外界食物保持浓厚的兴趣。

⑯冬至重病：为衍文。丹波元简注："据前后文例，四字恐剩文。"

⑰容平：容，此指万物之形态；平，充盛的意思。秋季气象万千，万物成熟，形态饱满，硕果累累。

⑱天气以急，地气以明：天气劲急，地气肃杀。

⑲秋刑：秋天的气候能使草木凋零，能使人体内的阳气收敛，故称之为"秋刑"。

⑳闭藏：形容冬季阳气闭藏，生机潜伏的自然景象。

㉑坼（chè）：裂开，分裂。

㉒ 无泄皮肤，使气亟夺：勿令频繁出汗，使阳气耗散。

㉓ 痿厥：指四肢痿软无力而逆冷。

【释义】

本段论述了根据四时生长收藏规律而顺应四时的养生方法。春季的三个月是草木发芽、枝叶舒展的季节，谓之推陈出新。天地自然，富有生机，万物显得欣欣向荣。此时，人们应该晚睡早起，披散开头发，解开衣带，使形体舒缓，多多地在庭院中漫步，使精神愉快，情绪随着春气而徐徐生发。不要滥行杀伐，多施与，少掠夺，多赏阅，少惩罚，这是适应春季的时令，保养生发之气的方法。如果违逆了春生之气，便会损伤肝脏，使提供给夏长之气的条件不足，到夏季就会发生寒性病变。

夏季的三个月，是自然界万物繁茂秀美的时令。此时，天气下降，地气上腾，天地之气相交，植物开花结实，长势旺盛，人们应该晚睡早起，不要厌恶白昼的时长气热，情志应保持愉快，切勿发怒，使精神饱满，焕发光彩，使体内阳气自然宣泄，精神外向，对外界事物有浓厚的兴趣。这是顺应夏气，保养夏长之气的方法。如若违逆则会损伤心脏，到了秋季发为痎疟。这是因为提供给秋收之气收敛之力不足的缘故。

秋季的三个月，自然界景象是万物成熟，形态饱满，硕果累累。此时，天高风急，地气清肃，人应早睡早起，和鸡的活动时间相仿，以保持神志的安宁，减缓秋季肃杀之气对人体的影响。收敛神气，以适应秋季容平的特征，不使神思外驰，以保持肺气的清肃功能，这就是适应秋令的特点而保养人体收敛之气的方法。若违逆了这一法则，就会伤及肺脏，冬天可生飧泄病。究其原因，是由于身体的收敛机能在秋天未能得到应有的养护，以致供给冬天的闭藏之力少而不足的缘故。

冬天的三个月，是生机潜伏，万物蛰藏的时令。当此时节，水寒成冰，大地龟裂，人应该早睡晚起，待到日光照耀时起床才好，不要轻易地扰动阳气，使情志深藏于内，安静自若，好像人有隐私，严守而不外泄，又像得到的了渴望得到的东西，把他密藏起来一样。要远离严寒之地，求取温暖之所，不要使皮肤开泄而令阳气不断地损失，这是适应冬季的气候而保养人体闭藏机能的方法。违逆了这一法则，就会损伤肾脏，到了春天还会导致四肢痿弱逆冷的病证。究其原因，是由于身体的闭藏功能在冬天未能得到应有的养护，以致供给春天焕发生机之气不足的缘故。

综上所述，《内经》这一"顺应四时"的养生学思想，是中医"天人相应"理论及预防学思想的核心内容，只有顺应四时，才能保持健康而护养生命。

三、保精气，护肾元，延年寿

【原文】

帝曰：人年老而无子①者，材力②尽耶？将天数③然也？岐伯曰：女子七岁④，肾气盛，齿更⑤发长；二七而天癸至⑥，任脉通，太冲脉盛，月事以时下，故有子；三七，肾气平均⑦，故真牙生而长极⑧；四七，筋骨坚，发长极，身体盛壮；五七，阳明脉衰，面始焦⑨，发始堕；六七，三阳脉衰于上，面皆焦，发始白；七七，任脉虚，太冲脉衰少，天癸竭，地道不通⑩，故形坏而无子也。丈夫八岁，肾气实，发长齿更；二八，肾气盛，天癸至，精气溢泻⑪，阴阳和，故能有子；三八，肾气平均，筋骨劲强⑫，故真牙生而长极；四八，筋骨隆盛，肌肉满壮；五八，肾气衰，发堕齿槁；六八，阳气衰竭于上⑬，面焦，发鬓颁白；七八，肝气衰，筋不能动；八八，天癸竭，精少，肾藏衰，形体皆极⑭，则齿发去。肾者主水⑮，受五藏六府之精而藏之，故五藏盛乃能泻。今五藏皆衰，筋骨解堕，天癸尽矣，故发鬓白，身体重，行步不正，而无子耳。

帝曰：有其年已老而有子者，何也？岐伯曰：此其天寿过度，气脉常通⑯，而肾气有余也。此虽有子，男不过尽八八，女不过尽七七，而天地之精气皆竭矣。帝曰：夫道者，年皆百数，能有子乎？岐伯曰：夫道者，能却老而全形⑰，身年虽寿，能生子也。(《素问·上古天真论》)

【词解】

①无子：没有生殖能力。

②材力：指精力。张介宾注："精力也。"

③天数：自然寿命之数。

④七岁：古人根据男女生理特点总结出的生长发育阶段，女子七年为一生理阶段，男子八年为一生理阶段。

⑤齿更：更换牙齿。

⑥天癸至：天癸，肾精中具有促进人体生殖及生长发育的一种物质。至，极也，充盛、成熟的意思。

⑦平均：平，充盛；均，均匀。张介宾注："充满之谓。"

⑧真牙生而长极：真牙，即智齿。长极，身体发育成熟。

⑨焦：通"憔"，憔悴。

⑩地道不通：指月经停止。

⑪精气溢泻：生殖之精盈满而外泄，在男子有生理的遗精现象。

⑫筋骨劲强：筋骨强劲多力。

⑬阳气衰竭于上：三阳之气衰于上，表现为面容憔悴、脱发等，因阳明主面，头为诸阳之会故。

⑭形体皆极：极，此指衰退。身体各方面都在衰退。

⑮肾者主水：此指肾的封藏精气的功能。

⑯气脉常通：常，通"尚"。意即经脉气血运行尚通畅。

⑰却老而全形：却，防御。全，保全。意即防止衰老，保全形体。

【释义】

本段论述了肾气与人体生长发育与生殖功能的关系，揭示保养精气是延年益寿的根本。人体的形成来源于先天之精，先天之精是在出生之前，形成生命的重要物质，是生命的构成本原，出生之后，是人体生长发育和生殖的物质基础，并依赖于后天水谷之精气的不断培补。肾主藏精，肾精的构成，以先天之精为基础，加上部分后天之精的充养。肾精具有推动和促进机体生长发育和生殖机能完善的作用。肾精充盛则化生肾气充足，肾精亏耗则肾气衰败。人体的生长壮老已的生命过程，以及在生命过程中的生殖能力，都取决于肾精和肾气的盛衰。

女性以七为基数，男性以八为基数，在不同年龄和时期，身体根据肾精和肾气的盛衰而有不同的生理变化状态。女性七岁、男性八岁时，机体肾气逐渐充盛，在幼年期，表现出快速的生长发育，头发生长较快而稠密，乳牙更换，骨骼也逐渐生长而身体增高。肾精化生血液，充养于头发，发为血之余；肾精化生髓，髓充养于骨，齿为骨之余，因此从头发和牙齿的变化可以了解肾精和肾气的状态。女性到十四岁、男性到十六岁时，步入青春期，体内生殖器官逐渐发育成熟，功能逐渐完善，开始具备生殖能力，女性有月经出现，男性有排精现象。女性二十一岁、男性二十四岁，肾精和肾气更加充盛，表现为骨骼长成，人体达到一定高度，有智齿的出现。女性二十八岁、男性三十二岁，步入壮年期，肾精和肾气充盛达到极限，表现出筋骨坚强，头发黑亮，身体壮实，精力充沛。女性三十五岁、男性四十岁时，开始出现肾精和肾气的衰减，供养头面精明之府的气血不足，出现面容憔悴、头发脱落等现象。女性四十二岁、男性四十八岁，肾精和肾气衰减，阳气不足，不能化生气血，血虚而不滋养，出现面容憔悴、头发花白等现象。女性到四十九岁、男性到五十六岁，已逐渐步入老年期，肾精和肾气衰少，气血亏少，女性冲脉所贯注气血不足，出现断经现象，生殖能力丧失；男性肝肾精气不足，不能充养于筋骨，四肢筋骨衰弱而无力，行走不便。男性至六十四岁步入老年期，肾精和肾气匮乏，肾脏功能衰退，形体衰老不堪，头发与牙齿掉落，生殖机能衰退，生殖器官萎缩，直至最后丧失生殖机能。人体生长发育及生殖，主要取决于肾精和肾气，因此肾藏精，并得五脏六腑所化生的后天之精培养。肾精充盛，化生肾气，分为肾阴和肾阳，肾阴为一身阴气之根本，"五脏之阴气，非此不能滋"；肾阳为一身阳气之根本，"五脏之阳气，非此不能发"。先天之精和后天之精关系密切，后天之精充养于五脏六腑之精，促进脏腑生理功能的发挥。所剩余部分储存于肾，资助先天之精。肾精又化生肾气，以三焦为通道，布散到全身各脏腑，推动和激发各脏腑的功能活动。如果肾精衰减，则五脏精气充养不足，形体衰败，四肢筋骨懈怠无力，生殖机能减退，生殖器官萎缩，没有了生育功能。同时，面容衰老，发鬓斑白，行走迟缓，出现一系列年老体弱的表现。

但亦有年老而具备生育功能者，这是因为其禀赋较强，经脉气血尚能通畅，肾中精气充盛。不过，即使能超龄生子，男性也不会超过六十四岁太多，女子不会超过四十九岁太多，因为在这个阶段无论男女，一般都精气衰竭了。但在特殊情况下，懂得养生之道的人，具有防止衰老、保全形体的方法，虽过百岁，亦能生子。所以，肾中精气的盛衰，除直接关系着人体的生长发育与生殖机能外，还与人的衰老过程息息相关。可见，保养精气是养生的关键。

伤寒论选读

第一章　辨太阳病脉证并治

太阳病是外邪侵袭人体，正邪交争于肌表，营卫功能失调而发生的疾病。太阳病在外感病的病程中为初期阶段，病位在一身之表，病性多属阳实范畴，故《伤寒论》将太阳病列为六经证治的第一阶段。

太阳包括足太阳膀胱和手太阳小肠两经，及其所属的膀胱与小肠两腑。足太阳膀胱经，起于目内眦，上额，交巅，络脑，下项，夹脊抵腰，络肾属膀胱。手太阳小肠经，起于手小指外侧，循臂至肩，下行络心属小肠。由于经络的相互络属，使太阳与少阴构成了相互表里的紧密联系。

太阳的生理功能特点可概括为：

阳气较多，正气旺盛：太阳又称"巨阳""老阳"，《素问·天元纪大论》云："阴阳之气各有多少，故曰三阴三阳。"按照阴阳以其气多少分类的基本原则，太阳是阳气较多之意，故太阳的阳气旺盛，抵抗力强。因此，《素问·热论》曰："巨阳者，诸阳之属也，其脉连于风府，故为诸阳主气也。"

职司卫外，统摄营卫：由于太阳的经络散布于人体之表，是人体最大之经，特别是足太阳膀胱经与督脉并行身后，背为阳府，督脉又为阳经总督，故为阳经之长，为诸阳主气，其阳气充盛而能卫护体表。太阳之气行于体表的隶属于卫气，卫气有温分肉、充皮肤、肥腠理、司开阖、卫外固表、抵御外邪之功。太阳统摄体表营卫二气，具有防止外邪入侵的重要作用，所以《灵枢·营卫生会》说："太阳主外。"《灵枢·本脏》说："卫气者，所以温分肉，充皮肤，肥腠理，司开阖者也。"值得提出的是，由于肺合皮毛，所以太阳病也与手太阴肺经的病变有密切关系。

六经藩篱，受邪首当："太"有开初之意，由于太阳居六经之首，主一身之表，故外邪侵袭，太阳首当其冲，发病最早，太阳病多为外感病的初起阶段。

参与气化，主司排水：因小肠主分清别浊，膀胱为州都之官，通过气化而贮、排尿液，两腑通和，气化如常，则尿液得以顺利排出，反之每致小便异常。

内应少阴，表里互通：太阳与少阴互为表里，二者经气互通。功能相依，太阳主表有赖于少阴里实，而少阴主里又有赖于太阳表固。故《灵枢·本脏》说："肾合三焦膀胱，三焦膀胱者，腠理毫毛其应。"从一个侧面说明了两者的关系。因此，太阳失固，就会导致邪传少阴，而少阴里虚，又可导致太阳虚馁，易受外邪。

正是由于太阳的如上功能特点，当外邪袭人，太阳首当其冲，故外感病多起于太阳。太阳受邪，营卫失调，每以发热恶寒、头项强痛、脉浮为其基本证候特征。临证因感邪性质迥异、程度不一，加之人体禀赋有别，而呈现出太阳伤寒、中风、温病等不同的发病类型。本篇所论太阳病，主要有外感风寒之邪侵袭太阳而引起的伤寒、中风两种基本类型，是典型的太阳病经证（表证）。

太阳病经证主要包括太阳中风证和太阳伤寒证两类。以头痛、发热、汗出、恶风、脉浮缓等为基本表现，其病机特点是风寒侵袭，腠理疏松，营卫不和，卫强营弱，称为太阳中风证；以恶寒、无汗、身体骨节疼痛、脉浮紧为基本表现，其病机特点是风寒束表，腠理致密，卫阳被遏，营阴郁滞，称为太阳伤寒证。若外邪循经入里，影响太阳之腑，此类病证的发病多缘于太阳表邪随经内传所致，故称为太阳病腑证（里证），包括太阳蓄水证和蓄血证两类。

"其在皮者，汗而发之"，是太阳病总的治则，即发汗解表。引起太阳病的邪气主要为表邪，因此以发汗祛邪为太阳病经证的治疗大法，代表方剂有治疗太阳中风证的桂枝汤和治疗太阳伤寒证的麻黄汤。太阳病腑证则分别选用化气行水的五苓散及活血化瘀的桃核承气汤、抵当汤等。至于其兼、变证，则视其寒热虚实，当遵循"观其脉证，知犯何逆，随证治之"的原则，进行辨证治疗。

太阳病的转归，与感邪轻重、体质强弱、治疗当否密切相关，大要有三种：①痊愈：此为大多数太阳病的转归。一般情况下，太阳表证，治之得法，多表解而愈。②传经：若太阳表邪不解，可传入他经，既可传阳明，也能传少阳，至于先传阳明，或先传少阳，并无固定局势。太阳也可直接传入三阴，其中以传入少阴者为多见，特别是少阴心、肾虚衰之人，外邪陷入少阴，病多险情，故前贤有"实则太阳，虚则少阴"之论。③变证：由于失治误治，或因于体质的盛衰等原因，以致证候发生变化，形成了不具备该经病性质和特点的新证候，称之为变证。

第一节　太阳病纲要

一、太阳病总纲

【原文】

太陽之為病，脈浮，頭項強痛^①而惡寒^②。（1）

【词解】

①头项强（jiàng）痛：强，拘紧不舒也。头项强痛，言头痛而兼项强。

②恶（wù）寒：恶，厌恶也。恶寒，俗称怕冷。

【释义】

本条论述太阳病的脉症提纲。太阳为六经之藩篱，主一身之大表，统周身之营卫，卫外而御邪。外邪侵袭，太阳自是首当其冲。若适值人体正气相对不足，太阳卫外御邪之力弱，邪气得以侵犯其地，则营卫机能因之失调，而发为太阳病。卫气有温分肉、充皮肤、肥腠理、司开阖、卫外固表、抵御外邪之功。今邪气犯表，卫气必然奋起而与邪气相争于肌表，故脉象应之而浮。外邪束表，卫气被遏，温煦功能不能正常发挥，故恶寒。前人有"有一分恶寒，便有一分表证"之说，说明恶寒是太阳病出现最早和贯穿始终的症状。足太阳之脉，起于目内眦，上额交巅，入络脑，还出别下项，夹脊抵腰，络肾属膀胱。今邪犯其地，经气运行不畅，故见头项强痛。

条文中之脉浮与恶寒，提示病位在表。而头项为太阳经脉循行之地，强痛乃太阳经脉因邪阻而运行不畅所致。寥寥十四字，提纲挈领，简练准确地揭示了病位在太阳肌表，病性属邪气盛实的太阳病基本特征和共性，故为太阳病的脉症提纲。

太阳表证，其典型者，常常发热与恶寒并见。外感病初起，正气尚能抗外邪。风寒外束，卫阳失于温煦而见恶寒的同时，卫气奋起抗邪，正邪交争而有发热，故太阳表证，其典型者，常常发热与恶寒并见。但恶寒初起即见，而发热往往出现较迟，因为卫阳被风寒之邪郁闭，未能及时达表抗邪，只有卫阳郁遏到一定程度起而抗邪，才见发热，因此本条未将发热列入太阳病的基本表现。

二、太阳病分类提纲

（一）太阳中风提纲

【原文】

太陽病，發熱，汗出，惡風①，脈緩②者，名為中風③。（2）

【词解】

①恶风：当风则恶，无风稍缓，即恶寒之轻者。

②脉缓：与紧脉相对举，言脉象松弛、宽缓，而非如平人脉来自至、从容和缓之缓脉。

③中（zhòng）风：中医证名，指外感风邪所引起的一种表证，与内伤杂病的中风病不同。

【释义】

本条论述太阳中风证的主要脉症。论中凡言"太阳病"者，一般包括原文第1条之脉症。此条既言太阳中风，自当与第1条原文合参。在太阳病之脉浮、头项强痛而恶寒的基础上，伴见发热汗出、恶风脉缓者，即可谓之太阳中风证。

顾名思义，太阳中风，乃风邪侵袭太阳之病证。然风之与寒，每相兼而至，难于断然割裂。故本证病因咎之风寒，而以风邪为主。风寒袭表，营卫失调，卫气与邪气相争于表，故发热而脉浮；肌表失却卫气之温煦，故恶风寒；卫阳失于固摄，营阴走泄于外，故自汗出。脉浮缓者，乃风性疏泄、营阴失守之故也。

恶风与恶寒，从严格意义上讲，前者当风则恶，无风稍缓；后者虽处帷幄之中、密室之内，仍凛然畏寒。而论其程度，前者较轻，后者较重。然恶风之与恶寒，每多兼至，恶寒之际，多兼恶风；而恶风之时，常有微寒。因此，在临床实际中，不必以辞害意，凿分风寒。

本条所列举的脉证以汗出最为重要。表虚之人感受风寒，肌腠疏松，卫气受伤，不能起到卫外固密的作用，必然有汗自出的病理反映，且见恶风、脉缓与汗出有直接关系，故汗自出为太阳中风证辨证关键。

（二）太阳伤寒提纲

【原文】

太陽病，或已發熱，或未發熱，必惡寒，體痛，嘔逆，脈陰陽俱緊①者，名為傷寒②。（3）

【词解】

①脉阴阳俱紧：阴阳，此言尺、寸。脉阴阳俱紧，意为寸、关、尺三部脉皆呈紧象。

②伤寒：证名，属狭义伤寒范畴。

【释义】

本条论述太阳伤寒证的主要脉证。太阳伤寒，缘于太阳感受风寒邪气，而以寒邪偏重。寒性收敛，邪束于表，卫气因寒邪闭郁而不宣，不能正常发挥其温煦功能，故恶寒不已。卫气抗邪入侵，是其最基本的生理功能之一。若卫气能及时奋起与邪相争，正邪交争则发热见早；反之，则发热见迟。发热或迟或早，与患者体质强弱、病邪盛衰等因素密切相关。然无论迟、速，发热一症仍为太阳伤寒必见之象。太阳统摄一身之营卫，风寒之邪侵犯人体，全身营卫之气因之郁遏而运行不畅，故见头痛项强、周身肌肉骨节酸疼。风寒邪气犯于卫表，肺卫之气失宣，表气郁闭，里气不和，进而影响胃气的和降而上逆，故可见呕逆之征。脉浮主表，脉紧主寒，寸、关、尺三部脉皆现浮紧，是风寒束表之典型脉象。

从太阳伤寒证脉证分析中，可知其病机重点是风寒束表，卫阳被遏，营阴郁滞。与太阳中风证卫外不固，营阴外泄自是不同。由此推断，太阳中风证有汗出，发热多伴见汗出；而太阳伤寒证，条文虽未明言，但已寓无汗之意，发热时多皮肤干热。

（三）太阳温病提纲

【原文】

太陽病，發熱而渴，不惡寒者，為溫病①。若發汗已，身灼熱②者，名風溫③。風溫為病，脈陰陽俱浮④，自汗出，身重，多眠睡⑤，鼻息必鼾，語言難出。若被下者，小便不利，直視失溲⑥。若被火⑦者，微發黃色，劇則如驚癇⑧，時瘛疭⑨，若火熏之⑩。一逆⑪尚引日，再逆促命期。（6）

【词解】

①温病：外感病的一种，由温热病邪所致，属广义伤寒的范畴。

②身灼热：扪之灼手，形容发热很高。

③风温：变证名，此言温病误用辛温而致之变证，与后世温病学之风温病不同。

④脉阴阳俱浮：阴阳指尺寸，即寸、关、尺三部浮盛有力。

⑤多眠睡：精神为热邪所困扰，呈多睡现象。

⑥失溲（sōu）：指大小便失禁。

⑦被火：火，此指灸、熨、熏、温针等治法。被火，指误用火法治疗。

⑧惊痫（xián）：易惊如癫痫样。

⑨时瘛（chì）疭（zhòng）：瘛，收缩；疭，舒缓。时瘛疭，意指阵发性肢体抽搐。

⑩若火熏之：像烟火熏过。形容病者皮肤呈暗黄色。

⑪逆：误治。

【释义】

本条论述太阳温病的主要脉症及误治后的变证。温病是感受温热病邪所引起的一种外感病，病之初起属太阳病范畴。本条提出温病的主要特点是发热而渴、不恶寒，与太阳伤寒、中风的发热必恶风寒、口不渴有明显区别。而伤寒、中风，若见发热、口渴、不恶寒，则提示太阳风寒表证已发生了传变，其病程、病机、临床表现及处理原则均与温病初起时不同。

温为阳邪，重在伤人阴液，故多不恶寒。人体感受温热邪气，正邪相争，其势更为亢奋，故发热而不恶寒。热邪最易损伤津液，故起病之初在发热的同时必见口渴。温邪为患，固然症状百端，然从大体而论，凡见此者，即为温病。如此，则温病与伤寒、中风之区别甚为明显。温病初期，其病在表（卫分），邪伤卫气亦可恶寒，温病初起虽可有微恶风寒，但多伴舌红、口渴、脉数等，亦不难与伤寒、中风相鉴别。

温邪在表宜辛凉透解，乃治法之必然，若误用辛温发汗，必致变证丛生，而见身灼热者，名风温。此时热邪更盛，发热不仅不降，而反升高，故曰身灼热。热邪充斥内外，鼓动气血运行，故寸关尺三部脉浮盛有力。阳热太盛，蒸腾津液外泄，故自汗出。热伤元气，故身重。热盛扰及神明，则患者多呈困顿嗜睡状态。邪热壅肺，呼吸不利，乃有鼾声。语言难出是因热邪内郁，气滞不畅，或与神昏有关。

风温证属无形邪热充斥内外而气津两伤，治宜清火泄热，养阴益气。其邪未结实，若再误用下法，则重伤阴津而邪势日甚。水源枯竭则小便不利；阴竭无以制其亢热，热盛动风，则两目直视；热扰神昏，关门不利则二便失禁。若误用火法，是火上浇油。邪热熏灼肝胆，轻者胆液外泄而发黄；重者出现色黄晦暗如烟熏、肝风内动而发惊痫抽搐等危症。

自"被下者"以下文字，是概述风温变证不明清热育阴之旨而反误治，以致津枯火炽，病势垂危。其中误下是一逆，误火是再逆，误下之后病情已很严重，再经误火，患者便有生命危险，故仲景告诫曰："一逆尚引日，再逆促命期"。

太阳病篇第1、2、3、6条，分别对太阳病中风证、伤寒证和温病作了明确定义，高度概括了三者初起的主要特点，故后世称之为"一大纲，三小纲"。以上三种基本类型的异同如下：太阳中风、伤寒的病因均为风寒邪气，而温病的病因为温热邪气；太阳中风证的特点为发热、恶风、头痛、汗出、脉浮缓，太阳伤寒证的特点为发热、恶寒、头痛、无汗、脉浮紧，温病的特点为发热、不恶寒、口渴、脉浮数。

三、六经病辨证总纲

【原文】

病有發熱惡寒者，發於陽①也；無熱惡寒者，發於陰②也。發於陽，七日愈。發於陰，六日愈。以陽數七，陰數六故也。（7）

【词解】

①发于阳：阳，指三阳经。即病之初期在三阳经。

②发于阴：阴，指三阴经。即病之初期在三阴经。

【释义】

本条论述了辨外感病发于阳发于阴的要点。六经病证有阴阳、表里、虚实、寒热之不同，临证当详细辨证。一般而言，三阳病多属阳证、热证、实证，三阴病多属阴证、寒证、虚证。本条指出，发热恶寒为发于阳，无热恶寒为发于阴，是根据发热的有无来首辨六经病的阴阳属性，起到了提纲挈领的作用，正如《素问·阴阳应象大论》说："夫善诊者，察色按脉，先别阴阳。"因此，本条实为六经病辨证之总纲。邪在三阳，多为正盛邪实，正邪斗争较为激烈，故发热是其常见证候。如太阳病之发热恶寒、少阳病之寒热往来、阳明病之但热不寒。而病入三阴，机体抵抗力较弱，正邪交争不明显，甚至正气无力抗邪，故多为无热恶寒，甚或有手足厥冷、身蜷脉微等阴寒证。以上为言其常，但常中亦有变，如太阳伤寒证初起也有一个"或未发热"的阶段，少阴病阴盛格阳之时亦出现"身反不恶寒"的情况，临床当通常达变，随证而辨，不可拘泥。

"发于阳七日愈，发于阴六日愈"，是对疾病愈期的一种预测。阳数七、阴数六之说是依据伏羲氏河图生成数推演而来。而河图水火的生成数为"天一生水，地六成之""地二生火，天七成之"。其水之成数为六，火之成数为七。《素问·阴阳应象大论》曰："水火者，阴阳之征兆也。"故病为阳证，当在阳（火）数之期愈；病为阴证，当在阴（水）数之期愈。这种预测方法的实际意义尚待进一步研究。

四、太阳病传变提纲

【原文】

伤寒一日[①]，太阳受之，脉若静[②]者，为不传；颇欲吐，若躁烦，脉数急[③]者，为传也。（4）

【词解】

①伤寒一日：伤寒，此统指外感病，为广义之伤寒。一日，为约略之词，病之初期的意思，并非一日之数。

②脉若静：静，未变之态。指脉与证相符。

③脉数急：数急，已变之态。指脉与证不相符。

【释义】

本条论述了太阳病传变的征象及方向。根据脉证，辨太阳病传与不传。外邪侵袭人体，太阳首当其冲，发为太阳病。而太阳病初起，亦有传变的可能，究其传与不传，向何经传？当据脉证而辨，不可拘泥于时日的多少。所谓脉"静"，是指脉象与太阳病初起的症状相符，则知病仍在太阳，没有传变；而脉象"数急"，是指脉象与太阳病初起症状不相符，若再频频出现恶心欲吐，烦躁不安者，即使是在太阳病初期阶段，也表明病邪已向内发展，传入他经。颇欲吐，频繁地恶心欲吐，多为邪热扰于胃腑，少阳病多见此症。躁烦，即烦躁的意思，多为热盛上扰心神所致，阳明病多见此症。颇欲吐，若躁烦，是太阳病将传向少阳、阳明的迹象。

【原文】

傷寒二三日^①，陽明、少陽證不見者，為不傳也。（5）

【词解】

①二三日：为约略之词，指病之初、中期，非二日、三日之数。

【释义】

本条论述了太阳病不传变的依据。据《素问·热论》计日传经之说，伤寒二日，阳明受病；伤寒三日，少阳受病。今病已二三日，既不见"身热，汗自出，不恶寒，反恶热"的阳明证，也不见"口苦，咽干，目眩"的少阳证，则知病邪仍在太阳，没有发生传变。

以上两条举例说明判断太阳病是否发生传变的依据，第4条言以脉为主，第5条言以证为主，提示判断病情传变应以脉证为凭，不可拘于发病的时日，此对临床具有重要指导意义。

五、太阳病愈期及传经预防

【原文】

太陽病，頭痛至七日以上自愈者，以行其經盡^①故也。若欲作再經^②者，針足陽明，使經不傳則愈。（8）

【词解】

①行其经尽：其经，此指足太阳经。邪在太阳经，若病人正气充足，大概七日可自行衰退，不传他经。

②欲作再经：欲发生传经之变。

【释义】

本条论述了太阳病自愈的大致期限和太阳病传经的预防方法。头痛是太阳病的主症之一，它的轻重缓急，代表着太阳经邪气的进退及经气的通利与否。据《素问·热论》云："七日巨阳病衰，头痛少愈。"此揭示出太阳病头痛至七日以后有不药自愈的机转，此因太阳本经邪气已衰，加之正气来复，无力再传他经，所谓"行其经尽故也"，头痛自愈。若至七日以上，头痛不愈，此为太阳经邪气不衰，病情有可能向里传变，即"欲作再经"。太阳传里，多入阳明，欲防内传，可针足阳明经穴位，先安未受邪之地，以振奋正气，截断病邪，所谓"针足阳明，使经不传则愈"。此未病先防的"治未病"思想，与《难经·七十七难》"所谓治未病者，见肝之病，则知肝当传之与脾，故先实其脾气，无令得受肝之邪"的精神完全一致。至于针足阳明经之选用何穴，一般认为可取足三里穴，此穴可强壮正气，以增强机体抗邪的能力。

【原文】

风家①，表解而不了了②者，十二日愈。（10）

【词解】

①风家：经常感受风邪患太阳病的人，指外感病易感人群。

②不了了：病未彻底痊愈，外感病后身体尚有不适。

【释义】

本条论述了太阳病日久的痊愈期限。经常患太阳病的人，往往正气较虚，感受外邪不易速去。设若邪气去其大半，表证已解，而正气一时未完全恢复，身体尚有不爽的感觉，此时不必再服药，只需休息静养，预计十二日正气来复，邪气尽去，自可康复。需要指出的是，十二日乃约略之辞，不可拘泥。

第二节　太阳病证

一、太阳病经证

（一）太阳中风证

1. 本证（桂枝汤证）

【原文】

太阳中风，阳浮而阴弱①，阳浮者，热自发，阴弱者，汗自出，啬啬恶寒②，淅淅恶风③，翕翕发热④，鼻鸣⑤干呕者，桂枝汤主之。（12）

桂枝汤方

桂枝三两（去皮）　芍药三两　甘草二两（炙）　生姜三两（切）　大枣

十二枚（擘）

上五味，㕮咀⑥三味，以水七升，微火煮取三升，去滓，適寒溫，服一升。服已須臾⑦，啜⑧熱稀粥一升餘，以助藥力。溫覆⑨令一時許，遍身漐漐⑩微似有汗者益佳，不可令如水流漓，病必不除。若一服汗出病差⑪，停後服，不必盡劑。若不汗，更服依前法。又不汗，後服小促其間⑫，半日許，令三服盡。若病重者，一日一夜服，周時⑬觀之。服一劑盡，病證猶在者，更作服。若汗不出，乃服至二、三劑。禁生冷、粘滑⑭、肉面、五辛⑮、酒酪、臭惡等物。

【词解】

①阳浮而阴弱：轻按浮取为阳，重按沉取为阴。脉象轻按明显，故称阳浮；重按见弱，故称阴弱。阳浮而阴弱，指脉象浮缓。此以脉象示病机，阳浮提示卫阳浮盛于外与邪抗争，阴弱提示营阴不能内守而外泄，阳浮而阴弱，说明了桂枝汤证卫强营弱之病机。

②啬啬（sè）恶寒：啬啬，寒冷畏缩之感。啬啬恶寒，形容恶寒较重。

③淅淅（xī）恶风：淅淅，冷水洒身之感。淅淅恶风，形容恶风较重。

④翕翕（xī）发热：翕翕，温暖和煦之感。翕翕发热，形容发热如羽毛覆盖之状。

⑤鼻鸣：即鼻塞。由于鼻塞，呼吸时发出鸣响，故曰鼻鸣。

⑥㕮咀（fǔ jǔ）：将药物碎成小块。

⑦须臾：很短的时间。

⑧啜：原意为喝。此处指大口喝。

⑨温覆：加衣覆被，取暖以助汗。

⑩ 漐漐（zhé）：形容汗出极微，触之皮肤有潮润感。

⑪差（chài）：差，同"瘥"，即病愈。

⑫ 小促其间：小，稍微、适当；促，催促、缩短；间，间歇。小促其间，意为适当缩短服药间隔时间。

⑬周时：指一日一夜，即 24 个小时。

⑭黏滑：指黏腻柔滑，不易消化的食物。

⑮五辛：《本草纲目》以小蒜、大蒜、韭菜、芸苔、胡荽为五辛。此处意指各种辛辣刺激性食物。

【释义】

本条论述太阳中风证的证治。言太阳中风，当参第 1、2 条所述内容。阳浮而阴弱，既言脉来浮缓之形状，更寓卫强营弱，营卫不和之病机。《灵枢·本脏》云："卫气者，所以温分肉，充皮肤，肥腠理，司开阖者也。"今卫气浮盛于表与邪相争，故脉浮且发热如鸟羽加身而热势不盛。营弱是言营阴不能内守，阴泄于外，故脉缓而自汗绵绵不止。啬然恶寒，淅然恶风，此卫气失于温煦之职是也。鼻为肺窍，肺合皮毛，今风寒犯表，肺气不宣，则鼻道塞而不畅，气息粗而鸣响。肺胃相应，气降为顺，今肺气不宣则胃气应之而逆，故而干呕。就太阳中风证而论，肺胃气逆之鼻鸣干呕，虽多见于临证，然非本证必具之症。

本条恶风与恶寒并举，说明二者虽有轻重之别，然临证难以完全区分。恶风者每兼恶寒，恶寒者多伴恶风，风寒相兼，互见为常。故不可以"中风者恶风、伤寒者恶寒"而论。

桂枝汤由桂枝、芍药、炙甘草、生姜、大枣组成。方以桂枝之辛温，温经通阳，解肌祛风；芍药之酸苦微寒，敛阴和营。两药等量相配，一辛一酸，一散一收，一开一合，相反相成，于发汗之中寓有敛汗之意，于和营之中又有调卫之功，为调和营卫之最佳组合。因脾胃为营卫生化之本，故又用生姜、大枣益脾和胃，同时以生姜之辛温散邪止呕，助桂枝以调卫，大枣之甘温补脾，助芍药益阴而和营，进而增强桂、芍调和营卫之功效。炙甘草性味甘平，培固中土，调和诸药，以资汗源。桂、姜、草相合，辛甘化阳以成发散之功；芍、草、枣相配，酸甘化阴而为益阴之效。如此五味相合，攻补兼施，散收相合，内外互济，共奏解肌祛风，调和营卫，敛阴和阳之效，是调和营卫之代表，无论外感或杂病，只要符合营卫不和之病机，使用本方皆有良效。

桂枝汤为《伤寒论》之首方，其遣药之贴切，配伍之精妙，堪为后世之准绳，亦为组方规律体现之典范，故被后世医家誉为群方之祖。

方后所注，表明服用本方之注意事项。一者，药物一次煎成，分三次服；且药后应喝粥温覆，意在资益胃气，助其发散。二者，疗效判断，以药后遍身微汗为度，太过不及，皆失其宜。三者，治疗过程中，应注重饮食宜忌，凡一切不易消化、刺激性强的食物，均应禁食。

【临床应用】

桂枝汤为群方之祖，历代医家对之推崇备至。本方常用于以下疾病的治疗，如呼吸系统的普通感冒、流行性感冒、上呼吸道感染等；循环系统的各种微小血管病变、器质性心脏病、心脏神经官能症、血压异常等，以畏寒气短、心悸胸闷、舌淡苔白、脉缓迟弱等为特征者；神经系统的失眠、多寐、健忘、交感神经紧张症等；内分泌系统的自汗、盗汗、头汗、半身汗、非黄疸性黄汗及无汗症等。在皮肤科方面，可用于治疗多形性红斑、湿疹、皮肤瘙痒症、冬季皮炎、冻疮、过敏性紫癜等。上述各种疾病均应以营卫不调，或邪气乘虚客于营卫为辨证关键。本方还可用于治疗多种因正气素弱，或脾胃、气血、营卫、阴阳失调，或外感风寒之邪导致营卫不和的基础上出现的妇科、儿科疾病。

总之，本方临床运用甚为广泛，但探其规律，多以营卫失调，气血不和而病性偏寒者为辨证眼目。

医案选录：李某，女，53 岁。患阵发性发热汗出一年余，每天发作 2 ～ 3 次。前医按阴虚发热治疗，服药 20 余剂无效。问其饮食、二便尚可，视其舌淡苔白，切其脉缓软无力。辨为营卫不和，卫不护营之证。当调和营卫阴阳，用发汗以止汗的方法，方用桂枝汤：桂枝 9g，白芍 9g，生姜 9g，炙甘草 6g，大枣 12 枚，二剂。服药后，啜热稀粥，覆取微汗而病愈。

陈明，刘燕华，李方.刘渡舟临证验案精选 [M].北京：学苑出版社，1996

【原文】

太陽病，頭痛，發熱，汗出，惡風，桂枝湯主之。（13）

【释义】

本条论述桂枝汤证的主要症状特点和治疗。言太阳病，则脉浮、头项强痛、恶风寒诸症自在其中。如此更见发热、汗出，则可明确诊为太阳中风证，而以桂枝汤主治。

在太阳表证中，发热之机理，每与卫气抗邪密切相关。卫气与表邪相争，故而发热。太阳中风证其病因以风邪为主，风为阳邪，变动迅疾，卫阳外浮以御之，故其发热常于发病之始即现。而太阳伤寒证之病因以寒邪为主，寒为阴邪，其性收束，卫阳往往受之束闭而不能迅速浮起与之相争，故发热略迟。故仲景言中风，每发热恶风寒并提，如第 2 条、第 13 条，而第 3 条论伤寒定义，则曰："或已发热，或未发热。"

前言汗出、脉缓为中风，无汗、脉紧为伤寒。然究其病机实质，脉之紧、缓，实乃相对之辞，视感邪之轻重、正邪相争之程度等因素而互有变易。唯汗出与否，是两证鉴别之关键。自汗者，表明腠理疏松，卫强营弱；无汗者，提示腠理致密，卫闭营郁。

若从方证角度而论，则本条可视作桂枝汤之适应证。不论因于风或因于寒，但见头痛、发热、汗出、恶风为其主要临床表现者，即可考虑运用本方治疗。

【原文】

太陽病，發熱汗出者，此為榮弱衛强，故使汗出，欲救邪風①者，宜桂枝湯。（95）

【词解】

①欲救邪风：救，止也，灭除、解除的意思，如救火之救。邪风，即风邪。

【释义】

本条指出太阳中风证之主症是发热汗出，病机是营弱卫强。所谓卫强，并非指卫气的功能强大，而是指卫气浮盛于外进行抗邪的状态，实际是虚性亢奋，亦即"阳浮者，热自发"之意。所谓荣弱，也不是营阴真正的虚弱，而是指卫外不固，营阴外泄，与亢奋的卫阳相比呈现不足状态，这种状态是通过出汗表现出来，亦即"阴弱者，汗自出"之意。荣弱卫强，这里是指卫不外固，营不内守，是营卫不和的一种状态，其矛盾的焦点是卫气的异常，这是太阳中风证的病机特点。而这种营卫失和的状态，是由感受风邪所致，当用桂枝汤祛风解表，调和营卫。

【原文】

太陽病，下之後，其氣上衝①者，可與桂枝湯，方用前法②。若不上衝者，不得與之。（15）

【词解】

①气上冲：指气机上逆的症状，如咳、喘、呕等。

②前法：指桂枝汤方后所说的煎服方法。

【释义】

本条论述了桂枝汤的其他适应症。太阳病误用攻下,往往表邪不解,徒伤正气,甚至产生变证。若表邪未解,且病人自觉有气上逆,属正与邪争,太阳经气仍有向上向外抗邪之力,其发热、恶风寒、头痛、脉浮等仍在,故仍当解表,宜桂枝汤轻汗除邪以解外,其服药方法仍当遵桂枝汤法。"气上冲",一是说明太阳病误下后正气未伤,二是暗示太阳表证未罢又有气机上逆的症状,如咳嗽、气喘、恶心、呕吐、呃逆,甚至奔豚气等,为表邪干扰肺胃之气或心阳受损所致,可用桂枝汤类方治疗,其后的桂枝加厚朴杏子汤就是代表。若误下后正气受挫较重,无气上冲的感觉,同时表证亦罢,说明下后正伤较重,太阳表邪内陷,变证已成,此时不可再用桂枝汤。

【原文】

太陽病,初服桂枝湯,反煩不解者,先刺風池、風府①,卻與桂枝湯則愈。(24)

【词解】

①风池、风府:穴位名。风池,足少阳胆经穴位,在枕骨粗隆直下凹陷处与乳突之间,于斜方肌与胸锁乳突肌凹陷处。风府,督脉经穴位,在后项正中入发际一寸,枕骨与第一颈椎之间。

【释义】

本条论述了桂枝汤的适应症及病邪重时可针药并用。太阳病,初服桂枝汤后,病不但不解,反增烦闷不舒,是疾病发生了传变,还是药不对证?分析病证,服药后除增烦闷外,其他太阳病证候如发热、汗出、恶风、头痛、脉浮缓等均在,故可判断病未发生传变。其烦闷不舒,乃太阳中风邪气较重,服桂枝汤后正气得药力之助,欲祛邪外出,但力尚不足,邪滞不解,郁阳不宣所致。治疗之法宜增强祛邪、散邪的力量,先刺风池、风府,疏通经脉以泄风邪,再服桂枝汤解肌祛风,调和营卫。针药并施,祛邪之力倍增,病可速愈。此正合《素问·评热病论》"表里刺之,饮之服汤"之法。

【原文】

傷寒發汗已解,半日許復煩,脈浮數者,可更發汗,宜桂枝湯。(57)

【释义】

本条举例说明桂枝汤的适应症,可用于伤寒汗后邪气未尽者。太阳伤寒证用麻黄汤发汗后，若脉静身凉，为表邪已解。若汗后半日许，又症见心烦、脉象浮数，此或因余邪未尽，病情复发；或因病证初愈，复感外邪，可更发汗。但已发峻汗，耗损正气，故不宜峻剂，宜用桂枝汤。提示病轻则治亦轻及处处固护正气的治疗学思想。

【原文】

病常自汗出者，此為榮氣和^①，榮氣和者，外不諧^②，以衛氣不共榮氣諧和故爾。以榮行脈中，衛行脈外。復發其汗，榮衛和則愈。宜桂枝湯。（53）

【词解】

①荣气和：荣气，即营气。荣气和，指营气未受邪。

②外不谐：意指卫气功能失常，不能与营气相互协调于肌表。

【释义】

本条举例"病常自汗出"论述桂枝汤在杂病中的应用。本条不言太阳中风，而以"病"字冠首，病的范围甚广泛，包括外感与杂病，但属营卫不和而自汗出者，皆可用桂枝汤治疗。

病"常自汗出"而无发热、头痛等症，知非风寒外感，而属杂病范畴。其病机为"营气和，营气和者，外不谐，以卫气不共营气谐和故尔"。意即营气在内，尚未直接受病，而卫气在外，失却固外开阖之权，以致腠理疏松，发生"常自汗出"的症状。由此可知，本条卫气不和是矛盾的主要方面，并由卫气不和而导致营阴不能内守。总的来说，病机仍是营卫不和。

"复发其汗"，非已发汗而再汗之意，而是因常自汗出，又用桂枝汤解肌发汗，达到调和营卫之目的，同时还有发汗须择其时的意义。因为病者常自汗出，自寓有时无汗或少汗之意，用桂枝汤应选择此时，如此则既能调和营卫，又不致发汗太过。否则，当病者汗出之时而发汗，恐有"如水流漓，病必不除"之弊。

【原文】

病人藏無他病^①，時發熱自汗出而不愈者，此衛氣不和也，先其時^②發汗則愈，宜桂枝湯。（54）

【词解】

①脏无他病：内在之脏腑无病。

②先其时：在发热汗出等症状出现之前。

【释义】

本条举例"时发热自汗出"论述桂枝汤在杂病中的应用。本条承接原文第
53 条而来，亦属杂病范畴。病人"时发热自汗出"，有时发时止之意。发热汗
出而脏腑无病，里气尚和，则病在肌表无疑。细究其病机，乃卫气不能固外所
致之营卫不和，故曰"此卫气不和也"。53 条说营气和，此条说卫气不和，两
者各谈一个侧面，合之便是营卫不和的病机实质，因此本条营卫不和的主导方
面仍在卫气方面。由于营在脉中，为卫之守，卫在脉外，为营之使，今卫气不
和，失却固外之职，营虽无病，但不能内守，故发热、自汗出之所由生。治当
发汗祛邪，调和营卫，宜桂枝汤。

"先其时发汗"是指在尚未发热汗出之时，先用药物取汗，则邪去卫和
而愈，亦可防过汗之变。这里着重指出，对此类疾病的治疗用药应掌握有利
时机。

2. 兼证

（1）桂枝加葛根汤证

【原文】

太陽病，項背強几几①，反汗出惡風者②，桂枝加葛根湯主之。（14）

桂枝加葛根湯方

葛根四兩　麻黃三兩（去節）　芍藥二兩　生薑三兩（切）　甘草二兩
（炙）　大棗十二枚（擘）　桂枝二兩（去皮）

上七味，以水一斗，先煮麻黃、葛根，減二升，去上沫，內諸藥，煮取三
升，去滓。溫服一升，覆取微似汗，不須啜粥，餘如桂枝法將息及禁忌。

臣億等謹按：仲景本論，太陽中風自汗用桂枝，傷寒無汗用麻黃，今證云
汗出惡風，而方中有麻黃，恐非本意也。第三卷有葛根湯證，云無汗、惡風，
正與此方同，是合用麻黃也。此云桂枝加葛根湯，恐是桂枝中但加葛根耳。

【词解】

①项背强几几（jǐn）：几几，据刘渡舟《伤寒论校注》，几几与紧紧，音义
相通。南阳方言，有拘紧、固缩之意。旧本"几"读作"殊"（shū），谓短羽
鸟，引颈欲飞不能状。项背强几几，形容项背拘紧不适，转动俯仰不利之状。

②反汗出恶风：反，反而。太阳病项背强几几，多无汗恶风，今见汗出，
故曰"反"。

【释义】

本条论述太阳中风兼经气不利的证治。风寒外袭，营卫失调，症见发热、恶风、汗出、脉缓。邪阻太阳经输，经气不利，头痛项强，本是太阳表证之常见征象。今项强及背，表明邪阻较重，经气郁滞更甚，且病变部位扩大，此时若仅以桂枝汤解肌祛风，其治虽属可行，然取效必不如意。如是则适当考虑在解肌祛风基础上，辅以升津舒经之法，而成两全之美。

太阳病提纲即有头项强痛之症，表明太阳经气已有郁遏之象。而本条重申项背强几几，表明外邪阻闭经气之程度较前者更重，而且病变波及范围更广，由头项而连及至背。如此邪阻经输之病变机理，显然更为突出，因此在治疗方药的确立上，必须予以考虑。

项背强几几，缘于经脉拘紧，而经脉拘紧，责之于外邪闭阻，津液不能上升以濡养，故而解肌祛风、升津舒筋之法不可偏废，方为合拍。

桂枝加葛根汤，宋本原文有误，当依林亿之注，其方应无麻黄，即桂枝汤加葛根而成。方以桂枝汤解肌祛风，调和营卫，以治其本；更以葛根味甘辛而性平偏凉，辛散祛风，升津液以舒缓拘挛之经脉，通调郁滞之经气。全方共奏解肌祛风、调和营卫、升津舒经之功。

【临床应用】

桂枝加葛根汤，前贤常以之通治经脉挛急而兼汗出恶风之柔痉。现代临床常在中医辨证论治原则指导下，结合现代药理研究成果，将本方广泛用于治疗循环系统、呼吸系统、神经及运动系统、免疫及内分泌系统之多种病症，取得了较为满意的疗效。所涉病种，有普通感冒、流行性感冒、面神经麻痹、原发性震颤、僵人综合征、乙脑后遗症、重症肌无力、慢性多发性肌炎、高血压、脑动脉硬化、颈椎病等。

医案选录：某男，42岁，2007年8月20日就诊。诉有强直性脊柱炎病史3年余，曾往多家医院治疗，疗效不明显，需口服泼尼松控制病情。患者颈部强直，时疼痛，自汗出，活动僵硬。查看其病历，先后曾用青霉素、环磷酰胺及口服泼尼松等药物。观患者舌苔薄白，脉缓。拟桂枝加葛根汤治疗：桂枝40g，白芍40g，生姜40g，炙甘草25g，大枣12枚，葛根50g，水煎服，每日1剂。服3剂，患者背部微微汗出，自觉全身比较舒服。守方前后共服用50余剂，患者颈部活动自如，全身无不适。查各项指标正常。

唐东一．桂枝汤衍生方治验 [J]．山东中医杂志，2008，27（4）：278-279

（2）桂枝加厚朴杏子汤证

【原文】

太陽病，下之微喘者，表未解故也，桂枝加厚朴杏子汤主之。（43）

喘家①，作桂枝汤，加厚朴杏子佳。（18）

桂枝加厚朴杏子湯方

桂枝三兩（去皮）　甘草二兩（炙）　生薑三兩（切）　芍藥三兩　大棗
十二枚（擘）　厚朴二兩（炙，去皮）　杏仁五十枚（去皮尖）

上七味，以水七升，微火煮取三升，去滓，温服一升，覆取微似汗。

【词解】

①喘家：素患喘疾之人。

【释义】

上述两条论述太阳中风兼肺气不利致喘的证治。第 18 条论述平素有肺寒
咳喘宿疾，因外感风寒而诱发；第 43 条论述太阳表证，因误下而风寒内陷胸
中致喘。前者为新感引动宿疾，后者为误下而邪陷，两者成因不同，然此际
之病机，则同为风寒外袭而兼肺气上逆，症见发热、头痛、汗出、恶风、脉浮
缓，兼见胸闷气喘、咳嗽等。病机及脉证相同，故其治亦同，所谓异病同治是
也。治以解肌祛风，降气平喘，方选桂枝加厚朴杏子汤。

桂枝加厚朴杏子汤即桂枝汤加厚朴、杏仁而成。桂枝汤解肌祛风，调和营
卫；炙厚朴苦辛性温，化湿导滞，消痰除满，下气降逆；杏仁味苦性温，止咳
平喘。全方功能解肌祛风、降气平喘，主治太阳中风证兼肺寒气逆作喘之证，
以表里兼治。

值得注意的是，两条所论，其治法方药虽同，然毕竟病证成因不一，而其
后期调护，则有所别。43 条为新感误下所致，用本方治疗后，若汗出邪解而喘
定，唯慎起居、节饮食，将息养护即可，故曰"主之"；而 18 条所论之证，在
药后邪解喘定之际，尚宜谨慎从事，盖新感易瘥，痼疾难除是也，可考虑理脾
建中、温肺化痰等治法，徐徐缓投，以作杜绝后患之图，故曰"佳"。

【临床应用】

桂枝加厚朴杏子汤现代临床主要用于治疗各种感冒、急慢性支气管炎、支

气管哮喘、病毒性肺炎等。同时也用治某些消化系疾病，如急慢性胃肠炎、消化性溃疡等。就中医理论而言，此类病证，其临床表现大多具有营卫不和、气血失调或痰饮阻滞等病机在内。

医案选录：李某，男，13岁，2003年10月7日初诊。既往有支气管哮喘病史，每于冬春季或受凉感冒后发病。1周前洗澡后哮喘发作，症见咳嗽、气喘，咯少量白稀痰，夜间喘促尤甚，某医院予青霉素、氨茶碱、强的松治疗后，白天已无喘息声，但夜间仍有喘鸣、气促、胸闷症状，遂到我院求中医治疗。刻诊：面色少华，神疲，纳呆，形体偏瘦，时感恶寒怕风，咯白色稀痰，舌淡苔白，脉浮细缓，双肺闻及散在哮鸣音。证属营卫不和，肌表不固，肺失肃降。治宜调和营卫，肃肺定喘。方用桂枝加厚朴杏子汤加减：桂枝10g，白芍10g，炙甘草5g，生姜10g，大枣10g，厚朴10g，杏仁10g，紫菀10g，款冬花10g。3剂，日1剂，水煎服。10月12日二诊：喘息渐平，咳嗽、咯痰症状消失，周身温暖，已不恶寒怕风，精神、食欲好转，舌淡红，苔薄白，脉细缓。夜间偶感胸闷气急，听诊双肺哮鸣音减少。表证已解，当以健脾补肺为治，拟桂枝人参汤加味：桂枝10g，党参15g，白术10g，炮黑姜10g，炙甘草10g，山药20g，扁豆10g，杏仁10。7剂，日1剂，水煎服。嘱禁食生冷，避免感冒受凉。1个月后随访，哮喘未再发作。

周嵘．经方治哮喘验案举隅 [J].国医论坛，2007，22（3）：7-8

（3）桂枝加附子汤证

【原文】

太陽病，發汗，遂漏不止[①]，其人惡風，小便難[②]，四肢微急[③]，難以屈伸者，桂枝加附子湯主之。（20）

桂枝加附子湯方

桂枝三兩（去皮）　芍藥三兩　甘草三兩（炙）　生薑三兩（切）　大棗十二枚（擘）　附子一枚（炮，去皮，破八片）

上六味，以水七升，煮取三升，去滓，温服一升。本云：桂枝湯今加附子。將息如前法。

【词解】

①遂漏不止：遂，因而，于是。漏，渗泄不止。全句是指不间断地小量汗出。

②小便难：小便量少而且不畅。

③微急：轻度的拘紧。

【释义】

本条论述太阳病发汗太过致阳虚漏汗的证治。太阳病发汗太过，卫阳受损，卫外不固，以致汗漏不止。由于汗漏不止，继而阴津损失，终致阴阳双虚。阳虚则气化无力，阴虚则膀胱津少，因而小便少而不畅，条文中曰"小便难"。阳虚失温，阴伤失润，致筋脉失养，故见四肢轻度拘紧，难以屈伸。发汗后，复提"其人恶风"，说明其程度较汗前恶风为重，为过汗伤阳，腠理不固所致。本证虽有阳虚与阴亏的双重发病机理，但其主要矛盾在于阳虚不固，故治疗之法以扶阳解表为主，方用桂枝加附子汤治疗。药后阳气得复，一则汗漏得止，津不外泄；二则阳生阴长，气化得复，自可化气生津。

桂枝加附子汤是由桂枝汤加炮附子一枚，并加重甘草用量而成。桂枝汤调和营卫，解肌祛风，炮附子温经复阳，固表止汗。使邪去阳回，则津液自复，诸症自愈。

【临床应用】

桂枝加附子汤用于阳虚多汗、阳虚外感效佳，如植物神经功能紊乱、经常性感冒等。由阳虚漏汗进一步可以扩展运用于阳虚所致的津液、精血等阴性物质的外泄，如遗精、遗尿、鼻衄、鼻衄、妇女带下等疾病；也可用于阳虚而气血运行不畅所致的各种心悸（室性早搏、病态窦房结综合征、更年期综合征）、痹症、头痛、不寐、低热不退等。

医案选录：王某，男，29岁，1952年10月12日入院。患者因慢性骨髓炎住院2月余，一日下午感怕冷、头痛，医者给予非那西汀0.2g、氨基比林0.2g，一次服下，约半小时许，大汗不止，恶风，尿急而无尿液，急邀中医会诊。检查：形体消瘦，面色萎黄，表情惶恐，全身大汗淋漓，四肢拘急，坐卧不宁，状甚危笃，脉沉微而数。诊为大汗亡阳，处方：桂枝10g，甘草6g，白芍10g，附子10g，生姜1片，大枣3枚。当即配药煎服，服1剂汗止而愈。

陈明，刘燕华，李方.刘渡舟临证验案精选[M].北京：学苑出版社，1996

（4）桂枝去芍药汤证

【原文】

太陽病，下之後，脈促①胸滿者，桂枝去芍藥湯主之。（21）

桂枝去芍藥湯方

桂枝三兩（去皮） 甘草二兩（炙） 生薑三兩（切） 大棗十二枚（擘）

上四味，以水七升，煮取三升，去滓，溫服一升。本云：桂枝湯今去芍藥。將息如前法。

【词解】

①脉促：脉来急促。

【释义】

本条论述了太阳病误下致胸阳不振的证治。太阳病误下，出现脉促、胸满，乃因下后胸阳受损，外邪乘虚陷于胸中所致。外邪内陷，正气抗邪，则脉来急促。邪陷胸中，胸阳不展，故见胸满。从脉促可测，下后或有表证未解，仍可见发热恶寒等症。当然，胸阳不振之胸满也可见于心脏疾病。皆可用桂枝去芍药汤祛风解肌，温通胸阳。

桂枝去芍药汤即桂枝汤去芍药而成。桂枝配甘草温通胸阳，生姜合桂枝祛风解表，大枣益气补中。芍药阴柔，有碍胸阳宣通，故去之。四药合用，共奏温通胸阳、祛风解肌之功。

【临床应用】

桂枝去芍药汤主治太阳病误下邪陷胸中，致胸阳不振之胸满证，临床无论表证存在与否，只要辨证属于胸阳不振或胸阳不足，阴寒内结者，皆可使用。所以，现代临床广泛运用本方治疗心脏病、肺脏病如冠心病、心肌炎、支气管哮喘、肺心病等属于上述病机者。

医案选录：李某，女，40岁。患"心肌炎"，入夜则胸满气短，必吸氧才能缓解。切其脉弦而缓，视其舌淡而苔白，辨为胸阳不振、阴霾内阻之证，为疏桂枝去芍药汤，两剂而症减。后又加附子而获愈。

陈宝明.古方妙用 [M].北京：科学普及出版社，1994

（5）桂枝去芍药加附子汤证

【原文】

若微寒①者，桂枝去芍藥加附子湯主之。（22）

桂枝三兩（去皮） 甘草二兩（炙） 生薑三兩（切） 大棗十二枚（擘）附子一枚（炮，去皮，破八片）

上五味，以水七升，煮取三升，去滓，溫服一升。本云：桂枝湯，今去芍藥加附子，將息如前法。

【词解】

①微寒：此指脉微、恶寒。

【释义】

本条紧承上条论述胸阳虚衰证治。若上证胸满见脉微而恶寒者，是阳气损伤较重，不惟胸阳不振，且有全身阳虚，故于上方中加附子以温经复阳。本方即在桂枝去芍药汤的基础上再加附子，意在温经复阳。

【临床应用】

本方用于胸阳不足，阴寒内结之证，较桂枝去芍药汤证阳气虚弱程度较重，有表可解表，无表可温通。临床上用于治疗胸痹、心悸、哮喘、痹病、胃脘痛、呕吐、呃逆、水肿等属于胸阳不足，阴寒内结者。

医案选录：王某，男，36岁。自诉胸中发满，有时憋闷难忍，甚或疼痛。每逢冬季则发作更甚，兼见咳嗽，气短，四肢不温，畏恶风寒等症。脉来弦缓，舌苔白。参合上述脉证，辨为胸阳不振，阴寒上踞，心肺气血不利之证，治当通阳消阴。方用：桂枝 9g，生姜 9g，炙甘草 6g，大枣 7 枚，附子 9g。服 5 剂，胸满、气短诸症皆愈。

陈明，刘燕华，李方.刘渡舟临证验案精选 [M].北京：学苑出版社，1996

（6）桂枝加芍药生姜各一两人参三两新加汤证

【原文】

發汗後，身疼痛，脈沉遲者，桂枝加芍藥生薑各一兩人參三兩新加湯主之。（62）

桂枝加芍藥生薑各一兩人參三兩新加湯方

桂枝三兩（去皮）　芍藥四兩　甘草二兩（炙）　人參三兩　大棗十二枚（擘）　生薑四兩

上六味，以水一斗二升，煮取三升，去滓，温服一升。本云：桂枝湯，今加芍藥、生薑、人參。

【释义】

本条论述表证过汗致气营不足之身痛的证治。本条原文虽简，但是有病史、临床特点和主治方药等内容。原文"发汗后身疼痛"提示了太阳病汗不如法，发生变证。身疼痛是表证的临床表现之一，每随汗解而消失。今发汗后，身疼痛作为一个病证的主要表现仍然存在，说明其已不单是表证的反映。患者"脉沉迟"为气血不足，营阴耗伤。由于气血不足，筋脉失养，可见身疼痛，仲景用桂枝汤加味来主治，反映本证属营卫不和兼气营不足。本证身疼痛的辨证着眼点有二：一是"发汗后"，以区别单纯表证之身痛；二是"脉沉迟"，反映在里之气营亏虚。

本证虽属表里同病，但以里虚证为主，故治以调和营卫兼益气和营。方用桂枝加芍药生姜各一两人参三两新加汤，扶正祛邪并用，以扶正为主。

桂枝加芍药生姜各一两人参三两新加汤为桂枝汤加重芍药、生姜用量再加人参而成。方以桂枝汤调和营卫，有表证者可解肌祛风，增生姜用量以通阳和卫，增芍药用量以益营滋阴，加人参意在气阴双补。如是则补散兼施，合奏益气养营、滋阴和阳，兼以发散风寒、调理气血、扶正祛邪之功，故临证有无表证皆可使用。

【临床应用】

桂枝加芍药生姜各一两人参三两新加汤于虚人感冒，或气血不足而以身痛为主要见症者，用之多效。临证凡中医诊断为伤寒坏病、漏汗、虚热、身痛、腰痛、便秘、感冒、妊娠恶阻、妊娠汗后身痛或产后身痛，西医诊断为慢性肠炎等而见身痛、疲乏、汗出、畏寒、头晕、舌淡苔白、脉沉细无力等均可用本方化裁治疗。

医案选录：患者，女，38 岁。产后 1 周，全身肌肉酸痛，遇冷则甚，脐周拘急，少腹挛痛，得温则舒。面苍少泽，气短疲惫，动则汗出，畏风肢冷。自述产后失血过多，汗出津津，心慌气短，观舌淡苔白，按脉沉微无力。辨证：营血不足，虚劳里急，筋脉失濡，表虚恶风。治法：益气养营，缓急止痛。方药：桂枝 15g，芍药 40g，炙甘草 20g，生姜 30g，大枣 15 枚（擘），人参 15g（另煎兑入），当归 30g，秦艽 10g，鸡血藤 30g。1 剂 / 日，水煎分早、晚 2 次温服。复诊：药服 5 剂，挛缓痛安，体力有增，面容改观，寝食俱安，继服 5 剂，形体复原。

刘颖.桂枝加芍药、生姜各一两，人参三两新加汤方证 [J]. 中国社区医师，2009，25（5）：20

3. 禁忌证

【原文】

桂枝①本為解肌②，若其人脈浮緊，發熱汗不出者，不可與之也。常須識③此，勿令誤也。（16下）

【词解】

①桂枝：此指桂枝汤。

②解肌：解除肌表之邪，解表之另一表达。

③识（zhì）：记住。

【释义】

本条论述了桂枝汤的使用禁例，太阳伤寒证禁用桂枝汤。桂枝汤本是解肌祛风、调和营卫之方，适用于头痛、发热、汗出、恶风、脉浮缓之太阳中风证。若患者发热、恶寒、无汗、脉浮紧，为太阳伤寒证，其病机为卫阳闭遏，营阴郁滞，宜用麻黄汤峻汗逐邪，不可与桂枝汤。否则，病重药轻，发汗不彻，易使邪气郁闭，变证百出，故仲景告诫"常须识此，勿令误也"。

【原文】

若酒客①病，不可與桂枝湯，得之則嘔，以酒客不喜甘故也。（17）

【词解】

①酒客：平素嗜酒之人。

【释义】

本条论述了桂枝汤的使用禁例，嗜酒湿热之质禁用桂枝汤。平素嗜酒之人，多湿热内蕴，而桂枝汤为辛甘温之剂，辛温生热，甘温助湿，故酒客湿热蕴遏之人，虽患太阳中风，亦当慎用。如服用桂枝汤，可使湿热更盛，致胃气上逆而作呕。

本条以酒客为例，旨在说明湿热内蕴禁用桂枝汤。提示临床遣方用药，既要重视方证相符，又要注意患者的嗜好和体质。

【原文】

凡服桂枝湯吐者，其後必吐膿血也。（19）

【释义】

本条所讲为桂枝汤的禁例，阳热内盛之人禁用桂枝汤。本条虽未直言桂枝汤的禁忌，但从服桂枝汤后的反应可知，里热壅盛者患太阳中风证，应慎用桂枝汤。因辛温之药，服之则邪热更盛，热伤血络，肉腐为脓，而吐脓血。

仲景以"其后必吐脓血也"示人，里有实热者，当禁用桂枝汤，至于是否都一定吐脓血，非为定论。

（二）太阳伤寒证

1. 本证（麻黄汤证）

【原文】

太陽病，頭痛發熱，身疼①，腰痛，骨節疼痛，惡風，無汗而喘者，麻黃湯主之。（35）

麻黃湯方

麻黃三兩（去節）　桂枝二兩（去皮）　甘草一兩（炙）　杏仁七十個（去皮尖）

上四味，以水九升，先煮麻黃，減二升，去上沫，內諸藥，煮取二升半，去滓，溫服八合。覆取微似汗，不須啜粥，餘如桂枝法將息。

【词解】

①身疼：此指全身肌肉疼痛。

【释义】

本条论述太阳伤寒证的证治。风寒束于肌表，卫阳被遏而失于温煦，故而恶风恶寒；正气与邪气相争，是以发热；头项腰脊为足太阳膀胱经脉循行之处，寒邪侵袭，经气运行不畅，故见头痛、全身肌肉痛、腰痛、骨节疼痛；寒束于表，腠理闭塞，营阴郁滞，故见无汗；肺外合皮毛，毛窍闭塞，肺气不利，故见喘息。由于其喘与毛窍闭塞相关，故曰"无汗而喘"。参阅原文第1、3条所述，其脉当浮而紧。本证以风寒束表，卫闭营郁为特点。治宜辛温发汗，散寒解表，以麻黄汤为其代表方。

伤寒与中风，是风寒邪气侵袭太阳所致表证的两个基本证候类型，两者同中有异，病机皆属营卫失调，临床表现均以发热、恶风寒、头痛、脉浮为基本脉症。然中风病机特点为卫阳不固，营阴失守，以汗出、脉缓为特征，故称之为表虚证；伤寒病机特点是卫阳闭遏，营阴郁滞，以无汗、脉紧为特征，故谓之表实证。

麻黄汤由麻黄、桂枝、杏仁、炙甘草组成。方中麻黄辛温发汗，宣肺平喘；桂枝辛温通阳，解肌祛风，助麻黄发汗开闭；杏仁苦温，降气下逆，助麻黄平喘；炙甘草调和诸药，培健中土，防麻桂之大汗伤津。本方辛温开泄，其性峻猛，实为发散风寒之第一方。与桂枝汤相较，本方重在散寒开闭，发汗祛邪，为辛温发汗之峻剂，逐邪解表之良方。

【临床应用】

麻黄汤现代临床治疗范围主要为外感风寒引起的各种病证，如伤寒表实证、寒哮、寒闭失音、水肿、衄血、风寒咳嗽、癃闭、痛经、闭经、肩凝、伤寒脉闭、癫狂、鼻渊、大便难等，涉及呼吸、循环、消化、泌尿、神经等系统，以及内、外、妇、儿、皮肤、五官科疾病，如支气管肺炎、大叶性肺炎、肺心病、急性肾炎、前列腺炎、荨麻疹、中耳炎、慢性肝炎、妊娠中毒症、产后高热不退、长期低热、三叉神经痛、阿米巴痢疾、复视、鱼鳞病等，其中以呼吸系统疾病为主。

医案选录：刘某，男，50岁。隆冬季节，因工作需要出差外行，途中不慎感受风寒之邪，当晚即发高烧，体温达39.8℃，恶寒甚重，虽覆两床棉被，仍洒淅恶寒，发抖，周身关节无一不痛，无汗，皮肤滚烫而咳嗽不止。视其舌苔薄白，切其脉浮紧有力，此乃太阳伤寒表实之证。治宜辛温发汗，解表散寒。用麻黄汤：麻黄9g，桂枝6g，杏仁12g，炙甘草3g，1剂。服药后，温覆衣被，须臾，遍身汗出而解。

陈明，刘燕华，李方.刘渡舟临证验案精选[M].北京：学苑出版社，1996

【原文】

太陽與陽明合病，喘而胸满者，不可下，宜麻黄湯。(36)

【释义】

本条论述了太阳与阳明合病而偏重于太阳的证治。既云"太阳与阳明合病"，则应有太阳与阳明两经病证的存在，而症状中未言具体症状是为省文法，从"宜麻黄汤"来看，显然病证偏重于太阳，所以用麻黄汤发汗解表，宣肺平喘。而从"不可下"又可推知证中有可下之腹满、不大便等阳明腑证，只是里实未重，尚未达到用承气汤攻下的程度，证尚偏重于太阳，故应先解表。表证的具体表现为"喘而胸满"为主。肺主气而合于皮毛，为五脏六腑之华盖，风寒袭表，肺气不得宣发肃降，上逆则喘，壅塞则胸满。肺与大肠相表里，肺气不降亦可致腑气不畅而不大便，若太阳之表邪得解则腑气得以通降，大便自下。

【原文】

太陽病，脈浮緊，無汗，發熱，身疼痛，八九日不解，表證仍在，此當發其汗。服藥已微除，其人發煩目瞑①，劇者必衄②，衄乃解。所以然者，陽氣重③故也。麻黄湯主之。（46）

【词解】

①目瞑：瞑，目不明。指目视昏花，模糊不清。

②衄：此指鼻出血。

③阳气重：指阳气的郁闭状态较甚。

【释义】

本条论述了太阳伤寒痊愈的特殊途径"红汗"。本条"麻黄汤主之"为倒装笔法，应接在"此当发其汗"之后，条文可分两段理解。

第一段从开始至"此当发其汗"，说明太阳伤寒证虽日久未解，但其脉仍浮紧，无汗、发热、身疼痛等症状仍在，病证未发生变化，病程虽久，而邪气仍羁留于表，故当用麻黄汤发汗解表。仲景对外感疾病的传变与否并不拘于日数的多少，而是以临床脉证为依据，这在原文第4、5条已有论述。

第二段从"服药已微除"至"阳气重故也"，说明服用麻黄汤后可能出现的两种不同反应。其一，因为病程较久，外邪郁闭较甚，阳气壅滞，虽方药对证，但邪气难以一时速除，只是"服药已微除"而已，表明表证稍减但并未愈，同时出现发烦、目瞑等症，此乃服药之后，正气得药力之助奋起抗邪，祛邪外出，正邪交争较剧的表现。其二，严重者可出现鼻衄。这是外邪闭郁较重，不得外解，而自寻络脉而出所致。所谓邪不得汗解，必得衄解，一衄之后，外邪可泄，郁滞之邪可除，此衄前人称之"红汗"，故仲景言"衄乃解"。本条发烦目瞑和衄血虽证有轻重之别，但其机理则一，乃阳郁太甚而致，故仲景言"阳气重故也"。

应当指出，外感病虽有不得汗解而从衄解之途，但当以衄后脉静身和为佳兆，若衄后仍身热不退，更见舌绛苔燥，脉数等症，则为热入营血之证，此时不可再妄用辛温之法，而应以温病学之清营凉血法治疗，故不可拘泥于"衄乃解"。

2. 兼证

（1）葛根汤证、葛根加半夏汤证

【原文】

太陽病，項背強几几，無汗惡風，葛根湯主之。（31）

葛根湯方

葛根四兩　麻黃三兩（去節）　桂枝二兩（去皮）　生薑三兩（切）　甘草二兩（炙）　芍藥二兩　大棗十二枚（擘）

上七味，以水一斗，先煮麻黃、葛根，減二升，去白沫，內諸藥，煮取三升，去滓，溫服一升。覆取微似汗，餘如桂枝法將息及禁忌。諸湯皆仿此。

【释义】

本条论述太阳伤寒兼经气不利的证治。本条的症状特点由两部分组成，其一是太阳病无汗、恶风，反映了风寒外束肌表，致卫阳被遏，营阴郁滞的病理变化，为太阳伤寒证的外症；其二是项背强几几，系风寒外束，太阳经气不舒，津液敷布失常，经脉失于濡养的外在表现。综合两者，属太阳伤寒兼太阳经气不利证。

本证与原文第 14 条桂枝加葛根汤证相比，两者主要区别在于：本证为伤寒表实，彼为中风表虚，其主治方中一有麻黄，一无麻黄。

葛根汤由桂枝汤减轻桂、芍剂量加麻黄、葛根而成。方中桂枝汤减少桂、芍加麻黄，发汗解表，调和营卫，以治其本；更以葛根辛散祛邪，升津液以舒缓拘挛之经脉，通调郁滞之经气。其用桂枝汤加麻黄以代麻黄汤发汗解表者，为顾护阴津之意。

【临床运用】

葛根汤主要用于治疗感冒、头痛、痉证、下痢、泄泻、痿病、鼻渊等，现代临床在辨证符合其病机的基础上，每多用于呼吸系统疾病，如流行性感冒、急性支气管炎、肺炎、过敏性鼻炎、慢性副鼻窦炎等，神经系统疾病，如脑炎后遗症、脑血管意外后遗症、周围面神经麻痹、各类神经性疼痛、神经系统病变引起的颈及四肢肌肉筋腱的痉挛、疼痛、功能障碍的治疗，同时亦可用于其他系统疾病的治疗，如颈椎病、肩周炎、急性腰扭伤、破伤风、肠炎等。

医案选录：李某，男，38 岁。患顽固性偏头痛二年，久治不愈。主诉：右侧头痛，常连及前额及眉棱骨。伴无汗恶寒，鼻流清涕，心烦，面赤，头目眩晕，睡眠不佳。诊察之时，见患者颈项转动不利，问之，乃答曰；颈项及后背经常有拘急感，头痛甚时拘紧更重。舌淡苔白，脉浮略数。遂辨为寒邪客于太阳经脉，经气不利之候。治当发汗祛邪，通太阳之气，为疏葛根汤：麻黄 4g，葛根 18g，桂枝 12g，白芍 12g，炙甘草 6g，生姜 12g，大枣 12 枚。麻黄、葛根两药先煎，去上沫，服药后覆取微汗，避风寒。3 剂药后，脊背有热感，继而身有小汗出，头痛、项急随之而减。原方再服，至 15 剂，头痛、项急诸症皆愈。

陈明，刘燕华，李方.刘渡舟临证验案精选 [M].北京：学苑出版社，1996

【原文】

太陽與陽明合病者，必自下利，葛根湯主之。（32）

【释义】

本条论述太阳阳明合病下利的证治。所谓太阳与阳明合病，是指太阳表证与阳明里证同时出现。据方测证，此之太阳，为伤寒表实证，症见发热恶寒、头痛身疼、无汗、脉浮紧。而里之阳明，则仅见下利清稀，间或伴有肠鸣腹胀。究其机理，乃风寒束表，内迫阳明，导致大肠传导功能失常，而非邪气内传胃肠蓄热所致，是以症无口渴、心烦、脉数、舌红等热象。其病机重心在于表寒束闭，故治之以桂枝汤加麻黄辛温发汗，解除寒闭；更佐以葛根升清止利以治其标，方选葛根汤。细究葛根，功能解表，又能止利，可知葛根汤治疗本证，确有发汗解表兼升清止利之功。此即后世所谓"逆流挽舟"法。

【原文】

太陽與陽明合病，不下利，但嘔者，葛根加半夏湯主之。（33）

葛根加半夏湯方

葛根四兩　麻黃三兩（去節）　甘草二兩（炙）　芍藥二兩　桂枝二兩（去皮）　生薑二兩（切）　半夏半升（洗）　大棗十二枚（擘）

上八味，以水一斗，先煮葛根、麻黃，減二升，去白沫，内諸藥，煮取三升，去滓，溫服一升。覆取微似汗。

【释义】

本条论述太阳阳明合病呕逆的证治。本证与 32 条证之病机与症状表现相似，唯阳明里证表现为呕逆而不下利。其呕逆缘于风寒束表，内迫阳明，导致胃气反逆。其病机重心，仍在于表寒束闭，故治之以辛温发汗，解散风寒，更佐以降逆止呕，方选葛根加半夏汤。

葛根加半夏汤由葛根汤加半夏而成。方以葛根汤解表散寒开其表闭，加半夏和胃降逆以止呕。

本条与32条的区别在于：32条病机为阳明肠腑受邪，传导失常，以下利为其见症；本条为阳明胃腑受邪，胃气上逆，以呕逆为其见症。治法上，葛根汤重在升清止利，葛根加半夏汤重在降逆止呕。

【临床应用】

上两条所述与胃肠型感冒相似，由风寒外感所致泄泻或呕吐者，葛根汤及其加半夏汤有佳效。

医案选录：刘某，男，4岁，1984年3月5日诊。患儿前日汗后受凉，昨日起发生肠鸣腹泻，大便清稀带泡沫，日数次，伴见恶寒发热，无汗，鼻塞流涕，纳呆，舌淡红，苔薄白，脉浮数。证属外感风寒腹泻，拟解表散寒为治。用葛根汤原方：葛根12g，麻黄5g，桂枝6g，白芍10g，大枣3个，生姜2片，炙甘草3g。药进1剂腹泻减，表证除，再剂则泻止而痊。

石宜明.葛根汤治疗小儿外感腹泻 [J].四川中医，1987，5（1）：18

（2）大青龙汤证

【原文】

太陽中風，脈浮緊，發熱惡寒，身疼痛，不汗出而煩躁者，大青龍湯主之。若脈微弱，汗出惡風者，不可服之。服之則厥逆①，筋惕肉瞤②，此為逆也。（38）

大青龍湯方

麻黄六兩（去節） 桂枝二兩（去皮） 甘草二兩（炙） 杏仁四十枚（去皮尖） 生薑三兩（切） 大棗十枚（擘） 石膏如雞子大（碎）

上七味，以水九升，先煮麻黄，減二升，去上沫，內諸藥，煮取三升，去滓，溫服一升，取微似汗。汗出多者，溫粉③粉之。一服汗者，停後服。若復服，汗多亡陽遂虛，惡風煩躁，不得眠也。

【词解】

①厥逆：手足冷。

②筋惕肉瞤（shùn）：惕、瞤义近，皆指抽动。筋惕肉瞤，指筋肉跳动。

③温粉：关于温粉的成分，《伤寒论》未明确记载，后世医家的理解也不

尽相同。唐·孙思邈《备急千金要方》记为：煅牡蛎、生黄芪各三钱，粳米粉一两，共研细末，和匀，以稀疏绢包，缓缓扑于肌肤。

【释义】

本条论述太阳伤寒兼内热烦躁的证治。"太阳中风"是病因学概念，系指风寒之邪伤人之表，不是太阳中风证的病证概念，故本证因外受风寒之邪而发病。太阳病见脉浮紧、发热恶寒、无汗身痛，显系伤寒表实证。风寒束表，阳气内郁，渐次化热，内热扰心，而现心烦郁闷之症。析其因果关系，内热缘于阳郁，阳郁咎由寒闭。病虽表里同见，但标本轻重有别。今表寒不解，郁阳失展，则内热难断其源。故而治疗宜重在散寒解表，佐以清透内热，方选大青龙汤。

本证之辨证要点在于"不汗出而烦躁"。烦躁因于阳郁，阳郁责之表闭，而表闭则咎于不汗出。当此之际，如单纯清解内热，必使寒邪冰伏，使表闭更甚，如是则烦热终不得解；若纯以发散表寒，虽属的对之策，毕竟内有郁热，辛温之品不唯有助热之弊，且有伤津化燥之虞。为今之计，重用辛温以散寒，佐以辛寒以透热，虽属情不得已，终是两全之策。

大青龙汤为麻黄汤重用麻黄，加石膏、生姜、大枣而成。方以麻黄汤加生姜辛温发散，以除表闭；石膏辛寒，清透内热以除烦躁；大枣甘温培中，以资汗源。如此表里兼治，轻重得宜，服后自当汗出邪解而内热随消。唯本方辛温发散之力，犹胜于麻黄汤，故仍告诫曰：汗出多者，温粉扑之以止汗，一服汗者停后服，恐生汗多亡阳之变。

大青龙汤在一派辛温开泄中，独加一味石膏，以透热除烦，虽寒温并用，然重在发表散寒，且其发表之力峻猛，用之不慎，每易导致变证。

【临床运用】

大青龙汤现代临床主要应用于流感及呼吸系统疾病，并广泛用于内、外、妇、儿、五官、皮肤各科疾病的治疗，如支气管炎、肺炎、风湿病、浮肿、湿疹、产后浮肿、荨麻疹、鼻衄、乙脑等多种疾病，但以主治外感疾病为多。凡具有发热、恶寒、无汗、烦躁、头身痛、舌红或淡红、苔薄白或黄、脉浮紧或数者皆可应用。

医案选录：患儿，14岁。恶寒发热5天，经西药解热镇痛及中药九味羌活汤等治疗不解而求诊。症见：恶寒发热（体温39.1℃），头痛，身痛无汗，骨节酸痛，表情痛苦，烦躁不安，时而轻咳，舌质红，苔微黄，脉浮紧。血常规无异常，胸部 X 光透视未见异常。辨证：寒邪束表，里热不解。治宜解表清热。投大青龙汤：麻黄 9g，桂枝 9g，生石膏 30g，杏仁 9g，甘草 6g，生姜 3 片，大枣 3 枚。1 剂，水煎服，令全身汗出。次日复诊，服上方后全身大汗出，热退身凉，咳止烦解。嘱停药观察。3 天后随访而愈。

郑攀 . 郑启仲运用麻黄汤及其类方经验 [J]. 中国中医药信息杂志，2007，41（10）：74–75

（3）小青龙汤证

【原文】

伤寒表不解，心下①有水氣②，乾嘔，發熱而咳，或渴，或利，或噎③，或小便不利、少腹滿④，或喘者，小青龍湯主之。（40）

小青龍湯方

麻黄（去節） 芍藥 細辛 乾薑 甘草（炙） 桂枝（去皮）各三兩 五味子半升 半夏半升（洗）

上八味，以水一斗，先煮麻黄，減二升，去上沫，内諸藥，煮取三升，去滓，温服一升。若渴，去半夏，加栝樓根三兩；若微利，去麻黄，加蕘花，如一雞子，熬⑤令赤色；若噎者，去麻黄，加附子一枚，炮；若小便不利，少腹滿者，去麻黄，加茯苓四兩；若喘，去麻黄，加杏仁半升，去皮尖。且蕘花不治利，麻黄主喘，今此語反之，疑非仲景意。

臣億等謹按：小青龍湯，大要治水。又按《本草》，蕘花下十二水，若去水，利則止也。又按《千金》，形腫者應内麻黄，乃内杏仁者，以麻黄發其陽故也。以此證之，豈非仲景意也。

【词解】

①心下：指胃脘部。

②水气：水饮之邪。

③噎：此指咽喉部有梗阻不畅之感。

④少腹满：指小腹或下腹部胀满。

⑤熬：《说文·火部》："熬，干煎也。"与烘、炒、焙近意。

【释义】

本条论述太阳伤寒兼水饮内停的证治。"伤寒表不解"，意为发热、恶寒、无汗、身痛、脉浮紧诸症仍在。"心下有水气"，言其水饮停于心下胃脘部，以饮邪流动不居，或水寒射肺，肺气不利而咳喘；或饮阻于胃，胃气上逆而作呕逆；或饮停不化，津凝不布而渴；或水走肠间，清浊不分而利；或饮阻于咽喉，气机不畅而噎；或饮停下焦，气化不利而为小便不利、小腹胀满，种种不一，然舌白苔滑，必可得见。此表寒内饮之证，治宜辛温解表、温化水饮，方选小青龙汤。

本条首揭病机，曰"伤寒表不解，心下有水气"，明确指出其病位与病性，示人当从全局认识本证之病机，有提纲挈领之妙。盖太阳伤寒表实，临床表现较为单纯，易于掌握。而饮邪内停，变动不居，则其脉证表现较为复杂，难以全面认识。故随病机概述之后，曰干呕、曰发热而咳、曰喘、曰小便不利等旨在举例以明晰饮邪为患，复杂多变，视其所犯之处，而有相应之表现，临证之际，察舌切脉问症，综合分析，辨明其机理即可，而诸症状不必悉具。

本证与大青龙汤证，均属表里同病，然大青龙汤证为外寒里热，小青龙汤证为外寒内饮。两者在脉症上均见发热、恶寒、无汗、脉浮紧。不同的是，大青龙汤证兼阳郁内热，故见烦躁；小青龙汤证兼寒饮内停，故见咳喘、干呕。在治法上均以发汗解表为法，大青龙汤用石膏兼清里热，小青龙汤用干姜、细辛、半夏、五味子温化寒饮、止咳平喘。

本证与桂枝加厚朴杏子汤证均以咳喘为主症，两者区别在于，本证为太阳伤寒，彼证为太阳中风；喘咳病机亦异，本证为里停水饮，饮邪干肺，彼证肺寒气逆而无水饮之邪。

小青龙汤由麻黄、桂枝、芍药、干姜、细辛、五味子、半夏、炙甘草组成。方用麻黄发汗、平喘、利水，一物而三任也，配桂枝增强通阳化气宣散之功；桂枝、芍药相伍，调和营卫；干姜辛热，细辛性温，散寒温肺，化痰涤饮；半夏味辛性温，燥湿祛痰，降逆止呕；五味子酸收，敛肺止咳；炙甘草和中益气，调和诸药。全方辛散温化、解表蠲饮，以奏表里双解之功。

【临床运用】

小青龙汤为治疗外寒内饮之良方。若表寒内饮，自是其的对之证；若寒水内蓄而无表寒者，亦属其适应范畴。故而本方之具体运用，对寒饮咳喘者，无论表证有无，皆可用之。本方应用的辨证要点是：①咳嗽，喘息，痰多而清稀；②恶寒，特别是背部有明显的寒凉感；③干呕，甚则呕吐清水，多因咳而诱发；④苔白滑，脉浮紧或弦滑、细滑、弦细；⑤不渴，或发热，一般发热不高。

本方被广泛用于中、西医各科疾病的治疗中，中医以肺系疾患、西医以呼吸系统疾病居多。其中，中医肺系疾患多包括咳嗽、喘病、风寒感冒等；儿科则常用于肺痿、百日咳；妇科常用以治疗带下证、乳咳；更常用于各类水肿病的治疗。西医呼吸系统疾病常用于治疗急慢性气管炎、支气管哮喘、喘息性支气管炎、肺结核、肺气肿、肺心病等。此外，亦用于治疗癫痫、青光眼等病。可以认为本方治疗各种疾病的应用指标为：喘，咳嗽，咯痰，发热，恶寒，胸闷，舌淡或淡胖，苔白或腻或滑，脉浮、弦、滑等。

医案选录：柴某，男，53 岁，1994 年 12 月 3 日就诊。患咳喘十余年，冬重夏轻，经过许多大医院均诊为"慢性支气管炎"，迭用中西药治疗而效果不显。就诊时，患者气喘憋闷，耸肩提肚，咳吐稀白之痰，每到夜晚则加重，不能平卧，晨起则口吐痰盈杯盈碗，背部恶寒。视其面色黧黑，舌苔水滑，切其脉弦，寸有滑象。断为寒饮内伏，上射于肺之证，为疏小青龙汤：麻黄 9g，桂枝 10g，干姜 9g，五味子 9g，细辛 6g，半夏 14g，白芍 9g，甘草 10g。服 7 剂咳喘大减，吐痰减少，夜能卧寐，胸中觉畅，后以《金匮》桂苓五味甘草汤加杏、夏、姜正邪并顾之法治疗而愈。

陈明，刘燕华，李方.刘渡舟临证验案精选 [M].北京：学苑出版社，1996

【原文】

伤寒，心下有水气，咳而微喘，发热不渴。服汤已渴者，此寒去欲解也。小青龙汤主之。（41）

【释义】

本条承接前条论述小青龙汤证的证治及服药后的机转。本条采用倒装文法，"小青龙汤主之"应接于"发热不渴"之后。此段承上条再论太阳伤寒兼水饮内停之证。上条说"伤寒表不解，心下有水气"，此说"伤寒，心下有水气"，可见其机理完全一致，即外有伤寒表证，内有水饮停聚。咳而兼喘，仍为寒饮犯肺，肺失宣降所致，故治法同上。

服小青龙汤后，患者由不渴而变为口渴，是病情向愈的佳兆。病既向愈，何以反而出现口渴？此为发热之后，温解之余，一时津液敷布不周之故。此渴必饮水不多，只要少少与饮，补充必要的水液，即可自愈，非邪从热化的大渴引饮可比。病愈之后，气机通畅，正气恢复，自能水津四布而口渴自除。上条口渴见于服药之前，是水气不化，津不上承之或然症；本条口渴见于服药之后，是寒饮消除的反映，两者机理不同，不可混淆。

3. 禁忌证

【原文】

咽喉乾燥者，不可發汗。（83）

淋家①不可發汗，汗出必便血②。（84）

瘡家③，雖身疼痛，不可發汗，汗出則痓④。（85）

衄家⑤，不可發汗，汗出必額上陷脈急緊⑥，直視不能眴⑦，不得眠。（86）

亡血家⑧，不可發汗，發汗則寒慄而振⑨。（87）

汗家⑩，重發汗，必恍惚心亂⑪，小便已陰疼⑫，與禹餘糧丸。（88）

病人有寒，復發汗，胃中冷，必吐蛔。（89）

【词解】

①淋家：淋，指小便淋沥不尽，尿频量少、尿道涩痛之症。淋家，指久患淋证之人。

②便血：此处指尿血。

③疮家：久患疮疡之人。

④痓（zhì）：《金匮玉函经》《脉经》作"痉"，可从。痉，筋脉拘紧之意。

⑤衄家：经常鼻出血之人。

⑥额上陷脉急紧：指额部两侧凹陷处（相当于太阳穴）动脉拘紧。

⑦眴（shùn）：目动也，即目睛转动。

⑧亡血家：指平素经常失血之人。

⑨寒慄而振：即寒战。

⑩汗家：指平素多汗之人。

⑪恍惚心乱：神志昏惑模糊，心中慌乱不安。

⑫阴疼：尿道疼痛。

【释义】

以上诸条论述辛温发汗的禁忌证。

第83条以咽喉干燥为例，论述阴津不足者禁汗。咽喉为太阴、少阴、厥阴经脉所过之部，有赖阴津以濡润。病人咽喉干燥，反映阴津亏少，不能上承以濡润。阴津亏少则发汗无源，故不可发汗。本条以咽喉干燥为例，意在提示阴津不足者，虽患有风寒表证，也不宜单用辛温解表剂发汗，用之不当，必损阳耗阴。而滋养之中佐以辛散，或辛散之中佐以滋养，是表证而兼阴津不足者之权宜治法。仲景指出"不可发汗"实为提示久病和有宿疾兼外感，治当审慎，不可固执先解表后治里的惯例，而必须进行全面分析。以下诸家之禁汗，皆含有此意。

第84条以淋家为例，论述阴虚下焦湿热者禁汗。久患淋病之人，多属湿热下注，久则伤阴，虽患有外感表证，也不可竟用辛温发汗法以解表。对阴虚下焦湿热者，如妄用汗法，每因更伤其阴，使邪热更胜，下伤阴络而引起尿血的不良后果，应引起注意。

第85条以疮家为例，论述气血不足者禁汗。久患疮疡之人，常因脓血流失而致气血亏耗，即使复感外邪而致身痛者，也不宜与发汗剂，更勿言与麻黄汤峻方矣。如若孟浪投之，气血更伤，经脉失养，必致虚风内动，发为痉挛抽搐诸症。

第86条以衄家为例，论述阴血亏虚者禁汗。经常鼻衄之人，阴血亏虚者居多。虽感受外邪，亦勿轻言发汗。若误投麻桂之品强发其汗，必然更耗阴血，血不养筋则额部两侧动脉拘紧；血虚不能上注于目，则双目直视而眼珠运转不灵；血不养心则神不守舍而不得眠。诸般现象，皆是误汗耗伤阴血之结果。是以阴血不足者，禁用汗法。

第87条以亡血家为例，论述气血虚弱者禁汗。经常患出血证之人，阴血必虚，气亦渐耗。气血既已不足，每易感受外邪。然此虚人外感，不可径与汗法，当予补养之中，略佐辛散。补养扶正以托邪，微予辛散以透邪，如此则内外兼顾，补散收功。若不明此理，强行发汗，则气血更损，气虚失煦则寒战，血虚失濡则振颤。

第88条以汗家为例，论述阳气虚弱者禁汗。汗乃心之液，系阳气蒸化津液而成。平素多汗之人，多属阳气虚弱体质。阳虚失于固摄，故而营阴外泄为汗，且其腠理疏松，每易遭受外邪侵袭，而多外感之证。然治之勿纯以发汗为法，宜以补散同施为治。若误用峻汗之品，大汗不单更损已虚之阳，且阴津亦随之而耗，而成阴阳两虚之变证。阳虚则心神不宁而恍惚心乱，阴虚则尿道失濡而便后阴疼，此言其变证之例也。要知阴阳两虚症状多端，勿仅拘泥于此条之症状表现。对汗家重发汗引起的变证，仲景用禹余粮丸救逆。其方已佚，但从方名以禹余粮命名，可知斯方以收涩止汗为主，似属补其虚而救其急之剂。

第89条论述阳虚有寒者禁用汗法。阳虚则生内寒，平素阳气虚弱之人，虽患太阳表证，不可径用汗法，唯宜温阳发散为治。若纯用汗剂，更损其阳，致胃寒气逆者，必见呕逆。若内有蛔虫者，蛔因寒动，随呕而出，则可见吐蛔之症。

以上7条，从不同角度阐释了峻汗的禁忌证。《素问·阴阳别论》谓"阳加于阴谓之汗"，且汗血同源，气血互根，峻汗易伤及气血阴阳，故虚人外感不可用之；由于麻黄汤属辛温解表之重剂，辛温能助热，故火旺阳亢、湿热内盛者亦不可用。

二、太阳病腑证

（一）蓄水证（五苓散证）

【原文】

太陽病，發汗後，大汗出，胃中乾①，煩躁不得眠，欲得飲水者，少少與飲之，令胃氣和則愈。若脈浮，小便不利，微熱消渴②者，五苓散主之。（71）

五苓散方

豬苓十八銖（去皮）　澤瀉一兩六銖　白朮十八銖　茯苓十八銖　桂枝半兩（去皮）

上五味，搗為散，以白飲③和服方寸匕④，日三服。多飲暖水，汗出愈。如法將息。

【词解】

①胃中干：指胃中津液不足。

②消渴：口渴大量饮水而不解的症状，并非内科杂病中的消渴病。

③白饮：即米汤，又作白米饮。

④方寸匕：古代量取药末的一种器具。外形如匕，一寸见方有柄，其容量约合今之5mL。

【释义】

本条论述汗后胃津不足与蓄水证的证治。太阳病发汗是正确的治法，但若汗不如法，或汗出过多，有可能产生两种变化。一是汗后外邪虽解，但大汗损伤津液，使胃中津液不足，胃气不和则"烦躁不得眠"，津不足则自欲饮水以润其燥。对此只需予以汤水，少量频饮，使津液渐复，胃气自能调和而诸症得除。二是发汗后外邪不解，仍见脉浮、身有微热等症。同时，外邪随太阳经脉入里，影响膀胱气化功能，水道失调，邪与水结而成蓄水证，因影响膀胱气化，津液无以输布，则表现为小便不利而渴欲饮水，证属表里同病，方用五苓散化气行水，兼解外邪。

本条将太阳病发汗后，大汗出引起的两种不同变化的口渴并列，具有鉴别诊断和辨证以求病机的含意。其证一为水液不足，欲得饮水；一为水蓄膀胱，气化不行，口渴多饮。前者当补水液，后者应化气利水，虽同见口渴，实不可混淆。

五苓散用药五味，以苓为主，共为散剂，因而得名。方中猪苓、泽泻渗湿利水，茯苓、白术健脾利水，桂枝通阳化气，兼以解表，共奏化气行水，通里达表之功。方虽为表里同治之剂，但主治重点在于化气行水，而不拘于有无表证。

本方制成散剂，取其容易发挥药效，临床亦可改为汤剂。以米汤调散服用，即桂枝汤后啜粥之意。再加多饮温水，以助药力，适当发汗而散邪，汗出则玄府通畅，利水则气化通行，表里气机俱畅，有利于排除蓄水，故曰："汗出愈。"

【原文】

發汗已，脈浮數，煩渴者，五苓散主之。（72）

【释义】

本条承接上条补述五苓散证之脉证。"发汗已，脉浮数"，说明原为太阳病表证，经用发汗法治疗后，太阳表证仍然存在。表证未解而见心烦口渴，知其并非单纯表证，从"五苓散主之"的治法来看，病机当是太阳表邪随经入里，邪与水结而影响膀胱的气化功能，以致水道不利而成蓄水证。水蓄而不能化气生津以上承，故有心烦、口渴之象。

本条承接第71条而来，补充说明太阳病蓄水证的脉象和症状，宜彼此合参，上条指出"脉浮"，本条则说"脉浮数"，是知浮与浮数之脉在五苓散证中均可出现。上条说"微热"，本条未言发热者，说明表证未尽之蓄水证，多有微热征象。上条言"消渴"，本条言"烦渴"，二者实属同类，皆系水气内停，气不化津致口渴而多饮。本条还应有"小便不利"的症状，否则，单凭"脉浮数，烦渴"不能作为服用五苓散的依据。

【原文】

中風發熱，六七日不解而煩，有表裏證^①，渴欲飲水，水入則吐者，名曰水逆^②，五苓散主之。（74）

【词解】

①表里证：指脉浮、发热之太阳表证与小便不利、口渴之蓄水里证同时存在，表里同病。

②水逆：指饮邪内蓄膀胱，气不化津，以致口渴引饮，而饮入则吐的一种证候，为蓄水重证的表现。

【释义】

本条论述蓄水重证而致水逆的证治。太阳中风经过数日，头痛、恶寒、发热、脉浮等表证仍然存在，而又出现心烦、小便不利等里证，故曰："有表里证。"更见渴欲饮水，水入即吐者，为水饮内蓄，气不化津，饮邪上干胃府，胃失和降，饮入之水，拒而不受，随饮随吐，吐后仍然欲饮，称为"水逆"，是蓄水的重证表现，故仍用五苓散化气行水，兼以解表。

本证渴欲饮水，水入即吐，病变关键在膀胱气化失司，水气上逆，而不在胃府，故取化气利水以治其本，水气通行，则胃无贼邪之害，呕逆因而自止，故不用和胃降逆之法。

【临床运用】

五苓散在《伤寒论》中治疗以口渴、小便不利为主症的蓄水证和寒湿霍乱偏表之证。《金匮要略·痰饮咳嗽病脉证并治》用以治疗下焦水逆引起脐下有悸、吐涎沫而颠眩之证；《金匮要略·黄疸病脉证并治》用本方加茵陈，名曰茵陈五苓散，治疗湿热郁蒸而湿胜的黄疸。本方具有化气行水的功效，故临床上许多病证，都是通过本方的利小便作用而取效。现代临床多用本方治疗肾炎类水肿、泌尿系感染、尿潴留、尿崩症、充血性心力衰竭、渗出性胸膜炎、急慢性胃肠炎、黄疸型肝炎、肝硬化腹水、梅尼埃病、脑水肿、脑积水、单纯性肥胖症、眼睑非炎症性水肿、球结膜淋巴液潴留、青光眼、视网膜水肿等。

医案选录：张某，男，75岁，以夜尿频（7～8次/夜），点滴而下，前来就诊。B超显示：前列腺肥大伴有慢性炎症。问诊得知小腹有时胀痛，小便点滴，大便 1～2 天 1 次，质软，舌淡红、有齿痕，苔白，脉微弦。给予五苓散加减：桂枝 10g，茯苓 10g，猪苓 10g，泽泻 10g，白术 10g，台乌 10g，香附 10g，牛膝 15g。3 剂后，小腹胀痛明显减轻，小便能自行排出，尿量增加。又服 5 剂，小便流畅。

郑艳华 . 陈瑞春应用五苓散经验 [J]. 江西中医药 .2003，34（1）：5-6

（二）蓄血证

1. 桃核承气汤证

【原文】

太阳病不解，热结膀胱[①]，其人如狂[②]，血自下，下者愈。其外不解者，尚未可攻，当先解其外。外解已，但少腹急结[③]者，乃可攻之，宜桃核承气汤。（106）

桃核承气汤方

桃仁五十个（去皮尖）　大黄四两　桂枝二两（去皮）　甘草二两（炙）芒硝二两

上五味，以水七升，煮取二升半，去滓，内芒硝，更上火，微沸下火。先食[④]温服五合，日三服。当微利。

【词解】

①热结膀胱：膀胱，在此代指下焦部位。热结膀胱，指邪热与瘀血互结于下焦部位。

②如狂：指神志异常，似狂非狂，较发狂为轻者。

③少腹急结：小腹部拘紧或结硬。

④先食：指饭前空腹之时。

【释义】

本条论述蓄血轻证的证治，并提示兼有表证者，当先解表的治疗原则。太阳病不解，病邪化热入里，循经深入下焦，与瘀血相结于少腹部位，形成少腹急结，神志异常如狂者，称为蓄血证。其证随着人体正气之强弱，病邪之盛衰而有两种不同的转归：一是血结轻浅，蓄血自下，邪热可随瘀血而去，病可自愈，故称"血自下，下者愈"。一是病情较重，邪热与瘀血相结较深，血不能自下，而蓄血已成。其主症是如狂，少腹急结。瘀热互结，经脉不通，故小腹拘急结硬；瘀热上扰，心神不宁则如狂。此时非活血攻瘀不可，唯其外证不解，应暂缓其攻下，以免外邪内陷，故当先解其外，待表证已解，仅有蓄血证的表现时，即可用桃核承气汤攻下瘀热。

本条可以判断为蓄血轻证的理由有三：一是病者如狂而未至发狂；二是有瘀血自下，邪热随瘀而去，病可自愈的机转；三是据兼有表证，当守先表后里的治则。

桃核承气汤由调胃承气汤加桂枝、桃仁而成。桃仁苦平活血化瘀，桂枝温经通阳以助桃仁活血。更合调胃承气汤苦寒泻下，导瘀热下行，为泄热逐瘀，治疗蓄血的轻剂。

方中煎服法，还应注意三点：①以煎出药液烊化芒硝。②饭前温服五合（为五分之一的药液），一日服三次。③因方中芒硝量仅为调胃承气汤的四分之一，泻下力较轻，故患者服药后"当微利"。

【临床应用】

近年在外感病中，于流行性出血热少尿期，较多出现蓄血证，用桃核承气汤泄热化瘀疗效较好。蓄血证也有出现于急性盆腔炎、反复发作的慢性肾盂肾炎；在内伤杂病中最多出现于妇科疾病，如产后发狂、产后阴道血肿、产后恶露不尽、胎盘残留、痛经、子宫肌瘤、亚急性盆腔炎等证；内科多见于精神分裂症、脑外伤后遗症、实热性中风、粘连性肠梗阻、肺结核咯血、糖尿病、过敏性紫癜等。

本方不仅能治疗瘀血，也能治疗出血；不仅能治疗少腹部位的病证，也能治疗全身各处的病证；既能治疗慢性疾病，也能治疗急重病证；既能治疗瘀热互结之证，也能治疗单纯的瘀血停留。异病同治，其基本病机为瘀血，出血一定由瘀血所致才能使用本方。

医案选录：李某，女，22岁，1989年4月3日就诊。患者兴奋多动，如醉如梦，盲目奔走，抓东摸西；语多而欠连贯，多重复，且语意荒谬而平淡，幼稚荒唐，撒娇闹人；思婚情急，逢男则抱。据询，患周期性精神病已7月，病随月事至而至，月事过则渐已，每次发作2周左右，且症状雷同。此次发作已3天。诊之，面红赤而隐现紫暗，目赤，口干，渴喜冷饮，烦热躁急，胁肋胀痛，经期愆后，经血量少而紫黑多块，月经至时腰痛及少腹坠痛，舌质暗红，舌尖绛，边有青紫点，苔黄而干，脉弦滑数，大便秘结。此乃瘀热扰心之候也，予桃核承气汤：桃仁18g（捣碎），桂枝9g，甘草10g，大黄（后下）

30g，芒硝（兑入）15g。首剂服罢，微利，如梦如醉，兴奋狂乱有所减轻；方中芒硝减为10g，又服4剂，狂乱止，神情趋常。遂改拟疏郁化瘀调经类方药与针灸治之，共治疗129日，经血调畅，狂乱未作而获愈。

丁德正．桃核承气汤在精神疾病中的应用 [J]．河南中医，2008，28（3）：21-22

2.抵当汤证

【原文】

太陽病六七日，表證仍在，脈微而沉①，反不結胸②，其人發狂者，以熱在下焦，少腹當硬滿，小便自利者，下血乃愈。所以然者，以太陽隨經③，瘀熱在裏④故也，抵當湯主之。（124）

抵當湯方

水蛭三十個（熬）　虻蟲三十個（去翅足，熬）　桃仁二十個（去皮尖）大黃三兩（酒洗）

上四味，以水五升，煮取三升，去滓，溫服一升。不下，更服。

太陽病，身黃，脈沉結，少腹硬，小便不利者，為無血⑤也；小便自利，其人如狂者，血證諦⑥也，抵當湯主之。（125）

【词解】

①脉微而沉：轻度沉脉。微为形容词。

②结胸：病证名。指痰水等实邪结于胸膈脘腹，以疼痛为主要临床表现的一种病证。

③太阳随经：太阳之邪在表不解而化热，循太阳经脉深入于里。

④瘀热在里：邪热与瘀血互结在里。

⑤无血：无蓄血证候。

⑥谛（dì）：确实无误的意思。

【释义】

本两条论述蓄血重证的证治，以及蓄血证与蓄水证的鉴别。

第124条"所以然者，以太阳随经，瘀热在里故也"，是作者自注句，插入文中以说理，故"抵当汤主之"应接在"下血乃愈"后，亦为倒装文法。

太阳病六七日，表证仍在，脉象当浮，今见轻度沉脉，为太阳病未解，表邪内陷所致。但未见胸胁或心下硬满疼痛之结胸证候，可知非邪热与痰水互结，病位不在中上二焦，故云"反不结胸"。"热在下焦""下血乃愈"两句说明病由热与瘀血相结于下焦所致。瘀热上扰心神则发狂；热邪与瘀血互结于少腹，故当硬满；病在血分，膀胱气化功能未受影响，故小便自利；因有瘀血停蓄，气血壅阻不畅，脉道沉滞不起，故脉轻微沉。其表邪不解而不先治其外，反映里证深重。综合辨析，确为蓄血重证无疑，攻逐之法不可稍缓，里急先治其里，故用抵当汤破血逐瘀。"所以然者，以太阳随经，瘀热在里故也"为作者自注句，进一步阐明本证之病机，是太阳表邪不解，化热循经入里，与瘀血互结于下焦所致。

第125条首先对蓄血重证的脉象作了补充。上条言蓄血重症可见脉轻微沉，本条进一步指出，尚可见脉沉而结，沉主病在里，结乃内有瘀血，气血因之凝滞不利所致。在证候上，本条补述了蓄血重证可见身黄。此属瘀血发黄，其机理是瘀热熏蒸，影响肝胆疏泄失常所致。由于瘀热不集中上扰心神，故神志异常较轻，反见如狂而已。发黄症，并非蓄血证之主症，也非必见。然而与湿热发黄应如何区别呢？本条指出，关键在于小便的利与不利，神志改变与否。若小便不利者，为湿无出路，湿热熏蒸，便成湿热发黄，因与瘀血无关，故曰："为无血也。"若小便自利，其人如狂者，则为瘀血发黄无疑，故曰："血证谛也。"同时也说明蓄血证与蓄水证的鉴别要点就是小便的利与不利。

抵当汤由水蛭、虻虫、桃仁、大黄四味药组成。方名"抵当"者，言其瘀血凝聚，坚固难解，非此类尖锐攻伐之品不能抵当之。故用水蛭、虻虫直入血络，破血逐瘀；桃仁活血化瘀；更配大黄荡涤瘀热，因势利导，使瘀血从下而出。方为攻逐瘀血峻剂，使用时应中病即止。对于年老体弱、孕妇及溃疡病者应慎用本方。

【临床应用】

抵当汤在《伤寒论》中用于太阳蓄血证与阳明蓄血证，是外感病中出现的血热互结重证。在《金匮要略》中，抵当汤用于妇人杂病经水不利。可见在汉代就用于外感与内伤两个方面，凡见严重瘀血均可应用。由于蓄血在外感病中属于危重病证，本方破血泻下极为峻利，古人应用时多持谨慎态度。

近年，用本方加减治疗重症肝炎出血、脑血栓形成、中风后遗症、子宫肌瘤、经闭、顽固性痛经、癫痫、瘀血发狂等辨证属于蓄血重证者，有较好疗效。

医案选录：孙某，女，33岁，2003年5月14日就诊。自述月经闭止3月余。近来时常出现狂躁不安，有时无故对丈夫及女儿打骂，砸坏家什，夜间不能安眠，难以正常上班工作。诊见其心烦躁扰，坐立不安，不时捶胸顿足，诉记忆力很差，口苦口干，小腹硬满，月经不行，小便自利，大便色深黑，查舌质红、苔黄，脉沉涩。大便隐血试验阴性。证属下焦蓄血证，治宜破血祛瘀，方用抵当汤治之。处方：水蛭15g，虻虫10g，桃仁30g，熟大黄12g。每日1剂，连续水煎3次，每次取汁150mL，混匀后分3次服完，嘱饭前1小时服之。服3剂后经血下，有鸡卵大血块5～6个，烦躁不安、小腹硬满顿失，安眠7个小时，但感头目眩晕，疲乏无力。现经血仍较多，有少数小血块，面色苍白，舌质淡红，苔微黄，脉沉缓。此为失血较多，致气血不足。故以当归补血汤合桃红四物汤加减。太子参、炙黄芪、生地黄炭各20g，炒当归、炒白芍各15g，川芎、桃仁各10g，炒黄芩12g，红花、生三七粉（分3次冲服）各6g。每日1剂，连服7剂。行经6日，经血已止第3日，自觉精神好，食欲佳，睡眠足，一切如常。

顾文忠. 经闭如狂治验1例 [J]. 实用中医药杂志，2005，21（2）：103

【原文】

伤寒有热，少腹满，应小便不利，今反利者，为有血也，当下之，不可余药①，宜抵当丸。（126）

抵当丸方

水蛭二十个（熬）　虻虫二十个（去翅足，熬）　桃仁二十五个（去皮尖）

大黄三两

上四味，捣分四丸，以水一升，煮一丸，取七合服之。晬时当下血，若不下者，更服。

【词解】

①不可余药：余，其余、其他。即不可使用其他的药物。

【释义】

本条所述为蓄血缓证。伤寒表证发热，又见小腹胀满时，应考虑到表邪循经深入下焦而形成蓄水或蓄血证。若为蓄水证，因属表邪内陷，与水互结下焦，致膀胱气化不利，应见少腹胀满而里急，并有小便不利。今为少腹胀满，而小便反利，知与膀胱气化功能障碍无涉，而属病在血分，是为蓄血证无疑，非他药可治，宜用抵当丸。

方中药物与抵当汤完全相同，但水蛭、虻虫的用量减少三分之一，桃仁的用量减少五分之一，且改汤剂为丸剂，以取峻药缓攻之义，适于治疗此蓄血重而病势缓的证候。

在蓄血证中：蓄血的程度有轻重之别，病势亦有缓急之异，蓄血尚轻，其人如狂者，宜用桃核承气汤，病重且急，其人发狂者，抵当汤主之。若蓄血虽重，而病势较缓者，宜用抵当丸峻药缓图之。可见用药之轻重，制剂之缓急，步步依证立法，故能有的放矢。

【临床应用】

抵当丸与抵当汤药味完全相同，所以临床应用于瘀热互结之蓄血证。

医案选录：常熟鹿苑钱钦伯之妻，经停九月，腹中有块攻痛，自知非孕。医予三棱、莪术多剂未应，当延陈保厚先生诊。先生曰：三棱、莪术仅能治血结之初起者，及其已结，则力不胜矣。吾有药能治之，顾药有反响，受者幸勿骂我也。主人诺。当予抵当丸三钱，开水送下。入夜，病者在床上反复爬行，腹痛不堪，果大骂医者不已。天将旦，随大便下污物甚多，其色黄白红夹杂不一，痛乃大除。次日复诊，陈先生诘曰："昨夜骂我否？"主人不能隐，具以情告，乃予加味四物汤调理而瘥。

曹颖甫.经方实验录 [M].上海：上海科学技术出版社，1979

第三节　太阳病变证

一、变证辨治纲要

（一）变证治则

【原文】

太陽病三日，已發汗，若吐、若下、若溫針[1]，仍不解者，此為壞病[2]，桂枝不中[3]與之也。觀[4]其脈證，知犯何逆，隨證治之。（16 上）

【词解】

①温针：针刺与艾灸合用的一种方法。操作时，针刺特定穴位，将艾绒缠于针柄上点燃，以使热气透入穴位。

②坏病：即变证。指因误治而致病情发生变化，已无六经病证候可循的病证。

③不中：即不可的意思。

④观：指应用四诊的方法诊察患者的脉证。

【释义】

本条论述太阳病变证的概念及治则。本条可分两段理解。从"太阳病三日"至"桂枝不中与之也"为一段，申明坏病的概念。太阳病经过数日，已用过发汗或吐下、温针等法治疗，不仅病证不愈，而且病情恶化，难以用六经证候称其名者，便是坏病，也即误治后的变证。病已不在表，故桂枝汤不能再用。另外，虽然本条论及坏病是因误治所致，但从临床实际出发，坏病亦有不因误治，或因体质及病邪等因素自身恶化的。

本条提示坏病的主要特征有三：一是其原始证候已发生了变化，不复存在；二是不属传经之变，难以用六经证候称其名；三是证候复杂，变化多端。

从"观其脉证"至"随证治之"为另一段，论述坏病的治则。所谓"观其脉证"，是说坏病变化十分复杂，证候多端，所变何证，难以预料，所用何方，亦无成法。故必须仔细观察分析，脉证并举，四诊合参，全面完整地搜集病情资料，以供准确地分析判断病机之用。"知犯何逆"，是在"观其脉证"的基础上运用中医基本理论由表入里、由此及彼、去粗取精、去伪存真地进行分析研究，找出疾病的病机所在，从而做到见病知源，使辨证可靠。"随证治之"，是根据辨证，运用理法方药的知识，针对疾病的病因病机及其发展的阶段，予以相应治疗。病情变化，治则治法必随之而变，因人、因时、因病而制宜。上述十二字的治疗原则，仲景虽因坏病而立，但蕴含着哲理，是《伤寒论》的主要精神，是对中医辨证论治精神高度而准确的概括。因此，它对各种疾病均有普遍的指导意义。

（二）辨寒热真假

【原文】

病人身大热，反欲得衣者，热在皮肤①，寒在骨髓②也；身大寒，反不欲近衣者，寒在皮肤，热在骨髓也。（11）

【词解】

①皮肤：此指人体的浅表部位，在表的意思。

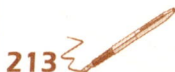

②骨髓：此指人体的深层部位，在里的意思。

【释义】

本条阐述了辨证寒热真假的要点。疾病的外在表现与疾病的本质一般情况下是一致的，即寒证外在表现寒象，热证外在表现热象。但有时疾病的外在表现与疾病的本质不一致，即所表现的真寒假热和真热假寒的证候。"身大热，反欲得衣"的症状，见于阴寒内盛，虚阳外浮的"阴盛格阳证"，即真寒假热证；"身大寒，反不欲近衣"的症状，见于阳热深伏，阳气闭郁不能外达的"热深厥深"证，亦即真热假寒证。"欲"即病人的喜恶，在诊治疾病过程中，辨病人的"欲"与"不欲"是辨证的关键。但是单以病人的自觉症状诊断疾病是不够的，还需结合病人的饮食口味、二便、舌象、脉象等，四诊合参才不致被假象所迷惑。

（三）辨表证里证

【原文】

伤寒不大便六七日，頭痛有熱者，與承氣湯。其小便清①者，知不在裏，仍在表也，當須發汗。若頭痛者必衄，宜桂枝湯。（56）

【词解】

①小便清：指小便正常，不黄赤。

【释义】

本条论以小便清否辨病在表里，同时指出表郁不大便宜发汗解表法。"伤寒"在此泛指外感热病，文末"宜桂枝汤"属倒装文法，当接在"当须发汗"句后。头痛有热，有属表、属里之分，治疗也就不同。如何辨别表里，以小便清否作为辨证的眼目。"伤寒不大便六七日，头痛有热者，与承气汤"，不大便，多属阳明；头痛，则是胃家浊热上攻；其发热则是阳明里热外蒸。以后文之小便清，知前有省文，即小便必黄赤。治宜承气汤攻下里实，故此"头痛有热"属里证，而不是表证。若小便清长，虽不大便六七日，亦非为热结，"头痛有热"，就属表证，故治宜发汗，用桂枝汤。"若头痛者，必衄"，是对病情发展的推断，病人头痛较剧，是邪气太甚，伤及阳络，易发鼻衄。

（四）辨虚证实证

【原文】

發汗後惡寒者，虚故也。不惡寒，但熱者，實也，當和胃氣，與調胃承氣

湯。（70）

【释义】

本条论发汗后虚实两种不同转归。太阳表证，自当发汗，但发汗总以遍身汗出为度，若汗不如法，可以伤阳气，亦可耗阴津，每因患者的体质强弱，而有虚实的不同变化。阳虚之人，往往因过汗而致阳气更虚，失于温煦而见恶寒；阳旺之人，每因过汗而致伤津化燥，但见发热而不恶寒。

发汗后出现恶寒，一般没有发热，伴脉沉微或微细，口中和而不燥渴等，为病入三阴，治当温补。发汗后不恶寒而但热，多是伤津化燥之征，若见不大便等，则是燥热初结阳明胃肠，"当和胃气"，治当用调胃承气汤泄热和胃，则胃实得下，结热可消，胃气自和。

（五）辨汗下先后

【原文】

本發汗，而復下之，此為逆也；若先發汗，治不為逆。本先下之，而反汗之，為逆；若先下之，治不為逆。（90）

【释义】

本条论汗下先后的治则。辨表里同病治当汗下先后有序。大凡外感表证兼有里证之治，必先辨别表里之轻重缓急，而后决定汗下之序，总以急重者先治为总则。若表里同病时，里证不急不重，表证为主，当循先表后里的原则，先用发汗之法，使表邪从汗而解，即所谓"若先发汗，治不为逆"。若反其道而行之，用先下后汗之治法，则为逆治，即误治，易生变证。若里证急重，表证已罢，则当先救其里，即使表证仍在，亦当先里后表的原则，即所谓"若先下之，治不为逆。"若胶柱于先汗后下之法，则为逆治，亦易产生变证。

本条昭示表里同病，证有轻重，势有缓急，汗下之法治分先后，次序井然总以辨证论治为要，突出急重者先治之原则，学者须知常达变。

（六）辨标本缓急

【原文】

傷寒，醫下之，續得下利，清穀①不止，身疼痛者，急當救裏；後身疼痛，清便自調②者，急當救表。救裏宜四逆湯，救表宜桂枝湯。（91）

【词解】

①清谷：清，同"圊"，登厕的意思。清谷，此指大便泄泻夹有不消化的

食物。

②清便自调：大便正常。

【释义】

本条论述表里缓急的治则。伤寒表证，当先解表，若使用下法，则属逆治。下后之变，亦因患者体质不同，而有巨大差别。今一下之后，即见有续得下利清谷不止，当是误下之后，不仅脾阳衰惫，运化无权，且已伤及下焦肾中真阳，釜底无焰，火不腐谷之故，已成阳衰阴盛之危证。此时虽有身疼痛的表证，亦无暇顾及，因脾肾阳衰之征已现，若再强行解表，必致虚脱之变证也。必须急救其里，回阳救逆，补火煖土，宜四逆汤。待药后大便恢复正常，表示里阳已复，阳回利止，若身疼痛仍在，为表证未罢，则当解表，以防初复之阳复被表邪所困，而再生变故。此时解表，不可过剂，只宜急与桂枝汤，调和营卫，以和其表。

本条是表里同病，里急治里、先里后表之治法。若从先病者为本、后病者为标之说来看，又是急则治其标、缓则治其本之治法。由此可见，标本学说与表里先后治则，立论角度虽有不同，然其精神实质却是一致的。

二、变证证候分类

（一）热证

1. 栀子豉汤类证

【原文】

發汗後，水藥不得入口為逆，若更發汗，必吐下不止。發汗吐下後，虛煩①不得眠，若劇者，必反覆顛倒，心中懊憹②，栀子豉湯主之；若少氣③者，栀子甘草豉湯主之；若嘔者，栀子生薑豉湯主之。（76）

栀子豉湯方

栀子十四個（擘）　香豉四合（綿裹）

上二味，以水四升，先煮栀子，得二升半，內豉，煮取一升半，去滓，分為二服，溫進一服，得吐者，止後服。

栀子甘草豉湯方

栀子十四個（擘）　甘草二兩（炙）　香豉四合（綿裹）

上三味，以水四升，先煮栀子、甘草，取二升半，內豉，煮取一升半，去滓，分二服，温進一服，得吐者，止後服。

栀子生薑豉湯方

栀子十四個（擘）　生薑五兩　香豉四合（綿裹）

上三味，以水四升，先煮栀子、生薑，取二升半，内豉，煮取一升半，去滓，分二服，温進一服，得吐者，止後服。

發汗，若下之，而煩熱，胸中窒④者，栀子豉湯主之。（77）

傷寒五六日，大下之後，身熱不去，心中結痛⑤者，未欲解也，栀子豉湯主之。（78）

【词解】

①虚烦：虚，无形的意思；烦，心烦。虚烦，指心烦由无形邪热所致。

②心中懊（ào）憹（náo）：心中烦闷殊甚，莫可名状。

③少气：即气少不足以息。

④胸中窒：窒，塞也。即胸中有堵塞不舒的感觉。

⑤心中结痛：胸中如有物支撑而痛。

【释义】

此三条论述汗吐下后热扰胸膈的证治。第76条可分两段来理解。从"发汗后"至"必吐下不止"为一段，辨汗后胃虚吐逆的证候。太阳表证，自当发汗，然若发汗不当，令胃虚气逆，致水药不得入口，即为误治的逆证，应随证治之。若误认为此属伤寒呕逆，更发其汗，必致中阳衰败，脾胃升降失常，而吐利不止。治法可从温中和胃剂中悟出。自"发汗吐下后"至"栀子生姜豉汤主之"为第二段，辨汗吐下后热扰胸膈的证治。发汗吐下后，有形之邪已去，而余热未尽，留扰于胸膈，故虚烦不得眠。若病情较重者，则反复颠倒，心中懊憹，是心胸烦热更甚，故有此烦闷无奈，莫可名状，卧起不安之状。其病机与"虚烦"相同，故治用栀子豉汤。如兼短气者，是火热郁胸，热伤中气，可用栀子甘草豉汤。若兼呕吐者，为热扰胸膈，胃气上逆，可用栀子生姜豉汤。

第77条与第78条，为热郁胸膈，影响气血而为或胸中窒或心中结痛之证，然方中绝不加利气活血之品，卓见非凡，突出治病求本的精神。

心烦、心中懊憹、胸中窒、心中结痛，是栀子豉汤证在不同发展阶段因个体差异的不同表现，四者之间只是反应程度不同，其中以心烦最轻，心中懊憹稍甚，胸中窒又甚之，心中结痛尤甚之，而其病机总为无形邪热郁于胸膈。

通观以上栀子豉汤证三条，皆有一误治过程，如"发汗吐下后""发汗若下之""伤寒五六日大下之"等，说明栀子豉汤证之成因，可由误治后邪热留扰胸膈而成。但本证也有不经误治，而因外邪入里，热郁胸膈；或热病后期，余邪未尽，邪热留扰胸膈所致者。是以临证之时，既当问其因，更应明其病机，结合脉症，处方用药，方不致误。本条"虚烦"之"虚"，不能理解为正气虚弱之虚，而是胃中无物而空虚，为无形邪热留扰胸膈而烦，必心下柔软，这与有形的实邪（如痰涎、水饮等）所致之烦有本质区别。从这个意义上讲，栀子豉汤证以有形之邪为实，无形之邪为虚。本证的基本病机为无形邪热郁于胸膈。辨证要点为心烦不得眠、心中懊憹、反复颠倒，或胸中窒，或心中结痛、苔黄。治法重点在清宣郁热。

栀子豉汤由栀子和香豉组成。栀子苦寒，清透郁热，解郁除烦；香豉气味轻薄，既能解表宣热，载栀子于上，又能和降胃气于中。二药相伍，清中有宣，宣中有降，为清宣胸中郁热，治虚烦懊憹之良方。若在栀子豉汤证基础上，兼中气不足而短气者，则加炙甘草以益气和中，即为栀子甘草豉汤；若兼热扰于胃而呕吐者，则加生姜以降逆止呕，即为栀子生姜豉汤。应指出的是，以上三方煎法中，皆是香豉后下，取其气味轻薄，更能发挥其轻浮宣散之效。

【临床应用】

栀子豉汤在《伤寒论》中主要用于余热留扰胸膈证。后世温病学家将本方运用于热病卫分已罢，初入气分的轻证。现代临床本方主要应用于食管炎、胃炎、胆囊炎、神经官能症等证属热郁胸膈者。

医案选录：郑某，胃脘疼痛，医治之，痛不减，反增大便秘结，胸中满闷不舒，懊憹欲呕，辗转难卧，食少神疲，历七八日。适我下乡防疫初返，过其门，遂邀诊视。按其脉沉弦而滑，验其舌黄腻而浊，检其方多桂附、香砂之属。此本系宿食为用，初只须消导之品，或可获愈，今迁延多日，酿成"夹食致虚"，补之固不可，下之亦不宜。乃针对"心中懊憹""欲呕"二症，投以栀子生姜豉汤：栀子9g，生姜9g，香豉15g，分温作二服，若一服吐，便止后服。服后，并无呕吐，且觉胸舒痛减，遂尽剂。翌日，病家来谢，称服药尽剂后，诸症均瘥，昨夜安然入睡，今晨大便已下，并能进食少许。

俞长荣.伤寒论汇要分析 [M].福州：福建人民出版社，1964

2.麻黄杏仁甘草石膏汤证

【原文】

發汗後，不可更行①桂枝湯，汗出而喘，無大熱者，可與麻黄杏仁甘草石膏湯。（63）

麻黄杏仁甘草石膏湯方

麻黄四兩（去節）　杏仁五十個（去皮尖）　甘草二兩（炙）　石膏半斤（碎，綿裹）

上四味，以水七升，煮麻黄，減二升，去上沫，內諸藥，煮取二升，去滓，溫服一升。

下後，不可更行桂枝湯，若汗出而喘，無大熱者，可與麻黄杏子甘草石膏湯。（162）

【词解】

①行：更，再也；行，用也。更行即是再用之意。

【释义】

以上两条分别论述汗、下后热邪迫肺作喘的证治。两条文义相近，可合并一处讨论。文中"不可更行桂枝汤"应接在"无大热"之后，属倒装文法。太阳病，汗、下后，若表证未去，宜再用桂枝汤解表。然第63、162条开宗明义指出汗、下后，不可再用桂枝汤，将一个否定的结论前置以求醒目，而其所以不可再用桂枝汤发汗的原因，则在下文"汗出而喘，无大热者"八字。今汗出而喘，未言恶寒，则知其邪不在表，而属误用汗、下，使邪热内传，肺热壅盛所致。盖肺主气而司呼吸，邪热壅肺，宣降失司，故见喘逆；肺合皮毛，热壅于肺，热迫津泄，则有汗出。其"无大热者"，是谓表无大热，而里热壅盛，并非热势不甚。此证尚可伴有咳嗽、口渴、苔黄、脉数等。汗下后，病已由表入里，寒邪入里化热，证候已经发生了变化，所以不可再用桂枝汤。

本证病变重心在邪热壅肺，辨证要点为汗出而喘，身热或高或低，尚有口渴、苔黄、脉数等。治以麻杏甘石汤清热宣肺，降气平喘。

麻黄汤证与本证皆有喘，麻黄汤证病之重点在表，因皮毛为肺之合，伤寒表实而致肺气上逆，故无汗而喘；本证重点在肺，肺热壅盛，则蒸迫津液而外泄，故汗出而喘。因本证病不在太阳之表，而是汗、下后外邪入里化热，热壅于肺，故治当清宣肺热，用麻杏甘石汤。

麻杏甘石汤证与桂枝加厚朴杏子汤证，均可见汗出而喘。其鉴别要点是：桂枝加厚朴杏子汤证为外感风寒引发宿疾而喘，无里热，而有发热、恶寒、汗出、脉浮缓等表证，故治在调和营卫，下气定喘；麻杏甘石汤证为汗下后邪热内传，热壅于肺而喘，因里热盛，故有汗出、口渴、苔黄、脉数等，而无表证，治疗重点在于清宣肺热。

麻杏甘石汤由麻黄汤去桂枝加石膏，变辛温发表之法，为辛凉宣透之方。方中麻黄辛温宣肺定喘，石膏辛寒直清里热。麻黄配石膏，清宣肺中郁热而定喘逆，而且石膏用量倍于麻黄，故可借石膏辛寒之性，以制麻黄辛温发散之力，又能外透肌表，使邪无复留。杏仁宣肺降气而治咳喘，协同麻黄更增平喘之效。甘草和中缓急，调和诸药。四药相伍，宣肺清热，降逆平喘。使用本方尤其要注意掌握麻黄与石膏的用量比例，原方两药用量为1：2，如肺热较重，可加大石膏用量，用至1：5～1：10之间。若表证未解，不汗出者，可使用麻黄：石膏为1：2～1：3；若热盛津伤而无汗者，可用至1：10，以增强清热生津之功，亦可再酌加生津之天花粉、生地黄等。但对小儿体弱者，石膏用量不宜过大。

【临床应用】

麻杏甘石汤应用范围甚广，现代临床主要用于治疗肺热之证，如急性支气管炎、小儿痉挛性支气管炎、支气管哮喘、毛细支气管炎、老年性慢性支气管炎、肺炎、百日咳、鼻炎、鼻窦炎、荨麻疹、玫瑰糠疹、皮肤瘙痒症、风疹等病。此外，还可以用本方治疗遗尿、风水、盗汗、咽喉肿痛等，以及痔疮、急性结膜炎、角膜溃疡、急性虹膜睫状体炎等各科杂病。

医案选录：患儿，男,13岁，外感后转为肺炎，高烧1周不退，渐见咳喘，表现为白天咳嗽，晚上气喘，某医院确诊为肺炎。经治疗1周后，未见好转，仍发热至39℃以上，且咳喘日渐加重，不能平卧，需张口呼吸。来诊时患儿仍呼呼大喘，体温38.5℃，发热晚上为重，体温可达39℃以上，喉有痰声，咽喉微有红肿，大便正常，舌苔黄而厚腻，脉数。辨为肺热痰喘。鉴于发热不除，处以麻黄杏仁甘草石膏汤合小柴胡汤加味：生麻黄9g，生石膏30g，杏仁10g，炙甘草3g，柴胡15g，黄芩10g，法半夏10g，浙贝15g，瓜蒌皮12g，冬瓜仁30g，桑白皮15g，枇杷叶10g，鱼腥草18g。3剂，水煎服，温分两次。嘱其母令患儿当日服完1剂，如发热仍不退，或退后复热者，可连服第2剂。患儿晚上 10 点左右服完 1 剂，咳喘减轻，但体温降下旋而复升至 38.5℃。即令其服第 2 剂，服后温度降至 37℃ 以下，未再复升，喘大减。恐复热，特问服第 3 剂否？余告之可服，3 剂服完，停药食养，令其清淡饮食，以防复发。

陈明 . 伤寒论麻杏甘石汤证再认识 [J]. 中医杂志，2016，57（20）：1787

3. 葛根黄芩黄连汤证

【原文】

太陽病，桂枝證，醫反下之，利遂不止，脈促者，表未解也；喘而汗出者，葛根黄芩黄連湯主之。（34）

葛根黄芩黄連湯方

葛根半斤　甘草二兩（炙）　黄芩三兩　黄連三兩

上四味，以水八升，先煮葛根，減二升，内諸藥，煮取二升，去滓，分溫再服。

【释义】

本条论述太阳病误下，里热夹表邪下利的证治。原文可分两段来读。从"太阳病"至"表未解也"为一段，言其下利仍以表证为主。太阳病，桂枝证，当用汗解，若用攻下，是属误治，故以"反"字标示之。医反下之，必伤及胃肠，因而下利不止。此时判断下利之属表属里，尚须根据脉证加以辨别。若脉来急促或短促，表明其人阳气盛，胃肠虽伤，但正气仍有抗邪外达之势，且外邪尚未完全陷于里，原有的桂枝证仍在，故曰："表未解也。"病机并不因下而内陷，仍欲还表而外出，疾病重在表证未解，外邪内迫肠道而下利，则治法宜以解表为主，表解而利自止，如桂枝加葛根汤，可以取用。

自"喘而汗出者"以下为另一段，说明表证误下后，病邪入里化热，其下利以里证为主，"下利"与"喘而汗出"同见。表证误下，热传入里，下迫大肠，故利遂不止（多伴有肛门灼热等）。表里之热逼迫于肺，肺气不得清肃下降，则上逆而喘；热邪蒸腾，迫津外泄则汗出。由此可知肺与大肠相为表里之说，信而有征。当治以解表清里、和中止利，方用葛根黄芩黄连汤。本证以里热为主，夹有表邪，热盛于里，邪热下迫大肠。故其辨证要点为下利不止、利下臭恶黏稠、肛门灼热、小便黄赤、喘而汗出，或兼表证，舌红、苔黄、脉数。治以清热止利，兼以解表，方用葛根芩连汤。

葛根芩连汤为表里双解之剂。方用葛根轻清升发，升津止利，又可透邪；

黄芩、黄连苦寒清热，厚肠胃，坚阴止利；炙甘草甘缓和中，调和诸药。四药合用，清热止利，坚阴厚肠，兼以透表。故无论有无表证均可用之。

【临床应用】

葛根芩连汤虽为表里双解之剂，但侧重于清里热，止热利。临床上最常用于里热腹泻，略兼表邪的协热利。现代临床多用本方治疗多种热性下利，如急性肠炎、小儿腹泻、急性菌痢、慢性泄泻证属湿热者，其疗效确切。还用以治疗多种热病，如流行性乙型脑炎、流行性脑脊髓膜炎、病毒性脑炎、肠伤寒、上呼吸道感染等，治疗过程中当权衡表里邪热之轻重以及各种兼症进行加减。

医案选录：黄某，男性，3岁，于1958年8月20日入院，病历号29303，确诊为流行性乙型脑炎。患儿入院时，高热达40℃，有汗，口渴，面赤，唇干，呕吐，舌苔黄而润，大便日2次，微溏。脉数，右大于左。认为暑邪已入阳明气分，予以辛凉重剂，白虎汤加味：处方：生石膏45g，知母6g，山药9g，连翘9g，粳米9g，炙甘草3g。21日晨二诊：热反加高到40.5℃，舌黄而腻，大便日3次，溏薄。仍进原方，石膏量加至60g。午后再诊，体温升至40.9℃，更加入人参服之，热仍如故。大便溏泄不减。22日三诊：前后大剂白虎汤连用2天，高热不但不退，而且溏便增至4次，闻声惊惕，气粗呕恶，病势趋向恶化。但汗出、口渴、高热、舌黄、脉大而数，均是白虎汤之适应证，何以服后诸证不减反而加重呢？苦思良久，忽悟到患儿人迎脉数、面赤、高热、汗出、微喘，是表有邪；舌黄不燥，呕恶上逆、大便溏泄且次数多，是脾胃蕴有暑湿，乃夹热下利证。此前屡投清阳明经热之白虎，既犯不顾表邪之错误，又犯膏、母凉润助湿之禁忌，无怪服药后高热和溏泄反有增无减。患儿既属夹热下利，纯系葛根黄芩黄连汤证，因亟为处方。葛根12g，黄芩9g，黄连1.5g，甘草3g，1剂服下，热即减至39.4℃，2剂又减至38.8℃，大便转佳，呕恶亦止，很快痊愈出院。

中国中医研究院.岳美中医案集[M].北京：人民卫生出版社.1978

（二）虚证

1. 桂枝甘草汤证

【原文】

發汗過多，其人叉手自冒心①，心下悸②，欲得按者，桂枝甘草湯主之。（64）

桂枝甘草湯方

桂枝四两（去皮） 甘草二两（炙）

上二味，以水三升，煮取一升，去滓，顿服。

【词解】

①叉手自冒心：两手交叉按压于心胸部位。冒，覆盖、按压之意。

②心下悸：指心悸。

【释义】

本条论述发汗过多，损伤心阳而致心悸的证治。发汗之法，原为祛除表邪而设，即使表证用汗，亦贵在适度。发汗不及，则病重药轻，病邪不解；发汗过多，则病轻药重，易损伤人体正气。汗为心液，由阳气蒸化而成，过汗则心阳随汗外泄，以致心阳受损，尤其当其人心阳素虚之时，此种可能更大。心阳一虚，心脏失去阳气的鼓动，则空虚无主，故见心中悸动不安。因阳虚而悸，虚则喜实，故患者两手交叉，按压心胸部位，内不足者求助于外，如此则心悸稍减，故曰："心下悸，欲得按。"本证的病机特点为心阳不足，心失所养。除心悸外，常伴见胸闷、短气、乏力等心胸阳气虚弱之表现，故宜桂枝甘草汤温通心阳。

桂枝甘草汤方由桂枝与甘草配伍而成。方中桂枝辛甘性温，入心助阳；炙甘草甘温，甘缓补中益气。桂、甘相伍，辛甘合化，温通心阳，心阳得复，则心悸自平。本方为治疗心阳虚之祖方，适用于心阳虚轻证，临床上治疗心阳虚之重证，可随症加味，以适应病情的需要。本方煎服法是浓煎，顿服，意在使药物快捷取效。

【临床应用】

桂枝甘草汤现代临床多用于心血管疾病，如加五味子治疗体质性低血压；加肉桂，以开水冲泡频频代茶饮治低血压症。还有加味治疗心源性哮喘自主神经能紊乱等的报道。

医案选录：张某，男，50 岁，1982 年 4 月 5 日门诊。患者昨夜淋雨，恶寒无汗，鼻塞清涕。自取新鲜生姜 25g 煎服，喝姜汤 150mL，全身就有汗出，汗后又饮姜汤 250mL，遍体汗出溱溱，更换内衣 3 次。今晨起床，患者心慌不能支持，邀余出诊。查患者面色惨淡，双手按捺虚里，四肢欠温，脉象轻取无力，重按空虚，舌苔薄白。四诊合参，诊断为"汗后心阳虚证"。治以辛甘养心法。处方桂枝甘草汤：桂枝 6g，炙甘草 20g。水煎，频频呷服。进药 1 剂，患者心悸消失。

李心机.伤寒论通释 [M].北京：人民卫生出版社，2003

2. 桂枝甘草龙骨牡蛎汤证

【原文】

火逆①下之，因烧针②烦躁者，桂枝甘草龍骨牡蠣湯主之。（118）

桂枝甘草龍骨牡蠣湯方

桂枝一兩（去皮）　甘草二兩（炙）　牡蠣二兩（熬）　龍骨二兩

上四味，以水五升，煮取二升半，去滓，温服八合，日三服。

【词解】

①火逆：火，指火疗法，如艾灸、拔罐、火针等。逆，误治。火逆，即误用火疗治法。

②烧针：将针体在火上烤热后刺入人体的一种治疗方法。

【释义】

本条论述心阳虚烦躁的证治。病在太阳，当是表证，依在皮者汗而发之，发汗之法乃是正治，若用之得当，邪随汗解。然汗法之施，应掌握尺度，只可以辛温、辛凉发汗解表，不可以烧针等猛烈火法劫汗，否则，迫津外泄，心阳随汗而耗，加之火邪内迫，津液受创，心神被扰，可见心悸不安，二则可见烦躁不宁，从而产生类似阳明里热之证。医者不察，又妄投攻下之剂，盖已因火疗致逆，又行攻下之法，一误再误，必使心阳复伤。心神不但失于温养，且又不能潜敛于心，浮越于外，而生烦躁之症。究其产生上证之因，乃是烧针而起，故曰："因烧针烦躁者。"其病机乃是心阳虚弱、神气浮越，治宜温通心阳、潜镇安神，方以桂枝甘草龙骨牡蛎汤。

桂枝甘草龙骨牡蛎汤即由桂枝甘草汤加龙骨、牡蛎而成。方中桂枝甘草相配，辛甘化阳，温通心阳、补益心气，甘草倍于桂枝，一则补益之力大于通阳，二则心神浮动，用药宜甘缓，不宜过于辛散之故也；龙骨、牡蛎性涩质重，镇敛心神以治烦躁。全方相配，补中寓镇，通中有敛，标本同治，共达安神除烦之效。

【临床应用】

根据桂枝甘草龙骨牡蛎汤温通心阳、潜镇安神之功，现常用本方治疗心律失常、精神分裂症、神经衰弱、癔病、眩晕、心脏神经官能症、不寐、震颤、雷诺氏综合征、遗尿症、前列腺炎及儿科之常见病之汗证、心悸、夜啼、尿频、过敏性鼻炎均取得较为满意的效果。

医案选录：宋先生与余同住一院，时常交谈中医学术。一日，宋忽病心悸，悸甚而神不宁，坐立不安，乃邀余诊。其脉弦缓，按之无力。其舌淡而苔白。余曰：病因夜作耗神，心气虚而神不敛之所致。乃书：桂枝9g，炙甘草9g，龙骨12g，牡蛎12g。凡3剂而病愈。

刘渡舟.新编伤寒论类方 [M].太原：山西人民出版社，1984

3. 桂枝加桂汤证

【原文】

烧針令其汗，針處被寒，核起而赤^①者，必發奔豚^②。氣從少腹上衝心者，灸其核上各一壯^③，與桂枝加桂湯，更加桂二兩也。（117）

桂枝加桂湯方

桂枝五兩（去皮）　芍藥三兩　生薑三兩（切）　甘草二兩（炙）　大棗十二枚（擘）

上五味，以水七升，煮取三升，去滓，溫服一升。本云：桂枝湯今加桂滿五兩。所以加桂者，以能泄奔豚氣也。

【词解】

①核起而赤：指针处因寒闭阳郁而见局部红肿如核。

②奔豚：证候名。豚即小猪。奔豚即以小猪的奔跑状态来形容患者自觉有气从少腹上冲胸咽之证，该证时发时止，发时痛苦异常。

③一壮：指把艾绒作成艾炷，烧完一个艾炷为一壮。

【释义】

本条论述心阳虚奔豚的证治。用烧针强令发汗，汗出则腠理开，外寒从针处内入，则致气血凝涩，卫阳郁结，故局部出现"核起而赤"；强责发汗，损伤心阳，阳虚阴乘，下焦水气乘虚上犯心胸，发为奔豚之证。奔豚的典型证候，《金匮要略》记载"奔豚病，从少腹起，上冲咽喉，发作欲死，复还止"，可与本条合参。从用桂枝加桂汤来看，是证当伴有心悸、胸闷、气短等阳气不足之症。

由于本条所述之证内外为患，外为寒闭阳郁而见"核起而赤"；内为心阳虚致下焦水寒之气上冲而发为奔豚。故外宜温中散寒；内宜温通心阳，平冲降逆，方用桂枝加桂汤。应该指出的是，外证之"核起而赤"和内证之"发奔豚"之间并非一定有因果关系，两者既可同时出现，也可单独出现。

本证以心阳虚，下焦阴寒之气乘虚上逆为主要病机，症状以阵发性气从少腹上冲心胸，伴心悸等为主，治以桂枝加桂汤温通心阳，平冲降逆。

桂枝加桂汤由桂枝汤重用桂枝而成。方中重用桂枝通心阳而平冲逆，配以甘草，更佐姜、枣辛甘合化，温通心阳，强壮君火，以镇下焦水寒之气而降冲逆，即方后注所言"能泄奔豚气"；芍药破阴结，利小便，去水气。诸药合用，共奏温通心阳、平冲降逆之功。

【临床应用】

桂枝加桂汤不仅能治疗奔豚气，亦能治疗其他冲气上逆证。即使没有表证亦可使用本方，如有表证未罢，本方亦有一定的解肌作用。现代临床多用于外感病、癫病、神经官能症、更年期综合征、膈肌痉挛、雷诺氏病、冻疮等。

医案选录：姚某，女，61岁，2010年3月4日初诊。气从小腹上冲5年余，每次发作心慌欲死，自觉心脏不在胸腔而悬至咽喉，惶惶不可终日，难以入眠。近来发作次数频繁，每日发作少则4、5次、多则十数次不等。同时腹部胀满，大便秘结难下，3～4日1次大便。舌淡，脉细。此奔豚之证，乃心阳不振，坐镇无权，致下焦阴寒之气乘虚上凌所致。处桂枝加桂汤加味：桂枝20g，白芍10g，炙甘草6g，生姜3g，大枣4g，炮附子10g（先煎），肉桂6g（后下），小茴香10g，乌药10g，砂仁6g（后下），石菖蒲15g，远志10g。7剂，水煎服，日服1剂，分2次服。二诊：上述奔豚、腹胀诸症明显减轻，本周只发作2次，且程度较轻，上方再服7剂。三诊：奔豚未再发作，大便仍秘结，上方加决明子15g，7剂，水煎服。四诊：奔豚没有发作，大便通畅，1日1次。2010年10月患者带其胞姐来诊胃病，自云奔豚从此未发，大便正常。

陈明.从《伤寒论》解读"君火以明，相火以位"及其临床意义[J].中华中医药杂志，2013，28（4）：879-883

4. 茯苓桂枝白术甘草汤证

【原文】

伤寒，若吐，若下後，心下逆满，氣上衝胸，起則頭眩[①]，脈沉緊，發汗則動經[②]，身為振振搖[③]者，茯苓桂枝白术甘草汤主之。（67）

茯苓桂枝白术甘草汤方

茯苓四两　桂枝三两（去皮）　白术　甘草各二两（炙）

上四味，以水六升，煮取三升，去滓，分温三服。

【词解】

①头眩：头晕目眩。

②动经：伤动经脉。

③振振摇：动摇不定貌。

【释义】

本条论述脾虚水停的证治及治疗禁忌。文中"茯苓桂枝白术甘草汤主之"应接在"脉沉紧"之后，为倒装文法。邪在太阳，治当汗解，而反用吐、下之法，显为误治。误施吐、下，损伤脾胃之阳，脾运失职，水饮内生，饮停心下，阻碍气机，则心下胀满。土虚不能制水，则水气上冲，故见心下逆满，气上冲胸。阳虚不能升清于上，清窍反被上冲之水气所蒙，故起则头眩（临证多见头眩，起则加重）。《金匮要略·水气病脉证并治》指出："脉得诸沉，当责有水。"脉沉主水，脉紧主寒，沉紧之脉，示本证为寒水为患。综合分析，本证病机乃脾阳不足，水气上冲。临证以心下逆满、气上冲胸、心悸头眩、脉沉紧为主。故治当温阳健脾，利水降冲，方以茯苓桂枝白术甘草汤。

"发汗则动经，身为振振摇者"，指对于脾虚水停证，不用温阳健脾利水之法，反据沉紧之脉，以为是表寒而误用汗法，必致阳虚更甚，经脉无阳以温，加之水饮浸渍，故必伤动经脉之气，身体为之振颤动摇，是病更深一层，由脾及肾之象，当与第82条真武汤证互参。

茯苓桂枝白术甘草汤由茯苓、桂枝、白术和甘草组成。方中茯苓养心益脾，能补能渗，利水渗湿；桂枝温阳化气，平冲降逆，与茯苓相配，通阳化气，渗利水湿，使饮邪下排，以折上逆之势；白术健脾燥湿，甘草补脾益气，助苓、桂治在中焦，促脾运转，培土制水。桂枝、甘草相配，辛甘化阳，以退阴翳，全方正合"病痰饮者，当以温药和之"之旨。

【临床应用】

茯苓桂枝白术甘草汤现代临床多用于治疗充血性心力衰竭、慢性支气管炎、支气管哮喘、高血压脑病、慢性胃炎、胃溃疡病、内耳眩晕症、慢性肾炎、遗尿症等，证属脾阳不足，水气内停者。

医案选录：陆某，男，42岁。形体肥胖，患有冠心病心肌梗死而住院，抢

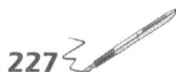

治两月有余，未见功效。现症：心胸疼痛，心悸气短，多在夜晚发作。每当发作之时，自觉有气上冲咽喉，顿感气息窒塞，有时憋气而周身出冷汗，有死亡来临之感。颈旁之血脉又随气上冲，心悸而胀痛不休。视其舌水滑欲滴，切其脉沉弦，偶见结象。辨为水气凌心，心阳受阻，血脉不利之"水心病"。处方：茯苓 30g，桂枝 12g，白术 10g，炙甘草 10g。此方服 3 剂，气冲得平，心神得安，诸症明显减轻。但脉仍带结，犹显露出畏寒肢冷等阳虚见证。乃于上方加附子 9g，肉桂 6g，以复心肾阳气。服 3 剂手足转温，而不恶寒，然心悸气短犹未全瘥，再与上方中加党参、五味子各 10g，以补心肺脉络之气。连服 6 剂，诸症皆瘥。

陈明，刘燕华，李方. 刘渡舟临证验案精选 [M]. 北京：学苑出版社，1996

5. 小建中汤证

【原文】

伤寒二三日，心中悸而烦者，小建中汤主之。（102）

小建中汤方

桂枝三两（去皮）　甘草二两（炙）　大枣十二枚（擘）　芍药六两　生薑三两（切）　膠飴一升

上六味，以水七升，煮取三升，去滓，内饴，更上微火消解，温服一升，日三服。呕家不可用建中汤，以甜故也。

【释义】

本条论述了伤寒里虚，心中悸而烦的证治。本证未经误治即见心中动悸，神烦不宁，当据证以辨，察本证既无无形邪热扰动胸膈、阳明燥屎内阻、邪郁少阳之征，又无水气凌心之象等，必是里气先虚，心脾不足，气血双亏之人复被外邪扰及所致。里虚邪扰，气血不足，心无所主则悸，邪扰神志不宁则烦。本条以"伤寒"二字冠首，当与太阳受邪有关，不用解表之法者，以其里虚明显。结合原文第 100 条，小建中汤证还可见腹中急痛之症。治此证者不可攻邪，当建中补虚，益气血生化之源，正气充盛，则邪气自退，烦悸自止。本证以中焦虚寒，气血不足，复被邪扰为主要病机特点，临证以心中悸而烦、腹中急痛、喜温喜按、或伴轻微恶寒发热为主。治以小建中汤温中补虚，调和气血。

小建中汤由桂枝汤倍用芍药加饴糖组成。方中重用饴糖甘温补中，配以炙甘草、大枣补益脾胃，安奠中州，中气得复则气血生化有源；倍用芍药配甘草、大枣酸甘化阴，以养血和营，缓急止痛；桂枝、生姜温通心脾阳气，与甘草相合，辛甘化阳以温阳养心；诸药合用，共奏建中补虚，协调营卫，缓急止痛等多种作用。中气建则邪自解，实有安内攘外之功。但素多湿热之人，不可服本方。因本方为甘温之剂，服之则助湿生热，会加重呕吐。

【临床应用】

小建中汤《伤寒论》用治心脾两虚的心中悸而烦和脾虚肝乘的腹中急痛证。《金匮要略》还用以治疗虚劳里急腹痛及虚黄等证。近年来本方的临床运用比较广泛，多用于治疗胃及十二指肠溃疡、胃下垂、胃弛缓、胃肠痉挛、慢性肝炎、习惯性便秘、痛经、贫血、小儿营养不良、消化不良、再生障碍性贫血、过敏性紫癜、血小板减少性紫癜等辨证属脾胃阳虚为主者。

医案选录：邱某，男，13岁。体检发现乙肝五项 HBsAg（＋），HBsAB（－），HBeAg（＋），HBeAB（－），HBcAB（－）。肝功能各项值正常，无任何症状或不适。久服护肝片、肝泰乐、肌苷等药无效，后在某中医门诊部服疏肝利胆、清热利湿等中药，服至2个多月，渐觉饮食乏味，头昏，心悸时作，跑步活动后尤甚，腹中时痛，面色萎黄，体力不支。查肝功能发现，ALT 146U。按其脉，左弦缓，右细涩，舌淡、苔白腻。据其症状拟定处方：桂枝 10g，白芍 15g，饴糖 30g（药汁炖化），炙甘草 6g，红枣 4 枚，生姜 10g，党参 15g，白术 10g，茯苓 15g，砂仁（后下）3g。先服 7 剂。药后即查肝功能 1 次，ALT 降至 72U，饮食增加，精神好转，腹痛已不明显，偶觉心悸，不再头昏，舌苔转净，脉象如前。效不更方，守方略为加减再进。患儿先后就诊 5 次，服上方 35 剂，直至诸症消失，ALT 恢复正常（13U）。遂嘱其停药观察。

欧阳晃平.小建中汤救误1例分析[J].江西中医药，2000，31（6）：28

6. 桂枝人参汤证

【原文】

太陽病，外證未除，而數下①之，遂協熱而利②，利下不止，心下痞硬，表裏不解者，桂枝人參湯主之。（163）

桂枝人參湯方

桂枝四兩（別切）　甘草四兩（炙）　白朮三兩　人參三兩　乾薑三兩

上五味，以水九升，先煮四味，取五升，內桂，更煮取三升，去滓，溫服一升，日再夜一服。

【词解】

①数下：屡用攻下之意。

②协热而利：协，合也。热，指表证发热。协热而利，此指里虚寒下利兼表证发热。

【释义】

本条论述脾虚兼表的证治。太阳病，外证未除，本当依法汗解，医者不察，而屡用攻下之法，不但表证不罢，发热恶寒等症犹在，复因攻下损伤太阴脾土，脾阳伤而寒湿内生，部分表邪随之内陷，以致里寒伴表证而发热下利，故称"协热利"。此处之"热"乃指发热、恶寒等风寒外证而言，非指病性属热。攻下损伤脾阳，脾阳虚损，运化失职，升降反作，气机阻滞，浊阴不降，壅塞胃脘，则心下痞硬；清阳不升，而见下利不止。从而形成里虚寒兼表不解的表里同病，但以太阴里虚寒为主，故用桂枝人参汤温中解表。

本证由脾虚证和表证两部分症状组成，病机为脾虚寒湿兼表之风寒不解。临证以下利不止，心下痞硬，兼发热恶寒、脉不浮为主。治以桂枝人参汤温中解表。《伤寒论》多处提到表里同病的下利证，但病机各有不同。例如，太阳表邪不解，内迫阳明，影响大肠传导功能而下利的，用葛根汤治疗，使表解而里自和；太阳之邪内传阳明，热迫大肠而致下利的，用葛根芩连汤清热止利，兼以解表；太阴虚寒兼表证而下利的，用桂枝人参汤温中解表（以温中为主）。应当前后互参，加以分析对比。

桂枝人参汤由理中汤加桂枝组成。方中人参补脾益气，干姜温中散寒，白术健脾燥湿，甘草和中益虚，四味相合，共奏温中散寒止利之功；桂枝解太阳之表邪，并能助理中汤温中散寒，共成表里双解之剂。本方煎服法：①水煎1次，分3份，白天服2次，晚上服1次。②方中理中汤先煎、久煎，桂枝后下。理中汤先煎，使其发挥温中散寒，补益脾胃之作用；桂枝后下，使其气锐先行以解表。补益药宜久煎，解表药不宜久煎的方法源出于此。

【临床应用】

桂枝人参汤现代临床可用于治疗感冒、流行性感冒等而有本方见证者，及胃溃疡、急慢性胃肠炎等属中阳不足者，兼表与否皆可用之。

医案选录：霍某，女，63岁。素有脾胃虚弱之证，因感寒而身发寒热，头痛无汗，心下痞满，医用辛温解表之剂，而佐以苦寒消痞之法。服药后汗出表未解，而溏泻数次，痞闷加剧，渐至不欲进食，腹痛肢厥，脉象沉微，舌苔滑润。此乃脾阳素虚，因误用苦寒，而邪转内陷。由于脾阳不运，故痞益甚，而下利不止。为今之治，宜疏散表邪，温健中州。桂枝人参汤与之：桂枝10g，炒白术10g，野党参10g，干姜10g，甘草6g。服药后，啜热稀粥1杯，以助药力。服药2剂，身见小汗，而冷热消，痞轻，而下利已减。连服5剂，痞消泻止，诸证痊愈。

李文瑞，李秋贵.伤寒论汤证论治[M].北京：中国科学技术出版社，2000

7. 炙甘草汤证

【原文】

傷寒，脈結代，心動悸，炙甘草湯主之。（177）

炙甘草湯方

甘草四兩（炙） 生薑三兩（切） 人參二兩 生地黃一斤 桂枝三兩（去皮） 阿膠二兩 麥門冬半升（去心） 麻仁半升 大棗三十枚（擘）

上九味，以清酒七升，水八升，先煮八味，取三升，去滓，內膠烊消盡，溫服一升，日三服。一名復脈湯。

【释义】

本条论述心阴阳两虚的证治。本条冠以"伤寒"，当知本病起于感受风寒邪气。若病在太阳，当见发热恶寒、脉浮等表证。今不见发热恶寒，脉不浮而结代，并见心动悸，说明病始为太阳而渐由表入里，损及少阴，少阴为心肾两脏，外邪若不传足少阴肾，便传手少阴心。心主血脉，赖阳气以温煦，阴血以滋养，心阴阳气血不足，则心失所养，故见心动悸；心阳虚鼓动无力，心阴虚脉道不充，心之阴阳俱不足故脉结代。治宜炙甘草汤补阴阳、调气血以复脉。

仲景将本条列于太阳篇之末（宋版《伤寒论》如此排列），是有其重要意义的，这是将病及少阴心主，脉证起了根本变化的证候结尾，作为总结全篇的示意，使我们看到伤寒由表及里，由阳转阴的病变过程，特别突出反映了太阳与少阴在病理变化上的联系。同时，也体现了仲景将伤寒与杂病合论的思想，即清·柯韵伯所谓："伤寒之中，最多杂病，内外夹杂，虚实互呈，故将伤寒杂病而合参之。"因此，这一安排是值得我们深思的。本证基本病机为心阴阳两虚。临证以心动悸、脉结代为主要表现，治以炙甘草汤通阳复脉，滋阴养血。

炙甘草汤方由炙甘草、生姜、人参、生地黄、桂枝、阿胶、麦门冬、麻仁、大枣和清酒组成。方中重用炙甘草补中益气，以充气血生化之源，合人参、大枣补中气，滋化源，气足血生，以复脉之本；生地黄、麦冬、阿胶、麻仁养心阴，补心血，以充血脉；然阴无阳则无以化，故用桂枝、生姜宣阳化阴，且桂枝、甘草相合辛甘化阳，以温通心阳。加清酒振奋阳气，温通血脉。诸药合用，阳生阴长，阴阳并补，共奏通阳复脉、滋阴养血之功。

【临床应用】

炙甘草汤现代临床多用于治疗病毒性心肌炎、风心病、冠心病、心绞痛、心律不齐、克山病期前收缩、病态窦房结综合征、贫血、肺结核、甲亢、慢性胃炎、溃疡病等多种疾病，辨证属阴阳气血俱虚者效果较好。

医案选录：纪某，男，17岁，1981年5月31日初诊。1980年11月因感冒后心悸，汗多，气短，神疲等症不除。至1981年5月上旬心悸日趋加重，心律98～128次/分，患者自觉胸腹发憋，睡眠不实，经某医院确诊为"病毒性心肌炎"。曾服心得安、维生素C、安定等无效。患者心悸面白，气短神倦、口渴咽干，舌红，脉弦细而数，118次/分。心电图示窦性心律不齐。证属气阴两伤，治当益气养阴、生血复脉，遂投炙甘草汤加味：炙甘草15g，太子参30g，生地黄24g，桂枝尖9g，麦冬12g，火麻仁5g，阿胶（烊化）9g，生姜9g，大枣5枚，炒枣仁15g，淡竹叶10g，夜交藤15g。上方服3剂后，患者自觉症状大有好转，心率降至88次/分，夜间已能安睡6～7小时。又服10剂，心电图转为正常，为巩固疗效用上方配成丸剂以收全功。

王占玺.张仲景药法研究[M].北京：科学技术文献出版社，1984

8.干姜附子汤证

【原文】

下之後，復發汗，晝日煩躁不得眠，夜而安靜，不嘔不渴，無表證，脈沉微，身無大熱者，乾薑附子湯主之。（61）

乾薑附子湯方

乾薑一兩　附子一枚　生用，去皮，切八片

上三味，以水三升，煮取一升，去滓，頓服。

【释义】

本条论下后复汗致肾阳虚烦躁的证治。本为太阳病，医者先下复汗，是为误治。患者出现"昼日烦躁不得眠，夜而安静"，是由于误治导致阳气大衰，阴寒太盛的缘故。盖白昼自然界阳气旺盛，人体虚阳得天阳之助，与阴寒相争，故烦躁不宁；夜间阴气盛，人体虚阳无力与阴邪抗争，故夜而安静。但这种安静是与烦躁相对而言的，实为精神极度疲惫的"但欲寐"状态，并非常人之安然入睡可比。"昼日烦躁，夜而安静"是阳衰烦躁的特点之一。文中申言"不呕、不渴、无表证"是排除诊断法，意在排除烦躁非三阳为病，又见脉象沉微，沉者主里，微为阳衰，进一步明确了本证烦躁是阳衰阴盛之候。"身无大热"，意即虽属阳虚阴盛，但阳气尚未尽脱，故尚有救治之余地。总之，本证阳气暴伤，阴寒内盛，病变来势迅速。故以干姜附子汤急煎顿服，急救回阳，力挽狂澜。

干姜附子汤由干姜和生附子组成。干姜、附子大辛大热，急救回阳之力宏。本方较之四逆汤，因不用甘缓之甘草，药力精专，具单刀直入之势。"顿服"是为集中药力，速复其阳以散阴霾。

【临床应用】

干姜附子汤常用于心肾阳衰，阴寒内盛之证，病势比较危急，如各种急性病后期之虚脱者、心衰水肿、肝硬化腹水、肾炎浮肿、感染性休克而见本证者。

医案选录：孙某，女，28岁。体质素虚，近患便秘4日，又外感风寒。下后，水泻4、5次，复发汗，汗出如雨，虽热退表除，但昼烦难眠，入夜尚静，不呕不渴，手足冷，脉沉迟，血压（80/50mmHg）。系阴寒偏盛，阳气大虚之证。应立即回阳，急煎干姜附子汤加味：附子9g，干姜30g，人参9g。浓煎顿服，1剂大减，2剂而愈。

李心机.伤寒论通译[M].北京：人民卫生出版社，2003

9.真武汤证

【原文】

太陽病發汗，汗出不解，其人仍發熱，心下悸，頭眩，身瞤動①，振振欲擗地②者，真武湯主之。（82）

真武湯方

茯苓　芍藥　生薑各三兩（切）　白术二兩　附子一枚（炮，去皮，破八片）

上五味，以水八升，煮取三升，去滓，温服七合，日三服。

【词解】

①身瞤动：身体筋肉跳动。

②振振欲擗地：肢体颤动欲仆倒于地。擗，同"仆"，跌倒。

【释义】

本条论述阳虚水泛的证治。太阳病发汗，是为正治之法。然发汗之法亦应据个人感邪性质及体质不同而有峻缓之别，医者当掌握尺度，以防太过与不及。今外感过汗，表证虽解，而少阴阳气大伤，形成变证，故曰："汗出不解。""其人仍发热"，结合"心下悸，头眩，身瞤动，振振欲擗地"等症分析，并非表邪尚存，而为少阴阳虚，阴寒内盛，格虚阳于外而致。肾阳一虚，不能制水，水气泛滥上下内外，则诸症自现：水气凌心则悸；清阳不升，清窍反被上逆之水气所蒙，故头眩；阳虚失于温养，水气浸渍四肢经脉，故见身瞤动、振振欲擗地等症。本证以少阴阳虚，水气泛滥为主要病机，临证以心下悸、头眩、身瞤动、振振欲擗地，或全身水肿、小便不利、苔白、脉沉为主要症状，治以真武汤温阳利水。

本证与苓桂术甘汤证均为阳虚水停之证，其主要鉴别是：本证病位在肾，病情较重，肾阳虚而水泛全身，症见心下悸、头眩、身瞤动、振振欲擗地；苓桂术甘汤证病位在脾，病情较轻，为脾阳虚而水停心下，症见心下逆满、气上冲胸、起则头眩、脉沉紧。本证治疗重在温肾利水，苓桂术甘汤证治疗重在健脾利水。

真武汤由炮附子、芍药、茯苓、白术和生姜组成。方中炮附子温振少阴阳气，肾阳复则下焦气化启动，自能蒸腾水邪，使水有所主；白术苦温燥湿，健脾制水，使水有所制；茯苓淡渗利水，佐白术健脾，脾运复健，则水湿下渗；生姜宣散水气，助附子布阳；芍药活血脉，利小便，并兼制姜、附燥烈之性，使水有所去。五味合用，共奏温阳利水之功。

【临床应用】

本条真武汤主治肾阳虚水气泛夹肝风内动，为真武汤的灵活运用，据此病机可将本方用于神经、内分泌、心血管、泌尿等多种疾病中。

医案选录：孙兆治一人，患伤寒，发热，汗出多，惊悸，目眩，身战掉。众医有欲发汗者，有作风治者，有欲以冷药解者，孙延诊之。曰：太阳经病得汗不解，若欲解，必复作汗，肾气不足，汗不来，故心悸目眩身战。遂与真武汤，三服，微自汗出，即解。盖真武附子白术和其肾气，肾气得行，故汗得来。仲景说："尺脉弱者，营气不足，不可发汗。"以此知肾气怯则难汗也。

江瓘．名医类案·卷一·伤寒门．北京：人民卫生出版社，2005.

（三）结胸证

1.结胸辨证

【原文】

問曰：病有結胸①，有藏結②，其狀何如？答曰：按之痛，寸脈浮，關脈沉，名曰結胸也。（128）

【词解】

①结胸：病证名。为有形之邪结聚，以胸脘部疼痛为主的一种病证。

②藏结：病证名。因脏气虚衰，阴寒凝结所致的一种病证。

【释义】

本条论述了结胸证的脉证特点。结胸证是无形之寒邪或热邪与体内有形的痰水之邪相凝结于胸膈而形成的病证，其证属实。脏结证是脏气虚衰，阴寒内盛，邪气凝结脘腹而致的病证，其证属虚中夹实。二者的病变部位是以脘腹部为主，其病机均有邪气凝结的因素，所以都可以出现硬满疼痛的症状。但毕竟结胸证为实邪凝结，阳热气盛；而脏结证其本为虚，阴寒内盛，虽然症状上有相似之处，但病机上有阴阳虚实的区别，治疗方法大相径庭，必须仔细鉴别。本条概括地提出了结胸证的脉证特点为"按之痛，寸脉浮，关脉沉"。"按之痛"是指结胸证胸脘痛而拒按或按之疼痛加剧的证候特征，反映了有形之痰水内结的病机特点；"寸脉浮，关脉沉"是根据寸关尺三部分候病位的方法，寸脉主候身体上部的病变，关脉主候身体中部的病变。"寸脉浮"是寒热气盛于上，胸中邪实；"关脉沉"是有形之痰水互结于心下胃脘部。"寸脉浮，关脉沉"是邪气内盛而有形之痰水结实，病在胸膈心下，体现了结胸的病机和证候特点。

"按之痛，寸脉浮，关脉沉"指出了结胸证的一般证候特点。然而结胸证，病邪有寒热之别，内结之邪有痰水之异，病变部位可大可小，而有热实结胸与寒实结胸，大结胸与小结胸的不同，其证候表现也有轻重缓急，偏寒偏热的区别，必须在其他相关条文学习中明确其证候差异。

2.结胸证治

（1）大结胸证

【原文】

傷寒六七日，結胸熱實，脈沉而緊，心下痛，按之石鞕者，大陷胸湯主之。（135）

大陷胸湯方

大黃六兩　去皮　芒消一升　甘遂一錢匕

上三味，以水六升，先煮大黃取二升，去滓，內芒消，煮一兩沸，內甘遂末，溫服一升。得快利，止後服。

太陽病，重發汗而復下之，不大便五六日，舌上燥而渴，日晡所①小有潮熱②，從心下至少腹鞕滿而痛不可近③者，大陷胸湯主之。（137）

【词解】

①日晡所：日晡，午后申时，下午 3 ～ 5 点。所，左右。

②潮热：指发热如潮水一样，定时起退。

③不可近：不可近前，拒按的意思。

【释义】

论大结胸的病因、病机、证治。

第 135 条论大结胸的辨治要点。太阳病未经误下也可发展成为大结胸证。"伤寒"属广义。得太阳病表证六七日，失于及时治疗，若患者素体阳盛，表邪可入里随阳化热，与宿有之痰水结聚于胸膈间，便会形成实热结胸证。"结胸热实"，是说明病位在胸膈，性质属热属实。沉脉主病位在里，又主水湿；紧脉主邪实，又主疼痛；脉沉而紧反映了实邪内结、疼痛较甚的基本病机，是热实结胸证的主脉。热邪与痰水结聚胸膈，阻于心下，气血滞而不通，故"心下痛，按之石硬。"所谓"石硬"，是形容患者上腹部肌肉紧张坚硬，痛甚拒按。"脉沉而紧，心下痛，按之石硬"是临床辨识热实大结胸的三个典型脉证，故又有"结胸三证"之说。临床若见此三脉证，便提示大结胸的主要脉证已经具备，即可使用大陷胸汤以泄热逐水开结。

第 139 条论大结胸兼阳明腑实的证治。太阳病邪气在表，法当汗解。但若发汗太过又误用攻下，一则表证未除，邪热内陷，与水饮结于胸膈之间；二则津伤化燥，热及阳明，故形成热实之大结胸兼阳明腑实证。不大便五六日，舌上燥而渴，日晡所小有潮热，此乃阳明燥实之证；"从心下至少腹硬满而痛不可近者"，既言热实结胸之"心下痛，按之石硬"等症较重外，更兼阳明腑实，其腹部症状更加严重，范围更广。此外，尚可伴见膈内拒痛，短气烦躁，脉沉而紧或迟等。病以热实结胸为主兼有阳明腑实，故治用大陷胸汤泄热逐水开结，可收一举两得之效。但应注意本证为实热结胸波及阳明形成胃肠燥结，有主兼证之别，虽"从心下至少腹硬满而痛"，但以"心下痛""膈内拒痛"为重，不是阳明腑实证的"绕脐痛"为重；虽"不大便五六日"，却不是典型的阳明病日晡潮热，而谓之"小有潮热"，临床时当明辨。

【临床应用】

现代临床运用大陷胸汤治疗肠梗阻、急性胆囊炎、急性胰腺炎、腹膜炎等证属实热痰水结聚于胸腹者。临床运用应注意患者正气强弱，若正气未衰，实邪结聚，方可用之；若邪实正虚，宜另寻良策，不可率投本方。

医案选录：李某，女，36 岁。1997 年 7 月 27 日午饭后突然腹痛，恶心，服药 2 次无效。翌晨发热 38.5℃，恶心，呕吐 6 次，满腹持续性钝痛加重，上腹部发胀伴有压痛，腹壁轻度紧张，WBC：22.0×10^9/L，N：0.83，血清淀粉酶测定（Winslow 法）43000U/L。诊断为急性胰腺炎。住院治疗 6 天后，病情如初。建议：①剖腹探查；②中医治疗。本人要求先中医治疗。症见：发热，恶心，心下痞满胀痛，拒按，心中懊恼，起卧不安，口干，6 日无大便，舌燥苔黑，脉寸浮关沉，平素身体健壮，喜食生冷，素多痰湿，实为有形之邪凝结于胸膈而致结胸证。治宜泄热、逐水、破结。用大陷胸汤：大黄 20g，芒硝 20g，甘遂 6g，先煎甘遂 5 分钟，后加大黄、芒硝，小火再煎 5 分钟，去滓，一次温服。服后约 20 分钟，肠鸣沥沥有声，开始大便，第一次解下干粪 10 枚，质硬，如栗状，随后下黄褐色水样粪便 6 次，量多，顿觉腹痛减轻，腹满缓解，压痛消失，2 小时后有饥饿感，时喝稀面粥 200mL，食后自觉舒适而入睡。第二天早起，各种症状竟消失，自己要求出院，在医生的劝说下，又服香砂六君子汤 1 剂，以巩固疗效。

刘汉明.大陷胸汤治疗急性胰腺炎 1 例 [J].河南中医，1999，19（3）：14

（2）小结胸证

【原文】

小结胸病，正在心下，按之则痛，脉浮滑者，小陷胸汤主之。（138）

小陷胸汤方

黄连一两　半夏半升（洗）　栝楼实大者一枚

上三味，以水六升，先煮栝楼，取三升，去滓，内诸药，煮取二升，去滓，分温三服。

【释义】

本条论述小结胸病的证治。小结胸病为结胸的证候类型之一，其成因与大结胸类似，多为伤寒表邪入里，或表证误下，邪热内陷与痰相结而成。小结胸证病变范围比较局限，正在心下，提示痞硬胀满仅在心下胃脘部。按之则痛，提示不按不痛，临证虽也有不按也痛者，但疼痛程度较轻，绝不会出现石硬拒按、手不可近的状况，说明邪热较轻，结聚不深。脉浮主热，亦示病位较浅；脉滑主痰，也主热。脉浮滑既是小结胸病的主脉，也提示了小结胸病的主要病机是痰热相结。

本证病变范围局限，病情轻浅，病势较缓，与大结胸病水热互结、病变范围广泛、病情深重、病势较急相对而言，故称"小结胸病"。此外，由于痰热互结于心下，本证除正在心下，按之则痛的证候特征外，还可伴有胸膈满闷、咳吐黄痰、恶心呕吐等痰热在上、气逆不降的症状。本证病机以痰热互结心下为主，症状表现具有痰与热互结的特点，主要表现为心下痞硬、按之则痛、胸闷喘满、咳吐黄痰、苔黄腻、脉浮滑等。治以小陷胸汤清热涤痰开结。

小陷胸汤由黄连、半夏、瓜蒌三味药组成。黄连苦寒，清泄心下之热结；半夏辛温，化痰涤饮，消痞散结；瓜蒌甘寒滑润，既能助黄连清热泻火，又能助半夏化痰开结，同时还有润便导下的作用。三药合用，具有辛开苦降、清热涤痰开结的功效。

【临床应用】

小陷胸汤现代临床多用于急慢性胃炎、胆囊炎、胆道蛔虫症、肝炎、胰腺炎、急慢性支气管炎、肺炎、胸膜炎、冠心病、肺心病、自发性气胸、幽门梗阻、胸膜炎、抗癌药引起的胃肠反应等疾病，以心下胃脘部不适、按压时有疼痛感、呕恶、吐黄痰、脉浮滑、舌红苔黄厚等为辨证要点。由于本方药性平和，清热化痰散结疗效可靠，故临床运用十分广泛。

医案选录：孙某，女，58岁。胃脘作痛，按之则痛甚，其疼痛之处向外鼓起一包，大如鸡子，濡软不硬。患者恐为癌变，急到医院行X线钡餐透视，因

需排队等候，心急如火，乃请中医治疗。切其脉弦滑有力，舌苔白中带滑。问其饮食、二便皆为正常。辨为痰热内凝，脉络瘀滞之证。用小陷胸汤：糖瓜蒌30g，黄连9g，半夏10g。共服3剂，大便解下许多黄色黏液，胃脘之痛立止，其包遂消，病愈。

陈明，刘燕华，李方．刘渡舟临证验案精选 [M]．北京：学苑出版社，1996

（四）痞证

1. 大黄黄连泻心汤证

【原文】

心下痞①，按之濡，其脈關上浮者，大黃黃連瀉心湯主之。（154）

大黃黃連瀉心湯方

大黃二兩　黃連一兩

上二味，以麻沸湯②　二升漬③之，須臾，絞去滓，分溫再服。

臣亿等看详大黄黄连泻心汤，诸本皆二味，又后附子泻心汤，用大黄、黄连、黄芩、附子，恐是前方中亦有黄芩，后但加附子也，故后云附子泻心汤，本云加附子也。

傷寒大下後，復發汗，心下痞，惡寒者，表未解也。不可攻痞，當先解表，表解乃可攻痞。解表宜桂枝湯，攻痞宜大黃黃連瀉心湯。（164）

【词解】

①心下痞：心下有窒塞感。痞指症状。

②麻沸汤：滚沸的水。

③渍：浸泡。

【释义】

上述两条论述热痞的证治及热痞兼表的治法。第154条论述热痞的证候特征与治法。心下为胃脘部。"心下痞，按之濡"，指心下（胃脘）部有堵闷窒塞之感，但按之柔软而不坚硬疼痛，为无形邪热结于心下，气机壅滞，故心下有闭塞不通之感。因未与有形之邪相结，故虽痞塞而不疼痛。关脉以候中焦，浮脉又主阳热，今阳热之脉仅见于关上，说明本证系无形邪热壅聚心下，致气机痞塞，乃热痞之证。本条只举一脉一症，虽然简单，但已清楚地把热痞的病因、病机、病位及证候特点概括出来。本证为邪热内聚之热痞证，故尚可见心烦、口渴、小便短赤、舌红苔黄、脉数，甚至吐衄等热证表现。治以大黄黄连泻心汤清泄邪热，则痞自消解。本证心下痞，按之柔软不痛，自有别于心下痛、按之石硬、寸脉浮、关脉沉之大结胸证，故"按之濡"是辨证之关键。若见全腹柔软，抵抗力低于正常者，又多属于虚寒证，法宜温补，切忌苦寒。

第164条指出热痞兼表证的治法。伤寒为病在表，治当发汗解表，若先行攻下而再行发汗，此汗下失序，必致表邪化热内陷，结于心下，滞塞气机，形成热痞，故见心下痞。若表邪尽陷于里，则恶寒罢，表证解。今仍见恶寒者，是表邪未解。既云"表未解"，必伴有发热、头痛、脉浮等表证。此里有痞证，外有表证，为表里同病，治法当先解表，表解乃可攻痞。若先行攻痞，不仅有郁遏表邪之弊，亦易引邪深入，致生变证。因在汗下之后，纵有表邪未解，亦不宜用麻黄汤之峻汗，故用桂枝汤调和营卫，解肌祛风。治疗热痞用大黄黄连泻心汤。本证主要病机特点为热壅气滞，临证由心下痞、按之濡与里热证组成，以心下痞满、按之柔软而不痛不硬、心烦、口渴、小便黄赤、舌红苔黄、脉数或关脉浮为证候特点，方用大黄黄连泻心汤，以泄热消痞。大黄黄连泻心汤证与栀子豉汤证均为无形热郁之证，均用轻扬之剂，以清宣无形之热。其鉴别要点是：大黄黄连泻心汤证为无形邪热壅滞于中，结于心下，故以心下痞、按之濡、关脉浮为证候特点，治宜泄热消痞。栀子豉汤证为无形邪热留扰胸膈，扰动心神，故以虚烦不得眠、心中懊侬、胸中窒或心中结痛为证候特点，治当清宣郁热，解郁除烦。

大黄黄连泻心汤，《伤寒论》原文记载只有大黄、黄连二味，但按宋·林亿等方后注及考《千金翼方》等记载，当以有黄芩为是。大黄泄热和胃，黄连泄心胃之火，黄芩泄中焦实火，三者合用，邪热得除，气机流畅，则痞闷自消。本方有两个特点应予关注：①三味苦寒药同用，集中兵力，攻其一点，这是仲景较多应用的一种配伍方法，同时也提示本证是一个完全的热证。②用量较轻，大黄二两，仅为承气之半，黄连、黄芩各一两，用量亦轻，提示证情并不严重。本方煎服法特殊，不取煎煮而以麻沸汤浸泡少顷，去滓温服，以取其气之轻扬，薄其味之重浊，使之利于清心下热结而消痞，而不在于泻下燥结以荡实。《金匮要略·惊悸吐衄下血胸满瘀血病脉证并治》篇中所载泻心汤用治吐血衄血，药物与本方相同，但所用为三味同煮顿服之法，其煎服法与本方不同，应是同中有异。

【临床应用】

大黄黄连泻心汤临证除用治热痞之外，也可用于治疗其他热证，如悬雍垂肿痛、乳房肿块、心腹胀满兼黄疸、吐血、衄血、眼目赤肿、口舌生疮、心膈烦躁、溲赤便结、小儿积热等证。现代临床用本方，或单味大黄，或以本方加减治疗上消化道出血、炎性胃肠病、咯血、衄血、急性扁桃体炎、目赤肿痛与耳疖，以及因热引起的皮肤病、亢奋性精神病等取得良好的效果。

医案选录：王某，女，42岁，1994年3月28日初诊。心下痞满，按之不痛，不欲饮食，小便短赤，大便偏干，心烦，口干，头晕耳鸣。西医诊为"植物神经功能紊乱"。其舌质红，苔白滑，脉来沉弦小数。此乃无形邪热痞于心下之证，与大黄黄连泻心汤以泄热消痞：大黄3g，黄连10g，沸水浸泡片刻，去滓而饮。服3剂后，则心下痞满诸证爽然而愈。

陈明，刘燕华，李方.刘渡舟临证验案精选[M].北京：学苑出版社，1996

2. 附子泻心汤证

【原文】

心下痞，而复恶寒汗出者，附子泻心汤主之。（155）

附子泻心汤方

大黄二两　黄连一两　黄芩一两　附子一枚（炮，去皮，破，别煮取汁）

上四味，切三味，以麻沸汤二升渍之，须臾，绞去滓，内附子汁，分温再服。

【释义】

本条论述热痞兼阳虚的证治。本条承接第154条而论，言心下痞，当为热痞。复见恶寒汗出之症，有两种可能：若属太阳中风证，则必有发热、脉浮等表证。今不见发热，又不曰"表未解"，说明并非第164条所论热痞兼表证。且从附子泻心汤组成药物来看，为大黄黄连泻心汤加附子而成，以方测证，其恶寒汗出，不是表邪不解，当是表阳虚、卫外不固所致。卫阳不足，温煦失职，故恶寒；开阖失司，肌表不固，所以汗出。本证寒热并见，虚实互呈，如单与泄热消痞，则阳气愈虚，阳虚难复；若纯与扶阳固表，则更助其热，痞结难消，故取寒温并用，清热与温阳兼顾之法，用大黄黄连泻心汤泄热消痞，加附子扶阳固表。

本条"心下痞，而复恶寒汗出"与第164条之"心下痞恶寒者，表未解也"文字相似，但其证候、病机与治法却有所不同。两者心下痞皆为热痞，是相同之处。其区别在于：彼为热痞兼表证未解，故除恶寒外，尚见发热、头痛、脉浮等表证，治宜先解表后治痞；本条属热痞兼表阳不足，故恶寒与汗出并见，且无脉浮、头痛等表证，治宜附子泻心汤，以寒温并用、攻补兼施为法。

本条与第154条同属热痞，但同中有异，彼为单纯热痞，此为热痞兼表阳不足，故治略有不同。本证由热痞证与阳虚证组成，病机为热壅气滞，卫阳不固。辨证要点是心下痞、按之濡、心烦口渴、恶寒汗出、舌红苔黄、脉微数为主，治宜附子泻心汤，以泄热消痞、扶阳固表。

附子泻心汤由大黄黄连泻心汤加附子而成。方用大黄、黄连、黄芩之苦寒，清泄上部之邪热，附子之辛热以温经复阳固表，寒温并用，攻补兼施，是一种特殊的配伍方法，用类似配伍方法的方剂还有《金匮要略》的大黄附子汤。本方煎服法为大黄、黄连、黄芩三味以开水浸渍少顷取汁，附子一味另煮取汁，再将两种药汁混合，分2次温服。两者寒热异气，生熟异性，药虽同行，但各司其职，共奏消痞固表之功。

【临床应用】

大量临床报道证实附子泻心汤用来治疗消化系统、神经系统的疾病而病机与本证相同者，有较好疗效，如胃脘痛、呕恶不能食、腹胀痛、齿衄、热厥下利以及急性菌痢、神经性头痛等。

医案选录：韩某，男，28岁。患背热如焚，上身多汗，齿衄，烦躁不安。但自小腹以下发凉，如浴水中，阴囊缩抽，大便溏薄，尿急尿频，每周梦遗2到3次。视其舌质偏红，舌苔根部白腻，切其脉滑而缓。此上热下寒之证，治当清上温下。然观患者所服之方，率皆补肾固涩之品，故难取效，处与附子泻心汤：黄芩6g，黄连6g，大黄3g（沸水浸泡10分钟，去渣），炮附子12g（文火煎40分钟，然后兑"三黄"药汤，加温后合服）。服3剂，大便成形，背热减轻，汗出止，小腹转暖，阴囊缩抽消失。又续服3剂而病愈。

陈明，刘燕华，李方.刘渡舟临证验案精选 [M].北京：学苑出版社，1996

3. 半夏泻心汤证

【原文】

傷寒五六日，嘔而發熱者，柴胡湯證具，而以他藥之下，柴胡證仍在者，復與柴胡湯。此雖已下之，不為逆，必蒸蒸而振①，却②發熱汗出而解。若心下滿而硬痛者，此為結胸也，大陷胸湯主之。但滿而不痛者，此為痞，柴胡不中與之，宜半夏瀉心湯。（149）

半夏瀉心湯方

半夏半升（洗）　黃芩　乾薑　人參　甘草（炙）各三兩　黃連一兩　大棗十二枚（擘）

上七味，以水一斗，煮取六升，去滓，再煎③取三升，溫服一升，日三服。

【词解】

①蒸蒸而振：高热寒战。蒸蒸，兴盛貌，这里形容高热；振，即寒战。

②却：然后。

③煎：将液体加热浓缩的过程。西汉·杨雄《方言》云："凡有汁而干谓之煎。"

【释义】

本条论述少阳证、大结胸证及痞证。伤寒，病本在表，经五六日，邪气有内传之机，症见"呕而发热者"，说明邪传少阳。少阳属胆与三焦，凡阳经为病，必见发热。邪在胆，逆在胃，胃气上逆则作呕，故发热而呕是少阳主症，即"柴胡汤证具"。病在少阳，治宜和解，而医误行泻下，从而发生以下三种转归：其一，柴胡证仍在，说明其人正气较盛，未因误下而引邪内陷形成坏病，故曰"此虽已下之，不为逆"，可复与柴胡汤。但误下毕竟使正气受挫，服柴胡汤后，正气得药力之助而奋起抗邪，发生较为激烈的正邪交争，可出现"蒸蒸而振，却发热汗出而解"的"战汗"现象。其二，若其人素有水饮内停，少阳病误下后，邪热内陷，与素有之水饮结于胸膈，则成心下满而硬痛的热实结胸证，症见心下满硬痛等，当以大陷胸汤泄热逐水破结。其三，若其人内无痰水实邪，误下后损伤脾胃之气，少阳邪热乘机内陷，致寒热错杂痞塞于中，脾胃升降失常，气机壅滞不通，形成心下痞，满而不痛的痞证。此之痞满在于心下，不在胸胁，是中焦气机痞塞，非为少阳半表半里之邪不解，故不能再用柴胡汤，可用半夏泻心汤和中降逆消痞。

"但满而不痛"，是痞证的辨证眼目。由于本条之心下痞是由寒热之邪痞塞中焦，脾胃升降失和所致，故当兼见恶心、呕吐等胃气不降之症，及肠鸣、下利等脾气不升之症。《金匮要略·呕吐哕下利病脉证治》谓："呕而肠鸣，心下痞者，半夏泻心汤主之。"是对本条痞证的补充，也是将半夏泻心汤证列为呕利痞的主要依据。根据生姜泻心汤证、甘草泻心汤证推测，本证当有恶心、呕吐、肠鸣、下利等症。本证以脾胃升降失常，寒热错杂于中为病机特点。临证以心下痞、满而不痛、恶心呕吐、肠鸣、下利、纳呆、微渴、舌色稍淡、苔白腻或微黄、脉弦细数为证候特点，方用半夏泻心汤以和中降逆消痞。

半夏泻心汤由半夏、干姜、黄连、黄芩、人参、甘草、大枣七味药组成。本证以呕吐为主症，故方以半夏为君，和胃降逆止呕，并以之为名，合干姜之辛温，温中散寒，消痞结。黄连、黄芩苦寒泄降，清热和胃，泄其满。佐以人参、甘草、大枣甘温调补，补脾胃之虚以复其升降之职。全方辛开苦降、寒温并用、攻补兼施、阴阳并调，为和解之剂。本方取去滓再煎之法，意在使药性和合，作用协调，并行不悖，利于和解。

【临床应用】

半夏泻心汤现代临床应用甚广，如急性胃肠炎、慢性肠炎、慢性胃炎、胃溃疡病、慢性痢疾、慢性胆囊炎，以及上消化道出血，辨证见寒热夹杂者均可应用半夏泻心汤，再随症适当加减，常常取得较好疗效。

医案选录：古某，男，50岁，1974年4月就诊。病者脘腹痞满，伴有肠鸣、腹泻已1年余。自述胃脘至脐以上痞满而胀痛，稍嗜寒凉食物则肠鸣下利，或稀薄软便，胸膈烦满，食纳减少，口苦，尿色淡黄，舌质偏红、苔薄黄而根部厚腻，脉象缓而带弦。证属脾胃气虚，湿热壅滞，虚中夹实。应当燥湿同治，虚实兼顾。方拟半夏泻心汤加味：制半夏10g，黄连5g，黄芩、干姜、炙甘草各6g，党参15g，枳壳10g，广木香6g。3剂。二诊，痞满胀感消失，肠鸣减利止，食量略增，腻苔退为薄润，嘱原方再进5剂。继则以健脾益胃法，善后调理而愈。

陈瑞春.陈瑞春论伤寒 [M].北京：人民卫生出版社，2002

4. 生姜泻心汤证

【原文】

伤寒汗出解之后，胃中不和，心下痞硬，干噫食臭①，胁下有水气，腹中雷鸣②，下利者，生姜泻心汤主之。（157）

生姜泻心汤方

生姜四两（切）　甘草三两（炙）　人参三两　乾姜一两　黄芩三两　半夏半升（洗）　黄连一两　大枣十二枚（擘）

上八味，以水一斗，煮取六升，去滓，再煎取三升，温服一升，日三服。附子瀉心湯，本云加附子。半夏瀉心湯、甘草瀉心湯，同體别名耳。生薑瀉心湯，本云理中人參黄芩湯，去桂枝、术，加黄連並瀉肝法。

【词解】

①干噫食臭：噫，同"嗳"。干噫食臭：即嗳气带有伤食气味。

②腹中雷鸣：指肠鸣剧烈。

【释义】

本条论胃虚水饮食滞致痞的证治。伤寒汗出解后，说明表证已解，但"胃中不和"，其原因或因汗不得法，损伤脾胃之气，或因其人素日脾胃气弱，易使邪气乘机内陷，以致寒热错杂互阻于中焦，使脾胃升降失常，气机痞塞，而见"胃中不和，心下痞硬"。一般而言，心下痞当按之柔软，此言"心下痞硬"，是谓按之腹肌有紧张感，乃邪气阻结较重，属气机痞塞较甚。然虽痞硬，却按之不痛，故仍属痞证而非结胸之证，与"心下痞满硬痛"有差别。脾胃虚弱，不能腐熟水谷，谷不化则必然滞塞而腐败，更兼水饮内停，于是中焦升降逆乱，浊气不降，故干噫食臭；清气不升，水气流于胁下，或走于肠间，则肠鸣下利。痞证可因误下邪陷所致，而本条不言误下，但言伤寒汗出解后，可见痞证不仅误下可致，汗出表解后亦可形成，关键是辨证有邪气内陷、胃中不和、升降失司之机及心下痞满、呕而下利之证。

本证的病机特点为脾胃不和，寒热错杂，水饮食滞。其辨证要点是心下痞硬、按之不痛、嗳气带有食臭味、肠鸣、下利，或见下肢浮肿、小便不利等症，舌淡苔白或黄、多滑腻，脉弦滑、关弱稍沉或濡数。方用生姜泻心汤以和胃降逆、散水消痞。

生姜泻心汤由半夏泻心汤减干姜二两，加生姜四两组成。本证胃虚食滞，兼有水饮内停，故加生姜，并为主药，以和胃降逆、宣散水饮，配半夏则其功更著；姜、夏与芩、连为伍，辛开苦降，以开泄寒热痞塞之结滞；佐人参、甘草、大枣健脾益胃，以复中焦升降之职。本方煎服法与半夏泻心汤相同，均取去滓再煎之法。

生姜泻心汤证与半夏泻心汤证大同小异，仍属辛开苦降甘调之法。两证均属脾胃虚弱，寒热错杂于中，升降失常，气机痞塞所致，心下痞满、呕吐、肠鸣、下利为其共有见证。所不同的是，本证胃不和较甚，又兼水食停滞，故心下痞硬、干噫食臭、腹中雷鸣。

【临床应用】

生姜泻心汤现代临床大多应用于消化系统疾病，如急慢性胃炎、慢性肠炎、幽门梗阻、胃及十二指肠球部溃疡、胃下垂、妊娠呕吐等。

医案选录：某男，50岁，1988年10月初诊。素患慢性胃炎、胃下垂7～8年，近日因饮食不节，而致心下痞满，自觉有物阻于其中，气上下不行，且重似铅块，稍动则有水声，呕逆欲吐，不欲进食，食后胀甚，嗳气腐臭味重，口干不欲饮水，伴有下利，日2～3次，若进食荤腻之物，则诸症加重，舌苔白腻，舌尖略红，脉沉弦，腹软，心窝部有振水声。证属寒热错杂，痞塞于中，水饮不化而成。治当和胃散饮，宗生姜泻心汤化裁。处方：生姜15g，法半夏10g，党参12g，干姜5g，黄芩5g，黄连5g，炙甘草6g，大枣7枚，鸡内金10g，茯苓12g，厚朴10g，水煎温服。进药6剂，利止胀轻，守方继进，调治3周，诸证消失。

聂惠民.泻心汤方证辨治挈要.世界中医药，2008，3（2）：108-109

5. 甘草泻心汤证

【原文】

伤寒中风，医反下之，其人下利日数十行，谷不化，腹中雷鸣，心下痞硬而满，干呕，心烦不得安。医见心下痞，谓病不尽，复下之，其痞益甚。此非结热，但以胃中虚，客气上逆[①]，故使硬也，甘草泻心汤主之。（158）

甘草泻心汤方

甘草四两（炙）　黄芩三两　乾薑三两　半夏半升（洗）　大棗十二枚（擘）　黄連一两

上六味，以水一斗，煮取六升，去滓，再煎取三升，温服一升，日三服。

臣亿等谨按……是半夏、生姜、甘草泻心三方，皆本于理中也，其方必各有人参，今甘草泻心中无者，脱落之也。又按《千金》并《外台秘要》，治伤寒蟨食用此方皆有人参，知脱落无疑。

【词解】

①客气上逆：客气，指邪气，即胃虚气逆之意。

【释义】

本条论脾胃虚弱，痞利俱甚的证治。伤寒或中风，皆为病在表，本当用汗解，如用下法，则为误也，故曰"反"。下后必致脾胃损伤，外邪乘虚内陷，以致寒热错杂于中焦，升降失其常度，气机痞塞，故见心下痞硬而满。脾胃气虚，清阳不升，水谷不别，腐熟运化失职，下奔肠道而下注，故其人腹中雷鸣有声，下利日数十行而有未消化食物；浊阴不降，胃中虚气上逆，则干呕、心烦不得安。此为寒热错杂于中，脾胃虚弱较甚，水谷不化之证，治当用甘草泻心汤。但医见心下痞之症仍在，误以为心下之实邪未尽，复以下之，以致脾胃之气更虚，中焦升降愈复逆乱，浊气因虚上逆更剧，故心下痞硬更加严重。"此非结热，但以胃中虚，客气上逆，故使硬也"是自注句，说明"其痞益甚"之因，并不是由于实热阻结，而是由于脾胃气虚，胃中邪气上逆，气机痞塞所致。故治以甘草泻心汤和胃补中，消痞止利。

半夏泻心汤证、生姜泻心汤证、甘草泻心汤证的证候、病机、治法、方药组成大致相同，三者皆有脾胃不和，升降失司，寒热错杂，气机痞塞，而致心下痞、呕而肠鸣、下利之症，其治法均以寒温并用、辛开苦降、和胃消痞为主，均以黄芩、黄连苦寒泄降，清中焦之热；干姜、半夏辛温宣开，温中焦之寒；人参、甘草、大枣甘温补中，益脾胃之气。所异者，半夏泻心汤证因脾胃虚弱，寒热错杂而成，以心下痞满而呕、肠鸣、下利为主；生姜泻心汤则兼有水饮食滞，以心下痞硬、干噫食臭、腹中雷鸣、下利为主，故于半夏泻心汤中加生姜四两为君，减干姜二两，意在宣散水气，和胃降逆；甘草泻心汤证因反复误下，脾胃虚弱较前两证均为突出，以痞利俱甚、水谷不化、干呕、心烦不得安为主，故于半夏泻心汤中增炙甘草至四两为君，重在补中和胃。三方均去滓再煎，目的在于使药性合和，共奏和解之功。三者同中有异，当细为辨别。

甘草泻心汤即半夏泻心汤加重炙甘草用量而成。《伤寒论》载本方无人参，考《金匮要略·百合狐惑阴阳毒病脉证治》用本方有人参，又半夏泻心汤、生姜泻心汤中皆有人参，再观方后臣亿等谨按"其方必各有人参，今甘草泻心中无者，脱落之也"。本证是误下脾胃更虚，痞利俱甚之证，加入人参是为合理，故本方脱落人参之说可从。方中重用炙甘草，并以之名方，取其甘温补中，健脾和胃，为方中主药；佐人参、大枣，更增其补中之力；干姜、半夏温中散寒；黄芩、黄连清热消痞，合而使脾胃健而中州得复，阴阳调而升降协和，则痞利干呕诸症除。本方煎服法同半夏泻心汤。

【临床应用】

甘草泻心汤现代临床常用治于胃及十二指肠溃疡、急慢性胃肠炎等疾病，也有报道用治阴部瘙痒、溃烂、口腔糜烂、神经衰弱、失眠等。

医案选录：于某，女，36 岁，1983 年 9 月 15 日初诊。患者素体强健，1 个月前因夜间睡时着凉，翌晨六时突然感到腹痛、肠鸣，随即腹泻，呈水样便，40～50 分钟泻下 1 次，泻如暴注下迫状，频频呕吐水样物，继则住院治疗，诊为急性胃肠炎。治疗 3 天，病情好转出院。出院后 2 日，复吐泻不止，吐出为黄绿样水，泻下不化之物，又二次住市医院治疗 6 天，呕吐腹泻止。出院后复因食冷吐泻复作，呕吐食物，有时夹有血样物，泄下水粪夹杂，时有完谷不化，伴胃脘胀闷，食则甚，形体消瘦，面色萎黄，脱水状。舌尖红、边有齿印、苔白厚微黄稍腻，脉沉、关上弦滑。脉证合参，为中气虚，寒热不调，脾胃升降失职所致。治当缓急补中，和胃消痞止泻。以甘草泻心汤治疗。服 1 剂后呕吐即止，胀满减轻，又继服 2 剂，大便成形，日行 3 次，再服 2 剂而诸症皆除，未再复发。

毕明义. 重剂甘草泻心汤治疗急性胃肠炎 60 例 [J]. 山东中医杂志，1986，（3）：14

6. 旋覆代赭汤证

【原文】

伤寒发汗，若吐若下，解后，心下痞硬，噫气①不除者，旋覆代赭汤主之。（161）

旋覆代赭汤方

旋覆花三两　人参二两　生姜五两　代赭一两　甘草三两（炙）　半夏半升（洗）　大枣十二枚（擘）

上七味，以水一斗，煮取六升，去滓，再煎取三升。温服一升，日三服。

【词解】

①噫气：即嗳气。参见第 157 条。

【释义】

本条论述胃虚痰阻气逆之痰气痞的证治。伤寒发汗，乃正治之法，或吐或下，则为误治。所谓解后，是指表邪已解，但脾胃气伤，脾胃运化功能失常，痰饮内生，阻于心下，胃气不和，气机痞塞，故心下痞硬。胃虚气逆，则噫气不除。治宜旋覆代赭汤和胃化痰，降逆消痞。本证病机，另有一说，即为"胃不和，而肝气上逆"，观方中代赭石有镇肝降逆之效，故此说可供参考。

旋覆代赭汤证与生姜泻心汤证均为伤寒误治，脾胃之气受损，而见心下痞硬、嗳气之症。但生姜泻心汤证不仅中气受损，且有水饮食滞，寒热错杂，故在心下痞硬的同时，伴见干噫食臭、腹中雷鸣、下利，方用生姜泻心汤以寒温并用，辛开苦降，和胃散水，消痞止利。旋覆代赭汤证是脾胃受损，痰浊内生，胃气上逆，而无寒热错杂，故其主症是胃气上逆的嗳气不止而不是心下痞硬，虽嗳气而无食臭，亦无肠鸣下利，故以旋覆代赭汤和胃化痰、降逆消痞。

旋覆代赭汤中旋覆花苦辛而咸，主下气消痰，降气行水；代赭石苦寒，重镇降逆；两者相合，下气消痰，和胃降逆，为本方之主药。半夏与较大剂量的生姜为伍，和胃降逆化痰；人参、甘草、大枣补中益气，扶脾胃之虚。诸药配合，除痰下气，而消痞止噫。本方也取去滓再煎之法，意与半夏泻心汤相同。

【临床应用】

旋覆代赭汤现代临床多用于胃气虚弱、气逆不降，或肝胃不和、肝气犯胃、妊娠恶阻等所致的嗳气或呃逆；也有用于因脾胃虚弱而生痰，痰阻肺气不降而致的咳嗽气急，可根据病情不同适当加减。

医案选录：黄某，女，12岁。曾患脑膜炎，经治疗后已愈，遗有呃逆一症，伴不欲饮食。前医以为温病伤阴，用五汁饮及叶氏益胃汤等，反添胃中发凉之症。舌苔白略腻，脉弦无力。此胃脘阳虚，津聚为饮，内夹肝气上逆所致。处方：旋覆花 9g，代赭石 6g，生姜 15g，党参 6g，半夏 9g，大枣 7 枚，炙甘草 6g。服药 3 剂后，呃逆止，胃冷除而饮食增。方中又加茯苓 15g，陈皮 9g 调治，5 剂而安。

刘渡舟．经方临证指南 [M]．天津：天津科学技术出版社，1993

7. 五苓散证

【原文】

本以下之，故心下痞，与泻心汤。痞不解，其人渴而口燥烦，小便不利者，五苓散主之。（156）

【释义】

本条论五苓散治疗水气痞的证治。本证因误下而致邪气入里，表现为心下痞闷不舒，当属痞证，因证而施以泻心汤，本为正治之法，理当有效。但药后痞不解，未有丝毫好转，说明此痞证，既不是热邪壅滞之痞，也不是寒热错杂之痞，当认真辨证。患者无呕吐下利，腹中雷鸣，而见小便不利，口渴而躁烦之症，显然非泻心汤证，而是下后邪陷，内犯膀胱，气化失职所致。膀胱气化失司，水蓄下焦，失于开阖，故小便不利。气化不行，津液不布，无以上布，故见口渴而躁烦。水气内阻，阻碍气机升降，心下气机痞塞，则心下痞。本证之心下痞之主因非邪在中焦，而因水蓄下焦，气机闭塞所致，故可称谓"水痞"。治以五苓散通阳化气行水，使气化行，小便通，水邪去，气机畅，则痞自消。

【临床应用】

五苓散不只是传统概念的利水渗湿之剂，更重要的是通阳化气之方。若下焦水气不化，阳气不通，阻碍中焦气机，运转失常，而浊气不降，见心下痞。病在于下而阻中，当"知其何部不利，利之则愈"。

医案选录：一女患，心下痞满，时有呃逆、反酸，头痛，舌苔薄腻，脉细滑。胃镜检查：浅表性胃炎伴糜烂。先处二陈汤加味：陈皮 9g，法半夏 9g，茯苓 15g，藿香 9g，紫苏梗 9g，川楝子 9g，玄胡 9g，白豆蔻 9g。服 3 周效不彰。一次患者云：每当胃脘痞闷甚时小便即刻不利。顿悟！此水蓄气阻，阳气不布之候。遂处以五苓散加味：茯苓 30g，猪苓 10g，泽泻 12g，炒白术 10g，桂枝 6g，肉桂 6g，木香 6g，白豆蔻 9g，砂仁 6g。服两周小便通利，诸症消失。

陈明 . 岂言五苓但利水，通阳化气之一方 [J]. 河南中医，2018，38（3）：325-328

（五）上热下寒证（黄连汤证）

【原文】

伤寒胸中有热，胃中有邪气，腹中痛，欲呕吐者，黄连汤主之。（173）

黄连汤方

黄连三两　甘草三两（炙）　乾薑三两　桂枝三两（去皮）　人参二两　半夏半升（洗）　大枣十二枚（擘）

上七味，以水一斗，煮取六升，去滓，温服，昼三夜二。疑非仲景方。

【释义】

本条论上热下寒腹痛欲呕吐的证治。本条之"胸中"与"胃中"，乃指上下部位而言。热邪偏于上，包括胃脘，上至胸膈，故称"胸中有热"。"胃中有邪气"，即指腹中有寒邪，部位偏于下部。胸胃有热，胃气不降而上逆，故见欲呕吐，其呕吐物酸腐，或见口干口苦；腹中有寒，脾气不足，寒凝气滞，所以腹中疼痛，其疼痛必喜温喜按。腹中痛与欲呕吐同见，是热在上而寒在下的标志。因热与寒分居于上下胸腹，而未痞结于中，故无心下痞满。本证热者自热，寒者自寒，阴阳上下，不相交构，方用黄连汤以清上温下，和胃降逆。

黄连汤方由半夏泻心汤去黄芩，加桂枝，并重用黄连而成。方中黄连苦寒降泄，清在上之热，热除胃降，呕吐可止；干姜辛热，温在下之寒，以散结滞，辛开苦降为主药；桂枝辛温散寒，宣通上下之阳气，以破热上寒下之格拒；炙甘草、人参、大枣甘温益气和中，恢复中焦升降之职；半夏降逆和胃止呕。本方煎服法：①诸药同下，煎煮1次。②昼日服3次，夜间服2次，少量频服，防药液被呕，且使药性持久。

黄连汤证与栀子干姜汤证病机同为上热下寒，但病位稍异，症状各有特点。黄连汤证病位涉及胸膈、胃肠，以"腹中痛，欲呕吐"为审证要点；栀子干姜汤证病位涉及胸、肠，以"心烦，下利"为审证要点。

【临床应用】

现代临床主要将黄连汤应用于急慢性胃炎、胆汁反流性胃炎、神经性呕吐、口疮性口炎等疾病。以胃部灼热感、恶心、呕吐、嗳气、腹部胀痛、食欲不振为辨证要点。

医案选录：王某，男，45岁。病历号26327。1965年8月30日初诊。患者于1965年8月29日晚间，突然胃脘疼痛，呕吐不已，呕吐物初为食物，后为痰沫，次晨吐出绿色胆液，饮水即吐，乃来我院门诊。按其痛处确在脐上部。脉象弦数，舌尖边赤，苔黄薄。证属胸中有热，胃中有寒，寒热不调，阴阳升降失常。法当和解。处方：黄连3g，淡干姜2.4g，法半夏9g，潞党参9g，川桂枝3g，甘草2.4g，大枣3枚。嘱服一帖，徐徐饮之，以防将药呕出。8月31日复诊：药后呕吐已止，唯脘部尚有微痛。仍宗原方，以巩固疗效。5个月后随访，并未复发。

高德.伤寒论方医案选编[M].长沙：湖南科学技术出版社，1981

第二章　辨阳明病脉证并治

阳明病是外感病过程中邪入阳明，正邪相争剧烈，邪热盛极的阶段，其性质多属里、热、实证。

阳明包括足阳明胃与手阳明大肠两经，及其所属的胃与大肠两腑。足阳明经脉，起于鼻梁凹陷处两侧，络于目，从缺盆下循胸腹至足。手阳明经脉，从食指外侧循臂，上颈至面部。两者经脉相连，其腑相通，生理功能十分密切。

胃主受纳，大肠主传导；人体所摄入之水谷，通过整个肠胃功能的生理活动，可化生人体所赖以濡养的津液与旺盛的阳气。

阳明病的成因主要有三个方面：一为太阳病失治或误治，耗伤津液，胃中干燥而转属者，谓之"太阳阳明"；一为少阳病误用发汗、利小便等法，伤津化燥而成者，谓之"少阳阳明"；一为素体阳旺，或有宿食，或因燥热所感，病证直从阳明化燥成实者，谓之"正阳阳明"。另外，尚有阴寒证郁久化热，或少阴病热化证邪传阳明而成者，其中尤以太阴转归阳明者较为多见，故曰"实则阳明、虚则太阴"，即是说明太阴与阳明随人体虚实可相互转化。此外，少阴病、厥阴病阳气回复，脏病还腑，也可能转为阳明病。

由于阳明多气多血、喜润恶燥、以降为顺，且阳气亢盛，所以一旦感邪发病，每易导致胃肠功能失常，邪从燥化。邪入阳明，邪正相争剧烈，故多为邪盛正实，这是阳明为病的主要特征，故其病变性质多为里热实证。

阳明病的病机，仲景概括为"胃家实"。"胃家"是整个肠胃的泛称；"实"是指邪气盛实而言。阳明病的证候表现有两大类型：一为燥热亢盛，肠胃无燥屎阻结，出现身热、汗出、不恶寒、反恶热、烦渴不解、脉洪大等，称为阳明病热证。二为燥热之邪与肠中糟粕搏结而成燥屎，腑气不通，出现大便秘结、腹满硬痛，或绕脐痛、潮热、谵语、手足漐然汗出、舌苔黄燥、脉沉实有力等，称为阳明病实证。阳明病以热证、实证为主，但也有寒证、虚证之变例，如胃阳虚弱，也可能发生胃寒气逆之证。又有阳明病热邪不解，与湿邪相合，湿热郁滞中焦，热不得外泄，湿不得下行，湿热熏蒸肝胆，而致身黄、发热、小便不利者，为阳明发黄证；也有阳明热盛，深入血分，热与血结而成其人喜忘、屎虽硬、大便反易、其色必黑的阳明蓄血证者。

阳明病的治则总以祛邪为要，故清、下二法为主要治法。阳明病热证用清法。如邪热炽盛，充斥表里，则宜清热生津，如白虎汤、白虎加人参汤之属；若邪热郁于胸膈，则宜清宣郁热，如栀子豉汤之类；若因邪热伤阴、水气不利者，则宜清热滋阴利水，如猪苓汤。阳明病实证以下法为正治。腑实盛者，如三承气汤类；邪热不甚而以津伤肠燥为主者，则宜用润下之剂，如麻子仁丸；若因津液内竭而燥屎内结者，则须于自欲大便时用蜜煎或大猪胆汁等导而通之。对于阳明病寒证，则宜用温中和胃、降逆止呕之法，如吴茱萸汤。阳明病变证，若湿热熏蒸发黄，则宜用清热利湿之法，如茵陈蒿汤、栀子豉汤、麻黄连轺赤小豆汤之属。若热与血结而成蓄血证者，则宜以抵当汤破血逐瘀。总之，阳明病的主要治法是以清下热实为主，但应注意中病即止，做到"保胃气，存津液"。由于燥热成实是阳明病的本质，燥热之邪最易伤阴耗液，故不可妄用发汗与利小便之法。

关于阳明邪气的传变和阳明病的预后，《伤寒论》中明言"阳明居中，主土也，万物所归，无所复传"。凡阳明热、实之邪，不易再传他经，务以清、下二法从本经论治。阳明与太阴同属中土，中土热实证多为阳明病，中土虚寒证多为太阴病，阳明病过用清下，易损伤脾中阳气，病可转为太阴病；若太阴病湿去邪留，邪从燥化，则又可外出阳明。

第一节　阳明病纲要

一、阳明病总纲

【原文】

陽明之為病，胃家實是也。（180）

【释义】

本条为阳明病的提纲。"胃家"泛指胃肠，《灵枢·本输》曰："大肠小肠皆属于胃"，是从功能与结构上说明胃与肠腑的关系。"实"，指"邪气实"，即《素问·通评虚实论》谓"邪气盛则实"是也。阳明为水谷之海，多气多血之经，主燥热之化。病邪深入阳明，邪从燥化，胃肠燥热亢盛，病变以里热实为特征，《素问·刺志论》所谓"气实者热也"即是。故阳明病有气分大热与腑实燥结之分。若燥热之邪未与肠中积滞相结，而弥漫于全身，以身热、汗自出、不恶寒反恶热、脉洪大为主要表现者，称为阳明病热证；若阳明燥热与肠中糟粕相结，形成燥屎而阻于肠道，以不大便、潮热、谵语、手足濈然汗出、腹胀满疼痛拒按、脉沉实有力等为主要表现者，称为阳明病实证。本条从总体上揭示阳明病里热实的证候特征及邪从燥化的病理本质，故将其作为阳明病的提纲。

二、阳明病病因病机

【原文】

问曰：病有太陽陽明，有正陽陽明，有少陽陽明，何謂也？答曰：太陽陽明者，脾約①是也；正陽陽明者，胃家實是也；少陽陽明者，發汗利小便已，胃中燥煩實，大便難是也。（179）

【词解】

①脾约：因胃热损伤脾阴，令脾为胃运转津液功能受到约束，津液偏渗于膀胱，症见大便硬、小便数者，谓之脾约。

【释义】

本条论述了阳明病的三个成因。脾胃为后天之本，中央土以灌四旁，其化生的津液不仅荣养周身，亦要还于胃中，如此津液充足，胃肠得润，则大便不干。若太阳病汗不得法，或误吐、下、利小便，损伤津液，邪入阳明，化燥成实，约束脾阴，使其不能为胃行其津液，导致大便秘结者，此为"太阳阳明"。正阳阳明是由于阳明本身病变所形成，可因外邪直犯阳明，亦可由于宿食化燥成实而形成，一般以肠胃中有燥屎内结为病变特点。少阳阳明，指由少阳病变化而形成的阳明病。少阳病治当和解，若误用发汗或利小便，耗伤津液，致使肠胃不得滋润而干燥，腑气不通，大便艰涩难解者，可形成少阳阳明。以上三种阳明病，虽来路有异，其病机实质均在于津伤、化燥、成实。从大便难程度相比较，以正阳阳明为最重，太阳阳明和少阳阳明则次之。

三、阳明病脉证

【原文】

问曰：陽明病外證云何？答曰：身熱，汗自出，不惡寒，反惡熱也。（182）

【释义】

本条论述阳明病的外证。阳明病属里热实证，其反映在外的证候叫做"外证"。即所谓有诸内必形诸外。阳明病因里热炽盛，蒸腾于外，故见身热。热邪太盛，逼迫津液外泄，故汗自出。不恶寒，是无太阳表证。反恶热，言其里热亢盛，病者有恶热之感。"反恶热"者，言其与太阳中风表虚证身热汗出恶风者不同。本条身热汗出、不恶寒反恶热是"胃家实"的外在表现，充分反映了阳明病里热实的本质。无论阳明热证，或阳明实证，必然具有以上症状。一般而言，阳明热证热势较高，汗出较多，阳明实证热势往往不高，汗亦较少，或身无汗，而手足濈然汗出，不恶寒反恶热则是共有之症。此外，身热汗出是太阳、阳明共有之症，鉴别之法，一者在于恶寒与恶热；二者，太阳脉浮，阳明热证之脉多洪大，实证之脉多沉实。

【原文】

傷寒三日，陽明脈大。（186）

【释义】

本条论述阳明病的主脉。伤寒为广义，三日为约略之数，不必拘泥。阳明为多气多血之经，胃为水谷之海，外邪入里，侵犯阳明，化燥化热，则病邪势盛，正气抗邪亦呈旺盛之象。里热亢盛，气血奔腾，故脉应之而大。脉大为阳盛内实之诊，《素问·脉要精微论》谓"大则病进"与此义相合。然阳明病有热证与实证之分。如属热证，则脉象多洪大滑数；实证则脉象多沉实有力。故此条脉大应为脉体阔大、有力，无论阳明热证或实证，皆以脉大为共同特征。唯脉大尚有虚实之辨，此条脉大为燥热盛实。若脉大而无力，甚或浮大而无根，即仲景所谓"大为虚"（第30条）之脉，与此又有不同。

【原文】

傷寒轉系陽明者，其人濈然微汗出①也。（188）

【词解】

①濈（jī）然微汗出：濈，水外流。濈然微汗出，是微汗出连绵不断之意。

【释义】

本条论述伤寒转属阳明的证候。伤寒，当属广义，应理解为外感疾病之总称。伤寒转属阳明，自有阳明之典型外证。濈然汗出，即是阳明燥化，里热蒸腾，汗液外泄使然。汗出虽微，却连续不断，是阳明病特征之一，故断为转系阳明。阳明病微汗出，既可见于阳明热证，也可见于阳明实证。如属热证，除前述者外，当有身热、汗出、不恶寒、反恶热、烦渴不解、脉洪大等；如属实证，则可伴见不大便、潮热、谵语、腹满硬痛、脉沉实有力等。

第二节　阳明病证

一、阳明病热证

（一）栀子豉汤证

【原文】

陽明病，脉浮而緊，咽燥口苦，腹滿而喘，發熱汗出，不惡寒反惡熱，身重。若發汗則躁，心憒憒①，反讝語。若加温針，必怵惕②，煩躁不得眠。若下之，則胃中空虛，客氣動膈，心中懊憹，舌上胎者，栀子豉湯主之。（221）

【词解】

①心憒憒：形容心中烦乱不安的样子。

②怵惕：恐惧不安的样子。

【释义】

本条论阳明热证的治禁与误下后变证的辨治。阳明病以大脉为常，今脉浮紧，似兼太阳风寒表证之脉，然不恶寒、反恶热，故非表证，此乃阳明热证脉象之变。浮为阳脉，主里热炽盛，充斥内外；燥热内盛，正邪相抟则脉紧。热炽津伤故咽燥口苦；阳明热盛，气机壅滞则腹满而喘，经脉不利则身体沉重。据以上脉证，可知此属阳明热盛，但尚未成实，治宜白虎汤以辛寒清热，汗、下、温针等法自当禁用。如误用辛温发汗，则必助热伤津，里热愈炽，热扰心神故心中烦乱不安，言语谵妄。如误用温针，强发其汗，以火助热，内扰心神而惊恐、烦躁不安；如误用攻下，则胃中空虚，邪热乘虚扰于胸膈，则心烦懊侬；"舌上苔者"，意在提示当注意查验舌苔，据邪热留扰胸膈之病机，苔当见黄色或黄白相间，治宜栀子豉汤以清宣胸膈郁热。

（二）白虎汤证

【原文】

伤寒脉浮滑，此以表有热，里有寒①，白虎汤主之。（176）

白虎汤方

知母六两　石膏一斤（碎）　甘草二两（炙）　粳米六合

上四味，以水一斗，煮米熟汤成，去滓，温服一升，日三服。

【词解】

①表有热，里有寒：宋·林亿等在《伤寒论》原文后有："臣亿等谨按，前篇云：热结在里，表里俱热者，白虎汤主之。又云其表不解，不可与白虎汤。此云脉浮滑，表有热，里有寒者，必表里字差矣。又阳明一证云，脉浮迟，表热里寒，四逆汤主之。又少阴一证云：里寒外热，通脉四逆汤主之。以此表里自差明矣。"故本条"里有寒"当作"里有热"为是。

【释义】

本条论述阳明病表里俱热的脉象与证治。伤寒脉浮滑，浮为热盛于外，即"表有热"，当有身热汗自出、不恶寒、反恶热等症状。脉滑主热炽于里，为里有热，第350条云："伤寒，脉滑而厥者，里有热，白虎汤主之"，可互参。本证病机为阳明内热炽盛，故用白虎汤直清阳明之热。

白虎汤方中取石膏辛甘大寒，配以知母辛苦寒滑，二药同用，内清阳明大热，外退肌肤之热。炙甘草、粳米益胃和中，并能避免寒凉太过，损伤胃气之弊。诸药相合，共成辛寒清热之重剂。

【临床应用】

白虎汤现代广泛用于治疗急性传染性和感染性疾病，如流行性出血热、流行性乙型脑炎、细菌性或病毒性肺炎、钩端螺旋体病，以及流感、肠伤寒、急性菌痢、麻疹、败血症、中暑、原因不明的高热等，只要表现为阳明热盛，症见高热、汗多、口渴、脉洪大者，用之皆可取效。

医案选录：张某，男，45岁，工人，2001年1月19日因不慎被蒸汽烫伤，烧伤面积 50%，为 2 度至 3 度烧伤，伤后第 7 天行双手削痂，自体皮移植手术。术后第三天，症见发热，口渴大饮，饮水及输液 8000mL，口渴仍不解，尿量多，24 小时尿量达 8000mL。当时医院会诊考虑"尿崩症"，试用垂体后叶素及双氢克尿噻等西药治疗无效。中医以滋阴生津润燥治之，效果不明显。症状持续 10 余天后，应邀会诊：见创面已基本痂下愈合，皮肤弹性好，大渴饮引，烦渴不解，多尿，朝轻暮重，虽值冬季仍恶热，面红色垢，舌质红，苔黄燥，脉数大，辨证属阳明燥热证。拟白虎汤：生石膏 100g，知母 30g，粳米20g，甘草 20g，煎汁 300mL，顿服。4 小时后口渴大减，次日继服 1 剂，诸症皆除。

靳瑞英 . 经方白虎汤临床新用 [J]. 光明中医，2007，22（7）：37

（三）白虎加人参汤证

【原文】

伤寒，若吐若下後，七八日不解，熱結在裹，表裹俱熱，時時惡風，大渴，舌上乾燥而煩，欲飲水數升者，白虎加人參湯主之。（168）

白虎加人參湯方

知母六兩　石膏一斤（碎，綿裹）　甘草二兩（炙）粳米六合　人參三兩

上五味，以水一斗，煮米熟湯成，去滓，溫服一升，日三服。此方立夏後，立秋前乃可服。立秋後不可服。正月二月三月尚凜冷，亦不可與服之，與之則嘔利而腹痛。諸亡血虛家亦不可與，得之則腹痛利者，但可溫之，當愈。

若渴欲飲水，口乾舌燥者，白虎加人參湯主之。（222）

服桂枝湯，大汗出後，大煩渴不解，脈洪大者，白虎加人參湯主之。（26）

【释义】

论白虎加人参汤证的证治。

第 168 条论述伤寒吐下后热结在里，热盛津气两伤的证治。伤寒，误用吐下之法后，则外邪入里，损伤津液，数日不解，邪从燥化，而成阳明热盛津伤之证，并非里热兼表而病不解。"热结在里"，是本条病机关键所在。因里有热结，充斥于外，故呈表里俱热之象。表热者，是指里热蒸腾，迫津外泄，而有身热汗出、不恶寒反恶热等阳明外证；里热者，是指阳明热盛，津气受灼，而有舌上干燥、大烦渴不解、欲饮水数升等症。时时恶风，乃汗出过多，津气两伤、卫气不固所致。治以清阳明大热兼益气生津之法，方用白虎加人参汤。

第 222 条承第 221 条论述阳明热盛津气两伤的证治。阳明病误下余热未尽，热扰胸膈而生心中懊侬、舌上生苔之症，可用栀子豉汤清宣郁热。本条承上启下，论阳明病邪热炽盛，误用下法后，不独燥热不解，而且津气损伤更为严重，故见渴欲饮水、口干舌燥等症，用白虎加人参汤直清里热，兼益气生津。

第 26 条论太阳病传阳明热盛气阴两伤的证治。太阳病发汗应本着微汗原则，即"遍身漐漐微似有汗者益佳，不可令如水流漓"，否则病不仅不除，而且会转为他证。至于转变成何证，往往与患者体质有关。若素体阳盛之人过汗之后，常伤津化燥，易传入阳明，本条即是这样的传变。服桂枝汤一般不易大汗，今令大汗出是为服法不当，或用量太大，或温覆太过，致大汗后津液损伤，气也随之外亡。里热炽盛，扰及心神，损伤津液，故出现大烦渴不解。脉洪大是典型阳明热证之脉，乃里热蒸腾，气血鼓动之征。此外还可见身热、汗出、背微恶寒、时时恶风等症。当于白虎汤中加人参以清里热、益气养阴。

在《伤寒论》中，白虎加人参汤的适应证共有 5 条，每条均言及口渴，如大烦渴不解，大渴，舌上干燥而烦，欲饮水数升，口燥渴，渴欲饮水，口干舌燥等，此为白虎加人参汤的临床使用指征。本方由白虎汤加人参而成，方中以白虎汤辛寒清热，加人参以益气生津。

【临床应用】

白虎加人参汤以壮热、烦渴、大汗、舌红少津、脉洪大而芤为辨证要点，甚则有少气懒言、精神疲惫等症。现代临床应用极为广泛，可用于肺胃热盛、津气两伤之糖尿病、口腔咽喉干燥症、顽固性发热、中枢性高热、产后高热、产后中暑、严重饥饿症等。

医案选录：林某妻，产后 3 日，发热不退，口渴，烦躁不安。前医认为"败血攻心"证，以生化汤加减治疗，反增气急、谵语、自汗出。病后 2 日（即产后 5 日）请诊。患者脉洪大而数，舌质红绛而燥。即与人参白虎汤：生石膏 36g，知母 9g，潞党参 30g，炙甘草 6g。嘱以粳米 120g 用水 3 大碗煮至微熟为度，取米汤 3 杯入上药，煎成 1 杯；剩余米汤留作次煎用（次煎 2 杯煎至 1 杯），日服 2 次。时值隆冬季节，病家见方中有石膏，颇为疑惧。盖乡人虽不识药性，但石膏大寒则为群众所共知，且俗例"产后宜温不宜凉"，所以犹豫不敢服用。后经我解释，说明产后宜温乃一般治法，如有特殊情况，则不受此拘限。古人治产后病，亦有用攻下或寒凉者。可见产后不拒寒凉，有古训可资参考。现病者高热，口渴，烦躁，汗出，脉洪数，舌质红绛燥，是因热甚劫津，故前医用生化汤加减，症状反而增剧，便是明证。此证此时，急须清里热，救津液，用人参白虎汤乃依证施药。方中虽用石膏 1 两余，尚非极量，且先煮粳米做汤，可以扶脾胃养阴液；重用潞党参，能保护元气不致过伤，纵使无效，决不至贻害。病家听后，才半信半疑而去。服 1 剂后，症状大减，次日按照原方再服 1 剂而愈。

俞长荣 . 伤寒论汇要分析 [M]. 福州：福建人民出版社，1964

（四）猪苓汤证

【原文】

若脈浮發熱，渴欲飲水，小便不利者，猪苓湯主之。（223）

猪苓湯方

猪苓（去皮） 茯苓 澤瀉 阿膠 滑石（碎）各一兩

上五味，以水四升，先煮四味，取二升，去滓，内阿膠烊消，溫服七合，日三服。

【释义】

本条承接第 221 条栀子豉汤证，论述阳明津伤水热互结的证治。阳明病误下后有热扰胸膈证，有热盛津气两伤证，有津伤水热互结证。本条所言乃阳明热证误用下法，热不能除，而津液损伤，又热与水结，蓄于下焦，以致津伤水热互结。阳明余热犹存，反映在外则脉浮发热。热存津伤，又水热互结，气不化津，故渴欲饮水。水热结于下焦，水气不利，则小便不利。故用猪苓汤清热育阴，通利小便。

猪苓汤方用猪苓、茯苓、泽泻，甘淡渗湿，利水泄热；阿胶甘平，育阴润燥；滑石甘寒，既能清热，又能去湿通窍而利小便。合为育阴润燥、清热利水之剂，对阴伤而水热互结之小便不利者尤为适宜。

本条证候与白虎加人参汤证均有发热、渴欲饮水。然彼以身热、汗出、烦渴不解为特征，属热盛津伤之证；此则以发热、渴欲饮水、小便不利为主症，伴见舌红苔少等，病机重点在于阴虚水热互结。

本条"若脉浮发热，渴欲饮水，小便不利者，猪苓汤主之"，与太阳篇第 71 条"若脉浮，小便不利，微热消渴者，五苓散主之"文字十分相近，但病机治法大有不同。盖彼之脉浮微热，为太阳表证未解；小便不利，消渴，由膀胱气化失职，不能化生津液使然。本证脉浮发热，是阳明下后余热未尽；渴欲饮水，责之津伤水热互结；小便不利，是水蓄下焦而不行之故。

原文第221、222、223条彼此联系，互为一体，重点揭示阳明清法三证：热在上焦者，清宣邪热；热在中焦者，辛寒清热；热在下焦者，养阴清热。深刻体现了仲景辨证论治精神，于临床实际甚为合拍，对后世温病学说的形成与发展也起到十分重要的作用。

【临床应用】

猪苓汤证辨证要点为发热、渴欲饮水、小便不利、心烦不得眠、舌红少苔、脉浮或细数者，只要符合阴津伤损，水热互结，水蓄下焦之病机，即可用之。前人多以本方治疗湿热、黄疸、口渴、淋病、溺赤诸病。现代临床常用猪苓汤治疗急性膀胱炎、肾盂肾炎、肾结石、肾积水、顽固性水肿、晚期肝硬化、乳糜尿、不明原因血尿等。

医案选录：高某，女性。患慢性肾盂肾炎，因体质较弱，抗病能力减退，长期反复发作，经久治不愈。发作时有高热、头痛、腰酸、腰痛、食欲不振、尿意窘迫、排尿少，有不快与疼痛感。尿检查：混有脓球，上皮细胞，红、白细胞等。尿培养：有大肠杆菌。中医诊断：淋病。此为湿热侵及下焦，治宜清利下焦湿热，方用张仲景《伤寒论》之猪苓汤：猪苓12g，茯苓12g，滑石12g，泽泻18g，阿胶9g（烊化兑服）。水煎服，6剂后诸症即消失。

中国中医研究院.岳美中医案集[M].北京：人民卫生出版社，1978

二、阳明病实证

（一）调胃承气汤证

【原文】

陽明病，不吐不下，心煩者，可與調胃承氣湯。（207）

調胃承氣湯方

甘草二兩（炙）　芒硝半升　大黃四兩（清酒洗）

上三味，切，以水三升，煮二物至一升，去滓，內芒硝，更上微火一二沸，溫頓服之，以調胃氣。

太陽病三日，發汗不解，蒸蒸發熱①者，屬胃②也，調胃承氣湯主之。

（248）

傷寒吐後，腹脹滿者，與調胃承氣湯。（249）

【词解】

① 蒸蒸发热：形容发热如热气蒸腾，从内达外。

② 属胃：即转属阳明之意。

【释义】

以上3条论调胃承气汤证治。

第207条论述阳明内实热郁心烦的证治。阳明病，未曾使用吐下之法，而有心烦，此乃阳明热实燥结于胃肠所致。盖胃脉入通于心，胃中燥实，邪热上扰，则神明不安而心烦。本条既云阳明病，除心烦外，当伴有蒸蒸发热、谵语、腹胀满、不大便等症。故可与调胃承气汤泄热和胃，以解心烦。

本条与栀子豉汤证都有心烦，但有虚烦与实烦之别。栀子豉汤证，多属吐下之后，余热扰于胸膈，致心烦懊恼，因无形邪热内扰而烦，谓之"虚烦"，用栀子豉汤清宣郁热。本条"不吐不下"，而阳明腑实热结，浊热上扰，见心烦，或伴见不大便、腹满痛拒按、蒸蒸发热、汗出等，为有形实邪内阻肠胃而烦，谓之"实烦"，故以调胃承气汤泄热和胃。

第248条论述太阳病汗后转属阳明形成腑实的证治。太阳病三日，发汗不解，非是表证不解，而是病邪入里化燥而转属阳明胃实。其蒸蒸发热，是里热炽盛，如热气蒸腾，自内达外之象。当伴有全身濈濈然汗出，此为燥热内实之证，故云"属胃也"。蒸蒸发热，是病转阳明的重要特征，其与太阳病"翕翕发热"不同。阳明热证与阳明实证，皆可见有蒸蒸发热，其区别在于燥热结实与否：若未结实者，是白虎汤证；已结实者，是调胃承气汤证。调胃承气汤中芒硝、大黄之用，既重在去胃实，通大便，尤重在彻邪热，抑亢阳。本条举蒸蒸发热而属胃，当有不大便、腹胀满或心烦、谵语、舌燥、苔黄等。病因燥热结实，腑气不通，然未至大实大满程度，故主用调胃承气汤泄热和胃，润燥软坚。

第249条论述阳明燥实腹满的证治。伤寒误用吐法后，胃及上焦之邪虽可排出，然肠腑之邪为吐法所不及，依然留滞肠中，化燥成实。且因吐后津伤，易使邪热内陷，以致胃肠燥热，燥实阻结，腑气不通，故有腹胀满之突出症状。然单凭此腹满一症，尚不足构成使用调胃承气汤之确切依据，必当伴有大便不通、腹部拒按、发热、口渴、心烦、苔黄燥、脉沉实等，方可用调胃承气汤以泄热去实，调和胃气。

吐后腹胀满有属实热者，亦有属虚寒者。虚寒腹胀满，因脾胃损伤，气机壅滞，其胀时急时缓、喜温喜按、腹胀不痛或腹痛绵绵、时痛时止、苔白润、脉缓弱等，宜温中健脾，行气消满。宜用小建中汤之类加减治之。

本条可与第248条互为补充，第248条突出胃肠燥热之证，以"蒸蒸发热"概言之，说明调胃承气汤证重在肠胃燥热偏盛；本条提出有形实邪（热与糟粕互结）阻滞，以"腹胀满"概言之，说明调胃承气汤证又属里实之证。两者各侧重于一个方面，但总属阳明燥热结实无疑，临证当需合参。

调胃承气汤方中用大黄苦寒泄热，推陈致新以去实；芒硝咸寒润燥软坚，泄热通便；炙甘草甘平和中，顾护胃气，使下而不伤正。三药配伍，有泄热和胃、润燥软坚之功。

调胃承气汤服法，按宋版《伤寒论》原文有两种：一见于太阳病篇第29条，温药复阳后，致胃热谵语，"少少温服之"，以和胃气而泄燥热；一见于本条，是阳明燥实内结，腑气不通，取"温顿服之"，以泄热和胃，润燥软坚。

【临床应用】

调胃承气汤本治蒸蒸发热、不大便、腹满，或心烦、谵语等阳明腑实轻证，其病机为燥热结实，胃气不和，常用以治疗由此而引起的便秘、下利、呕吐、腹痛、腹满胀、蛔厥、热厥、消渴、咳嗽、黄疸、不寐等。现代临床可用本方加减治疗急性胆囊炎、慢性胆囊炎急性发作、胆道蛔虫症、急性胰腺炎、急性肺炎而见有大便秘结，以及糖尿病属阳明里实证等。调胃承气汤为泻下缓剂，但若为正气虚衰、脾胃虚寒及孕妇者，宜慎用或忌用。

医案选录：李某长子，19岁。4月病伤寒9日，医作阴证治之，与附子理中丸数服，其证增剧。更医又作阳证，议论差互，不敢服药，决疑于罗。罗至宾客满坐，罗不欲直言其证，但细为分解，使自度之。凡阳证者，身须大热，而手足不厥，卧则坦然，起则有力，不恶寒，反恶热，不呕不泻，渴而饮水，烦躁不得眠，能食而多语，其脉浮大而数者，阳证也；凡阴证者，身不热，而手足厥冷，恶寒，踡卧，面向壁卧，恶闻人声，或自引衣盖复，不烦渴，不欲食，小便自利，大便反快，其脉沉细而微迟者，皆阴证也。今诊其脉沉数得六七至，夜叫呼不绝，全不得睡，又喜饮冰水，阳证悉具，且3日不见大便，宜急下之。乃以酒煨大黄 18g，炙甘草 6g，芒硝 15g，煎服。至夕下数行，去燥粪 20 余块，是夜汗大出，次日又往视之，身凉脉静矣。

陈明，刘燕华，李方.刘渡舟临证验案精选 [M].北京：学苑出版社，1996

（二）小承气汤证

【原文】

陽明病，其人多汗，以津液外出，胃中燥，大便必硬，硬則譫語，小承氣湯主之。若一服譫語止者，更莫復服。（213）

小承氣湯方

大黃四兩　厚朴二兩（炙，去皮）　枳實三枚（大者，炙）

上三味，以水四升，煮取一升二合，去滓，分溫二服。初服湯當更衣①，不爾者盡飲之，若更衣者，勿服之。

陽明病，譫語，發潮熱②，脈滑而疾③者，小承氣湯主之。因與承氣湯一升，腹中轉氣④者，更服一升；若不轉氣者，勿更與之。明日又不大便，脈反微澀⑤者，裏虛也，為難治，不可更與承氣湯也。（214）

太陽病，若吐若下若發汗後，微煩，小便數，大便因鞕者，與小承氣湯和之愈。（250）

【词解】

①更衣：即大便的婉辞。成无己云："古人登厕必更衣，不更衣者，通为不大便。"

②潮热：是指发热盛衰起伏而有定时，犹如潮水一般。因潮热多发于傍晚申酉（日晡）时，故有称"日晡潮热"者。

③脉滑而疾：脉象圆滑流利，如盘走珠，谓之滑；脉跳快速，一息七八至，则曰疾。指脉象圆滑流利快速。

④转气：又称转矢气，俗称放屁。

⑤脉反微涩：脉微无力，往来艰涩。因与滑脉相对而言，故曰"反"。

【释义】

以上三条论小承气汤证治。

第 213 条论述阳明病汗多津伤，便硬谵语的证治。阳明病，汗出过多，津液耗伤，胃肠干燥，则大便硬结。津伤燥结，腑气不通，浊热上扰，心神不安，故发谵语。治以小承气汤，腑气一通，燥热得泄，而谵语自止。更莫复服者，是小承气汤虽属攻下之缓剂，然若用之不当，或用而太过，亦有伤正之弊，故而郑重提出，是中病即止，勿使过剂之意。

第214条论述阳明腑实轻证的治法及禁例。"阳明病，谵语，发潮热，脉滑而疾"，是腑实燥结证具，又见阳盛之脉，故主以小承气汤，而不用大承气汤。何以如此？盖大承气汤所主，亦有潮热谵语，然更见脉沉实有力、手足濈然汗出、大便不通、腹满硬痛拒按，是肠中燥屎阻结已成，痞满燥实坚俱备，则当与大承气汤攻下。本证脉滑而疾，为热势散漫，未成严重燥屎之象，虽不大便，却不宜峻攻，只宜轻下，故与小承气汤试之。服小承气汤后，腹中转矢气者，是肠中有燥屎，因药物的荡涤推动，气机得以转动，胃肠浊气得以下趋，则可续服承气汤原方一升，以泻下内结之燥屎。若不转矢气者，是肠腑燥屎未成，浊热之气不甚，多属大便初硬后溏，则不可再用承气汤攻下，如第209条所言："若不转矢气者，此但初头硬后必溏，不可攻之，攻之必胀满不能食也。"假若明日又不大便，其脉不见滑疾，反见微涩之阴脉，微为阳气虚衰，涩主阴血不足，是"里虚也"，正虚而邪实。邪实者当下，正虚则不可下，攻补两难，故曰："难治。"曰难治者，并非不治，若从攻补兼施立法，如用后世黄龙汤类，仍属可取。

第250条论太阳病误治伤津成实便硬的证治。太阳病，治当发汗解表。妄用吐下，已属误治，若再发汗，是治疗失序。如此误治之后，可致津液受伤，外邪入里化热。若微烦、小便数、大便硬，说明转属阳明。病因误治伤津，化燥成实，邪热扰神则烦，津液偏渗膀胱，不能还于胃中，则小便频数而多，大便干结而硬。因仅见微烦，知其燥结程度尚未太甚，故治法不取硝、黄并用，而以小承气汤泄热通便，使胃肠气机得以调和，则其病可愈。

小承气汤由大黄、厚朴、枳实组成。方中大黄苦寒泄热去实，推陈致新；厚朴苦温，行气除满；枳实苦微寒，理气破结消痞。三药合用，具有泄热通便、消滞除满之功。不用芒硝者，是本证燥坚不甚；枳、朴用量不大者，是取其"微和胃气，勿令致大泄下"之意。本方适用于阳明热实燥坚不甚，痞满而实之证。煎煮方法是取三物同煮，不分先后，故泄热通降之力较为缓和。服药法当视病情之转变以为进退，若初服即大便通，则不必尽剂；若大便不通，则实邪未去，当"尽饮之"，以便通为度。

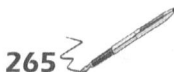

【临床应用】

小承气汤主治阳明腑实，燥屎阻塞，痞满为主，而燥热次之。古人常用以治疗中热、伤食、便秘、下利、胃脘痛、心烦等。现代临床多用于乙型脑炎、黄疸型肝炎、胆系感染、慢性胃炎、肠梗阻、急性肾功能衰竭、支气管哮喘、细菌性痢疾等而辨证属胃肠里热结实者，其中尤以对外科腹部手术后的调治较为多见。

医案选录：陈某，男，12岁。过端午节时多吃了几个粽子，第二天胃痛腹胀，啼哭不止。其父前往药铺购买"一粒丹"与服之，不但无效，腹痛反而加剧。询知大便已3日未解，解衣观腹，腹胀如合瓦，以手按其腹则叫哭不已。脉沉滑有力，舌苔黄白杂腻。此因过饱伤中，食填太仓，胃肠阻滞，气机不利所致。处方：大黄9g，枳实9g，厚朴9g，藿香梗6g，生姜6g。1剂。服药后约一个时辰，腹中气动有声，旋即大便作泄，泻下酸臭物甚多，连下2次，腹痛止而思睡。转用保和丸加减善后。

刘渡舟.经方临证指南[M].天津：天津科学技术出版社，1993

（三）大承气汤

【原文】

陽明病，下之，心中懊憹而煩，胃中①有燥屎者，可攻。腹微滿，初頭硬，後必溏，不可攻之。若有燥屎者，宜大承氣湯。（238）

大承氣湯方

大黄四兩（酒洗）　厚朴半斤（炙，去皮）　枳實五枚（炙）　芒硝三合

上四味，以水一斗，先煮二物，取五升，去滓，內大黄，更煮取二升，去滓，內芒硝，更上微火一兩沸，分溫再服，得下餘勿服。

病人不大便五六日，繞臍痛，煩躁，發作有時者，此有燥屎，故使不大便也。（239）

陽明病，譫語，有潮熱，反不能食者，胃中必有燥屎五六枚也；若能食者，但硬耳，宜大承氣湯下之。（215）

大下後，六七日不大便，煩不解，腹滿痛者，此有燥屎也。所以然者，本有宿食故也，宜大承氣湯。（241）

病人小便不利，大便乍難乍易，時有微熱，喘冒②不能臥者，有燥屎也，宜大承氣湯。（242）

腹满不减，减不足言，当下之，宜大承气汤。(255)

【词解】

①胃中：胃泛指胃肠，此处当指肠中。

②喘冒：即气喘而头昏目眩。

【释义】

以上六条论大承气汤证治。

第238条论辨阳明病可攻与不可攻的证治。"若有燥屎者，宜大承气汤"应在"可攻"句下，属倒装文法。阳明病腑实，下之当愈。其有一下而愈者；有下而未愈仍需再下者；有下之太过或攻之不当，而转为他证者。此条为阳明病下后，或病重药轻，燥屎未尽；或邪热太甚，又复为腑实燥结之证，故仍可参用下法。盖攻下之后，心中懊憹而烦，是余邪未尽，热扰神明所致，其关键在于燥热与糟粕相结成燥屎，故仲景重点指出"胃中有燥屎者，可攻。"既有燥屎，则必有大便不通、腹满痛拒按、不能食、舌苔黄、脉沉实等症，故宜用大承气汤攻下。若下后腹微满，大便初硬后溏，此乃胃热气滞不甚，腑未成实，大便尚未达到硬结的程度，更谈不上是有燥屎，则"不可攻之"。

阳明病下后，心中懊憹，有因燥屎未尽，浊热上扰，而复用下法者，如本条。亦有邪热未尽，扰于胸膈，而施以清法者，如第228条"阳明病下之，其外有热，手足温，不结胸，心中懊憹，饥不能食，但头汗出者，栀子豉汤主之"，下后有形之实邪已去，而无形之邪热未尽，留扰胸膈，以心中懊憹为主症，因内无实滞，故云"不结胸"，亦无腹满硬痛、便秘等症，故唯从清宣立法，以栀子豉汤治之。

第239条辨阳明腑实燥屎内结证。病人不大便五六日，是邪热入里，归于阳明。但里实不大便原因甚多，有燥屎内结者，亦有津枯失润者。尚须结合全部证情进行辨析，不可单凭不大便与日数。今不大便五六日，伴有绕脐痛、拒按、烦躁，发作有时，是阳明燥屎内结之特征。因肠胃干燥，宿垢与燥热相结，阻塞肠道，腑气不通，故腹痛拒按，而尤以脐周为明显。燥屎内结，气机壅滞，浊热上扰，心神不安，故见烦躁。燥屎阻塞，不得下泄，热浊之气随其旺时而攻冲，则腹痛、烦躁，而发作有时也。本条紧承第238条"若有燥屎者，宜大承气汤"而来，自宜使用大承气汤泄热去实、攻下燥屎。

第215条以能食与否辨阳明腑实大便硬结微甚的证治。"宜大承气汤主之"

应接在"胃中必有燥屎五六枚也"句下，属倒装文法。阳明病，谵语、潮热，是阳明里热炽盛、燥屎内结的外在表现，大体说明燥屎内结已成。但阳明里实有轻重之分，燥结程度有微甚之别，其辨别之法，在于能食与不能食。一般而言，若胃中有热，无燥实阻滞，或腑中结实不甚，当可进食一二。今胃热有燥实，不能进食，故谓之"反"也。究其原因，是胃热亢盛，与有形之糟粕结为燥屎，肠道不通，胃气壅滞，受纳无权所致，宜用大承气汤攻下燥实。"若能食者，但硬耳"，虽见潮热、谵语等症，而尚能饮食，是大便虽硬，但未至燥坚程度，仲景未出方治，斟酌当以小承气汤轻下为宜，而不可用大承气汤峻下之。

肠胃燥结，多影响胃纳受食，此云能食与不能食，只是就食量之多少程度而言。其次，本条以能食与否辨别阳明腑实程度之甚微，是在阳明燥热结实条件下而言。盖能食不能食者，非此一途，其实热者可见，虚寒者亦有之。不能食者，如第190条谓"不能食，名中寒"；第194条谓"阳明病，不能食……胃中虚冷故也"，不能食症与本条同，若论病机，则寒热迥异也。若能食者，如第190条谓"阳明病，若能食，名中风"，则为阳明因风热所伤，胃阳较旺，但腑中未实，而不可下也，与本条潮热、谵语而尚能食者，又有不同。

第241条论述下后燥屎复结的证治。阳明腑实之证，理当用下法，若经过大下之后，大便通利，秽浊得下，腹无满痛，脉静身凉，知饥能食，燥热悉去，则病可愈。今下后六七日，又不大便，并见烦不解，腹满痛，是下后燥屎虽去，而邪热未尽，津液未复，复因饮食不节，其数日所进食物，未能消磨腐熟运化，变为宿食，与肠中燥热相合，重又结为燥屎。此虽在下后，然燥屎复结，腑实证俱，故仍宜用大承气汤通腑泄热，下其燥屎。

下后燥热未清，复成腑实者，有大承气汤证、小承气汤证、调胃承气汤证之不同。本条下后六七日不大便，烦不解，腹满痛，自是辨证大承气汤的关键；若不大便，心烦腹满，结实未甚者，当用小承气汤；又有下后心烦、谵语、不大便、蒸蒸发热，而燥实较重，痞满较轻者，则宜用调胃承气汤。由此可见，下后因证而辨，仍可再下。但在下法范围内使用何方，又须根据病情作出决定。

第242条论述阳明燥屎内结喘冒不能卧的证治。阳明腑实证，一般是小便利，则大便硬，如第105条谓"若小便利者，大便当硬"，第251条谓"须小便利，屎定硬，乃可攻之"即是。今阳明腑实，燥屎内结，故大便乍难。又因小便不利，是津液未至枯竭程度，一部分津液尚能还流于肠中，所以燥屎虽结，有时又呈现大便乍易。时有微热，喘冒不能卧者，均是邪热深伏于里而不发泄于外，燥屎阻结于中而又攻冲于上所致，腑气不通，燥热上迫于肺则喘；冒者，热邪上逆，扰乱清宫之地也。喘冒俱甚，故不能卧寐。故宜用大承气汤，以泄热去实。

第255条辨腹满当下的证治，是辨阳明腑实当下证的重点之一。腹满不减，减不足言，是谓腹满严重，终日不减，即使有所减轻，然程度亦甚微，不足以言减，病因阳明腑实，腑气不通，气机壅滞，故有此大实大满之候。既属内实腹满，则大便不通、腹痛拒按、舌苔黄厚干燥等症亦可相兼出现，故宜大承气汤以下其满实。需要注意的是，腹满有实热与虚寒之分。虚寒腹满者，里无实邪，其胀满虽盛，而时有所减，喜温喜按，舌淡苔白，脉象缓弱，即《金匮要略·腹满寒疝宿食病脉证治》谓"腹满时减，复如故，当与温药"是也。此与本条之实热腹满有本质区别，两者正成鲜明之对照。

上述可见，阳明燥屎之有无是判断能否使用大承气汤的一个重要标志，临证当细心审辨。如第209条服小承气汤后转矢气，第220条潮热、谵语、手足濈濈然汗出，第239条绕脐痛、烦躁、发作有时，第242条小便不利、大便乍难乍易、时有微热、喘冒，第252条目中不了了、睛不和，第255条腹满不减、减不足言等，均是据症而辨。

大承气汤治阳明热盛，痞满燥实俱备之证。方中大黄之苦寒，泄热去实，荡涤胃肠。然燥结已坚，滞留不下，则难送难行，故配以芒硝之咸寒，软坚润燥。燥坚消释，则可推可荡。肠道不通，气机壅滞，痞满较甚之证，若无行气破滞之品，则恐泻下之力为气滞所阻，故重用枳、朴，以通气滞，则应下之物，如顺水推舟，豁然而出矣。

观三承气汤之配伍尤为妙义。调胃承气汤不用枳、朴，是因气滞不显，唯用芒硝，乃增泄热润燥之功；小承气汤不用芒硝，唯其燥热次之，少用枳、朴，乃证候较轻；而大承气汤四物同用，足见制方之大，主症之重。然若重用芒硝，少用枳、朴，则润燥有力而泻下必迟。

【临床应用】

大承气汤治疗阳明腑实证，病机重心在于胃肠热盛，燥实阻结，腑气不

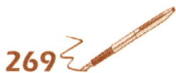

通。前人多用以治疗腹痛、便秘、下利、呕逆、呃逆、热厥、癫狂、痉病、头痛、目痛、牙痛、口疮、喉痹、疮疡等。现代临床用于乙型脑炎、病毒性肝炎、流行性出血热、伤寒及副伤寒、流行性感冒、细菌性菌痢、大叶性肺炎、支气管哮喘、肺源性心脏病、急慢性肾炎、脑血管意外、皮质醇增多症、急性胰腺炎、急性肠梗阻、胆系感染、胆石症、急性铅中毒、产后腹痛、精神分裂症、痔疮、脱肛等各种疾病，只要符合燥热结实之病机，皆可用之。然大承气汤毕竟为攻下峻剂，用之得当，奏效迅捷；用之不当，后果不良，急腹症中，机械性肠梗阻、绞窄性肠梗阻、肠穿孔、肠坏死、肠出血等当禁用；老人、小儿、孕妇及体质弱者当慎用。

医案选录：张某，男，57 岁。因急腹痛 4 日，于 1959 年 5 月 6 日求治。无热，初起呕吐频频，均为胃内容物。现仅见干呕，渴欲饮水，饮后而吐，因此患者畏惧饮水。大便已 3 日不解，小便 1 日内点滴全无。精神委顿，唇干舌绛，被黄燥苔，口喷臭气，上腹部膨胀如鼓，腹硬拒按，脐下有一黄瓜状物，压痛明显。听诊：隆起处时有金属音及水过气声发生，发生时剧烈绞痛，呼号甚惨。面色苍白，头汗淋漓，四肢厥冷，脉弦紧数。诊为"肠梗阻"，《外台秘要》列为"关格"，嘱住院手术。因患者家境困难，年老病重，无法手术，为处一方：生军 15g，芒硝 15g（冲服），厚朴 9g，枳实 9g，蒌仁 30g（细捣），法半夏 9g。煎药 2 碗。服第 1 碗，本未呕，因饮水作呛，呕出大半。又缓服第 2 碗，患者感腹部大痛。听诊得水过气声如潮，其后疼痛逐渐消失。后下硬粪块，然后稀便，腹部大舒松。夜半，患者饥饿索食，喝稀粥 1 碗入睡，后调理而愈。

张仁宇.试论关格病 [J].中医杂志，1963（9）：27-29

【原文】

伤寒六七日，目中不了了①，睛不和②，无表里证③，大便难，身微热者，此为实也，急下之，宜大承气汤。（252）

阳明病，发热汗多者，急下之，宜大承气汤。（253）

发汗不解，腹满痛者，急下之，宜大承气汤。（254）

【词解】

①目中不了了：视物不清。

②睛不和：眼球转动不灵活。

③无表里证：外无发热恶寒等表证，里无潮热谵语等里证。

【释义】

此三条为阳明三急下证。

第252条论燥热灼烁肝肾之阴，治当急下。伤寒六七日，当是邪气传里之时。此时既无发热、恶寒的表证，又无潮热、谵语的里证，只见"大便难，身微热"，好像病情不重，但患者"目中不了了，睛不和"，也就是视物模糊，目睛不能转动，说明邪热深伏，已下夺肝肾之阴。《灵枢·大惑论》说"五脏六腑之精气皆上注于目""热病目不明，热不已者，死"，可见"目中不了了，睛不和"是阴精欲竭的危象，当以大承气汤急下以存阴。

第253条论燥实迫津外泄而汗出多，治宜急下存阴。汗出本是阳明病外证，若"阳明病，发热汗多"，有不尽不已之势，亦当以大承气汤急下。为什么需要急下呢？清代程郊倩作了很好的说明："发热而复汗多，阳气大蒸于外，虑阴液暴亡于中，虽无内实之兼证，宜急下之。"仲景此法，实为"治病于未然"之妙，对温病学派提出"温病下不厌早"具有启发意义。

第254条论发汗不解成腑实重证，宜急下存阴。阳明病属胃家实，由于胃肠之气不得通顺，故必见腹满胀痛之症，但其症多出现在大便硬结不下之后。如果不是这样，当太阳病发汗不解，病邪内并阳明之时，迅即出现腹满疼痛的实证，说明病势发展快，燥热津伤也较为厉害，以至不待时日循序而成，亦当用大承气汤急下燥热，夺其势而安其正。

上述三条，后世称"阳明三急下"，三条叙证不同，但均体现了攻下宜"急"，这是中医药治急症的范例。这里急下的是阳明燥热，目的则在于保存欲竭之阴液，故称"急下存阴法"。三急下证，虽曰急下，然毕竟津气已伤，当须慎重，仲景所谓"宜大承气汤"，"宜"字即示人可根据病情之变化，于大承气汤中斟酌取舍。第251条论阳明里实证，先与小承气汤，逐渐加量，试探服用。诸条合参，可知其用意在于启发医者临证时，既要胆大又要心细，尤其是应用下法时，何时峻下，何时和下，要细心观察鉴别，斟酌辨证，既不可孟浪行事，亦不能当下失下，坐失良机，延误病情。

（四）麻子仁丸证

【原文】

跌阳脉[①]浮而涩，浮则胃气强，涩则小便数，浮涩相搏，大便则硬，其脾为约，麻子仁丸主之。（247）

麻子仁丸方

麻子仁二升　芍藥半斤　枳實半斤（炙）　大黃一斤（去皮）　厚朴一尺（炙，去皮）　杏仁一升（去皮尖，熬，別作脂）

上六味，蜜和丸如梧桐子大，飲服十丸，日三服，漸加，以知②為度。

【词解】

①趺阳脉：即足背动脉，在冲阳穴处，属足阳明胃经。

②知：愈也。

【释义】

本条辨脾约证的脉证和治法。趺阳脉属足阳明胃经，诊之可以测知胃气的盛衰。胃主受纳，脾主运化。水液入胃，散布精气，上输于脾，脾得转输，为胃行其津液，则胃中不燥。今趺阳脉浮，是胃气强，主胃中有热；涩主脾阴不足，为脾约之征。今浮脉与涩脉同时并见，是胃有燥热，脾土受制，转输失常，故成脾约也。脾受胃热之约束，则不能为胃行其津液，致使津液偏盛于膀胱，而不得濡润于肠道，故小便数、大便硬，主以麻子仁丸泄热润燥通便。

麻子仁丸由小承气汤加麻子仁、杏仁、芍药而成。方中麻子仁润肠滋燥，通利大便，以为主药。杏仁多脂，既能润肠通便，又能肃降肺气，使气下行，而有益于传导之官。芍药养阴和营血而缓解急迫。大黄、枳实、厚朴具小承气汤之意，功能泄热去实，行气导滞，以解脾家之约束，恢复其转输，为胃行其津液。本方以蜜和丸，是取润下缓行之意。服用时"渐加，以知为度"，是谓投量之多少，必以知为度，勿使太过不及。

脾约证属阳明病，有大便秘结，但与诸承气汤证略有区别。承气汤证，属阳明燥化成实，故多有恶热、潮热、谵语、烦躁、腹满硬痛等。其有津伤之象，然非脾失转输、津液偏渗所致，而应责之于邪热炽盛，燥屎内阻，故治在攻泻阳明燥实。脾约证亦有胃热，其病机重点在胃强脾弱，约束津液，以致肠燥便秘，腹无明显的胀满疼痛，饮食如常，故治在宽肠润燥，软坚通便，其法较缓。

【临床应用】

麻子仁丸证的辨证要点为大便干结、小便频数而量少、饮食如常、腹无明显的胀满疼痛。现代临床常用该方治疗不全性肠梗阻、蛔虫性肠梗阻、老年人便秘、产后便秘、习惯性便秘、支气管哮喘、神经性尿频、膀胱炎，以及感染性疾病、冠心病、肺心病、高心病、糖尿病和肛肠术后或痔疮所致之大便秘结或干燥等。麻子仁丸为缓下之剂，但方中小承气汤毕竟为攻泻之药，故年老体衰、久病津枯血燥、胃无燥热而有便秘者还需慎用，孕妇则不宜应用。

医案选录：刘某，男，28岁。大便燥结，五六日一行。每次大便困难异常，往往因用力太过而汗出如雨。口唇发干，以舌津舐之则起厚皮如痂，撕则唇破血出。其脉沉滑，舌苔干黄，是属胃强脾弱之脾约证。因脾荣在唇，故脾阴不足，则唇燥干裂。为疏麻子仁丸一料，服之而愈。

刘渡舟. 伤寒论通俗讲话 [M]. 上海：上海科学技术出版社，1980

三、阳明病寒证

【原文】

食穀欲嘔，屬陽明也，吳茱萸湯主之。得湯反劇者，屬上焦也。（243）

吳茱萸湯方

吳茱萸一升（洗）　人參三兩　　生薑六兩（切）　大棗十二枚（擘）

上四味，以水七升，煮取二升，去滓，溫服七合，日三服。

【释义】

本条论述阳明中寒欲呕的证治及其与上焦有热的鉴别。食谷欲呕，病位有中焦、上焦之分，证有寒热之别。根据第 190 条"阳明病……不能食，名中寒"之例，若胃阳虚弱，寒饮内停，或中焦阳虚，浊阴上逆，而食谷欲呕，并兼有舌淡苔白、脉缓弱等脉证者。治当温胃散寒，降逆止呕。方用吴茱萸汤温中和胃，降逆止呕。若得汤反剧者，则非中焦阳明之里寒，恐上焦之热也，故临证需详细辨析。

吴茱萸汤由吴茱萸、人参、生姜、大枣组成。方中主以辛苦温之吴茱萸，温胃散寒，降逆止呕，配辛温之生姜，增强温胃散寒止呕之功能。人参甘温，大枣甘平，补虚和胃。诸药合用，共奏温中散寒、降逆止呕之功，临床凡见阴寒犯胃、浊阴上逆者均可酌情选用。由于吴茱萸不仅入脾胃经，还可入肝、肾二经，因此本方还有暖肝温肾之功效。

【临床应用】

吴茱萸汤临床辨证关键在于肝胃虚寒，浊阴上逆，凡属此病机者，皆可用之。如急慢性胃肠炎、慢性胃溃疡、神经性呕吐、幽门痉挛、神经性头痛、梅尼埃病、高血压病、心脏病、肝炎、疝痛等，只要证属肝胃虚寒、浊阴上逆者，即可用之。使用时应当注意，若上焦有热，胃失和降致呕，治当清热和胃。若误用吴茱萸汤，其性辛温，以热治热，必拒而不受，反使病情增剧。

医案选录：某女，40 岁，2003 年 9 月 21 日初诊。1 年来反复发作头晕目眩、恶心呕吐。确诊为梅尼埃病。服用眩晕停、谷维素、维生素 B_6 等药物，症状无好转。1 周前突发头目晕眩，目闭不欲开，自觉天旋地转，卧床不能坐，恶心，呕吐清稀涎沫，苔白腻，脉迟无力。辨证为肝胃虚寒，浊阴上逆。予吴茱萸汤：吴茱萸 6g，党参 10g，生姜 3 片，大枣 3 枚，3 剂。二诊：眩晕明显好转，已能自己行走，呕吐止，舌质淡红，苔白，脉缓。又服上方 7 剂，诸症消失，追访两年未见复发。

曹杰.吴茱萸汤临床运用举隅 [J].中医药临床杂志.2006，18（3）：237

第三节　阳明病变证

一、发黄证

（一）茵陈蒿汤证

【原文】

陽明病，發熱汗出者，此為熱越①，不能發黃也。但頭汗出，身無汗，劑頸而還，小便不利，渴引水漿②者，此為瘀熱③在裏，身必發黃，茵陳蒿湯主之。（236）

茵陳蒿湯方

茵陳蒿六兩　梔子十四枚（擘）　大黄二兩（去皮）

上三味，以水一斗二升，先煮茵陳減六升，內二味，煮取三升，去滓，分三服。小便當利，尿如皂莢汁狀，色正赤，一宿腹減，黃從小便去也。

傷寒七八日，身黃如橘子色，小便不利，腹微滿者，茵陳蒿湯主之。（262）

【词解】

①热越：越有发扬之义，热越即热邪向外发散。

②水浆：泛指饮料，如水、果汁、蔗浆之类。

③瘀热：即邪热郁滞在里之意。

【释义】

以上两条论湿热发黄证治。

第236条论述阳明湿热蕴结在里发黄的证治。阳明病为里热实证，其主症有发热汗出、不恶寒、反恶热。里热虽盛，尚能向外蒸腾，而无留湿之弊，热未与湿合，故不能发黄。若阳明病热与湿合，胶结不解，蒸腾于上，则出现头汗出，至颈而止；湿热郁遏，气机被阻，不得外散，则身体无汗。湿热内郁而不得下行，则小便不利。湿热交阻，气化不利，津液不布，且热伤津液，则渴引水浆。湿热蕴结于中，故出现身、目、小便俱黄之黄疸。方用茵陈蒿汤清热除湿，利胆退黄。

第260条补述湿热发黄的症状特点。伤寒七八日，周身发黄如橘子色，色泽鲜明，此为阳黄。湿热郁结在里，湿邪不得下行，则小便不利；肠胃之气壅滞不通，故腹微满。方用茵陈蒿汤清热利湿退黄。本条应与第236条合参。彼重叙述病因，此条则详述其症状。

茵陈蒿汤方中茵陈蒿、栀子、大黄均为苦寒之品，寒能清热，苦能燥湿。其中茵陈蒿清热利湿，疏肝利胆，为清热除湿退黄之主药；栀子清热除烦，清泄三焦而利小便，兼能退黄；大黄泄热解毒行瘀，通腑利胆退黄。三药合用，使湿热壅遏之邪尽从二便而出。方后云"一宿腹减，黄从小便去也"，可知本证当有腹满、大便秘结、小便不利等症。

【临床应用】

茵陈蒿汤为治疗黄疸病阳黄之主方，主要病机为湿热郁蒸，胶结不解，肝胆疏泄失职，胆汁外溢肌肤，用本方意在清热除湿，利胆退黄。临证凡见身、目俱黄，黄色鲜明如橘子色，小便黄赤而短少，发热，口渴，心烦，脘腹痞满不适，大便秘结，汗出不畅，舌苔黄腻，脉滑数，或弦数者，即可用之。现代临床常用于治疗急性黄疸型传染性肝炎、重症肝炎、肝昏迷、肝硬化、胆石症、胆道感染、钩端螺旋体病（黄疸型）、高胆红素血症、妇女带下等病，只要属于湿热内郁、胶结不解、热象明显、胆热液泄者均可用之，辨证要点在于身、目、小便俱黄，黄色鲜明如橘子色。

医案选录：齐某，男性，32岁，2001年1月28日诊。有肝炎病史10余年，常反复发作，发作时伴有黄疸。近期病情加剧，纳呆乏力，全身黄染。精神烦躁，时有昏睡，诊为重症肝炎，肝性昏迷，经西医治疗效果不佳。中医会诊见昏昏思睡，巩膜及皮肤深度黄染，腹胀，无移动性浊音，肝右胁下触及，中等硬度，脾左胁下 4cm，舌质红，苔黄腻，脉细数；黄疸指数 105U，锌浊试验 17U，谷丙转氨酶 240U。证属湿热夹毒，热毒炽盛。治宜清热利湿，凉血解毒。处方：茵陈 60g，栀子 15g，大黄 20g，黄连 10g，黄柏 30g，茯苓 50g。每日 1 剂，水煎服。另配合能量合剂及降血氨药物，3 剂后神志略清，继服 4 剂，神志清醒，小便量多色深似浓茶，黄染减退。再按原方加减服 40 剂，食欲大增，体力增加，小便清，肝功能除谷丙转氨酶 80U 外，余正常；后服逍遥散加减调理，追访 2 年未复发。

黄尚书 . 茵陈蒿汤急症运用举隅 [J]. 中国中医急症 .2003，12（2）：182

（二）栀子柏皮汤证

【原文】

傷寒身黃發熱，栀子柏皮湯主之。（261）

栀子柏皮湯方

肥栀子十五個（擘） 甘草一兩（炙） 黃柏二兩

上三味，以水四升，煮取一升半，去滓，分溫再服。

【释义】

本条论述阳明湿热蕴结，热重湿轻发黄的证治。伤寒身黄发热，当属湿热郁遏于里而不得宣发于外所致，病属阳黄。本条突出"发热"，表示邪热较重，从方药来看，栀子柏皮汤以清热为主，兼能燥湿，亦表示其证重在热邪，故本证湿热发黄而热重于湿。本证仍属阳黄范畴，除身黄、目黄、尿黄，黄色鲜明外，当伴有发热、心烦、口渴、苔黄、脉濡数等，治宜清泄里热，除湿退黄，方用栀子柏皮汤。

栀子柏皮汤由栀子、黄柏、炙甘草组成。方中栀子苦寒清内热，治郁热结气，泄三焦之火从小便而出；黄柏寒能清热，苦可燥湿；炙甘草甘缓和中，并能制约栀子、黄柏苦寒之性。诸药合用，既不损伤脾胃，又有清热退黄之功。

【临床应用】

栀子柏皮汤基本病机是湿热郁蒸，热重于湿，肝胆疏泄失职，胆汁外溢，用本方旨在清泄里热，除湿退黄。凡见身目俱黄、黄色鲜明如橘子色、小便短少、色如浓茶样、身热、口渴、心烦、舌苔黄、脉数者，只要病机属湿热内郁，热重于湿者均可选用本方治疗。现代临床上常用以治疗传染性肝炎、钩端螺旋体发黄、胆囊炎、泌尿系感染、急性结膜炎等。

医案选录：患者为 10 岁男孩，患黄疸型肝炎，病已日久，黄疸指数一直很高。前医曾用茵陈蒿汤多剂，住院期间也多次用过茵陈、大黄等注射液，效均不佳。症见身目黄染，心烦，便溏，两足发热，睡觉时常伸到被外，舌苔黄。遂投栀子柏皮汤治之，不数剂则黄退而诸症渐愈。

刘渡舟.伤寒论诠解[M].天津：天津科学技术出版社，1983

（三）麻黄连轺赤小豆汤证

【原文】

伤寒瘀热在里，身必黄，麻黄连轺①赤小豆汤主之。（262）

麻黄连轺赤小豆汤方

麻黄二两（去节）　连轺二两（连翘根是）　杏仁四十个（去皮尖）　赤小豆一升　大枣十二枚（擘）　生梓白皮一升（切）　生姜二两（切）　甘草二两（炙）

上八味，以潦水②一斗，先煮麻黄再沸，去上沫，内诸药，煮取三升，去滓，分温三服，半日服尽。

【词解】

①连轺（yáo）：即连翘根。现在一般以连翘代之。

②潦（lǎo）水：即地面流动之雨水。

【释义】

本条论述阳明湿热发黄兼表的证治。虽曰瘀热在里发黄，但以方测证，则知兼有太阳表证未解，当有恶寒、发热、无汗等症状。又因热不外泄，湿与热合，胶结不解，郁遏于里，三焦气化不利，水道不通则小便不利。湿热相合，影响肝胆疏泄功能，故为湿热兼表发黄证，仍属阳黄范畴。

本证治疗，若从湿热而论，则汗法当禁，若从表证而言，又不得不用，故采取内清湿热，外散表邪之法，使内清外散，并行不悖，则表里之邪分途而解，而互无妨碍。

麻黄连轺赤小豆汤解表散邪，清热除湿以退黄。方用麻黄、杏仁、生姜以辛温宣发，解表散邪，同时能利肺气以通调水道，下输膀胱。连轺、赤小豆、

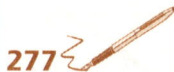

生梓白皮苦寒清热，除湿退黄。炙甘草、大枣甘平和中，外可助麻黄等以资汗源，内可健脾而助运化之功。本方为表里双解之剂，适用于湿热发黄而又兼有表证者。唯梓白皮药房不备，可代以桑白皮，或再加茵陈清热利湿以退黄。表证一罢，麻黄、生姜等辛温药即可去掉，不宜久服。方用潦水煎煮，取其味薄不助湿热之意，现多以普通水代之。

阳黄而腑气壅滞者，主以茵陈蒿汤，是清利而兼下法；湿热发黄，而无腑气壅滞，亦无表证者，主以栀子柏皮汤，但清利而已；湿热发黄而兼表者，因里无壅滞，则于清热之中兼用汗法，主以麻黄连轺赤小豆汤。可见湿热发黄，虽当禁汗，禁下，然亦有兼汗兼下之治。

【临床应用】

麻黄连轺赤小豆汤清解湿热，发散表邪，基本病机为湿热壅遏于里，兼表邪不解，肝胆疏泄失职，胆汁外溢于肌肤。临证凡见身目俱黄、黄色鲜明如橘子色、小便黄而短少、兼有恶寒发热、无汗身痒、舌苔白或黄腻、脉浮数者，即可用之。现代临床广泛用于治疗急性黄疸型肝炎伴皮疹、急性肾小球肾炎、肺炎、荨麻疹、风湿病、狐臭等。不论有否黄疸，只要属湿热内蕴而兼有表证者，均可选用本方加减治疗。

医案选录：邹某，女，49岁，患荨麻疹，自云过敏体质。本次荨麻疹反复发作1月余，发作时其状骇人，身起如杏子、大枣般疙瘩，瘙痒难忍。一直服用抗过敏药物，开始有效，后渐效果不显。来诊时恰逢发作，得一见上述情状，为余临床所见荨麻疹最严重者。小便短赤，舌红苔黄，脉滑。即用麻黄连翘赤小豆汤加苦参、白藓皮、紫草、赤芍、乌蛇等药，服用1周，病情得到控制。2周后复发1次，但其势较前减轻，又用上方加减连续服用2月，病愈无复发。

陈明.伤寒论讲堂实录[M].北京：人民卫生出版社，2014.

二、蓄血证

【原文】

陽明證，其人喜忘①者，必有畜血②。所以然者，本有久瘀血，故令喜忘。屎雖硬，大便反易，其色必黑者，宜抵當湯下之。（237）

【词解】

① 喜忘：喜作"善"字解。喜忘亦即健忘之意。

② 畜血：畜与"蓄"同，瘀血停留称之为蓄血。

【释义】

本条论述阳明病蓄血证的证治。阳明证，指本证病在阳明。阳明病蓄血证为阳明邪热与宿有的瘀血相搏结而成。健忘为有瘀血主症之一，因心主血而藏神，宿瘀与邪热相合，心神被扰，故令健忘，正如《素问·调经论》云"血气未并，五脏安定""血并于下，气并于上，乱而喜忘"。阳明有热，肠胃燥结，大便必硬，而离经之瘀血，其性濡润，与硬粪相混，故大便虽硬，而排出时反易，其色必黑，此为阳明蓄血证便硬的特征。

本证主要病机为瘀热互结，病在下焦，其主症可见发热、健忘、大便硬、色黑易解、舌质紫或有瘀斑、脉数。

阳明蓄血证与太阳蓄血证，病机同是热与血结，只是病因的来路不同。太阳蓄血证，由于外邪深入下焦，与血相搏结而致，症见有表证或无表证、如狂或发狂、小便自利、少腹急结或硬满、脉沉涩或沉结，依据病情的轻重缓急，用桃核承气汤，或抵当汤、抵当丸治疗。阳明蓄血证，为热邪与宿有的瘀血相搏结而致，其症见健忘、大便虽硬反易、便色必黑等，治以活血逐瘀的抵当汤。辨太阳蓄血证关键在小便利与不利，辨阳明蓄血证关键在大便黑与不黑、难与不难。

第三章　辨少阳病脉证并治

少阳病是邪犯少阳，胆火内郁，枢机不利所致的疾病，是外感热病发展过程中呈里热不太盛、正气略有不足的阶段。

少阳包括足少阳胆与手少阳三焦两经，及其所属的胆与三焦两腑。足少阳之脉，起于目锐眦，上抵头角，下耳后，入缺盆，下胸贯膈，络肝属胆；其直行者，从缺盆下腋，过季肋，行于身之两侧。手少阳之脉，起于无名指末端，行上臂之外侧，至肩入缺盆，布于胸中，散络心包，下贯膈属三焦；其支者，从胸而上，出缺盆，自项上耳后，入耳中，出走耳前，至目锐眦接足少阳经。少阳与厥阴经络相联，脏腑相关。胆附于肝，内藏精汁而寄相火，具有生发之气。三焦主决渎而通调水道，为水火气机运行之道路。胆与三焦，经脉相连，功能相关，胆腑清利则肝气条达，三焦通畅，水火气机升降自如。

少阳的生理功能特点主要包括以下三方面：阳气始生，正气偏弱；疏利气机，通调水道；三阳离合，少阳为枢。根据以上生理特点，说明少阳抗邪能力远不及太阳与阳明有力。所以论中云"血弱气尽，腠理开，邪气因入"，是言邪犯少阳，人体气血虚弱，阳气卫外无力，腠理疏松，外邪乘虚侵入所致。然而少阳病又是外感热病过程中，由表入里，由寒转热的中间过渡阶段，其病性属热，其病位既不在太阳之表，又不在阳明之里，而在半表半里之位，因此少阳病临床症状变化多端，病证多有兼夹，若邪犯少阳，表邪未解者，可见发热，微恶寒，肢节烦疼，微呕，心下支结等；若邪郁少阳，化燥成实者，可见呕不止，心下急，郁郁微烦，或兼潮热，大便硬等；若邪郁少阳，三焦气化不利，水饮内停者，可见胸胁满微结，小便不利，渴而不呕，但头汗出，往来寒热，心烦等；若因失治误治，导致邪气弥漫，表里俱病，虚实互见者，可见胸满烦惊，小便不利，一身尽重，不可转侧等症状。

因少阳病为半表半里热证，病不在太阳之表，故不可发汗；又不在阳明之里，故不可攻下；也非胸膈实邪阻滞，故不可涌吐，故少阳病本证禁用汗、吐、下三法。因少阳邪热，易伤耗津液，故亦禁用利小便，唯宜和解之法，小柴胡汤为其主方。若病情变化，证有兼夹者，又可于和解之中随症加减。

少阳病成因，不外本经受邪，或他经传入二种。本经受邪，多因素体虚弱，抗邪无力，邪犯少阳；他经传入，或因太阳失治误治，邪传少阳；或因三阴正气来复转出少阳。

少阳病的转归，大致有以下三种情况：一是痊愈，少阳病虽正气不足，抗邪无力，但邪亦不甚，若治疗得法，多能表解里和而愈；二是传经，少阳病失治、误治，每多传变，或伤津化燥邪入阳明，或误下伤阳传入太阴，或表里相传而入厥阴，变化多端并无定势；三是变证，少阳病误治邪陷，热与痰水相结而成结胸，或误治伤正，热与气相结而成痞证，或误用吐下，耗伤气血，以致心失所养，胆气虚损，而出现心悸烦惊等变证。

第一节　少阳病纲要

一、少阳病提纲

【原文】

少陽之為病，口苦，咽乾，目眩也。（263）

【释义】

本条论述少阳病脉证提纲。外邪侵袭少阳，以致枢机不利，则胆腑寄寓之相火郁而不发，势必循胆和三焦经上炎，灼伤津液，走窜空窍，故口苦、咽干。足少阳之脉起于目锐眦，且胆与肝合，肝开窍于目，胆火上扰，清窍不利，故头目昏眩。三症之重点在于"口苦"，《素问·阴阳应象大论》云："火生苦。"他经之火，甚少有口苦，唯肝胆有火，则多见口苦，故口苦反映少阳的邪热有现实意义。临床所见少阳病之口苦，晨起为重。因少阳之气旺于寅至辰（3时到9时），此时正气抗邪，正邪交争，胆汁上泛，故口苦一般比其他时间明显。但必须注意与他经的鉴别诊断。口苦虽是少阳病的特异症状，但少阳胆毕竟依附于肝，且又与脾胃相通，因此厥阴肝病、阳明胃热也常见胆汁上溢之口苦，但脾胃湿热必有脘闷呕恶、大便溏而不爽等；肝经实热，必有烦躁易

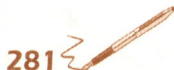

怒，目赤面红，甚则全身黄疸等。

此外少阳为枢，邪入少阳，正邪分争，枢机不利，疏泄失职，胆火进而影响脾胃功能还可以见往来寒热、胸胁苦满、默默不欲饮食、心烦喜呕等症，故本条应与第 96 条合看较为全面。

二、少阳病治禁

【原文】

少陽中風，兩耳無所聞，目赤，胸中滿而煩者，不可吐下，吐下則悸而驚。（264）

【释义】

本条论少阳中风治禁及误治后变证。少阳胆经起于头目，环绕于耳前后，入胸中。邪热循经上扰，经气不利，故见耳聋、目赤、胸满而烦等症，当治以小柴胡汤和解少阳在经之邪，不能用吐、下的方法治疗。若误治以吐下，必耗伤气血，导致心虚而悸，胆虚而惊。

【原文】

傷寒，脉弦細，頭痛發熱者，屬少陽。少陽不可發汗，發汗則讝語，此屬胃。胃和則愈，胃不和，煩而悸。（265）

【释义】

本条论少阳病的脉证与治禁及误汗变证。头痛发热见浮脉，是病在太阳，为表证不解，当发汗解表；若脉不见浮而见弦细，说明病已转属少阳，因"少阳不可发汗"，故不能再用发汗的方法治疗，应该用小柴胡汤和解。少阳为病，内有邪热，若解表发汗不仅无益于少阳，而且会助热伤津，津伤化燥，邪陷于胃可发生谵语。如果其人津液能自然恢复，使胃中阴阳自和的，则谵语亦可不治自愈；如果胃中津液不能自和，燥热邪气不解，不但谵语不愈，而且要导致邪实正虚，更见心烦、心悸等症。

第 264～265 两条合看，可见治疗少阳病，禁用汗、吐、下之法。言外之意，唯有和解之法可行。《医宗金鉴·伤寒心法要诀》谓："少阳三禁要详明，汗谵吐下悸而惊。"金元时期李东垣又提出少阳病还应禁利小便。少阳禁汗、吐、下、利小便是言其常，而在小柴胡汤和解基础上，如果兼用汗、下、利小便之法，则是言其变，临床辨治少阳病，应做到知常而达变。

第二节 少阳病证

一、小柴胡汤本证

【原文】

伤寒五六日中风，往来寒热^①，胸胁苦满^②，嘿嘿^③不欲饮食，心烦喜呕^④，或胸中烦而不呕，或渴，或腹中痛，或胁下痞鞭，或心下悸、小便不利，或不渴、身有微热，或咳者，小柴胡汤主之。（96）

小柴胡汤方

柴胡半斤　黄芩三两　人参三两　半夏半升（洗）　甘草（炙）　生薑各三两（切）　大枣十二枚（擘）

上七味，以水一斗二升，煮取六升，去滓，再煎取三升，温服一升，日三服。若胸中烦而不呕者，去半夏、人参，加栝楼实一枚；若渴，去半夏，加人参合前成四两半、栝楼根四两；若腹中痛者，去黄芩，加芍药三两；若胁下痞鞭，去大枣，加牡蛎四两；若心下悸、小便不利者，去黄芩，加茯苓四两；若不渴、外有微热者，去人参，加桂枝三两，温覆微汗愈；若咳者，去人参、大枣、生薑，加五味子半升、乾薑二两。

【词解】

①往来寒热：即恶寒与发热交替出现。

②胸胁苦满：苦，作动词用。胸胁苦满，即病人苦于胸胁满闷不适。

③嘿嘿（mò）：嘿，同"默"，形容词，即表情沉默，不欲语言。

④喜呕：喜，容易发生。喜呕，即容易发生呕吐。

【释义】

本条主要论述小柴胡汤证的主症、病机、药物组成与加减法。外邪入侵，约经过五六日后，出现往来寒热、胸胁苦满、嘿嘿不欲饮食、心烦喜呕等症状，表明太阳表证已罢，邪已入少阳。少阳受邪，枢机不利，正邪相争，正胜则热，邪胜则寒，邪正交争，互有胜负，呈现寒热交替出现，谓之"往来寒热"。它既不同于太阳病发热恶寒同时并见者，亦有别于疟疾之寒热发作有定时，更与阳明病身热汗出、不恶寒、反恶热者不同，故往来寒热为少阳病的主要热型。足少阳之脉，下胸中，贯膈，络肝属胆，循胸胁，邪结于经，有碍经气运行，故见"胸胁苦满"。胆属木，胃属土，胆火内郁，多能克伐胃土，胃失和降，故"喜呕"而"不欲饮食"。胆失疏泄，火郁不发，上犯心神，则"心烦"而神情"嘿嘿"。以上诸症充分反映少阳病胆热内郁，枢机不利，疏泄失常，脾胃失和的病机，治法当用和解少阳，主用小柴胡汤以治之。

自"胸中烦而不呕"以下，皆为少阳病或然症。此因邪犯少阳，胆火内郁，枢机不利，三焦不畅，致其病变影响表里内外，上中下三焦，而出现诸多或然之症。如邪郁胸胁，未犯胃腑，则仅胸中烦而不呕；胆热伤津则口渴；肝胆气郁，横逆犯脾，脾络不和则腹中痛；胁下痞硬与胸胁苦满病机相同而程度为重。少阳统辖胆与三焦，三焦为决渎之官，乃水液通行之道路，若胆失疏泄，进而影响三焦水道之通调，则可兼水停之患，其停于心下则为心下悸；蓄于下焦，膀胱气化失常则为小便不利；寒饮犯肺，肺气上逆则咳。至于不渴，身有微热，是里和而表证未解。凡此均属少阳病或然症，治法可在小柴胡汤的基础上，再根据病情，随症加减治之。

小柴胡汤为和解少阳的主方。方中柴胡味苦性平，气质轻清，能疏解少阳之郁滞，解在表之邪，剂量较重，故为本方主药。黄芩味苦性寒，能内泄少阳胆腑邪热以除烦满，柴、芩相配，外透内泄，和解表里。生姜、半夏共用，和胃降逆止呕。人参、大枣、炙甘草甘温益气和中，扶正祛邪。本方寒温并用，升降协调，有疏利三焦、调达上下、宣通内外、和畅气机的作用，为和解之良方。

柴胡是小柴胡汤的主药，必须重用，一般应大于人参一倍以上，而人参的剂量不要超过柴胡，若柴胡少于人参则起到补中益气之功；姜、参、夏、草的剂量应当相等，且不可过量，过则甘温生热，达不到和解之功；尤其对于热证、肝胆湿热之证，更不可过量，以防甘温蕴热恋湿。

本方煎煮时用去滓再煎之法，乃因方中药性有寒温之差，味有苦、辛、甘之异，功用又有祛邪扶正之别，去滓再煎可使诸药气味醇和，有利于和解少阳。

对于诸多或然症，仲景又在小柴胡汤基础上适当加减：如"胸中烦而不呕"，是邪热聚于胸膈，而胃气尚和，故去人参之补益，恐其助热；去半夏之辛散降逆，以不呕故也；加栝楼实以清心除烦。若"渴"，是木火内郁，损伤津液，故去半夏之辛燥，加人参以益气生津、栝楼根以清热生津。若"腹中痛"，是土被木乘，脾络失和，故去苦寒之黄芩，以免苦寒伤中，加芍药能和脾络而缓急止腹痛。若"胁下痞硬"，乃少阳经气郁遏较重所致，故去大枣以防甘味壅满之弊，加牡蛎软坚散结、消滞除痞。若"心下悸，小便不利"，是三焦决渎失常，水饮内蓄，故去黄芩因其性寒，有凝聚寒饮之弊，加茯苓以淡渗健脾以利小便。若"不渴，外有微热"，是兼表邪未解，故去人参之壅补，防其留邪，加桂枝以解外邪。若"咳者"，属寒饮犯肺、肺气上逆，故去人参、大枣，以免生壅滞，以干姜易生姜加重温肺散寒化饮之力，加五味子之酸以收逆气、敛肺止咳。

小柴胡汤临证范围非常广泛，因为本方具有以下几个特点：①本方药物配伍上，具有寒温并用、攻补兼施、升降协调的双向调节功能与双解两经或数经发病的功效。因此虚者感邪，不嫌其祛邪太猛；实者感邪，不嫌其补之太过；寒者用之，温而不燥；热者用之，寒而不凝，故此方在临床上适应的范围与幅度很大。②本方作用有转枢开郁、通达三焦之功能。少阳主枢，既为表里之枢，又为阴阳之枢；三焦之路，既为元气之路，亦为水谷出入之道，气机升降之路。故少阳病其本身涉及面广，只要枢机利，道路通，陈菀能去，津血能生，病邪可祛，诸症可除。③本方的可变性较大。在热病中可清热，在六经病中可和解，在郁证中可理气解郁，在虚证中可扶正祛邪；若加入行气活血药，又可行气活血；加入生津养阴药，又可清热益气养阴；加入利水药，又可行气利尿；加入温阳药又可益气通阳。

小柴胡汤虽然应用广泛，但在临床上仍然有禁忌证。一般而言，伤寒表实者、阳明里实者、脾虚饮停者、热证阴虚津燥者及阳虚自汗者均禁用。

【临床应用】

小柴胡汤临床应用极为广泛。临床各科多系统疾病，只要病理机制符合胆热内郁，枢机不利者，用之多能获效。如应用于消化系统：急慢性胃炎、肝炎、胆石症、胰腺炎等疾病；呼吸系统：支气管炎、肺炎、哮喘等病证；循环系统：病毒性心肌炎、冠心病、肺心病、风心病等疾病；神经系统：神经官能症、梅尼埃综合征、癫痫、坐骨神经痛、顽固性失眠等疾病；泌尿系统：慢性肾炎、肾盂肾炎、肾病综合征、尿路感染、尿毒症等疾病；内分泌系统：甲

六、糖尿病等疾病。尚可用于血液系统、免疫系统疾病及肿瘤等的防治。

医案选录：范某，男，37岁。发热3个多月，上午37℃左右，下午逐渐升高，先恶寒后发热，体温在38℃～39℃，形成往来寒热之象，入夜逐渐下降。乏力倦怠，口苦咽干，胃脘闷胀不适，有时恶心，纳差，大便干，小便黄赤。经检查肝功能、胆汁引流均未见异常，使用多种抗菌素均未见效。除上述症状外，舌质红，苔黄腻，脉弦细而数。观其往来寒热，口苦咽干，胃脘闷胀不适是属小柴胡汤证，辨证为表里不和，湿热内蕴。以和表里、清湿热为治，用小柴胡汤加茵陈。服药6剂，热退病除。二诊时，患者除感疲倦外，无其他不适。予五味异功散收功。

祝谌予．若干古方之今用 [J]．中级医刊．1979（10）：46-47

【原文】

血弱氣盡，腠理開，邪氣因入，與正氣相搏，結於脇下。正邪分爭，往來寒熱，休作有時，嘿嘿不欲飲食。藏府相連，其痛必下，邪高痛下[①]，故使嘔也，小柴胡湯主之。服柴胡湯已，渴者，屬陽明，以法治之。（97）

【词解】

①邪高痛下：肝胆相连，脾胃相关。少阳受邪，病变能影响脾胃，邪气乘脾则腹痛，胆热犯胃则呕逆。以部位言，邪在少阳，部位较高，故云"邪高"，腹痛部位偏下，故称"痛下"。

【释义】

本条承上条进一步阐述小柴胡汤证的病因病机及转属阳明之证治。可分四部分解析：

自"血弱气尽"至"结于胁下"为第一部分，说明胸胁苦满及邪犯少阳的病因病机。"血弱气尽，腠理开"表明气血虚弱之人，表气不固，腠理疏松，邪气乘虚侵入，与正气相搏结于胁下。胁下为少阳经脉循行部位，邪犯少阳，枢机不利，故见胸胁苦满。也提示少阳发病存在气血不足病机，这为小柴胡汤中用人参、大枣提供了依据。

自"正邪分争"至"嘿嘿不欲饮食"为第二部分，说明往来寒热，嘿嘿不欲饮食的病机。正邪纷争于少阳半表半里之位，正胜邪却则发热，邪胜正却则恶寒，邪正互有胜负，故见往来寒热，休作有时；胆热内郁，疏泄失常，并影响脾胃，故见神情嘿嘿，不欲饮食。

自"脏腑相连"至"小柴胡汤主之"为第三部分，说明少阳病腹痛、胁下痛、呕吐的机理及少阳病的治法。"脏腑相连"是指肝胆相连，脾胃相关。少阳受邪，病变能影响脾胃。邪滞经脉则胁下痛；邪气乘脾则腹痛；胆热犯胃，胃气上逆则呕逆。以部位言，邪在少阳，胆与两胁部位较高，故云"邪高"，腹痛部位偏下，故称"痛下"。综上所析，无论是往来寒热，胸胁苦满，嘿嘿不欲饮食，还是呕逆，胁腹疼痛，总以邪结少阳为根本病机，故治当和解，方用小柴胡汤。

自"服柴胡汤已"至段末为第四部分，主言转属阳明的证治。病在少阳，用小柴胡汤和解之法一般当病愈。若服后反见渴甚者，说明邪气深入，化燥伤津，邪入阳明，病已传变，当审证察因，对症治疗，采用或清或下之法。需要说明的是，小柴胡汤本身也可有口渴，但属或然症，口渴不重，且与寒热往来、胸胁苦满等必然症同见，今口渴多饮，且已不见少阳主症，故说"属阳明"。

二、小柴胡汤适应证

【原文】

伤寒，陽脉濇，陰脉弦，法當腹中急痛，先與小建中湯，不差者，小柴胡湯主之。（100）

【释义】

本条论少阳与太阴合病，治以先补后和。仲景善以脉象言病机。阴脉、阳脉指浮、沉取法，即脉浮取之为涩象，沉取之为弦象。浮取而涩，示气血不足；沉取而弦，示邪入少阳，脾胃虚寒，气血俱亏，加之少阳之邪乘土，应见腹中拘急疼痛症状。此为中焦虚寒而兼少阳证，虚实夹杂。少阳证本可用柴胡汤，但因小柴胡汤性凉，中焦虚寒、气血不足之人，若先投小柴胡汤，则更伤脾胃，而引邪深入。故宜先补本虚，先扶正后祛邪，况腹中急痛乃虚寒疼痛，投以小建中汤，调和气血，健运中州，建中止痛，是补土御木之法，使中焦虚寒有所好转，气血有所恢复，此时若少阳之邪未除，脉弦不解，痛犹未止者，可投以小柴胡汤，和解少阳，运转枢机，使邪去痛止，为泄木和中之法。

第96条或然症也有腹痛，但彼为胆木内郁，横逆犯及脾胃所致，乃少阳为主，脾虚次之，故以小柴胡汤去黄芩，加芍药，和解少阳兼以和络止痛；本条腹痛，以中焦虚寒为本，少阳之邪次之，故先宜小建中汤，温中补虚，调理气血，再投以小柴胡汤，和解少阳治其标。从而看出二者证虽相近，而治法有异，显示仲景辨证论治之善于处理标本缓急。

【原文】

伤寒中風，有柴胡證，但見一證便是，不必悉具。凡柴胡湯病證而下之，若柴胡證不罷者，復與柴胡湯，必蒸蒸而振，却復發熱汗出而解。（101）

【释义】

本条主要论述小柴胡汤的运用原则及误下后再服小柴胡汤的机转。"伤寒中风，有柴胡证，但见一证便是，不必悉具。"意指不论伤寒或中风，只要有柴胡证在，即可遵循，从而示人临证应用小柴胡汤执简驭繁之法。柴胡证是指第263条和第96条所提到的口苦、咽干、目眩、往来寒热、胸胁苦满、嘿嘿不欲饮食、心烦喜呕等诸症而言。少阳为病，枢机不利，临床上不易在同一时刻见到全部症状，若必待全部症状出现，有可能会延误治疗时机，因此提出"但见一证便是，不必悉具"的诊治原则。

病在少阳，见柴胡证，治法当以和解为主，若使用下法，自属误治。误下后如柴胡证仍在者，自可续与小柴胡汤。唯误下后正气受损，抗邪乏力，若服汤后正气得药力之助，奋起抗邪，正邪交争，必然振振而寒，蒸蒸而热，及至正胜邪却时，遂发热汗出而解。此种病解的机转过程，即俗称"战汗"。战汗的产生是正邪相互斗争的反映，亦是邪热郁伏日久，出表作汗的一种形式。

【原文】

本太陽病不解，轉入少陽者，脇下鞕滿，乾嘔不能食，往來寒熱，尚未吐下，脈沉緊者，與小柴胡湯。（266）

【释义】

本条论太阳病不解，转入少阳的证治。太阳病不解，传入少阳，枢机不利，故症见胁下硬满、干呕不能食、往来寒热等。因尚未用吐、下法误治，正气未伤，故当无邪陷三阴之可能，测知其虽见脉沉紧，非少阴阳虚，是病已去表而转入少阳之象。盖太阳证罢，脉则不浮，少阳证见，故与之相对曰沉；紧有弦之意，为少阳之脉。脉症合参，少阳证具，故以小柴胡汤和解枢机为治。

第三节 少阳病兼变证

一、柴胡桂枝汤证

【原文】

伤寒六七日，發熱微惡寒，支節①煩疼，微嘔，心下支結②，外證未去者，柴胡桂枝湯主之。（146）

柴胡桂枝湯方

桂枝一兩半（去皮） 黄芩一兩半 人参一兩半 甘草一兩（炙） 半夏二合半（洗） 芍藥一兩半 大棗六枚（擘） 生薑一兩半（切） 柴胡四兩

上九味，以水七升，煮取三升，去滓，温服一升。本云人参湯，作如桂枝法，加半夏、柴胡、黄芩。復如柴胡法，今用人参作半劑。

【词解】

①支节：支，通"肢"。支节，即四肢关节。

②心下支结：即患者感觉心下有物支撑结聚之意。

【释义】

本条论述少阳兼太阳表证的证治。"伤寒六七日，发热，微恶寒，支节烦疼"，是太阳桂枝汤证；"微呕，心下支结"，是少阳柴胡汤证。二经证候并见，故宜柴胡桂枝汤，以解肌祛风，调和营卫，和解少阳。从"微恶寒"症状，知发热亦微，仅肢节烦疼，而无头项强痛及周身疼痛，可见其证之轻。少阳证"微呕"，即心烦喜呕之微，心下支结与胸胁苦满同类而轻。因太少之证俱轻，故须小制其剂。

本方取小柴胡汤、桂枝汤各半量，合剂而成。用桂枝汤调和营卫，解肌祛风以治太阳之表；用小柴胡汤和解少阳，调畅枢机，以治半表半里。本方当是太少表里双解之轻剂。宋版《伤寒论》方后服法下有："本云：人参汤，作如桂枝法，加半夏、柴胡、黄芩。复如柴胡法，今用人参，作半剂"等二十九字与方意不合，可存疑不论。

【临床应用】

柴胡桂枝汤临床应用较为广泛，可用于治疗体虚外感或缠绵不愈之胸部疾患，如感冒、流感、肺炎、肺结核、胸膜炎等；治疗胃肠和肝胆疾患，如胃痛、胃酸过多、十二指肠溃疡、胃溃疡、急性阑尾炎、结肠炎、胰腺炎、肝炎、疟疾等；治疗神经系统疾病，如神经官能症、失眠、癫痫、癔病等。

医案选录：于某，男，43 岁，1993 年 11 月 29 日初诊。左侧肩背疼痛酸胀，左臂不能抬举，身体不可转侧，痛甚之时难以行走，服西药"强痛定"可暂止痛片刻，旋即痛又发作，查心电图无异常，某医院诊为"肩周炎"，患者异常痛苦。诊时自诉胸胁发满，口苦，时叹息，纳谷不香，有时汗出，背部发紧，二便尚调。视舌质淡，舌苔薄白，切其脉弦。辨为太阳少阳两经之气郁滞不通，不通则痛也。治当并去太少两经之邪，和少阳，调营卫。方选柴胡桂枝汤加片姜黄：柴胡 16g，黄芩 10g，半夏 10g，生姜 10g，党参 8g，炙甘草 8g，桂枝 12g，白芍 12g，大枣 12g，片姜黄 12g。服 3 剂，背痛大减，手举自如，身转灵活，胸胁舒畅。续服 3 剂，诸症霍然而痊。

陈明，刘燕华，李方. 刘渡舟临证验案精选 [M]. 北京：学苑出版社，1996

二、大柴胡汤证

【原文】

太陽病，過經①十餘日，反二三下之，後四五日，柴胡證仍在者，先與小柴胡。嘔不止，心下急②，鬱鬱微煩者，為未解也，與大柴胡湯，下之則愈。（103）

大柴胡湯方

柴胡半斤　黄芩三兩　芍藥三兩　半夏半升（洗）　生薑五兩（切）　枳實四枚（炙）　大棗十二枚（擘）

上七味，以水一斗二升，煮取六升，去滓，再煎，溫服一升，日三服。一方加大黄二兩，若不加，恐不為大柴胡湯。

【词解】

①过经：邪由某经完全传入另一经。如太阳病传少阳，或传阳明。

②心下急：心下，指胃脘及以下部位，现代解剖学位置为剑突下三角区，即整个上腹部。急，拘急不适。心下急是指胃脘部有拘急不适或疼痛的感觉。

【释义】

本条论述少阳病兼阳明里实的证治。太阳病传入少阳，时日已久，而太阳病不复存在，又未见阳明之证者，治宜和解，而不得妄行攻下。今反二三下之，所幸患者正气尚旺，未因误下而造成变证。后四五日柴胡证仍在，故先与小柴胡汤以和解少阳。服汤后，若诸症解除，则其病向愈。若服小柴胡汤后，症见呕不止、心下急、郁郁微烦等，是屡下之后，病邪未离少阳而兼入阳明，化燥成实使然。若论治法，少阳病不解，似不当用下，而兼阳明里实，则不得不下，故用大柴胡汤和解与通下并行之法。

宋版《伤寒论》载本方无大黄，然方后云："一方加大黄，若不加，恐不为大柴胡汤。"考《金匮要略》《肘后方》《千金要方》《外台秘要》等，所载本方均有大黄，故有大黄之说可从。

本方由小柴胡汤去人参、炙甘草加芍药、枳实、大黄而组成。因少阳病未解，故用小柴胡汤以和解少阳；又兼阳明里实，故去人参、炙甘草以免补中留邪，加芍药以和营而缓腹中急痛，加枳实、大黄以泄热荡实，破结下气，而治心下急结。合为少阳兼里实两解之剂。

【临床应用】

大柴胡汤临床应用较为广泛，主要用以治疗消化系统实热性疾病。如用本方加减治疗急性胆囊炎、胆石症、急性胰腺炎等，临床表现为身热恶寒，右胁下或心下疼痛、痛处拒按，恶心呕吐，纳少厌油腻，脉弦滑而数，舌苔黄腻等。治疗该类疾病一般方中柴胡、大黄可加大剂量。本方亦可用于急慢性肝炎湿热壅滞阶段，一般多与茵陈蒿汤合用。若服汤药后，腑气通，大小便利，往往发热、呕吐可很快缓解。

医案选录：患女，50岁，胆囊炎并发胆结石（泥沙样结石）多年，经常右胁痛，牵及肩背，曾几次因夜间剧痛打120住院治疗。本次发作已经近半月，右胁疼痛牵引背部，恶心，厌油腻，腹胀，大便不爽，口苦，舌苔薄黄略腻，脉弦。湿热壅滞肝胆，经络阻滞不通，脾胃运化失常。处以大柴胡汤加味：柴胡15g，黄芩10g，白芍18g，枳壳10g，生大黄6g（后下），生姜6g，姜黄12g，郁金15g，金钱草30g，海金沙10g（包），连翘15g，鸡内金10g。连服14剂，诸症悉平。后以此方加减，服50余剂，B超显示：泥沙样结石明显减少。

陈明. 大柴胡汤证解读 [J]. 河南中医，2014，34（6）：997-999

三、柴胡桂枝干姜汤证

【原文】

伤寒五六日，已發汗而復下之，胸脅满微結，小便不利，渴而不嘔，但頭汗出，往來寒熱，心煩者，此為未解也，柴胡桂枝乾薑湯主之。（147）

柴胡桂枝乾薑湯方

柴胡半斤　桂枝三兩（去皮）　乾薑二兩　栝樓根四兩　黄芩三兩　牡蠣二兩（熬）　甘草二兩（炙）

上七味，以水一斗二升，煮取六升，去滓，再煎取三升，温服一升，日三服。初服微煩，復服汗出便愈。

【释义】

本条主要论述少阳病兼脾虚水饮内结的证治。伤寒五六日，经过发汗复下等法治疗后，致表证已罢，邪入少阳。其往来寒热、胸胁满、心烦，是少阳柴胡证，唯少阳证候一般是胸胁满、呕而不渴、小便自可，今胸胁满微结，小便不利，渴而不呕，当是少阳病兼脾虚水饮内结，又与纯属少阳者有所不同。少阳包括手足少阳两经及胆与三焦两腑。少阳枢机不利，胆火内郁，可导致三焦决渎功能失调，以致水饮留结于中，又与少阳之邪相结，故"胸胁满微结"。决渎不通，水液不得下行，则"小便不利"。水停气郁，不能化生津液，故有"口渴"；胃气尚和，所以"不呕"。"但头汗出"，亦是少阳枢机不利，水道不畅，阳郁不能宣达于全身，而反蒸腾于上部所致。主用柴胡桂枝干姜汤，是于和解少阳之中兼以化饮散结之法。

本方即小柴胡汤去半夏、人参、大枣、生姜，加桂枝、干姜、栝楼根、牡蛎而成，有和解少阳、化饮散结之功。本证因渴而不呕，胃气无明显上逆，故去半夏、生姜；因水饮内结，三焦壅滞，且少阳之邪未解，故去人参、大枣之壅滞；加栝楼根、牡蛎逐饮开结；加桂枝、干姜通阳散寒，温化水饮。方后云"日三服，初服微烦，后服汗出便愈"，是言本方为疏利少阳半表半里之方，初服正气得药力，正邪相争，郁阳得伸，但气机一时尚未畅通，故有微烦之感。续服，气机得以宣通，表里阳气畅达，周身汗出，邪从汗解，故病除。此非邪蒸于上之"但头汗出"，而是服本方后祛病之汗出，故曰："汗出便愈。"

本方与大柴胡汤遥相呼应。大柴胡汤治少阳兼阳明胃家实热，本方治少阳兼太阴脾家虚寒，二者一寒一热、一虚一实。

【临床应用】

柴胡桂枝干姜汤临床上可用于治疗口苦、口渴、心烦、胁痛等肝胆郁热及纳差、腹胀、便溏等脾虚有寒之多种疾病，如慢性肝病、早期肝硬化、慢性胆囊炎、慢性胃炎、多种结肠炎、溃疡病，以及慢性肺结核、胸膜炎、颈淋巴结结核、结核性腹膜炎、失眠、感冒、肾盂肾炎、中耳炎、腮腺炎、头疮、紫斑病等疾病。

医案选录：肖某，女，34岁，1990年6月9日就诊。患慢性乙型肝炎3年余，上周化验肝功，TTT12U，GPT320U，澳抗阳性。主诉：纳差，腹胀，便溏每日3～4次，周身乏力，尤以双下肢酸软为甚，两胁作痛，而右胁明显。手指发麻，月经先后无定期，晨起口苦特甚，虽漱苦味不减，且口干欲饮。望诊舌淡苔白，舌边红，切其脉，左脉沉弦，右脉缓而无力。证属胆热脾寒，治以清肝温脾。方药：柴胡姜桂汤。柴胡16g，黄芩6g，桂枝10g，干姜10g，花粉12g，牡蛎30（先煎），炙甘草10g。7剂，每日2次，水煎服。服药5剂后大便溏泄消失，胁痛、口苦亦好转，效不更方，继7剂并佐入茵陈15g，土茯苓12g，凤尾草15g。先后20余剂，诸症消失，月事定期而至，饮食、精神转佳。1月后复查肝功，GPT、TTT已恢复正常。

王洪延.刘渡舟教授运用柴胡桂枝干姜汤治验2则 [J].北京中医杂志，1993（2）：47

四、柴胡加龙骨牡蛎汤证

【原文】

伤寒八九日，下之，胸满烦惊，小便不利，谵语，一身尽重，不可转侧者，柴胡加龙骨牡蛎汤主之。（107）

柴胡加龙骨牡蛎汤方

柴胡四两　龙骨　黄芩　生姜（切）　铅丹　人参　桂枝（去皮）　茯苓各一两半　半夏二合半（洗）　大黄二两　牡蛎一两半（熬）　大枣六枚（擘）

上十二味，以水八升，煮取四升，内大黄，切如碁子①，更煮一两沸，去滓，温服一升。本云：柴胡汤，今加龙骨等。

【词解】

①碁（qí）子：碁，汉代棋子，今有出土文物可见，小者3～

5cm³，大者约 20cm³。

【释义】

本条论述太阳病因误治邪陷，邪气弥漫，虚实夹杂，表里俱病变证的证治。伤寒八九日，若表证仍在，仍当发汗，即令病邪传里，亦当观其脉证，随证治之。今表证未罢，而误用攻下之法，使病邪内陷，而正气受伤。邪陷少阳，则胸满而烦。少阳相火上炎，致使胃热亢盛，胆胃之火上扰神明，故见烦惊谵语。胆与三焦均属少阳，病变常能相互影响，胆气郁结，疏泄失常，则三焦因而不利，决渎失职，故小便不利。身重乃阳气内郁，不得宣达而充实于肢体所致。本证意在突出一个"惊"，即惊恐不安。这是一精神症状，常表现为胆小怕事、易惊易恐之象。按中医"形神合一"的观点，此症与胆的关系十分密切。邪犯少阳，胆气郁滞，胆火上炎，心神被郁，故用柴胡加龙牡汤和解少阳，通阳泄热，重镇安神。

本方由小柴胡汤加减变化而成。因病入少阳，故治以小柴胡汤，以和解枢机，扶正祛邪。加桂枝以通阳，大黄泄热清里，龙骨、牡蛎、铅丹重镇理怯而安神明。铅丹有毒，不可久用，或用生铁落、磁石、琥珀粉、珍珠粉等代之，亦有效验。茯苓宁心安神，与桂枝合用又可通阳化气利水。因邪热弥漫于全身，故去甘草之缓，以专除热之力，使表里错杂之邪，得以速解。

【临床应用】

柴胡加龙骨牡蛎汤现代临床用以治疗多种精神疾病、神经系统疾病、心血管疾病，如癫痫、精神分裂症、神经官能症所致不寐、高血压、甲状腺机能亢进和梅尼埃病等疾病。

医案选录：翁某，女，38 岁，2007 年 12 月 13 日就诊。患顽固性失眠 10 余年，问其故，乃因婆媳长期不和，后婆婆因病去世，自此患者经常梦见婆婆，恐慌害怕，渐至失眠。刻下表现为入睡困难，每于睡前床榻上辗转反侧，难于入眠，即使小睡一阵儿，夜里两点半必醒，醒来不能再入睡，甚至彻夜不眠。心中时有恐慌感，一人不敢在家居住。伴有左耳轰响，其轰响节奏与心跳一致，令患者烦躁不安。白日不时左眼皮跳动。饮食尚可，大便 3 日一行，并不干燥，夜尿偏多，每夜 3～4 次。月经每次提前 4～6 天，量少。舌苔黄白相间，脉弦滑。辨证为少阳气郁，火伏于内，夹痰浊内扰，处以柴胡加龙骨牡蛎汤合交泰丸，开郁散火，化痰安神：柴胡 15g，黄芩 10g，法半夏 15g，党参 10g，桂枝 10g，熟大黄 6g，茯苓 30g，生龙骨 30g，生牡蛎 30g，黄连 10g，肉桂 3g（后下）。7 剂，水煎服。并前 3 日配服珍珠粉 3g，琥珀粉 2g，朱砂粉 1g，每晚临睡前半小时冲服。1 周后复诊，患者述自第三夜晚开始，每晚能寐 4～5 小时，而且若半夜醒来，亦能再睡。左耳轰响几无。停服冲剂，仍以上方加夜交藤 18g，连服 21 剂，睡眠能达 6～7 小时，左耳鸣响及眼皮跳动均消失。再予前方加减 14 剂巩固。

陈明.柴胡加龙骨牡蛎汤证解读及运用 [J].中华中医药杂志，2015，30（10）：3422

第四章　辨太阴病脉证并治

太阴病是三阴病的初始阶段，为脾阳不足，运化失职，寒湿阻滞，升降失常所导致的疾病。

太阴包括手、足太阴两经和肺、脾两脏。但从太阴篇来看，主要是论述足太阴脾的病变。足太阴脾经起于足大趾内侧端，上行沿小腿内侧，交厥阴经之前，沿大腿内前侧上行，入腹，属脾络胃。由于经络相互络属的关系，使足太阴脾与足阳明胃互为表里。脾胃为人体气机升降之枢纽，脾主升，胃主降，脾以升为健，胃以降为和，脾胃协调，则清阳得升，浊阴得降，水精四布，五脏得荣。若脾胃虚弱，或被邪气所犯，以致中阳不足，运化无力，寒湿内停，升降失常则形成太阴病。

太阴病的成因大致分为三种情况：一是六淫之邪（主要是寒湿之邪）直接侵犯中焦，或七情中的忧思伤脾，或饮食劳倦所伤，从而使脾胃虚弱，运化失职；二是先天禀赋不足，脏气虚弱，脾之阳气不足而自病；亦可因脾胃素虚，复被邪气所犯而发病；三是三阳病失治误治，损伤中阳，脾胃受损从而转为太阴病。

太阴病证以太阴病提纲证为主，以腹满而吐，食不下，自利益甚，时腹自痛，且自利不渴为基本表现。

太阴病的治疗，仲景提出"当温之"的治疗大法，即太阴病当温中祛寒、健脾燥湿，用理中丸、四逆汤一类方剂治疗。

太阴病的转归主要有以下三个方面，一是经过恰当治疗或自身阳气恢复，其病得愈。二是太阴病过用温燥，或寒湿久郁化热，阳复太过，由太阴转出阳明。三是病邪内传，太阴病由于失治误治，阳衰加重，病邪又可传入少阴或厥阴，病情恶化。

第一节　太阴病总纲

【原文】

太陰之為病，腹滿而吐，食不下，自利益甚，時腹自痛。若下之，必胸下結硬①。（273）

【词解】

①胸下结硬：胸下，即胃脘部。胸下结硬，指胃脘部痞结胀硬。

【释义】

本条为太阴病的提纲证。脾阳虚弱，失于温煦运化，寒湿阻滞，中焦气机壅滞故生"腹满"。脾阳不振，中焦升降失职，脾气不升，寒湿下注则下利。胃气不降，浊阴上逆则"吐"。脾虚健运失职，则"食不下"。"自利益甚"中自利是指自发的下利，非误治而来。"益甚"是指脾虚寒湿证若失于治疗，脾虚不复，中阳虚弱日益加重，其下利也逐渐加重。中焦阳虚，寒凝气滞，腹失温养，故致"时腹自痛"，常表现为腹痛时作时止，喜温喜按，这是太阴虚寒腹痛的特点。

阳明病与太阴病皆可见腹满疼痛，但两者性质截然不同，其鉴别要点是：太阴虚寒者，满、痛、吐、利可同时发生，而且腹痛时作时止，喜温喜按；虽见吐下而腹满痛不减，反而日增，余证也有随之加剧之象。阳明实热者，腹满、痛不减，减不足言，大便秘结，下之则大便得通，满、痛即减，余证也随之减轻或解除。四诊详参，二者不难鉴别。若因其腹满而错辨为阳明腑实证，误用下法，则使脾阳更伤，寒湿不通，结于胸下，故胸下结硬。此亦为提示太阴病的治疗禁用苦寒攻下。非但如此，汗、吐、和解、清下、攻逐等法，亦在禁例。

以上症状概括了太阴病的基本证候特征，反映了脾阳虚弱、寒湿内盛、升降失常的病变本质，故为太阴病提纲证。

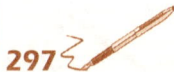

第二节　太阴病证

一、太阴病脏证

【原文】

自利不渴者，属太阴，以其藏有寒①故也。当温之，宜服四逆辈②。（277）

【词解】

①脏有寒：指脾脏虚寒。

②四逆辈：辈，作"类"字解。四逆辈，指四逆汤一类方剂，包括理中汤。

【释义】

本条论述太阴脏寒证的主症、病机和治则。"自利"，是指未经误治，唯因寒湿下注而自然下利。"不渴"，是太阴虚寒证的本质反映，以其寒湿内盛，弥漫三焦，故虽利而不渴。"自利不渴"，不仅与热性下利迥别，而且有别于少阴病的"自利而渴"，是太阴虚寒证的辨证要点。

"自利"一症，太阴、阳明、少阴均可见，临证当注意鉴别。太阴下利为脾胃虚寒，运化失职，水谷混杂于下形成。故其下利多为溏泄，也可见不消化食物。因中焦虚寒，此类病证多数伴有腹满，乏力，胃脘隐痛，口淡乏味而不渴，脉迟，苔白润滑。少阴下利多为完谷不化、清稀，常伴有四肢不温，畏寒怕冷，腰膝酸冷，面色少华，舌质淡胖、舌苔白滑。以上两证均属虚寒，但以后者为重。阳明下利，因阳明邪热下迫大肠，热伤津液，形成热结旁流，而见下利清水、色纯青，多伴有口渴喜饮，舌质红，舌苔黄等。

太阴虚寒证是由脾脏虚寒，寒湿内盛所致，故其治取"当温之"，即温中散寒、健脾燥湿之法，方药选用"四逆辈"。四逆辈者，包括理中汤、四逆汤一类方剂。此法既示人规矩，又示人灵活。因其"脏有寒"，总须温散，此即规矩。然脾肾二脏，乃先、后天之根本，且为火土相生关系，若其病尚轻，中宫不运者，自宜理中汤；若病重者，不惟土虚，且火不生土，则宜四逆汤加减化裁，以补火生土，是量其轻重缓急，以为方药之变化。

理中汤（又名人参汤，方见《伤寒论·辨霍乱病脉证并治》），由人参、白术、干姜、炙甘草组成。方用人参、炙甘草补脾气之虚，干姜、白术扶中阳以化寒湿之邪。本方既可做丸服，也可用汤剂。服后片刻服热稀粥一碗，腹中由冷转温则病愈；如不温，可继续服药。若下利寒甚，属脾肾两虚的，可再加附子，兼温少阴肾阳。

【临床应用】

太阴下利包括现代的慢性肠炎、结肠炎等慢性泄泻与消化不良等疾病。这类疾病，临床表现以便溏纳呆，腹时满时痛反复发作，面色萎黄，口淡不渴，舌苔白滑为主症。与本条所论的太阴下利证及太阴病提纲证基本相似，故可以此论治，临床上往往获效。

医案选录：崔某，男，5岁，呕吐，泄泻，高热来势凶猛，延诊。热退吐止，仍泻，有轻中度脱水，建议转院。治疗7日，脱水纠正，但泄泻仍作，到某医院治疗14日，泄泻未瘥。出院延余诊，症见神倦体倦，面色苍白，四肢不温，口不渴，大便清稀，舌淡，苔白，脉沉弱迟。辨证为脾胃虚寒，治宜温中祛寒、补益脾胃，拟理中汤加味。处方：人参5g，炒白术10g，炮干姜5g，炙甘草3g，炮附子5g，肉桂3g(另包)，砂仁3g，茯苓10g，日1剂，水煎服，连服2剂而愈。

崔兆兰，理中汤的临床应用 [J]. 河北中医，2000（9）：686

二、太阴病经证

【原文】

本太陽病，醫反下之，因而腹滿時痛者①，屬太陰也，桂枝加芍藥湯主之；大實痛②者，桂枝加大黃湯主之。（279）

桂枝加芍藥湯方

桂枝三兩（去皮） 芍藥六兩 甘草二兩（炙） 大棗十二枚（擘） 生薑三兩（切）

上五味，以水七升，煮取三升，去滓。溫分三服。本云：桂枝湯，今加芍藥。

桂枝加大黃湯方

桂枝三兩（去皮） 大黃二兩 芍藥六兩 生薑三兩（切） 甘草二兩

（炙） 大枣十二枚（擘）

上六味，以水七升，煮取三升，去滓。温服一升，日三服。

【词解】

①腹满时痛：指腹满疼痛，时轻时重，时作时止。

②大实痛：指腹满疼痛较甚，拒按，难以缓解，大便不通。

【释义】

本条论述太阳病误下邪陷太阴经的证治。本为太阳表证，治当发汗解表，不可用下法，今医反下之，误下而损伤脾气，脾络不和，气机不畅，故出现腹满疼痛，时轻时重，时作时止，喜温喜按之见症。这表明病邪已由太阳转属太阴经，治宜桂枝加芍药汤通阳和脾，缓急止痛。若出现腹满疼痛，拒按，难以缓解，大便不通者，即所谓"大实痛"，乃兼有有形实邪，气机郁滞，虚中夹实，治宜桂枝加大黄汤，和脾止痛兼通实滞。

本条"腹满时痛"与太阴病提纲证"腹满而吐，食不下，自利益甚，时腹自痛"有所不同。两者虽同属太阴，彼则脾虚寒湿内盛，故除腹满时痛外，还见食不下，呕吐，以自利为甚，寒湿显著，是以宜理中汤类温中健脾以散寒；本证为邪气初入太阴，脾络不和，气机不畅，故重在腹满时痛，而寒湿不显，亦不下利，故用桂枝加芍药汤以通阳和脾，缓急止痛；"大实痛"，是形容腹痛剧烈、拒按等症状，是虚中夹实，比"腹满时痛"为重，可伴便秘之症，乃脾络瘀滞较甚，不通则痛所致，故在上方基础上加大黄二两，增强化瘀通络导滞之功。

桂枝加芍药汤，是由桂枝汤原方倍用芍药组成，虽只有一味药量不同，方义却有很大差别。本方用桂枝、甘草相配，辛甘合化，通阳益脾；生姜、大枣补益脾胃；倍芍药取其双重作用，一者与炙甘草配伍，酸甘化阴，能缓急止痛，再者活血和络，经络通则满痛止，适用于太阴腹满时痛证。

桂枝加大黄汤，即桂枝加芍药汤再加大黄而成。加大黄亦有双重作用，其一因气血经络瘀滞较甚，腹满痛较重，故加大黄增强其活血化瘀、通经活络之功；其二因气滞不通亦可导致大便不行，加大黄能导滞通便，邪气去则络脉和，其病自愈。

【临床运用】

桂枝加芍药汤主要用于脾虚脉络不和之腹痛、肠炎、菌痢、病后阴亏便结、食物中毒等病证。桂枝加大黄汤主要用于脾虚实邪阻滞之腹痛、便秘、肠炎、荨麻疹等病证。

医案选录：王某，男，46岁。曾患菌痢，经西医治疗而愈，未几又发，成慢性痢疾。大便每日少则三四次，多则五六次，来势甚急，常不及入厕。大便时里急而后重，有不尽之感。便不成形，有红白黏液，腹痛而肠鸣。在下利之前，自觉有物从上往下撞击肠道，则大便急下，不能片刻等待。然饮啖尚无可言。观其所服之药，如养脏汤之温，芍药汤之寒皆无效。切其脉沉弦滑，舌苔白而质红。细审此证，属于脾胃阴阳失调，气血为之不利所致。夫脾为阴胃为阳，脾阴胃阳得和，则寒暄相宜，升降谐顺，则何病之有？今脾胃阴阳失和，中焦气血为之乖戾，则脾虚而不升，胃虚而不降，土气不和，则木气必郁，是以腹痛而下利。阴阳两乖，肝木乘之，故寒热之药皆无效。治当调和脾胃气血，并平肝木之急而于土中泄木为得。桂枝9g，白芍18g，生姜、炙甘草各9g，大枣12枚。此方服两剂，下利减至二三次，肠鸣消失，腹亦不痛。照方又服3剂，从此而愈。

刘渡舟.伤寒挈要 [M].北京：人民卫生出版社，1983

于某，男，50岁。三天来感冒发热38.3～38.4℃，身冷有汗，恶寒后则身热，虽经服用感冒冲剂、银翘解毒丸、复方阿司匹林等，仍不愈，大便已2日未排，腹部胀满，查其舌苔薄黄，脉仍浮紧，随取桂枝加大黄汤加味：桂枝10g，白芍12g，甘草6g，生姜10g，大枣4枚，酒大黄9g，麻黄10g，杏仁10g。越2月余，来治胃痛时云：上药服1剂后，汗出排便，热退身爽，服2剂诸症消失而愈。

王占玺.张仲景药法研究 [M].北京：科学技术文献出版社，1984

第五章　辨少阴病脉证并治

少阴病是外感病发展过程中的危重阶段。病至少阴，心肾阴阳气血俱虚，以全身性虚衰为主要特征。其病位在里，病性多属阴、属虚、属寒。

少阴包含心、肾二脏以及手少阴心经、足少阴肾经。心为君主之官，主血脉、主神明、主火。肾为先天之本，主藏精、主水。心火在上，肾水在下，在正常状态下心火下温肾水，使肾水不寒；肾水上济心火，使心火不亢，从而维持人体阴阳平衡，此为水火既济、心肾相交。少阴病，若心肾水火平衡失常，则会出现水火偏亢的寒化或热化证候。

少阴病的成因有两个方面：其一，为他经传变而来。若三阳病或太阴病失治发生传变，病邪深入而发为少阴病；因太阳、少阴互为表里，若正虚而太阳病外邪循表里经内传易入少阴，所谓"实则太阳，虚则少阴"。其二，为外邪直中少阴。若人体肾阳虚衰或年高体弱，外邪可直中少阴而发病。

少阴病以"脉微细，但欲寐"为辨证纲领，体现了少阴病心肾阴阳俱虚的特点，而尤以肾阳虚衰为主。

少阴病的证候表现主要有三种类型：其一，少阴寒化证。因肾阳虚衰，阴寒内盛，临床症见无热恶寒，蜷卧倦怠，下利清谷，脉微细等一派虚寒之象。其二，少阴热化证。因肾阴不足，心火亢盛，心肾不交，临床症见心烦，不得眠，舌红少苔，脉细数等阴虚火旺之象。其三，少阴阳郁证。因少阴为三阴之枢机，少阴枢机不利，阳气内郁，则症见阳郁四逆。

少阴病寒化证，治宜回阳救逆，方用四逆汤；少阴病热化证，治宜育阴清热，方用黄连阿胶汤；少阴病阳郁证，治宜调畅气机，透达郁阳，方用四逆散。

少阴病的转归与体质强弱、感邪程度、治疗妥否有密切关系。少阴病多属危重病证，治疗及时，病可转危为安，但由于本病涉及人体根本，与他经病相比，预后多不良。尤其是少阴寒化证，阳气的存亡，常常是决定预后的关键，其基本规律是阳回则生，阳亡则死。

第一节　少阴病总纲

一、少阴病提纲

【原文】

少陰之為病，脈微細，但欲寐①也。（281）

【词解】

①但欲寐：想睡而睡不实，似睡非睡，萎靡不振的状态。

【释义】

本条论述少阴病的辨证提纲。少阴包含了手少阴心及足少阴肾，心主血脉，主神明，属火；肾藏精，内寓真阴真阳，属水。少阴病，心肾虚衰，常表现为阴阳俱不足。本条形象描述了邪气传入少阴心肾出现的典型症状。阳气虚衰，鼓动无力导致脉势微小，故见脉微；阴血亏虚，无法充盈脉道而出现脉形细小，故见脉细；若脉微细，则提示阴阳俱虚，病情危重。病至少阴，心肾虚衰，肾藏精、心藏神功能受扰，则精神萎靡、体力衰惫不振而出现但欲寐。

本条证候反映了全身虚衰之象，体现了少阴病的基本征象，故为少阴病提纲证。

二、少阴病治禁

【原文】

少陰病，脈細沉數，病為在裹，不可發汗。（285）

【释义】

本条论少阴病禁用汗法。少阴病，见脉细沉数，有主寒主热之不同。若阳虚阴盛，阳为阴格，其证或有发热，切不可用麻黄细辛附子汤发汗，因其阴寒在里，虚阳外越，而非"两感"之证；若阴虚火旺，而见发热，亦不可发汗解表。无论阳虚或阴虚，强发少阴之汗，必生亡阳阴竭之变，故少阴病禁汗。

【原文】

少陰病，脉微，不可發汗，亡陽故也；陽已虛，尺脉弱濇者，復不可下之。（286）

【释义】

本条论少阴阳虚禁汗，阴阳两虚又不可攻下。微脉是极细极弱，似有似无之脉，主阳气大虚。"少阴病，脉微"，说明少阴心肾阳气虚衰，误汗则虚阳随汗外越，恐有亡阳之变，故不可发汗。尺脉候里、候肾。"尺脉弱涩"，即尺脉涩而无力，主阴血亏虚，不能充盈脉道。"阳已虚"，是承上本条上半句而言，即患者不仅阳虚，阴津亦亏，下之既竭其阴，又伤其阳，故汗、下均应禁忌。

第二节　少阴病证

一、少阴寒化证

（一）辨证要点

【原文】

少陰病，欲吐不吐①，心煩，但欲寐。五六日自利而渴者，屬少陰也，虛故飲水自救。若小便色白②者，少陰病形悉俱。小便色白者，以下焦虛有寒，不能制水，故令色白也。（282）

【词解】

①欲吐不吐：想吐又无物可吐。

②小便色白：小便颜色清。

【释义】

本条论述少阴寒化证的病机及辨证要点。心肾阳气虚衰，则表现为少阴寒化证。"肾者，胃之关也"，少阴为病，肾虚及胃，肾阳不足常致胃阳虚衰，中焦气机升降紊乱，胃气失于通降，浊阴上泛则欲吐不吐。阴寒盛于下，虚阳扰于上则心烦。阳虚心神失养则但欲寐。肾阳虚衰无以温暖脾阳，火不暖土则脾之清阳不升，故而自利。肾阳不足，津液失于布达，无力蒸化津液以上承于口，故而口渴。欲饮水自救则提示体内阴津有所缺乏，与同为虚寒下利的太阴下利不渴相鉴别，提示本证病位及肾，阳虚更甚，不能蒸化津液。"小便色白"是作为口渴寒热属性的鉴别要点，《素问·至真要大论》云"诸病水液，澄澈清冷，皆属于寒"，小便色清是少阴寒化证的辨证关键。

本条所论内容对于指导少阴寒化证的辨证极为重要。首先列举了少阴寒化证的辨证要点，即欲吐不吐，心烦但欲寐，自利而渴，小便色白等。又阐释了少阴寒化证的病机，即"下焦虚有寒"。此外，本条还暗含了多种鉴别诊断，如少阴病"欲吐不吐""自利而渴"，可与太阴病"腹满而吐""自利不渴"相鉴别；少阴寒化证"心烦，但欲寐"可与少阴热化证"心中烦，不得卧""心烦不得眠"相鉴别；少阴寒利"自利而渴""小便白"可与厥阴热利"热利下重"相鉴别。

（二）辨治证候

1.麻黄细辛附子汤证

【原文】

少陰病，始得之，反發熱，脈沉者，麻黄細辛附子湯主之。（301）

麻黄細辛附子湯方

麻黄二兩（去節） 細辛二兩 附子一枚（炮，去皮，破八片）

上三味，以水一斗，先煮麻黄，減二升，去上沫，内諸藥，煮取三升，去滓，温服一升，日三服。

【释义】

本条论述少阴病阳虚兼表证的证治。少阴主里，少阴病以阳虚阴盛为特点，因阳虚温煦与推动之力减弱，阴寒之气相对偏盛，常呈现一派虚弱寒冷之象。此时应无表证，多不发热，倘若发热，其原因可能有二：或为病深寒热格拒而虚阳外越，或为少阴病感受外邪。条文中提到始得少阴病即发热，即可排除少阴病虚阳外越的可能，判断为初病少阴兼表证，可以推测除了发热还应有恶寒、无汗、体痛等外感表证。太阳表证之发热恶寒常伴脉浮，而本条脉沉则为阳虚里寒之脉象，是为虽外感表邪，但里虚阳衰，气血不充，阳气无力鼓动脉搏，故脉沉不浮，提示了病位亦在少阴，不同于单纯太阳表证。太阳主表，少阴主里，太阳膀胱经与少阴肾经互为表里，表里两经邪气相传，出现既有表证之症又有里证之脉，风寒之邪中太阳不解而少阴里阳已虚，故此病为表里同病，谓之"太少两感"。少阴外感常以扶正为要，但本条虽病入少阴，却未出现呕吐、下利、四肢厥逆等里虚甚寒之象，是故阳气虽虚，却仍可勉强抗邪发热，可推断邪未深、阳虽虚不甚，因此治疗无需首温里阳，此时初病邪浅，选用温阳解表，表里兼治之法即可。治疗当用温剂微微发汗以散邪，方用麻黄细辛附子汤治疗太阳少阴两感证。

麻黄细辛附子汤方中麻黄发汗解表以散太阳邪气，开腠理以治疗太阳表实证，因势利导，使汗出则热自退。附子温经散寒以助太阳祛邪，顾护元气以治疗少阴病证。细辛味辛性温，温经发散，既可走太阳助麻黄解表，又可入少阴助附子温阳，效同枢纽，同时针对太阳、少阴病证发挥功用，是治疗太阳少阴两感的一味良药。细辛使麻黄不至于发散太过，两药合用走而不守，扶阳过程中促进解表，解表的同时又能够不损伤阳气。麻黄与附子相配，在发散寒邪时也补少阴肾气。三药合用，两经兼顾，共奏温阳发汗解表之效。

【临床应用】

麻黄细辛附子汤现代临床广泛应用于治疗呼吸系统、循环系统、泌尿系统、运动系统以及妇科、儿科、五官科等多种疾病，如缓慢型心律失常、窦性心动过缓、病态窦房结综合征、虚人感冒、鼻炎、支气管哮喘、视神经炎、视神经萎缩、暴盲、暴喑、喉痹、睡眠障碍、月经后期、闭经、痛经、偏头痛、牙痛、三叉神经痛、咽痛、腰痛、坐骨神经痛、癌性疼痛等，辨证属肾阳虚兼表证者均可适用此方。

医案选录：宿某，男，86岁，1980年6月17日就诊。病已七八日，头疼身痛，但寒无热，流涕喷嚏，微咳不渴，纳谷不香，大便秘，小便清。曾服解热止痛片，汗虽出而症不减。查见舌质淡，脉沉细，体温39℃。诊为少阴表证。药用麻黄6g，制附子6g，细辛3g，水煎服。1剂诸症悉平。

田仁德. 麻黄附子细辛汤证三则 [J]. 山东中医杂志，1984（2）：41

2. 麻黄附子甘草汤证

【原文】

少陰病，得之二三日，麻黄附子甘草湯，發微汗。以二三日無證①，故微發汗也。（302）

麻黄附子甘草湯方

麻黄二两（去節）　甘草二两（炙）　附子一枚（炮，去皮，破八片）

上三味，以水七升，先煮麻黄一两沸，去上沫，内諸藥，煮取三升，去滓，温服一升，日三服。

【词解】

①无证：《金匮玉函经》及《注解伤寒论》均作"无里证"，指无明显虚寒里证。

【释义】

本条论述少阴病阳虚兼表证轻证的证治。少阴病寒化本质为阳虚里寒，外感多热势不甚，且传变迅速，随即入里，而此时病二三日未出现呕利、厥逆、躁烦等症状，可推断阳虚程度很轻。少阴病过用汗法恐亡阳，而此时里虚寒证不重，且表证亦轻，故可治以温阳微汗解表之法。

麻黄附子甘草汤为麻黄细辛附子汤去细辛加炙甘草而成。细辛性辛温，发散力强，因本证里虚程度较第301条轻，若仍选用细辛则温性太过，故无需细辛温阳之用。取炙甘草甘缓之性，培土和中以顾护正气，且不伤阴津，同时稍缓麻黄之力，不至于辛散太过，微微发汗以使邪去正安。麻黄发越表寒，附子驱内外之寒，炙甘草甘缓和中，三药同用共奏温阳发表之功。麻黄附子甘草汤发汗力之轻，属少阴发表轻剂。以方测证，本条相较于麻黄细辛附子汤证阳虚势轻，两者相较，类比少阴病麻黄细辛附子汤之于太阳病麻黄汤，发汗之力强，为少阴发汗峻剂；少阴病麻黄附子甘草汤之于太阳病桂枝汤，发汗力缓，为少阴发汗缓剂。

第301条与本条均为少阴病的初始阶段，"无里证"实为辨证要点，仍可采用发散的治法。如随着疾病的发展，若病邪仍未解，少阴病进入下一阶段，出现明显的里虚寒证，则应当先回阳救逆，如第92条："若不差，身体疼痛，当救其里，宜四逆汤。"

【临床应用】

麻黄附子甘草汤用于少阴阳虚兼表，病势轻缓，症状与麻黄细辛附子汤证相似但较之轻浅者。现代临床常用本方治疗支气管哮喘、肺源性心脏病、冠心病、心律失常、病态窦房结综合征、慢性心功能不全、急慢性肾炎、遗尿、关节疼痛、低热、偏瘫、嗜睡等辨证属肾阳素虚，感受外邪，且正虚不甚者。

医案选录：余尝治上海电报局高君之公子，年五龄，身无热，亦不恶寒，二便如常，但欲寐，强呼之醒，与之食，食已，又呼呼睡去。按其脉，微细无力。余曰：此仲景先圣所谓少阴之为病，脉微细，但欲寐也。顾余知治之之方，尚不敢必治之之验，请另乞诊于高明。高君自明西医理，能注射强心针，顾又知强心针仅能取效于一时，非根本之图，强请立方。余不获已，书：熟附片 2.4g，净麻黄 3g，炙甘草 3g。与之，又恐其食而不化，略加六神曲、炒麦芽等消食健脾之品。次日复诊，脉略起，睡时略减。当与原方加减。五日，而瘀疹出，微汗与俱。疹密布周身，稠逾其他瘀孩。疹布达 5 日之久，而胸闷不除，大热不减，当与麻杏甘石重剂，始获痊愈。1 月后，高公子又以微感风寒，复发嗜寐之恙，脉转微细，与前度仿佛。此时，余已成竹在胸，不虞其变，依然以麻黄附子甘草汤轻剂与之，4 日而藏。

曹颖甫 . 经方实验录 [M]. 上海：上海科学技术出版社，1979

3. 附子汤证

【原文】

少陰病，得之一二日，口中和①，其背惡寒者，當灸之，附子湯主之。（304）

少陰病，身體痛，手足寒，骨節痛，脈沉者，附子湯主之。（305）

附子湯方

附子二枚（炮，去皮，破八片）　茯苓三兩　人參二兩　白朮四兩　芍藥三兩

上五味，以水八升，煮取三升，去滓，溫服一升，日三服。

【词解】

①口中和：口中无异常感觉，无口燥、口苦、口渴等症。

【释义】

上述两条论述少阴病寒湿身痛的证治。第 304 条"得之一二日"提示在少阴病初期，口中和即提示无热象，故背恶寒排除阳明热证。因背为督脉循行部位，督脉主一身阳气，寒湿阴邪易损伤人体阳气，督脉最先受之。另外足太阳膀胱经脉与足少阴肾经脉互为表里，少阴肾阳虚寒，则督脉、膀胱经所循行的后背便出现恶寒。此里寒而正气大虚，不能与邪相争，表里皆虚，少阴病初期即背恶寒。阳已虚甚，需见微知著，积极救治，此时治疗除汤药外应当施以灸法，以激发经气，温养通脉，避免阳气衰败的情况发生。

少阴肾阳虚衰，寒性凝滞，经脉不利，不通则痛，故出现身体痛、骨节痛。肾阳虚衰，四末失于温养，故手足寒；阳虚湿遏故脉沉。身体痛、骨节

痛，若同时出现发热、脉浮紧为麻黄汤证，而本证还表现为手足寒、脉沉，为少阴虚寒的征象。因此两者身体痛有阴阳、虚实、表里之异，需加以区分。本证病机为肾阳虚衰，寒湿内盛。常见症状有背部恶寒，身体疼痛，骨节疼痛，手足寒凉等，治疗采用温阳散寒除湿之法，方取附子汤。

附子汤中附子为君以温经扶阳，散寒止痛；人参大补元气，助附子温阳以祛寒邪；茯苓、白术健脾以除湿；芍药，《本经》记载可"除血痹"，配伍附子、白术可和营血而疏通血脉痹阻。气虚者补之以甘，气寒者补之以辛，甘辛合用，助正气而散阴邪，其中附子辛以散寒，人参、茯苓和白术甘以补阳，白芍酸敛阴气、和营血，在一众刚药中发挥柔缓之性。诸药合用，共奏温经扶阳、散寒除湿之功。此方以附子名方，更说明温补阳气的作用，是少阴固本御邪之剂。

【临床应用】

附子汤的现代临床运用适用范围非常广泛，其适应证几乎涵盖了所有系统的疾病，其中以消化系统、风湿免疫系统及妇科疾病多见。现代临床主要将附子汤应用于风湿性关节炎、风湿性肌肉疼痛、习惯性流产、妊娠腹痛、妊娠中毒症、慢性盆腔炎、慢性附件炎等，辨证属于阳虚寒湿证者。

医案选录：患者，男性，41岁。胃痛已2年，近半年来加剧，发作转频，每餐食少。恶性贫血，羸瘦，弱于步行，经治稍愈，须3、4日一行。近日来每夜感左半身麻痹，骨节疼痛，彻夜难眠，头晕心悸，面㿠唇淡，手足寒冷。舌苔淡薄，脉沉细弱。方用：炮附子15g，白芍10g，茯苓10g，白术12g，党参12g。服药1剂，痹除痛减，头晕、心悸亦减，大便乃畅行。续服3剂而痛止。

张志民.伤寒论方运用法[M].杭州：浙江科学技术出版社，1984

4.桃花汤证

【原文】

少陰病，下利便膿血者，桃花湯主之。（306）

少陰病，二三日至四五日，腹痛，小便不利，下利不止，便膿血者，桃花湯主之。（307）

桃花湯方

赤石脂一斤（一半全用，一半篩末） 乾薑一兩 粳米一升上三味，以水七升，煮米令熟，去滓，温服七合，内赤石脂末方寸匕，日三服。若一服愈，馀勿服。

【释义】

上述两条论述了少阴虚寒下利便脓血、滑脱不禁之证。下利、便脓血，当辨病性之寒热、虚实。少阴病脾肾阳衰，火不暖土，统摄无权，滑脱不禁，故下利不止。少阴病脾肾阳衰，统摄无权而络脉不固，致血不循经，溢出脉外而便脓血。少阴病二三日至四五日，寒邪内入，阳虚寒滞，故腹痛。阳气虚弱，气化失司，故小便不利。临证所见，应是脓血混杂，血色暗淡，白多红少，兼见腹痛绵绵，喜温喜按，口淡不渴，舌淡苔白，脉沉弱等，并且无热性下利臭秽，里急后重，肛门灼热，口渴饮冷等症。

本证病机为脾肾虚寒，大肠滑脱，治疗采用温涩固脱之法，方取桃花汤。桃花汤为温中涩肠固脱之剂。其中以赤石脂涩肠固脱为主药，辅以干姜温里散寒复中阳，佐以粳米甘补正气益脾胃。三药合用，共奏温涩固脱之功。本方赤石脂一半入煎剂，长泡久煎，取温涩之用，一半研末入汤剂冲服，留着肠中，取其收敛之性。服药后应密切关注患者反应，下利止则停药，应中病即止，以防收敛太过闭门留寇。本方临床所用，非必定有脓血，大凡属于滑脱不禁，皆可应用。但对实邪未尽者，则非所宜。

【临床应用】

桃花汤适用于脾肾阳虚，滑脱不禁之下利，现代临床主要用桃花汤治疗慢性结肠炎、慢性痢疾、慢性阿米巴性痢疾、消化道出血、功能性子宫出血等疾病符合该证候者。

医案选录：胡某，男，68岁。患下利脓血，已1年有余。时好时坏，起初不甚介意。最近以来，每日利七八次，肛门似无约束，如厕稍迟，即便裤里，不得已，只好在痰盂里大便。其脉迟缓无力，舌质淡嫩。辨为脾肾虚寒，下焦滑脱之利。为疏：赤石脂60g（30g研末冲服，30g煎服），炮姜9g，粳米1大撮，煨肉蔻9g。服3剂而效，5剂而下利止。又嘱服用四神丸，治有月余而病愈。

刘渡舟．伤寒挈要 [M]．北京：人民卫生出版社，1983

5. 吴茱萸汤证

【原文】

少陰病，吐利，手足逆冷，煩躁欲死者，吳茱萸湯主之。(309)

吳茱萸湯方

吳茱萸一升(洗)　人參三兩　生薑六兩(切)　大棗十二枚(擘)

上四味，以水七升，煮取二升，去滓，溫服七合，日三服。

【释义】

本条为少阴阳虚，寒浊中阻的证治。少阴阳虚，下焦阴寒上逆犯胃，则胃寒气逆而呕吐；中焦升降失司，清阳不升则为下利；浊阴内盛，虚阳被郁不达四肢、阴阳之气不相顺接则手足逆冷；阴寒气盛而阳气虚衰，阳气内争，气机逆乱，故烦躁。本证为少阴病寒化证中出现了以胃寒气逆呕吐为主的证候，病机为少阴阳虚，寒浊中阻，上犯于胃。常见症状表现为呕吐，泄泻，四肢逆冷，烦躁欲死，治疗应温胃降逆止呕，选用吴茱萸汤。

吴茱萸汤为温中补虚，降逆止呕之剂。其中吴茱萸温胃暖肝，降逆止呕，为君药。人参甘温补中，为臣药。生姜为呕家圣药，大剂量用至六两以散寒止呕。大枣和中补虚，共为佐药。吴茱萸、生姜味辛温胃散寒，人参、大枣味甘补虚缓脾安中，诸药合用共奏温中祛寒、和胃降逆之功。吴茱萸汤温其中寒而吐利止、中气复，阴阳气顺接而手足逆冷及烦躁自止。本方辛甘相合，是治疗久寒呕吐之良方。

阳明病篇第243条也是选用吴茱萸汤，两者的病因、发病途径不同，但辨证都属于胃寒，故而选用的方药相同，正所谓"异病同治"之理。

【临床应用】

吴茱萸汤在现代临床中被广泛应用。消化系统如慢性胆囊炎、慢性胃炎、神经性呕吐、糖尿病胃瘫、小儿腹泻、胃及食管反流症、食管癌、胃下垂、消化性溃疡、幽门痉挛、瘢痕性幽门梗阻、顽固性呃逆等以呕吐涎沫为主要表现的疾病，或是痢疾、肠易激综合征、慢性肠炎等以腹痛腹泻为表现的疾病；循环系统和神经系统如心绞痛、高血压病、颅内高压性头痛、血管神经性头痛、习惯性头痛、顽固性头痛、肥厚性硬脑膜炎、结核性脑膜炎、病毒性脑炎、脑瘤、颅内水肿、梅尼埃病、抑郁症、焦虑症、癫痫、神经官能症，眼科疾病如急性结膜炎、急性充血性青光眼和急性视神经乳头炎等以头痛呕吐为表现的疾病，以及妇科如痛经、带下、反复流产、盆腔炎等，辨证为肝胃虚寒、浊阴上逆的疾病。

医案选录：有人病伤寒数日，自汗，咽喉肿痛，上吐下利，医作伏气。予诊之曰：此证可疑，似是之非，乃少阴也，其脉三部俱紧，安得谓之伏气？伏气脉必浮弱，谓非时寒冷，着人肌肤，咽喉先痛，次下利者是也。近虽有寒冷不时，然当以脉证为主，若误用药，其毙可待。予先以吴茱萸汤救之，次调之诸药而愈。

许叔微. 伤寒九十论 [M]. 北京：商务印书馆，1955

6. 真武汤证

【原文】

少陰病，二三日不已，至四五日，腹痛，小便不利，四肢沉重疼痛，自下利者，此為有水氣。其人或咳，或小便利，或下利，或嘔者，真武湯主之。（316）

真武湯方

茯苓三兩　芍藥三兩　白术二兩　生薑三兩（切）　附子一枚（炮，去皮，破八片）

上五味，以水八升，煮取三升，去滓，溫服七合，日三服。若咳者，加五味子半升，細辛一兩，乾薑一兩；若小便利者，去茯苓；若下利者，去芍藥，加乾薑二兩。若嘔者，去附子加生薑，足前成半斤。

【释义】

本条论述少阴阳虚水泛的证治。少阴病二三日不已，至四五日，邪气日深，肾阳日衰，制水无权，可致水气不化，泛溢为患。水泛上焦于肺，肺气上逆，则见咳嗽；水泛中焦于胃，胃气上逆则呕吐；水饮内渍于肠，则腹痛下利；水停下焦，阳虚气化不行，则见小便不利；水泛肌表，浸淫肢体，则见四肢沉重、疼痛。水饮内停，变动不居，内而脏腑，外而四肢，上中下三焦，无处不到，见症虽多，但总属肾阳虚衰兼水气为患，故用真武汤。

太阳病篇第82条的真武汤证与本条均属阳虚水泛，彼为太阳病过汗伤及少阴之阳而成，本条为少阴邪气益甚，肾阳日衰所致，虽病史各异，然病机相同，故治法与方药亦同。

本证与附子汤证均有四肢疼痛的症状，均为肾阳不足所致。本证以肾不制水为主，小便不利、四肢沉重是水邪致病的特点；附子汤证重在寒湿之邪凝聚，骨节疼痛、手足寒凉为明显，两者应注意鉴别。

真武汤为温里制水之剂，其中炮附子辛热，温补肾阳，使水有所主；白术甘苦温，健脾补中而燥湿，使水有所制；生姜辛温，温散水饮，使水有所散；茯苓走膀胱，淡渗利湿，使制水中有利水之道，导水下行；佐以芍药活血脉，利小便。附子配生姜散阴寒，茯苓、芍药共同利小便，白术健脾治水，芍药在四味燥烈药中发挥养阴敛阴和营之效，可制约刚燥之性，成为有制之师，治水同时以防药物过燥伤阴，为温经护营之法。如此三焦上下脏腑之水，肌肉腠理表里内外之水，皆可一役而去。若咳者，是水寒犯肺，加干姜、细辛辛以温之，以散水寒，加五味子酸以收之，以敛肺气；小便利则无需利水故去茯苓；下利甚者，是阴盛阳衰，芍药酸寒苦泄，故去之，加干姜以温里；若水寒犯胃而呕者，可重用生姜以和胃降逆，原方去附子，然附子为本方主药，临证可据实情而斟酌选用为宜。

附子汤与真武汤两方药物组成相近，皆用附子、白术、茯苓、芍药四味药物。不同之处为真武汤与附子汤相比，附子、白术剂量减半，配伍生姜，重在温散水饮；而附子汤附子、白术剂量较真武汤加倍，并配伍人参益气，重在温补阳气，散寒止痛。

【临床应用】

真武汤现代临床可应用于内科多系统及妇科、外科、儿科疾病等方面。如慢性肾小球肾炎、肾病综合征、糖尿病肾病、肾积水、心肾综合征、慢性心功能衰竭等以浮肿、体腔积液为表现的疾病；甲状腺机能减退症、更年期腹泻、更年期疲劳、更年期失眠等以功能低下为特征的疾病；慢性胃炎、慢性腹泻、肠易激综合征、产后泄泻、肠炎等以腹泻为表现的疾病；以及血栓闭塞性脉管炎、慢性支气管炎、慢性肾功能衰竭、肾结石、尿崩症、胃下垂、胃及十二指肠球部溃疡、胃切除后引起的"倾倒综合征"、便秘、便血、消化不良、经闭、白带过多、崩漏、产后水肿、乳汁不通、羊水过多症、慢性盆腔炎、梅尼埃病、不寐、双手震颤、流涎等疾病，辨证为肾阳虚衰，水邪泛滥者，治疗效果佳。

医案选录：于某，43岁，初诊1981年12月29日。阴道出血两月余，量多，曾于外院经用多种止血剂均无效。行诊刮术，病理报告："增生期宫内膜，有轻度增殖。"诊为"功能性子宫出血"。现症：阴道出血量多，呈黑褐色，未见血块，颜面四肢肿胀，小腹冷痛，小便不利，大便溏薄，面色㿠白，唇淡无华，舌淡胖有齿痕，苔白，脉沉细无力。治以温肾助阳，益火制阴法，真武汤治之。方药：炮附子、白术各10g，生姜6g，白芍、云苓各10g。服6剂，血止，阳气渐复，阴霾遂散，尿量遂增，颜面肢肿消，四肢转温，腹部冷痛好转，后以右归丸加减调治，于1982年1月22日、2月26日月经应期而至，其量适中，随访半年，月经正常。

韩桂茹.真武汤在妇科临床的应用 [J].辽宁中医杂志，1988（5）：29-30

7.四逆汤证

【原文】

少陰病，脈沉者，急溫之，宜四逆湯。（323）

少陰病，飲食入口則吐，心中溫溫欲吐①，復不能吐。始得之，手足寒，脈弦遲者，此胸中實，不可下也，當吐之。若膈上有寒飲，乾嘔者，不可吐也，當溫之，宜四逆湯。（324）

甘草二兩（炙）　乾薑一兩半　附子一枚（生用，去皮，破八片）

上三味，以水三升，煮取一升二合，去滓，分溫再服。強人可大附子一枚，乾薑三兩。

【词解】

①温温（yùn）：温，同"愠"，指心中自觉蕴结不舒。

【释义】

论述少阴病阴盛阳衰的证治。第323条描述了四逆汤证的脉象与应用急温之法，以脉代证，提示少阴病务必及时施治，避免延误病情。少阴病本属虚寒在里，加之脉沉，提示阴寒内盛，阳气虚甚，需尽快治以回阳祛寒，故而曰"急温之"。若不及时施治，则可能出现恶寒、呕吐、下利、四肢厥逆、但欲寐等症，严重者可能出现阴盛格阳甚至亡阳等危重证候，所以采用四逆汤也有既病防变的思想。

第324条论述了少阴阳虚寒饮内盛与胸中实邪阻滞的辨治。饮食入口则吐，心中温温欲吐，复不能吐，可同时见于少阴阳虚与实邪内阻于胸。若病初起，便见手足寒，脉弦迟，则提示为胸中有实邪，邪气阻于胸之证。实邪阻滞胸膈，气机不畅，致胃失和降，胃气上逆，故饮食入口则吐；胸中郁闷不舒，泛泛欲吐，但因实邪阻滞而又不能吐出，故欲吐而复不能吐；邪滞于胸中，郁遏阳气，使阳气不能布达四末，故手足寒；实邪内结，则脉象弦迟有力。此属实邪阻滞胸膈，气机上逆，虽邪气盛实，然病在上焦，不可攻下，"其高者，因而越之"，治则因势利导，采用吐法以祛除膈上实邪，可选用瓜蒂散一类的涌吐剂。若发病数日方见此证，且脉沉而微细，并非弦迟有力，则辨证为少阴肾阳虚衰之证。肾阳虚衰，气化不行，无力化寒饮，饮停于膈上，也可出现食入则吐等类似实邪阻滞于胸膈的症状，但一定会兼见脉微细、但欲寐等阳虚征象。肾阳虚失于温养脾阳，脾阳虚衰，脾胃失和，胃气不降，浊阴上逆则欲呕，而胃中又无物可吐而干呕。少阴寒化证之干呕，病机为肾阳虚衰，阴寒内盛，常伴见四肢厥逆、身冷恶寒、自利而渴、小便色白、脉微细、但欲寐等症。寒饮为标，阳虚为本，"当温之"，即用温肾回阳法以治之，宜选用四逆汤类温阳化饮。阳气回复，痰饮自化，其病可愈，此时尤其注意需辨明虚实盛衰，切不可冒然使用吐法，误治则更伤正气，加重病情。

四逆汤方中生附子入肾经，为温肾回阳之主药；干姜温阳散寒，以壮后天之本；炙甘草健脾益气，以资化源。三药合用，共奏回阳救逆、温补脾肾之功，为回阳救逆之代表方。本方主治少阴阳虚阴盛之四肢厥逆，故方名四逆。

【临床应用】

四逆汤广泛运用于内科多系统疾病的治疗。循环系统疾病如心力衰竭、休克、心肌梗死、完全性右束支传导阻滞、病态窦房结综合征等，呼吸系统疾病如肺气肿、肺心病、支气管哮喘等，消化系统疾病如急慢性肠胃炎、胃下垂、肝功能不全、肝硬化腹水等，泌尿系统疾病如慢性肾炎、尿毒症等，辨证属于阳气大虚，阴寒内盛者。

医案选录：唐某，男，75岁。冬月感寒，头痛发热，鼻流清涕，自服家存羚翘解毒丸，感觉精神甚疲，并且手足发凉。诊见患者精神萎靡不振，懒于言语，切脉未久，即侧头欲睡，握其两手，凉而不温。视其舌则淡嫩而白，切其脉不浮而反沉。脉证所现，此为少阴伤寒之证候。肾阳已虚，老怕伤寒，如再进凉药，必拔肾根，恐生叵测。法当急温少阴，与四逆汤。附子12g，干姜10g，炙甘草10g。服1剂，精神转佳。再剂，手足转温而愈。

陈明，刘燕华，李方 . 刘渡舟临证验案精选 [M]. 北京：学苑出版社，1996

8. 通脉四逆汤证

【原文】

少阴病，下利清谷，里寒外热，手足厥逆，脉微欲绝，身反不恶寒，其人面色赤，或腹痛，或干呕，或咽痛，或利止脉不出者，通脉四逆汤主之。（317）

通脉四逆汤方

甘草二两（炙） 附子大者一枚（生用，去皮，破八片） 干姜三两（强人可四两）

上三味，以水三升，煮取一升二合，去滓，分温再服。其脉即出者愈。面色赤者，加葱九茎；腹中痛者，去葱，加芍药二两；呕者，加生姜二两；咽痛者，去芍药，加桔梗一两；利止脉不出者，去桔梗，加人参二两。病皆与方相应者，乃服之。

【释义】

本条论述少阴病阴盛格阳的证治。下利清谷，手足厥逆，脉微，本属少阴寒化证的典型脉证，在此基础上又见脉微欲绝，则提示此证相较于一般少阴寒化证的阳气虚衰程度更甚，为真阳衰竭，病情危重。阳气虚极，阴寒内盛，阴盛格阳，产生阴阳格拒，致虚阳外浮，出现假热的现象，则身反不恶寒；虚阳浮于上则面色红赤，颜色嫩红，游移不定，区别于实热的阳明病"面合色赤"以及二阳并病阳气怫郁在表的"面色缘缘正赤"，需结合心烦、口渴、失眠、大小便等辨清真假寒热。若伴有脉象数而有力、小便短赤、大便干结则辨为真热；若伴有脉象微细，下利清谷，四肢厥逆则辨为假热。本证为里有真寒外有假热，故曰"里寒外热"，属阴盛格阳证。阴阳格拒，病势危重，复杂多变，可兼见许多或然症：阴寒内盛，凝聚于脾，络脉不通，则腹痛；寒邪犯胃，胃失和降，胃气上逆则干呕；虚阳上浮，扰及咽部则咽痛；阳虚衰微甚，阳气欲绝，则"脉不出"；下利过甚以致无物可下，则利止。

本证病机为阴寒内盛，格阳于外。常见症状为下利清谷，手足厥逆，脉微欲绝，身反不恶寒，面色赤。其中反不恶寒、面色赤等表现显示此证较四逆汤证危重，已阴阳格拒，若不及时施治，恐有阴阳离决之虞，恐四逆汤温阳之力不足，故治以破阴回阳、通达内外之通脉四逆汤。

通脉四逆汤与四逆汤的药物组成相同，但重用附子，倍用干姜，以大辛大热之药，急速破阴回阳、通达内外，消除阴阳格拒之势，回阳救逆之力大于四逆汤。面赤者加葱白宣通上下、通达阴阳，引阳气下行；腹痛者去葱加芍药酸甘缓急止痛；干呕者加生姜温胃降逆以止呕；咽痛者去芍药加桔梗升提以利咽止痛；利止脉不出者加加人参大补元气，益气养阴，复脉固脱。以上药物不列于主方之中，"病皆与方相应者，乃服之"，临证应根据病情选用相应的药物，兼症不同，则随症加减。

【临床应用】

现代临床常用通脉四逆汤治疗多系统疾病，如心动过缓、冠心病、心衰、休克、无名热、脑血管意外、急慢性肠胃炎、风湿性关节炎、痛风、脉管炎、静脉炎、雷诺氏病等，证属阴寒内盛，格阳于外者。

医案选录：喻嘉言治徐国桢：伤寒六七日，身热目赤，索水到前复置不饮，异常大躁，将门牖洞启，身卧地上，辗转不快，更求入井。一医急以承气与服。喻诊其脉，洪大无伦，重按无力。乃曰，是为阳虚欲脱，外显假热，内有真寒，观其得水不欲咽，而尚可用大黄、芒硝乎？夫天气燠蒸，必有大雨，此证顷刻一身大汗，不可救矣。即以附子、干姜各五钱，人参三钱，甘草二钱，煎成冷服，服后寒战，嘎齿有声，以重绵和头覆之，缩手不肯与诊，阳微之状始著，再与前药一剂，微汗，热退而安。

俞震．古今医案按 [M]．北京：中国中医药出版社，2008

9. 白通汤证

【原文】

少陰病，下利，白通湯主之。（314）

少陰病，下利脈微者，與白通湯。（315 上）

白通湯方

葱白四莖　乾薑一兩　附子一枚（生用，去皮，破八片）

上三味，以水三升，煮取一升，去滓，分溫再服。

【释义】

上两条论述了少阴病阴盛戴阳证的证治。肾阳虚衰伤及脾阳，脾肾阳虚，寒湿下注，可见下利、脉微。既为少阴病，则可见恶寒蜷卧，四肢逆冷，脉微细，但欲寐等肾阳虚衰，阴寒内盛的症状。通脉四逆汤方后加减法中有"面色赤者加葱九茎"，白通汤为四逆汤去甘草加葱白，此为阴盛格阳，出现戴阳证，即虚阳上越之证。以方测证，可推断本证当有"面赤"之症，为阴寒内盛，虚阳被格于上，浮于面所致，面赤为阴盛戴阳证的诊断要点。

本证病机为阴寒内盛，格阳于上，当见下利、面赤、恶寒喜卧、四肢逆冷、脉微细、但欲寐等症。治疗应破阴回阳，宣通上下，方选白通汤方。

白通汤专治少阴下利，是阴盛戴阳证的主方。药物组成为四逆汤去甘草加葱白，减少干姜用量。方中附子温肾散寒，壮先天之本；干姜入脾胃，温补中焦阳气，补后天之本；姜附同用，肾脾同健，增强破阴回阳之力。葱白辛温走窜，宣通上下，助附子、干姜辛温发散，缓解格拒，回纳上浮之虚阳。诸药合用，共奏破阴回阳、宣通上下之功。

【临床应用】

白通汤现代临床主要应用于各种原因引起的心力衰竭、尿毒症、肝性脑病、霍乱、肠伤寒、雷诺综合征以及激素依赖性皮炎等，辨证属于阳虚戴阳证者。

医案选录：林某，60岁。因食冷物病泻，每日4、5次，腹中冷痛幽幽，脉沉而伏，极不易辨，而手足亦厥冷。先给四逆汤方，服后腹痛似少减而脉仍如故，泻未止。因想仲景有"少阴病，下利，白通汤主之"之说，想正为此证而设。处方：附子15g，干姜10g，葱白5茎，服1剂，即脉起手温，再服1剂，则泻止而病愈。

刘渡舟. 伤寒论十四讲 [M]. 天津：天津科学技术出版社，1982

10. 白通加猪胆汁汤证

【原文】

利不止，厥逆無脈，乾嘔煩者，白通湯加猪膽汁湯主之。服湯，脈暴出[①]者死，微續[②]者生。（315下）

白通加猪膽汁方

葱白四莖　乾薑一兩　附子一枚（生，去皮，破八片）　人尿五合　猪膽汁一合

上五味，以水三升，煮取一升，去滓，内膽汁、人尿，和令相得，分温再服。若無膽，亦可用。

【词解】

①脉暴出：指突然出现浮大躁动之脉。

②微续：指脉搏由小变大，逐渐浮起。

【释义】

本条为少阴病阴盛戴阳证服热药发生格拒的证治及预后。出现"利不止，厥逆无脉，干呕烦"等症状是少阴阴阳格拒之戴阳证，服用白通汤后的表现。少阴病阴盛戴阳证服白通汤虽对症，然阴寒过盛，阴阳格拒益甚，此时对大热之药拒而不受，以致服药后病情加重，出现"利不止，厥逆无脉，干呕烦"等症状。真阳虚衰过甚，固摄失司，出现利下不止，不仅有亡阳之虑，且有亡失津液之虞；阳亡阴竭，血脉不充，且无力鼓动，则出现厥逆无脉；寒极格热，给予热药后，寒格热于上则呕，虚阳扰心则烦。依据《素问·至真要大论》"甚者从之"的治疗原则，在白通汤中加入反佐药，引阳入阴，以防格拒，破阴回阳，选用咸寒苦降之人尿、猪胆汁。

"服汤，脉暴出者死，微续者生"论述了服用白通加猪胆汁汤后的两种转归情况。服汤后，如果突然出现脉象浮大躁动，则为阳气泄露无遗，判断为阴液枯竭，孤阳外脱，提示预后不良；倘若脉象由沉伏不至转变为逐渐显露，由微缓渐趋显著，则为阴液未竭，被阴寒抑制的阳气渐渐来复之征兆，提示预后良好。

本证病机为阳脱阴竭，寒热格拒，症见恶寒喜卧，四肢逆冷，脉微细，但欲寐，下利不止，厥逆无脉，面赤，干呕，心烦等。治宜咸苦反佐，破阴回阳，宣通上下，方用白通加猪胆汁汤。

白通加猪胆汁汤方由白通汤加人尿、猪胆汁而成。白通汤破阴回阳，通达上下；人尿、猪胆汁咸寒苦降，可引阳入阴，使热药不被寒邪所格拒，是为从治法，以除格拒之患，使回阳救逆药物发挥更大效果。人尿、猪胆汁皆属血肉有情之品，性虽寒苦咸，但不会牵制辛热之用，还能育阴、滋润血脉，可补下利不止之阴伤。

【临床应用】

白通加猪胆汁汤现代临床主要应用于虚寒性腹泻、烦躁症、顽固性心力衰竭、咽颊炎及皮肤结节性红斑等疾病而属阴盛戴阳证者。

医案选录：俞某，男，6个月，1972年12月19日住院。家人代诉：患儿已腹泻13天，近日腹泻加重。住院检查：营养差，神疲，皮肤弹性差，前囟凹陷，口唇干燥。血象：红细胞 3.21×10^{12}/L，血色素 6g/L，白细胞 3.2×10^{9}/L，中性粒细胞 0.38，淋巴细胞 0.62，诊断：①单纯性消化不良并脱水；②营养不良Ⅰ°～Ⅱ°。前后用过乳酶生，氯霉素，新霉素，补液，葛根芩连汤加味等中西药物治疗，仍泻下无度，烦躁不安，口渴，呕吐水样液。翌晨，患儿体温高至 38℃，无涕泪，弄舌，烦躁，口渴，小便不利，面色㿠白，目眶凹陷，睡卧露睛，即紧急会诊。诊见舌苔白腻，脉细数无力。此为患儿久泻，脾阳下陷，病邪已入少阴，有阴盛格阳之势。病已沉重。予白通加猪胆汁汤：川附片 15g（开水先煨），干姜 4.5g，葱白 2 寸（后下）。水煎 3 次，汤成，将童便 30mL，猪胆汁 6mL，炖温加入，分 6 次服。12 月 21 日复诊，体温降至正常，泄泻亦减，治以温中散寒、健脾止泻，用附桂理中汤加味。

廖浚泉 . 小儿泄泻 [J]. 新中医，1975（3）：24

二、少阴热化证

（一）黄连阿胶汤证

【原文】

少陰病，得之二三日以上，心中煩，不得臥，黄連阿膠湯主之。（303）

黄連阿膠湯方

黄連四兩　黄芩二兩　芍藥二兩　雞子黄二枚　阿膠三兩（一云三挺）

上五味，以水六升，先煮三物，取二升，去滓，内膠烊盡，小冷，内雞子黄，攪令相得，温服七合，日三服。

【释义】

本条论述少阴病阴虚火旺的证治。若少阴心肾阴液素亏，则感受外邪易从热化。心属火居于上，肾属水居于下。在生理状态下，心火下交于肾，使肾水不寒，肾水上济于心，使心火不亢，称之为心肾相交，或谓水火既济。若肾阴不足，不能上济心火，使心火亢炎于上，故心中烦不得卧。本证病机为阴虚火旺，心肾不交。常见症状有：心中烦躁，不得安卧，口干咽燥，舌红绛少苔，脉沉细数。以方测证的表现还可能有：腰膝酸软，骨蒸潮热，心悸健忘，下肢痉挛等肝肾阴虚的症状。心有实火而肾有阴虚，属虚实夹杂证。采用滋阴清火，交通心肾的治法，选用黄连阿胶汤。

黄连阿胶汤为滋肾阴清心火的代表方，其中黄连清心火，黄芩助黄连清上焦火，苦寒泄热，正所谓"阳有余，以苦除之"；芍药、阿胶、鸡子黄滋肾阴，补阴以升阳，亦即"阴不足，以甘补之"。芍药酸收，育阴养血。鸡子黄为血肉有情之品，可大补真阴，擅长养心滋肾，宜生用，宜在药液稍凉时加入。阿胶滋补肾阴，使用时烊化即可。芍药养阴，一方面可助阿胶、鸡子黄滋阴，另一方面也可助黄连、黄芩清热，可谓方中之纽带。诸药合用，共奏清心火、滋肾阴、调和阴阳、交通心肾之功效。

本证与栀子豉汤证均以心烦不得眠为主症，临证当详加辨析。本证为少阴病肾阴不足，心火亢旺，症见心烦不得眠，而伴有咽干口燥、舌红少苔、脉细数等阴伤之证，故而，治以滋阴清火。栀子豉汤证属无形邪热扰于胸膈，症见心中懊恼，卧起不安，虚烦不得眠，当伴见舌苔薄黄，脉数等，而无阴伤之候，治宜清宣胸膈郁热。

【临床应用】

黄连阿胶汤现代临床用于内、妇、儿、五官、皮肤病科等多种疾病，如糖尿病、冠心病、高血压、特发性室速、快室率心房纤颤、头痛、耳鸣、胸胁痛、经前烦躁、小儿癫痫、小儿营养不良性低热、口腔溃疡、舌炎、齿痛、咽痛、神经性晕厥、慢性非细菌性前列腺炎、阳痿、早泄、脂溢性脱发、湿疹、面疮、红斑、皲裂等，以烦躁、失眠为主要表现，属于阴虚火旺者。

医案选录：李某，男，49岁。患失眠已2年，西医按神经衰弱治疗，曾服多种镇静安眠药物，收效不显，自诉入夜则心烦神乱，辗转反侧，不能成寐，烦甚时必须立即跑到空旷无人之地大声喊叫，方觉舒畅。询问其病由，素喜深夜工作，疲劳至极时，为提神醒脑起见，常饮浓厚咖啡，习惯成自然，致入夜则精神兴奋不能成寐，昼则头目昏沉，萎靡不振。视其舌光红无苔，舌尖宛如草莓之状红艳，格外醒目，切其脉弦细而数。脉证合参，此乃火旺水亏，心肾不交所致。治法当以下滋肾水，上清心火，令其坎离交济，心肾交通。黄连12g，黄芩6g，阿胶10g（烊化），白芍12g，鸡子黄2枚。此方服至3剂，便能安然入睡，心神烦乱不发，续服3剂，不寐之疾从此而愈。

陈明，刘燕华，李方.刘渡舟临证验案精选[M].北京：学苑出版社，1996

（二）猪苓汤证

【原文】

少阴病，下利六七日，咳而呕渴，心烦不得眠者，猪苓汤主之。（319）

猪苓汤方

猪苓（去皮）　茯苓　阿胶　泽泻　滑石各一两

上五味，以水四升，先煮四物，取二升，去滓，内阿胶烊尽，温服七合，日三服。

【释义】

本条为少阴病阴虚水热互结的证治。少阴病下利，既可见于阴寒内盛脾肾阳虚不固，也可见于少阴热化证。本证即为肾阴亏虚，阴虚内热，水热互结之少阴热化证。肾阴虚水停，水热互结于下焦，水气偏渗于大肠而出现下利；水气上逆犯胃，胃气不降则呕；水气上逆射肺，肺气不降则咳；水气内停，津液不布失于上承则口渴；阴虚有热，热扰心神则心烦不得眠。对照阳明病篇第223条的猪苓汤证，本证还应见小便不利。

本条与阳明病篇第223条猪苓汤证同为阴虚水热互结，然两者发病途径不同。第223条的猪苓汤证，为阳明病误下伤阴，热陷下焦，水热互结而发病。本证为少阴病肾阴本虚，水热互结而发病。两者发病路径不同，而结果一致，皆为阴虚水热互结，故而同用猪苓汤治疗，此为异病同治。

本证病机为阴虚有热，水热互结。常见症状为心烦不得眠，小便不利，或见下利、咳、呕、渴等。阴虚为本，水热结聚为标，为正虚邪实，治疗当扶正祛邪，利水滋阴清热，方选猪苓汤。

猪苓汤方中猪苓、茯苓淡渗利湿；泽泻甘寒渗泄以利水泄热；滑石甘寒，清热与利水并施；阿胶甘平，滋阴生津润燥。诸药合用，共奏清热利水，滋阴润燥之功。

【临床应用】

猪苓汤现代临床上多用于泌尿系统疾病，适用于以尿频、尿急、尿痛、排尿窘迫、尿失禁等一系列尿路刺激症状为特征的疾病，如膀胱炎、急慢性泌尿系感染、急慢性肾盂肾炎、肾积水、肾结石、膀胱结石、乳糜尿、前列腺炎、放射性膀胱炎、血尿等，还有少量用于神经系统、消化系统、呼吸系统疾病及传染病等，辨证为阴虚水热互结的疾病均可考虑选用。

医案选录：崔某，女，35岁。因产后患腹泻，误以为虚，屡进温补，并无实效。切其脉沉而略滑，视其舌色红绛，而苔薄黄。初诊以其下利而又口渴，作厥阴下利治之，投白头翁汤不甚效。一日又来诊治，自述睡眠不佳，咳嗽而下肢浮肿，小便不利，大便每日3、4次，口渴欲饮水。倾听之后，思之良久，乃恍然而悟，此乃猪苓汤证。《伤寒论》第 319 条说："少阴病，下利六七日，咳而呕渴，心烦不得眠者，猪苓汤主之。"今呕咳下利主症已见，治当无疑。遂处方：猪苓 10g，茯苓 10g，泽泻 10g，滑石 10g，阿胶 10g。此方服五剂，而小便利，腹泻止，诸症悉蠲。

刘渡舟 . 新编伤寒论类方 [M]. 太原：山西人民出版社，1984

三、少阴阳郁证

【原文】

少陰病，四逆，其人或咳，或悸，或小便不利，或腹中痛，或泄利下重[①]者，四逆散主之。（318）

四逆散方

甘草（炙）　枳實（破，水漬，炙乾）　柴胡　芍藥

上四味，各十分，搗篩，白飲和服方寸匕，日三服。咳者，加五味子、乾薑各五分，並主下利；悸者，加桂枝五分；小便不利者，加茯苓五分；腹中痛者，加附子一枚，炮令坼[②]；泄利下重者，先以水五升，煮薤白三升，去滓，以散三方寸匕内湯中，煮取一升半，分温再服。

【词解】

①泄利下重：下利重坠大便排出不爽之感。

②坼（chè）：为破裂之义。

【释义】

本条为少阴阳郁致厥的证治。"少阴病，四逆"，也见于阳衰阴盛之四逆汤证，然本证无恶寒蜷卧、冷汗、下利清谷、脉微欲绝等里虚寒症状，故不同于四逆汤肾阳虚衰之里虚寒证。本证"四逆"乃为少阴枢机不利，气机转运不畅，阳气郁遏在里，不能布达四末所致。因枢机不利，阳气郁遏，气机不畅，常伴多种兼证共同存在，因此本证还有可能出现诸多或然症：若寒邪上逆，肺失肃降则咳嗽；心阳不足则心悸；气化失司则小便不利；阳虚中寒则腹中痛；中寒气滞则泄利下重。

本证病机为少阴阳气内郁，不达四末。常见症状为：四肢厥逆，可或见腹中痛、泄利下重、咳嗽、心下悸、小便不利等症。阳气内郁所致四逆，较之于四逆汤，一般程度较轻，多表现为手足不温或指头微寒。治疗以疏畅气机、透

达郁阳之法，方用四逆散。

四逆散方中柴胡解郁行气，调畅气机，透达郁阳；枳实行气散结；芍药养阴和血，缓急止痛；甘草缓急和中，调和诸药。诸药合用，使气机调畅，郁阳得伸则四逆可除。诸多的或然症，以四逆散为基础，随症治之：若咳，加五味子、干姜以温肺敛气，此两味药为寒饮咳嗽的常用配伍药；若心悸，加桂枝温通心阳；若小便不利，加茯苓淡渗利水；若腹中痛，加附子温阳散寒止痛；若泄利下重，加薤白通阳行滞。

【临床应用】

四逆散现代临床广泛用于治疗多系统疾病，胃肠疾病如反流性食管炎、急慢性胃炎、消化性溃疡、肠易激综合征、结肠炎、功能性消化不良等，临床表现为上腹部疼痛、胃中灼热、嗳气、反酸、恶心、食欲减退等；肝胆疾病如慢性肝炎、肝硬化、肝纤维化、脂肪肝、胆囊炎、胆结石、胰腺炎、胆道蛔虫症、慢性肝硬化等，临床表现为一侧或双侧胁肋部疼痛、腹痛、口苦、恶心纳呆等；妇科、男科疾病如乳腺增生、痛经、附件炎、慢性前列腺炎、睾丸肿胀（鞘膜积液）、阳痿、早泄等；其他疾病如甲状腺功能亢进症、高催乳素血症、心脏神经官能症、顽固性咳嗽、椎动脉型颈椎病、肋间神经痛、淋巴结核、小儿厌食症等，辨证属于气机不畅、气结阳郁者均可用四逆散加减治疗。

医案选录：一女生，25岁，患手脚冰凉，自嘲"犹如死人之手"。同时大便秘结，常服用通便药物，但是大便却屡屡通而复结。问其小便，则称短赤，同时心烦，口干，情绪不稳，总有心神不定之感。因手脚冰凉屡服补肾阳之品，然一食即上火，而手脚凉感丝毫不减。此肾阳郁结之象，非肾阳虚弱耳，故愈补愈结，反增其火。特予四逆散加火麻仁治之。服用7周，手脚凉基本消失，大便每天一次，且能自主排便。

陈明.伤寒论讲堂实录[M].北京：人民卫生出版社，2014

四、少阴咽痛证

（一）猪肤汤证

【原文】

少陰病，下利咽痛，胸滿心煩，豬膚湯主之。（310）

豬膚湯方

猪膚一斤

上一味，以水一斗，煮取五升，去滓，加白蜜一升，白粉①五合，熬香，和令相得，温分六服。

【词解】

①白粉：即米粉。

【释义】

本条论少阴阴虚咽痛证治。若少阴病下利之后出现咽痛，则当考虑阴液耗损，经脉失于濡养所致。少阴虚寒下利，虽然寒可随利而减，但津液亦可随利而夺，阴伤于下则必致阳浮于上。少阴之脉，从肾上贯肝膈，入肺中循喉咙；其支脉，从肺出络心，注胸中。少阴虚热循经上扰，不仅咽痛，而且还可见胸满、心烦等症。本证治疗用凉用温，均为不妥，可以猪膚汤润肺肾、益肠胃而敛虚热。猪膚汤由猪膚、白蜜、白米粉组成。猪膚即猪皮，可滋肺肾，清少阴浮游之火，此物虽润但无滑肠之弊；白蜜甘寒生津，润燥以除烦；白米粉炒焦能醒脾和胃，且补下利之虚。

【临床应用】

猪膚汤是甘润平补之剂，本方清虚热而不伤阴，润燥而不滞腻，故为治疗少阴有热，津液下泄，虚火上炎咽痛之良方，为中医之第一食疗方。

医案选录：李某，女，22岁。擅唱歌，经常演出。忽声音嘶哑，咽喉干痛，屡服麦冬、胖大海等药不效。舌红、脉细，辨为肺肾阴亏、虚火上扰、"金破不鸣"之证。授以猪膚汤法，令其调鸡子白，徐徐呷服。尽1剂而嗓音亮，喉痛除。

刘渡舟.伤寒论通俗讲话 [M].上海：上海科学技术出版社，1980

（二）甘草汤证、桔梗汤证

【原文】

少陰病，二三日，咽痛者，可與甘草湯。不差，與桔梗湯。（311）

甘草湯方

甘草二兩

上一味，以水三升，煮取一升半，去滓，温服七合，日二服。

桔梗湯方

桔梗一兩　甘草二兩

上二味，以水三升，煮取一升，去滓，温分再服。

【释义】

本条论少阴客热咽痛的证治。若少阴病二三日，因于邪热上攻而咽喉肿痛，但尚未溃破生疮的，则治以甘草汤，解毒消肿止痛。甘草汤，仅生甘草一味药。生甘草甘寒，甘以缓急止痛，寒以除热解毒。

若服甘草汤，病仍不瘥即咽喉肿痛不解的，可与桔梗汤散热结，开喉痹。桔梗汤，即甘草汤再加桔梗。方用生甘草清热解毒以止痛，桔梗开痹散结以利咽喉。

【临床应用】

甘草汤与桔梗汤药物虽少，但其临床应用甚广，后世医家多以桔梗、甘草合用，作为咽喉病证治基础方，配用清热解毒药物或养阴清热药物，治疗上呼吸道感染、咽痛、急慢性咽炎、扁桃体炎、喉炎、慢性支气管炎等。

医案选录：夏某，男性，32岁，军人。患有慢性咽炎，最近几天咽部疼痛不适，有时发痒，咳嗽，无痰，经服四环素等药无效。患者过去曾多次发病服用西药效果不太满意，故求服中药治疗。诊脉弦细，苔少质红。方用桔梗汤加味：桔梗 3g，甘草 3g，生地黄 3g，元参 3g，泡水当茶饮，每日 1 剂，连服 3 剂后，咽痛已愈。

王占玺．张仲景药法研究 [M]．北京：科学技术文献出版社，1984

（三）苦酒汤证

【原文】

少陰病，咽中傷，生瘡①，不能語言，聲不出者，苦酒湯主之。（312）

半夏（洗，破如棗核）十四枚　雞子一枚（去黃，内上苦酒，著雞子殼中）

上二味，内半夏著苦酒②中，以雞子殼置刀環③中，安火上，令三沸，去滓，少少含嚥之，不差，更作三劑。

【词解】

①生疮：咽部受伤溃烂。

②苦酒：米醋。

③刀环：刀柄把上的圆环。

【释义】

本条论少阴病咽中生疮，声音不出的证治。若少阴热邪，循经上冲，灼伤咽喉而生疮，以致妨碍语言，声音不出，且伴有大量分泌物缠绕咽喉而不得清除，治以苦酒汤清热解毒，收敛伤口。苦酒汤由半夏、鸡子白、苦酒（醋）组成。半夏涤痰开痹以清除分泌物；鸡子清甘寒，可清热润燥、止痛；苦酒苦酸，善于散邪毒，消疮肿，敛伤口。为使药效持续作用于咽喉患处，而用少少含咽之法，以利于溃烂疮面的愈合，为今之口含剂之先河。

【临床应用】

苦酒汤服法"少少含咽"，意在使药效持续并直接作用于患部。现代用本方治疗口腔溃疡、咽炎、喉痹、小儿重舌等。

医案选录：于某，女，38 岁，1979 年 3 月 21 日初诊。家属代述：声音低哑，说话困难月余，过去因声带息肉于 1978 年春季在某医院手术摘除，1979 年 3 月 10 日于该医院再诊，旧病复发，声带有息肉和结节，家属不同意手术治疗，求治于中医。现病史：在发病前受精神刺激和说话多而诱发声音低哑，平时手脚发热，腰酸头晕，睡眠多梦易醒，咳嗽胸闷，有痰不易咳出，咽干喉痛，食欲不振，体倦乏力，尿色黄，大便秘。检查所见：声音嘶哑，语言困阻，痛苦面容，咽部暗红，舌瘦薄少苔，脉寸细数尺沉弱。此为肺肾阴虚，热结喉痹。治以祛痰散结，滋阴润燥。投苦酒汤 1 日 1 剂，慢慢咽之。组方：半夏（洗破如枣核）3g，鸡子清 1 枚，苦酒（醋）少许。用法：将半夏、苦酒放入鸡子清壳内，将鸡子孔用纸封好，放在文火烤熟，去渣，少少含咽之。服 5 剂后发音转清楚，音量增高，咽干喉痛减轻，守原方继续服苦酒汤 1 日 1 剂，配百合固金丸日服 2 丸，服药 2 周后诸症基本好转，语音接近正常，食欲增加，二便正常，继服麦味地黄丸和百合固金丸，1 月后病痊愈，随访 10 年未见复发。

郑守闻.苦酒汤治愈声带息肉 [J].黑龙江中医药.1990（4）：39

（四）半夏散及汤证

【原文】

少陰病，咽中痛，半夏散及汤主之。（313）

半夏（洗）　桂枝（去皮）　甘草（炙）

上三味，等分，各别搗篩已，合治之，白飲和服方寸匕，日三服。若不能

散服者，以水一升，煎七沸，内散两方寸匕，更煮三沸，下火，令小冷。少少
嚥之。半夏有毒，不當散服。

【释义】

本条论寒客少阴咽痛的证治。若少阴病，寒遏于外，阳郁于内，经气不
利，以致咽中痛，痰涎缠喉，咳吐不利，则应用半夏散及汤，散寒涤涎以开结
止痛。半夏散由半夏、桂枝、炙甘草组成。方用桂枝通阳散寒，半夏涤痰除
涎，甘草和中解毒。本方可用散剂，亦可用汤剂。

【临床应用】

半夏散取白饮调和药末而服，意在利用白饮保胃存津，又制其他辛燥药
性，所主治咽痛，病性属寒，故咽喉疼痛一般无红肿，舌苔薄白，并伴有恶
寒、痰涎缠喉、咳吐气逆等。

医案选录：李某，女，31 岁，1980 年 10 月 23 日诊。咽喉灼痛 3 日，吞
咽困难，并见发热恶寒，一身尽痛，倦怠乏力，咳嗽涎多。曾服疏风清热、利
咽解毒药不效，视之咽部可见重度充血，双侧扁桃体肿大，舌质偏红，苔黄白
相兼而薄，脉沉弦而细，并无数急之象。辨为寒束痰凝、阳郁不达所致之急性
扁桃体炎。中医诊断为"乳蛾"。选用半夏散及汤辛温开达、利咽止痛。法半
夏、桂枝、生甘草各 9g。上 3 味，用水煎开，徐徐咽下。服 2 剂，咽痛、红肿
及寒热、咳涎现象顿除。

林家坤.半夏散及汤治愈急性扁桃体炎 [J].四川中医.1992（5）：46

第六章　辨厥阴病脉证并治

厥阴病是伤寒六经病证的最后阶段。厥者，极也，尽也。病至厥阴，阳衰至极，阴盛至极，于是便有"阴尽阳生"的变化。因此，厥阴既有阴盛阳衰的寒证，亦有阳复太过的热证、阴阳进退的厥热胜复证或寒热错杂证等，具有两极转化的特点。

足厥阴经包括足厥阴肝经和手厥阴心包经。足厥阴肝经，起于足大趾，沿下肢内侧中线上行，环阴器，抵小腹，夹胃属肝络胆，上贯膈，布胁肋，上行连目系，出额与督脉会于颠顶。肝主藏血，内寄相火，主疏泄，性喜条达而恶抑郁，与胆为表里，对脾胃的受纳、运化和气机的升降起重要作用。心包为心之宫城，代心用事。心包之火以三焦为通路而达于下焦，使肾水温暖以养肝木。在生理情况下，肝胆疏泄条达，一身气机和畅，肝火不亢，肾水不寒，胆木生发之机充盛，以维持人体各部分组织器官正常的功能活动。

厥阴病的成因主要有两方面，一是从他经传来，三阳误治或失治，邪传厥阴，其中少阳之邪最易陷入厥阴，因少阳与厥阴相表里故也，此即表里经传；太阴、少阴病不愈，致使邪气进一步内传厥阴，此即循经传来。二是本经直接受邪。

厥阴病"消渴，气上撞心，心中疼热，饥而不欲食，食则吐蛔"，反映了厥阴病寒热错杂的证候特点，故作为厥阴病的提纲。厥阴受邪，阴阳失调，若邪从寒化，则为厥阴寒证；邪从热化，则为厥阴热证。病至厥阴，正邪相争，阴阳消长，阴盛可厥，阳盛易热，阴阳互有争胜，则表现为手足厥热交替出现。若由于"阴阳气不相顺接"而致四肢厥冷者，称为厥证。

厥阴病的治疗，因证而异，可采用"寒者温之，热者清之"或寒温并用等方法。上热下寒证，治宜清上温下，乌梅丸为代表方剂；厥阴寒证，或温经养血，或温胃降逆，当归四逆汤、吴茱萸汤为代表方剂；厥阴热证，可用凉肝解毒之法，白头翁汤为代表方剂。

厥阴病的预后及转归，主要有以下几方面：①厥阴正复邪祛，可有向愈之机；②厥阴阳复太过，可发生痈脓、便血或喉疫等热证；③若阳亡阴竭，则预后不良。

第一节　厥阴病总纲

【原文】

厥陰之為病，消渴，氣上撞心[①]，心中疼熱[②]，飢而不欲食，食則吐蛔，下之利不止。（326）

【词解】

①气上撞心：心，泛指心胸及胃脘部。气上撞心，即病人自觉有气上冲心胸部位。

②心中疼热：自觉胃脘部疼痛，伴有灼热感。

【释义】

本条为厥阴病辨证提纲。厥阴之脏为肝，肝为风木之脏，主疏泄而内寄相火。邪入厥阴，肝失疏泄，一则肝郁化火，相火内盛而上炎，侵犯胃腑而为上热；二则肝气横逆，克犯脾土而为下寒，遂成上热下寒之证。肝火炽盛，耗伤津液，则见消渴。足厥阴之脉夹胃上贯于膈，肝失疏泄，气郁化火，肝火循经上冲，则见气上撞心，心中疼热。肝火犯胃，胃热消谷则嘈杂易饥。肝木乘脾，脾气虚寒，运化失职，故虽饥而不欲饮食。上有肝胃郁热，下有脾虚肠寒，寒热互相阻格，故食入则吐。若患者肠道素有蛔虫寄生，脾虚肠寒则蛔虫不安，加之蛔闻食臭而上窜于胃，胃气上逆则随食物而出。此上热下寒之证，治疗当清上温下，木土同调，可选用乌梅丸治之。若但见肝胃郁火内盛，妄用苦寒攻下，则脾阳更伤，清阳不升，下利不止。此处的下利不止是预测性症状，目的是揭示下寒的病机。此条反映了厥阴有阴尽阳生之机，发病易呈现阴中有阳，寒热错杂的病机特点，故为厥阴病的提纲证。

第二节　厥阴病证

一、乌梅丸证

【原文】

傷寒脈微而厥，至七八日膚冷，其人躁無暫安時者，此為藏厥①，非蛔厥②也。蛔厥者，其人當吐蛔。今病者靜，而復時煩者，此為藏寒③。蛔上入其膈，故煩，須臾復止，得食而嘔，又煩者，蛔聞食臭出，其人常自吐蛔。蛔厥者，烏梅丸主之。又主久利。（338）

烏梅丸方

烏梅三百枚　細辛六兩　乾薑十兩　黃連十六兩　當歸四兩　附子六枚（炮，去皮）蜀椒四兩（出汗④）桂枝六兩（去皮）人參六兩　黃柏六兩

上十味，異搗篩⑤，合治之，以苦酒漬烏梅一宿，去核，蒸之五斗米下，飯熟搗成泥，和藥令相得，內臼中，與蜜杵二千下，丸如梧桐子大，先食飲服十丸，日三服，稍加至二十丸。禁生冷、滑物、臭食等。

【词解】

①脏厥：肾脏阳气衰微而致的四肢厥冷。

②蛔厥：蛔虫内扰，气机逆乱而致的四肢厥冷。

③脏寒：此处指脾虚肠寒。

④出汗：用微火炒至油质渗出。

⑤异捣筛：分别将药物捣碎，筛出细末。

【释义】

本条论述脏厥和蛔厥的鉴别以及蛔厥的证治。此条可以分为三段理解。第一段从"伤寒脉微而厥"至"非蛔厥也"，论述脏厥的脉证，并提出需要与蛔厥相鉴别。脏厥和蛔厥都可见到脉微而四肢厥冷。但是脏厥属于阳衰寒厥，其厥逆程度较重，冷可过肘膝，甚至周身肌肤皆冷；而其脉象可见脉微，甚至脉微欲绝，此为阳衰鼓动无力之象；阳气大衰，虚阳躁动，神气浮越而出现躁无暂安，反映了真阳大虚、脏气垂败的寒厥危候，其预后不良。此证与蛔厥证

有别，故曰"非蛔厥也"。脏厥为肾阳衰微之证，治疗当用四逆汤类方以回阳救逆。

第二段从"蛔厥者"至"乌梅丸主之"，论蛔厥的证治。蛔厥证因蛔虫内扰，体内气机逆乱所致。其多有吐出蛔虫的病史，故曰"其人当吐蛔""其人常自吐蛔"。由于胃热肠寒，蛔虫喜温避寒，不安于肠道而上窜于胃，蛔虫上扰，故见烦躁不安，甚则伴有剧烈腹痛和呕吐，若蛔虫内伏不扰，则烦躁、腹痛、呕吐等症状可随之缓解或消失，故曰"须臾复止"。若患者进食，蛔虫因闻到食物的气味，动而上窜，不但心烦、腹痛、呕吐等症发作，而且因胃气上逆，蛔虫有吐出的可能。蛔虫内扰，气机逆乱，阴阳气不相顺接，则四肢厥冷。可见蛔厥证具有时静时烦，时作时止，烦躁，腹痛，呕吐等症状的发作或加重与进食有关，蛔虫内扰，疼痛剧烈之时，虽可见四肢厥冷，但周身肌肤不冷，且有吐蛔史等特征，与脏厥的"肤冷，其人躁无暂安时"不难鉴别。蛔厥证为上热下寒、蛔虫内扰所致，治当清上温下、安蛔止痛，方用乌梅丸。

第三段为文末"又主久利"，补述乌梅丸不仅可以治疗蛔厥证，又可以治疗寒热错杂，虚实互见的久利不止之证。

所用方药乌梅丸，其组方思路，一方面针对上热下寒的病机；另一方面针对蛔虫得酸则静、得辛则伏、得苦则下的特性。本方重用乌梅，并用苦酒浸泡，益其酸性以制蛔，为安蛔止痛之主药；附子、干姜、蜀椒、桂枝、细辛，取其辛以伏蛔，温以祛寒；黄连、黄柏，苦以祛蛔，寒以清热；人参、当归补益气血；米饭、蜂蜜和胃缓急。本方酸苦辛甘并用，寒温攻补兼施，为清上温下、安蛔止痛之良方，亦为后世奉为治蛔虫之祖方。因乌梅味酸入肝，兼具益阴柔肝、涩肠止泻之功，故本方亦可治疗寒热错杂、虚实互见的久利。

【临床应用】

乌梅丸现代临床首先用于胆道蛔虫病、蛔虫性肠梗阻；其次用于治疗寒热错杂性的胃肠疾病，如慢性肠炎、结肠炎、急性菌痢、过敏性腹泻、十二指肠球部溃疡、慢性萎缩性胃炎等疾病；亦可治疗与肝经循行路线部位有关的寒热错杂性疾病，如崩漏、带下、痛经、月经不调、慢性角膜炎、角膜溃疡等疾病。

医案选录：蒲辅周治王某，男，47岁。慢性腹泻已3年，常有黏液便，大便日3～5次，常有不消化之物。大便化验有少量白细胞。于某医院乙状结肠镜检查为肠黏膜充血、肥厚。钡餐检查有慢性胃炎。近年来腹泻加重，纳呆，腹胀，体重下降 10 余斤。半年来，心悸渐加重，伴有疲乏无力，查心电图为频发室性期前收缩，有时呈二联、三联律，服西药及中药活血化瘀之剂未效。脉沉细而结，舌尖边略红，苔灰。证属久利，肠胃失调，厥气上逆，心包受扰。治宜酸以收之，辛以温之，苦以坚之。拟乌梅汤加味。处方：乌梅 3 枚，花椒 4.5g，黄连 6g，干姜 4.5g，黄柏 6g，细辛 3g，党参 9g，当归 6g，桂枝 6g，制附片 6g，炙远志 4.5g。服 5 剂药后，食欲大振，大便次数减少，黏液消失，心悸减轻，睡眠亦见好转。又服 7 剂，大便已成形，每日 1 次，复查心电图亦转正常。随访 2 年余，未再犯病。

薛伯寿. 乌梅丸的临床应用 [J]. 中医杂志，1982（1）：49-51

二、干姜黄芩黄连人参汤证

【原文】

伤寒本自寒下，医复吐下之，寒格①更逆吐下，若食入口即吐，乾薑黄芩黄连人参汤主之。（359）

乾薑黄芩黄连人参汤方

乾薑　黄芩　黄连　人参各三两

上四味，以水六升，煮取二升，去滓，分温再服。

【词解】

①寒格：指上热和下寒相格拒，特征为饮食入口即吐。

【释义】

本条论述上热下寒格拒证的证治。"本自寒下"指其人素有脾气虚寒的下利，"伤寒"指感受外邪。脾气虚寒下利之人复感外邪，医者不辨虚实，误用吐下，致使外邪内陷，入里化热，脾阳更虚，下利更甚，邪热被下寒格拒于上，形成寒格于下，拒热于上的胃热脾寒证。脾气虚寒，清阳不升则下利更甚，胃热气逆不降则食入口即吐。一般来说，食入即吐，属于胃热；朝食暮吐或暮食朝吐，属于胃寒。本条之"食入口即吐"乃胃热气逆之证，也是辨别本证"上热"的关键。治用干姜黄芩黄连人参汤。

方中黄芩、黄连苦寒以清胃热，干姜辛温散寒以温脾阳，人参甘温补益中焦，以复中焦升降之权。胃热得清则呕吐止，下寒得除则下利除，中气恢复则升降有序，寒热格拒之势自除。四药合用，清上温下，辛开苦降、健脾和胃，为仲景治疗寒热错杂、虚实互见之呕吐、下利的基础方，太阳病篇中治疗寒热错杂痞证的半夏、生姜、甘草泻心汤均含有这一用药法则。

【临床应用】

干姜黄芩黄连人参汤现代临床可治疗中虚夹热，寒热夹杂之病证，如消化性溃疡、急性肠炎、慢性肠炎、痢疾等疾病；也有用于治疗尿毒症性胃炎、肾炎、慢性痢疾、小儿秋季腹泻等辨证属于上热下寒者。

医案选录：于某，男，29 岁。夏月酷热，贪食寒凉，因而吐泻交作，但吐多于泻，且伴有心烦、口苦等症。脉数而滑，舌苔虽黄而润。辨证：为火热在上而寒湿在下，且吐利之余，胃气焉能不伤。是为中虚而寒热错杂之证。处方：黄连 6g，黄芩 6g，人参 6g，干姜 3g。嘱另捣生姜汁一盅，兑汤药中服之。1 剂即吐止病愈。

刘渡舟 . 伤寒论十四讲 [M]. 天津：天津科学技术出版社，1982

三、麻黄升麻汤证

【原文】

傷寒六七日，大下後，寸脈沉而遲，手足厥逆，下部脈①不至，喉咽不利，唾膿血，泄利不止者，為難治，麻黄升麻湯主之。(357)

麻黄升麻湯方

麻黄二兩半（去節），升麻一兩一分，當歸一兩一分，知母十八銖，黄芩十八銖，萎蕤十八銖（一作菖蒲），芍藥六銖，天門冬六銖（去心），桂枝六銖（去皮），茯苓六銖，甘草六銖（炙），石膏六銖（碎，綿裹），白术六銖，乾薑六銖

上十四味，以水一斗，先煮麻黄一兩沸，去上沫，内諸藥，煮取三升，去滓，分温三服。相去如炊三斗米頃令盡，汗出愈。

【词解】

①下部脉：有两种解释，一指寸口脉的尺脉，一指三部九候中的趺阳脉与太溪脉。

【释义】

本条论上热下寒，正虚阳郁的证治。伤寒六七日，寒邪虽然已经化热，但

犹未成实，而医者不察虚实，即行攻下，从而使正气受伤，邪气内陷，形成上热下寒、虚实并见的复杂证候。下后，阳邪内陷，郁而不伸，故寸脉由浮数变为沉迟，而下部脉不至。阴阳气不相顺接，故手足厥逆。下后阴阳两伤，寒热错杂，内陷之阳邪淫于上，则为咽喉不利，吐脓血。阳气内虚而不能主持于下，故见泄利不止。此时，阴阳上下并受其病，而虚实寒热亦复混淆不清。此证若治其阴，则必伤其阳；若补其虚，则又碍其实，因此成为难治之证。所谓"难治"，并非不可治，可以麻黄升麻汤寒热兼治，宣发阳郁之邪，滋润肺胃之阴。

麻黄升麻汤由麻黄、升麻、当归、知母、黄芩、葳蕤、芍药、天冬、桂枝、茯苓、炙甘草、石膏、白术、干姜组成。方中麻黄、升麻剂量最大，用以宣发陷下阳郁之邪；用黄芩、石膏以清肺胃之邪热；桂枝、干姜通阳温中以祛寒；当归、芍药养血和阴；知母、天冬、葳蕤滋阴降火以和阳；甘草、茯苓、白术不仅能健脾益气而止泄利，且能安胃和中而交通上下。此方汇合补泻寒热而成汤，使相助而不相悖，虽用药较多，但不是杂乱无章，为虚实寒热错杂病证而立法。

【临床应用】

麻黄升麻汤为清上温下、益阴解毒、发越郁阳之剂，用于外感温热病后期邪陷于里、阳郁不伸、寒热错杂之证。如治疗猩红热热毒郁闭不能外达，而表现为咽喉糜烂肿痛、高热、身陷隐约之痧疹等病证，取得良好疗效。

医案选录：罗女，26 岁。素来脾虚便溏（慢性肠炎病史），不敢食凉或吃饱，否则腹泻。一日，外感风寒，发热恶寒，鼻塞流涕，自服家存感冒药，越两日其病不愈。见但热不寒，鼻塞流浊涕，咽喉疼痛，口干但饮水不多，咳嗽吐黄痰，胸闷，汗出。曾服清肺化痰之剂 3 天，患者出现腹泻，每日 5～6 次，并感胃中凉甚，有振水音，饮食不下，患者因"难以忍受"而停服。察其面部痤疮满布，口腔有溃疡点 2 个，但舌不红，舌苔根部浮黄，脉寸大尺弱。此脾素虚寒，叠加外感后邪气入里化热，炼液成痰，壅塞于肺。辨为"肺热脾寒"证。试用麻黄升麻汤，因虑肺有痰热，恐葳蕤恋邪，去之，加芦根以清肺生津排痰。处方：麻黄 6g，升麻 5g，桂枝 6g，生石膏 15g，知母 9g，天冬 9g，黄芩 9g，当归 10g，白芍 10g，干姜 9g，茯苓 15g，炒白术 10g，芦根 30g，炙甘草 3g。水煎服。上方服 3 剂，发热、咽痛、咳嗽吐痰即愈，患者自述服药后

"非常舒服"，大便转为每日 2 次，稍不成形，胃纳大增。继服 7 剂，面部痤疮消去大半，口腔溃疡亦愈，大便已基本正常。后以四君子汤加黄芩、枇杷叶调理善后。

陈明．伤寒三论 [J]．中国医药学报，2003，18（5）：275

四、当归四逆汤证

【原文】

手足厥寒，脉细欲绝者，当归四逆汤主之。（351）

當歸四逆湯方

當歸三兩　桂枝三兩（去皮）　芍藥三兩　細辛三兩　甘草二兩（炙）　通草二兩　大棗二十五枚（擘，一法，十二枚）

上七味，以水八升，煮取三升，去滓，温服一升，日三服。

【释义】

本条论述血虚寒凝致厥逆的证治。手足厥寒，当察气血阴阳，辨其寒热虚实。若四肢逆冷与脉微欲绝并见，则属于少阴肾阳虚衰、阴寒内盛的寒厥证。此为手足厥寒，而不言手足逆冷，表明其厥逆的范围仅在手足而未过肘膝关节，其程度虽寒而不至于冷，即本证厥逆的程度比寒厥证的四肢逆冷要轻。脉细欲绝与脉微欲绝有别，脉细主阴血不足，脉微主阳气虚少。本证手足厥寒与脉细欲绝并见，其病机为平素肝血不足，复感寒邪，寒凝经脉，气血运行不畅，四肢失于温养而致手足厥寒，治疗当养血散寒，温经通脉。因血虚寒凝的部位不同，可见不同的临床表现。若寒凝经脉，留滞关节，则见四肢关节疼痛，腰痛，背痛，或肢端青紫；若寒凝胞宫，则少腹冷痛，月经延期，量少色黯，伴有血块；若寒凝胸腹，则腋下肿块，乳腺增生，脘腹冷痛。以上皆属于血虚寒凝的病证范畴。所用方药当归四逆汤，是由桂枝汤去生姜，倍用大枣，加当归、细辛、通草而成。方中当归、白芍养血和营，滋养肝血；炙甘草、大枣补中益气以生血；桂枝、细辛温经散寒以通阳；通草入血分而通行血脉。诸药合用，养血散寒，温经通脉，为临床治疗血虚寒凝证的首选方剂。

【临床应用】

当归四逆汤广泛应用于内、外、妇、皮肤、骨科等疾病，包括血栓闭塞性脉管炎、雷诺氏综合征、坐骨神经痛、肩周炎、颈椎病、腰椎间盘突出、风湿性关节炎、小儿麻痹症、血管神经性水肿、末梢神经炎、偏头痛、冠心病、风湿性心脏病、心肌梗死、前列腺肥大、月经不调、痛经、闭经、多形性红斑、硬皮病、冻疮、皮肤皲裂等疾病，凡辨证属于血虚寒凝者，皆可用之。

医案选录：陈某，男，66 岁。1991 年 6 月 14 日入院，患者因受精神刺激后，突然出现胸前区闷痛不适，继则头晕，心悸，乏力而晕倒，收入内科治疗，经入院救治 3 天后，病情稳定，精神好转，但仍反复头晕，心悸，胸闷，夜寐不安，以心电图及临床体征结合诊断：冠心病并急性心肌梗塞，要求中医治疗。视患者形态丰腴，面色苍白无华，神疲倦怠，少气懒言，语言低微，口淡不苦，手足厥冷，大便稀，唇舌暗淡，苔薄白，脉沉细无力，证属心悸。此为血虚，心血不足，寒阻脉络，治宜补血散寒，温经通络，拟当归四逆汤加味：当归 10g，白芍 10g，桂枝 10g，细辛 3g，通草 5g，大枣 15g，炙甘草 15g，丹参 15g，五味子 10g，太子参 15g。3 剂，水煎服。6 月 21 日复诊，服药后，胸闷、心悸症状明显好转，能入睡，舌脉同前，按原方治疗 20 天，诸症消失，心电图复查好转出院，随访 5 年均未复发。

廖竹芬. 当归四逆汤临证验案 [J]. 中医药学刊，2006，24（5）：922

五、当归四逆加吴茱萸生姜汤证

【原文】

若其人内有久寒①者，宜当歸四逆加吴茱萸生薑湯。（352）

當歸四逆加吴茱萸生薑湯方

當歸三兩　芍藥三兩　甘草二兩（炙）　通草二兩　桂枝三兩（去皮）　細辛三兩　生薑半斤（切）　吴茱萸二升　大棗二十五枚（擘）

上九味，以水六升，清酒六升和，煮取五升，去滓，温分五服（一方，水、酒各四升）。

【词解】

①久寒：指脏腑陈寒痼冷。

【释义】

本条承接第 351 条，论述血虚寒凝证兼有脏腑陈寒痼疾的证治。所谓"久寒"当指脏腑素有陈寒痼冷，可见头痛日久，舌卷囊缩，寒疝痛经，少腹冷痛，脘腹冷痛，呕吐清水痰涎，腹胀便溏等症状，既有血虚寒凝经脉，又有寒邪沉积脏腑。所用方药当归四逆加吴茱萸生姜汤，在当归四逆汤养血散寒、温经通脉的基础上，加吴茱萸、生姜以暖肝温胃，以除陈寒痼疾。煮用清酒以增强温经散寒、养血通脉之功。诸药合用，共奏养血温经、暖肝温胃之功效。

既名四逆，又兼内有久寒，为何方中不加附子、干姜而用吴茱萸、生姜呢？此因厥阴风木之脏，内寄相火，附子、干姜大辛大热，温阳散寒，肝寒之证用之，易化燥伤阴。而吴茱萸、生姜宣泄苦降，温中下气，直入厥阴，散寒而不燥伤阴血。

【临床应用】

当归四逆加吴茱萸生姜汤现代临床多用于血虚兼肝胃寒凝诸证，如头痛、血栓闭塞性脉管炎、雷诺氏综合征、肢端动脉痉挛症、腰椎管狭窄、坐骨神经痛、风湿性关节炎、胃溃疡、十二指肠溃疡、慢性胃炎、硬皮病、疝气、痛经、月经不调、阳痿、阴缩、冻疮等病证。

医案选录：谢某，女，42岁，2011年4月6日就诊。主诉：畏寒肢冷5年。近2月腿部肌肉颤动，身体有凉水窜动感，下肢浮肿，胸闷心悸，眠差易醒，经期诸症加重，便溏，舌暗淡，有齿痕，苔白，脉沉细。此为血虚寒厥，内有久寒，方用当归四逆加吴茱萸生姜汤加减：当归30g，白芍20g，桂枝10g，大枣12g，细辛3g，炙甘草6g，通草6g，吴茱萸6g，生姜10g，茯苓30g，白术10g，水煎服。7剂诸症缓解，继服14剂而安。

李宇航.伤寒论方药剂量与配伍比例研究[M].北京：人民卫生出版社，2015

六、吴茱萸汤证

【原文】

乾嘔，吐涎沫，頭痛者，吳茱萸湯主之。（378）

【释义】

本条论述肝寒犯胃，浊阴上逆的证治。厥阴内寒，疏泄失司，侵犯胃腑，胃失和降则干呕。胃寒饮停，浊阴上逆则吐涎沫。足厥阴肝经与督脉会于巅，肝寒循经上逆，气血不通，则头痛以颠顶为甚，甚至痛连目系，遇寒加重。本证为肝胃虚寒，浊阴上逆，治用吴茱萸汤方，以暖肝温胃，散寒降浊。

吴茱萸汤在《伤寒论》中共计3条：一为阳明病篇第243条："食谷欲呕，属阳明也，吴茱萸汤主之。得汤反剧者，属上焦也。"辨别阳明呕吐有虚寒、实热之不同。二是少阴病篇第 309 条："少阴病，吐利，手足逆冷，烦躁欲死者，吴茱萸汤主之。"乃少阴阳衰阴盛，寒浊犯胃，从少阴病疑似角度，提出少阴寒化危症的鉴别诊断和治疗。三是本条的肝寒犯胃，浊阴上逆证，阐述厥阴的脏寒证。3 条所论症状有别，所处篇章不同，但病位均涉及胃，其阴寒内盛、浊阴上逆的病机一致，则可异病同治，故均用吴茱萸汤温胃散寒以降浊。

【临床应用】

吴茱萸汤现代临床既可用于慢性浅表性胃炎、胃窦炎、轻度糜烂性胃炎等辨证属于肝寒犯胃性疾病，又可治疗肝寒犯胃、浊阴上逆引起的神经性头痛、血管性头痛、眩晕症、癫痫等疾病。

医案选录：张某，女，47 岁。1977 年 7 月 23 日诊。巅顶头痛已 10 年，时好时犯，屡治不效。夏夜于室外乘凉，感受风寒，头剧痛，巅顶尤甚，痛欲撞墙，面色青，手足冷，恶心，吐清水，无嗅味。脉沉弦紧，舌质略紫暗，苔白润。诊为厥阴头痛，予吴茱萸汤：吴茱萸 12g，党参 12g，生姜 15g，炙甘草 6g，大枣 4g。配合针刺上星透百会、合谷、太冲。2 剂而痛缓，6 剂痛止。后予逍遥散加吴茱萸，至今未发。

王海焱，王聪慧，郝宪恩，等．吴茱萸汤证病机分析及临床应用 [J]．上海中医药大学学报，2006，20（3）：28

七、白头翁汤证

【原文】

热利下重者，白頭翁湯主之。（371）

白頭翁湯方

白頭翁二两　黄柏三两　黄連三两　秦皮三两

上四味，以水七升，煮取二升，去滓，温服一升。不愈，更服一升。

下利欲飲水者，以有熱故也。白頭翁湯主之。（373）

【释义】

以上两条论述厥阴热利的证治。

第 371 条"热利下重"明确概括了白头翁汤证下利的病性和特点。其中"热"指本证的病性为热，临床当有发热、口渴、尿赤、舌质红，舌苔黄腻等症状；"利"指本证的病证，论中所言下利，既指痢疾，又指泄泻，此处当指热性痢疾。"下重"，即里急后重，表现为腹痛急迫欲下，肛门重坠难下。其病机为厥阴肝经湿热，下迫大肠，秽浊郁滞，欲下难出。由于湿热邪毒蕴结肠道，气滞热壅，损伤肠络，化腐成脓，故大便带有红白黏液或脓血，红多白少，或纯下鲜血。

第 373 条以"口渴"补充厥阴热利的辨证。治用白头翁汤清热燥湿，凉肝止痢。方中白头翁味苦性寒，善清肠热，凉血疏肝，为治疗热毒痢的主药；秦皮苦寒味涩，入肝经，入血分，清肝胆湿热及大肠湿热，主热利下重，二者配伍，既清热凉血，又解毒止痢，为治疗厥阴热利的主药。黄连、黄柏苦寒味厚，清热燥湿，坚阴止痢。四药合用，共奏清热解毒、凉血止痢之功，为临床治疗热利下重的常用方剂。

【临床应用】

白头翁汤现代临床多用于肝经湿热蕴结大肠的胃肠疾病，如细菌性痢疾、阿米巴痢疾、急性胃炎、急性肠炎、慢性结肠炎等。取其清热燥湿之功，亦可以治疗下焦湿热性疾病，如泌尿系感染、盆腔炎、附件炎、阴痒、黄水疮、直肠癌、崩漏等疾病。因其具备凉肝解毒之功，还可治疗急性结膜炎、病毒性结膜炎等眼科疾病。

医案选录：姜某，男，17 岁。入夏以来腹痛下利，日 6、7 行，后重努责，下利急而排便不出，再三努力，仅少许脓血黏液而已。口渴思饮，六脉弦滑而数，舌苔黄腻。此厥阴下利，湿热内蕴，肝失疏泄。为疏：白头翁 12g，黄连、黄柏各 9g，秦皮 9g，滑石块 18g，白芍 12g，枳壳 6g，桔梗 6g。服 2 剂，大便次数减少而下利已除。又服 2 剂，大便不带黏液，唯腹中有时作痛，转用芍药汤 2 剂而愈。

刘渡舟 . 伤寒论通俗讲话 [M]. 上海：上海科学技术出版社，1980

第三节　厥逆证

一、厥逆的病机和证候特点

【原文】

凡厥者，陰陽氣不相順接，便為厥。厥者，手足逆冷者是也。（337）

【释义】

本条论厥证的总病机与特征。手、足指（趾）伸侧为阳经，屈侧为阴经，三阴三阳经脉皆在手足交接。生理情况下，人体阴阳之气互相顺接，如环无端，故不厥冷。若因于寒、热、气、痰、水等，致使阴阳二气不相顺接，手足得不到阳气的温煦则发生手足逆冷。本条概括指出，手足厥冷之厥，引发的病因虽有很多，但其病机，不外阴阳二气的不相顺接，为其后寒厥、热厥、水厥等厥证的辨证治疗，奠定了理论基础。

二、厥逆证治

（一）热厥

【原文】

傷寒，一二日至四五日，厥者必發熱，前熱者後必厥，厥深者熱亦深，厥微者熱亦微。厥應下之，而反發汗者，必口傷爛赤①。（335）

【词解】

①口伤烂赤：口舌生疮，红肿溃烂。

【释义】

本条论热厥的特点与治禁。伤寒一二日至四五日，邪由表入里，阳气郁遏内陷则厥逆，其邪随阳化热，故阳升则发热，阳陷又厥。阳陷愈深而厥亦重，微者邪浅而出表，故热深厥甚，厥微热减。热厥因邪热内伏，阳郁不能通达于四末，治宜清下为宜，如白虎、承气可随证选用。若误辛温发汗，则邪热更炽，伤津灼血，可致口舌红肿溃烂。

【原文】

傷寒，脈滑而厥者，裏有熱，白虎湯主之。（350）

【释义】

本条论热厥重证证治。虚寒致厥，脉多微弱。今虽四肢厥冷，但脉滑，属阳主热，故当为热厥。滑为阳脉，为热盛气壅之征。此脉滑而外症见厥，是为热厥，病因邪热深伏，阻遏阳气不达四肢，而使阴阳气不相顺接，故手足逆冷。此里热虽盛，但内无腹满疼痛及不大便等证，是热虽盛而未成实，故不可下。治以白虎汤者，清里热则阳气通而厥自愈。

【临床应用】

"热深厥亦深"，当阳热大盛而郁闭于内时，外反见四肢厥冷，但内有胸腹灼热，口渴舌燥，心烦，尿赤等，此为热厥，可见于诸多外感热病中，如感染性疾病、流行性脑膜炎等。可用白虎汤辛寒清热，透达郁阳。

医案选录：吕某，男，48岁。初秋患外感，发烧不止，体温高达 39.8℃，到本村医务室注射"安基比林"等退烧剂，旋退旋升。4、5日后，发热增至 40℃，大渴引饮，时有汗出，而手足却反厥冷，舌绛苔黄，脉滑而大。此乃阳明热盛于内，格阴于外，阴阳不相顺接的"热厥"之证。治当辛寒清热、生津止渴，以使阴阳之气互相顺接而不发生格拒。急疏白虎汤：生石膏30g，知母9g，炙甘草6g，粳米一大撮。仅服2剂，即热退厥回而病愈。

陈明，刘燕华，李方.刘渡舟临证验案精选[M].北京：学苑出版社，1996

（二）寒厥

【原文】

大汗出，热不去，内拘急①，四肢疼，又下利厥逆而恶寒者，四逆汤主之。（353）

【词解】

①内拘急：腹中拘急疼痛。

【释义】

本条论阳虚阴盛、寒厥格阳的证治。阳气大衰，阴寒内盛。阳虚不固，则大汗出。汗出伤阴，阴阳两虚，失于温煦与濡养，则在内腹中拘急，在外四肢疼痛。阳虚阴盛，则厥逆而下利。热不去，说明原有发热。若属表证发热，汗出之后其热当解。今大汗出，热不去，知非为表热。汗出身热又似阳明里热，但阳明里热当有烦渴引饮等热象，而本条所见乃一派阴寒之象，故知非阳热之证，而是寒厥证，热不去则由阴寒极盛，虚阳被格于外所致。本证一派阳衰阴盛，且有虚阳外脱之势，故治当以四逆汤急救回阳，以除厥利。

【临床应用】

四逆汤临床运用少阴病篇已述，凡阳气大衰，阴寒内盛之证，必用四逆汤回阳救逆。

医案选录：陈某，50岁。陡然腹痛，吐泻大作。其子业医，投以藿香正气散，入口即吐，又进丁香、砂仁、柿蒂之属，亦无效。至黄昏时，四肢厥逆，两脚拘急，冷汗淋漓，气息低微，人事昏沉，病势危急，举家仓惶，求治于余。及至，患者面色苍白，两目下陷，皮肤干瘪，气息低弱，观所泻之物如米泔水，无腐秽气，只带腥气，切其脉，细微欲绝。余曰：此阴寒也。真阳欲脱，阴气霾漫，阳光将息，势已危笃。宜回阳救急，以挽残阳。投大剂四逆汤，当晚连进2剂，冷服。次早复诊：吐利止，厥回，脉细，改用理中汤加附子而康。

湖南省中医药研究所.湖南省老中医医案选[M].长沙：湖南科学技术出版社，1981

【原文】

病者手足厥冷，言我不结胸，小腹满，按之痛者，此冷结①在膀胱关元②也。（340）

【词解】

①冷结：阴寒凝滞结聚。

②关元：穴位名。任脉经穴，正中线脐下三寸。

【释义】

本条论冷结关元之寒厥证。病者手足厥冷，故为厥证，然其有阴阳虚实之别。今言不结胸，知其邪结不在上焦。小腹满，按之痛，故知其结在下焦。邪结似可攻下，此明言"冷结"，知其证属阳虚寒凝于下焦，理应见小腹畏寒、小便清长等症，其治当温，自不待言。

（三）痰厥

【原文】

病人手足厥冷，脉乍紧①者，邪②结在胸中，心下满而烦，饥不能食者，病在胸中，当须吐之，宜瓜蒂散。（355）

第二篇　伤寒论选读 ◎ 第六章　辨厥阴病脉证并治　343

瓜蒂散方

瓜蒂一分（熬黄）　赤小豆一分

上二味，各别捣篩，為散已，合治之，取一錢匕，以香豉一合，用熱湯七合，煮作稀糜，去滓，取汁和散，温頓服之。不吐者，少少加，得快吐乃之。諸亡血虚家，不可與瓜蒂散。

【词解】

①脉乍紧：乍，忽然。脉忽然见紧。

②邪：此指痰、食之邪。

【释义】

本条论痰食壅塞胸中致厥的证治。《金匮要略·腹满寒疝宿食病脉证治》曰："脉乍紧如转索无常者，有宿食也。"又云："脉紧，头痛风寒，腹中有宿食不化也。"今手足厥冷，脉乍紧者，是痰饮壅塞，食积停滞，胸阳被遏，不能外达四肢，故手足厥冷。邪结胸中，影响中焦气机升降，则心下满闷不舒。胸中有实邪阻滞，故虽知饥但又不能食。本证邪实结于胸中，病位偏高，故用瓜蒂散，因势利导，涌吐在上之实邪。实邪得去，胸阳畅达，气机通利，则手足厥冷、心下满而烦等诸症可除。

【临床应用】

现代临床研究证明本方是一种良好的快速、有效、简便、彻底的催吐剂，用本方治疗慢性乙型肝炎、黄疸、湿重头痛、脐湿及戒酒。该方可使病人主动呕吐，无论胃内容物多与少，黏稠与否，均能迅速地使病人将胃容物及毒物呕吐干净，达到阻止毒物吸收，清除毒物的目的。

医案选录：孔某，男，27岁。因过食酒肉，突然昏厥，不知人事。苏醒后自述胸膈痞闷，似物顶撑，双手扪胸，息粗气臭，面色红赤，苔黄腻，脉滑数。此为食厥。故用甜瓜蒂（炒黄）、赤小豆各等分为散，每次3g，盐水送服，并用棉签探喉。须臾，吐下酒食约半痰盂，顿觉舒服，病逆霍然。

区建华.吐法治验二则.四川中医.1985, 3（4）：20

（四）水厥

【原文】

伤寒厥而心下悸，宜先治水，当服茯苓甘草汤，却①治其厥。不尔②，水渍入胃③，必作利也。（356）

茯苓甘草湯方

茯苓二两　桂枝二两（去皮）　甘草一两（炙）　生薑三两（切）

上四味，以水四升，煮取二升，去滓，分温三服。

【词解】

①却：然后

②不尔：不这样的话。

③水渍入胃：渍，浸入。胃，此指肠。意为水饮之邪浸入到肠。

【释义】

本条论水停中焦致厥证治。心下悸是水饮内停为患的主症。《金匮要略·痰饮咳嗽病脉证并治》："水停心下，甚者则悸。"因水停心下胃脘，胃阳被水寒所抑，阴来搏阳，故心下悸动。阳气被水饮阻遏，不能通达四肢，阴阳气不相顺接，因而手足厥逆。厥因水停中焦，故其治先用茯苓甘草汤，温阳化气利水，水饮去则阳气得布而厥自除，此治本之法。若不治其水，却治其厥，则水渍下渗于肠而作利也。

【临床应用】

现代临床主要将茯苓甘草汤应用于急性肠胃炎、充血性心力衰竭、心律失常、肺心病、产后尿潴留等疾病，以心下悸、口不渴、手足不温、小便不利等为辨证要点。

医案选录：阎某，男，26岁。患心下筑筑然动悸不安，腹诊有振水音与上腹悸动。三五日必发作一次腹泻，泻下如水，清冷无臭味，泻后心下之悸动减轻。问其饮食、小便，尚可。舌苔白滑少津，脉象弦。辨为胃中停饮不化，与气相搏的水悸病证。若胃中水饮顺流而下趋于肠道，则作腹泻，泻后胃饮稍减，故心下悸动随之减轻。然去而旋生，转日又见悸动。当温中化饮为治，疏方：茯苓 24g，生姜 24g，桂枝 10g，炙甘草 6g。药服 3 剂，小便增多，而心下之悸明显减少。再进 3 剂，诸症得安。自此之后，未再复发。

陈明，刘燕华，李方.刘渡舟临证验案精选 [M].北京：学苑出版社，1996

第七章　辨霍乱病脉证并治

霍乱是以卒然发作上吐下泻为主要临床表现的病证。霍，有迅速、急骤之意；乱，即撩乱、变乱之意。因其发病于顷刻之间，吐泻交作，挥霍撩乱，故名曰霍乱。

霍乱多发生于夏秋季节，常因饮食不洁，或感受六淫之邪，使表里之邪相并，清浊相干，胃肠功能紊乱，清阳不升，浊阴不降，而吐泻暴作。本篇所论霍乱，相当于多种急性胃肠病变。与现代医学所说的由霍乱弧菌引起的霍乱概念不同，但对其治疗有一定的参考价值。

因霍乱病的发生多与外邪有关，且常见头痛、发热、恶寒、身疼等症，与伤寒有相似之处，故仲景将本证列于伤寒六经病证之后，以兹鉴别。

第一节　霍乱病脉证

【原文】

问曰：病有霍亂者何？答曰：嘔吐而利，此名霍亂。（382）

【释义】

本条论霍乱的主要证候。吐利交作，是霍乱病的主要证候特点，有挥霍变乱之势，起病急骤。呕是胃气逆乱，利是肠道变乱，霍乱病主要是因饮食不洁，或外邪中于肠胃，升降失常所致的病变。由于胃肠功能紊乱，清气不升则泻，浊气不降则吐，清浊相干，阴阳乖隔，故吐利交作。

本证与太阴病吐利有相似之处，但太阴病证势轻缓，以"腹满而吐，食不下，自利益甚，时腹自痛"等为主；此则发病突然，顷刻之间吐泻交作，挥霍撩乱，以此为鉴。

【原文】

問曰：病發熱頭痛，身疼惡寒，吐利者，此屬何病？答曰：此名霍亂。霍亂自吐下，又利止，復更發熱也。（383）

【释义】

本条论霍乱的症状特征及与伤寒的鉴别。霍乱初起在表有发热、恶寒等，其病始于中焦，并可影响肌表，最易与伤寒混淆，故需与伤寒鉴别。霍乱虽也是表里同病，但以吐利的里证为主。"自吐下"，强调了霍乱初起病位即在于里，而不是受表邪的影响。病从内而外，表里不和，则吐利、寒热并见。若下利止，但见发热，说明里气虽和，而表证未解。

第二节　霍乱病证治

一、五苓散、理中丸证

【原文】

霍亂，頭痛發熱，身疼痛，熱多欲飲水者，五苓散主之；寒多不用水者，理中丸主之。（386）

理中丸方

人參　乾薑　甘草炙　白术各三兩

上四味，搗篩，蜜和為丸，如雞子黃許大。以沸湯數合，和一丸，研碎，溫服之，日三四，夜二服。腹中未熱，益至三四丸，然不及湯。湯法，以四物依兩數切，用水八升，煮取三升，去滓，溫服一升，日三服。若臍上築者，腎氣動也，去术，加桂四兩；吐多者，去术，加生薑三兩；下多者，還用术；悸者，加茯苓二兩；渴欲得水者，加术，足前成四兩半；腹中痛者，加人參，足前成四兩半；寒者，加乾薑，足前成四兩半；腹滿者，去术，加附子一枚。服湯後如食頃，飲熱粥一升許，微自溫，勿發揭衣被。

【释义】

本条论霍乱病表里寒热不同的证治。霍乱吐利交作，常并见头痛、发热、身疼痛等症，是脾胃升降失司，斡旋失常，里乱而外不协，证属表里同病。表里同病时，有先治表后治里、表里同治、先里后表之异。伤寒当先解表，即使兼有里实，若非危重急下之证，宜遵循先表后里之法，待表解后再议治里，此为常法。但若里阳虚衰兼表时，因里气虚寒，不堪发表，则又宜表里同治或先里后表，此为变法。

本条既言"霍乱"，则吐利、脉微涩等症自不待言，其中土先虚可辨，故虽兼表证，而重在治里。若中阳不足较轻，正气尚可与邪相争，故虽见吐利而兼见发热、身疼痛等"热多"之症，则治以五苓散，表里双解，通阳化气，利小便而实大便，且五苓散能升清降浊而调脾胃。若脾阳不足较甚，正气抗邪无力，当见吐利、腹中冷痛、恶寒等"寒多"之象，则又宜先治其里，故以理中丸温化中焦寒湿。

理中丸用人参、甘草健脾益气，干姜温中散寒，白术健脾燥湿。脾阳恢复，寒湿得去，则升降调和而吐利自止。本方为太阴虚寒证的主方，因其作用在于温运中阳，调理中焦，故名"理中汤"。本方原为丸剂，亦可作汤服，此为一方二法。病势缓需久服者，可用丸；病势急或服丸效差者，改用汤剂。药后若腹中转热，是为得效，若腹中未热，可加量。为增强疗效，服药后可辅以热粥，并温覆以取暖。

中焦脾胃气虚（或阳虚）、寒邪凝滞是中焦虚寒证发生过程中正、邪两方面的关键病理因素，但气虚阳衰之程度、感受寒邪之轻重又因人而异，因此需要根据情况灵活加减。若脐上跳动者，为肾虚水寒之气上冲，故去白术之升，加桂枝以平冲降逆。吐多者，是胃寒气逆，仍去白术之升，加生姜以散水和胃，降逆止呕。下利多者，是脾虚失运，水湿下趋，故仍用白术健脾运湿。心下悸者，是水气凌心，加茯苓淡渗利水，宁心安神。渴欲得水者，是脾失健运，水津不布，故重用白术健脾化湿，以运布津液。腹中痛者，是中虚较甚，重用人参益气止痛。脾虚寒甚，或腹中冷痛、手足不温者，加重干姜以温中散寒；腹中胀满者，为阳虚寒凝，气滞不行，故去白术之甘壅，加附子以温阳散寒。

【临床应用】

现代临床主要将理中丸或理中汤运用于消化系统疾病，如胃炎、消化性溃疡、急慢性肠炎、溃疡性结肠炎、变态反应性胃肠炎、慢性菌痢；呼吸及心脑血管系统疾病，如慢性支气管炎、冠心病、高血压；以及小儿慢惊风、盆腔炎、变态反应性鼻炎、梅尼埃病、艾迪生病等属脾阳虚寒者。

医案选录：曹生初病伤寒，六七日，腹满而吐，食不下，身温，手足热，自利，腹中痛，呕，恶心。医者谓之阳多，尚疑其手足热，恐热蓄于胃中吐呕，或见吐利而为霍乱，请予诊。其脉细而沉。质之曰：太阴证也。太阴之为病，腹满而吐，食不下，自利益甚，时腹自痛。予止以理中丸，用仲景云"如鸡子黄大"。昼夜投五六枚。继以五积散，数日愈。

许叔微.伤寒九十论 [M].北京：商务印书馆，1955

二、通脉四逆加猪胆汁汤证

【原文】

吐已下断[①]，汗出而厥，四肢拘急不解，脉微欲绝者，通脉四逆加猪胆汁汤主之。（390）

通脉四逆加猪胆汁汤方

甘草二两（炙）　干姜三两（强人可四两）　附子大者一枚（生，去皮，破八片）　猪胆汁半合

上四味，以水三升，煮取一升二合，去滓，内猪胆汁，分温再服，其脉即来。无猪胆，以羊胆代之。

【词解】

①吐已下断：已，停止；断，结束。指吐利停止，非向愈之征，而是无物可吐，无液可下。

【释义】

本条论霍乱吐利后阳亡阴竭的证治。霍乱病吐利停止，可见于两种情况：脉复肢温者，属阳回阴消为欲愈。若"吐已下断"，指无物可吐，无物可下，手足厥逆不回，四肢拘急不解，汗出而脉微欲绝者，是属吐利之后而使阳气虚脱、阴液竭绝的危重证候，其治当用通脉四逆加猪胆汁汤，回阳益阴。

通脉四逆加猪胆汁汤用通脉四逆汤破阴回阳救逆，猪胆汁苦寒性润，一可润燥滋液而比人参为速，以补吐下后津液之枯竭，又可制约姜附辛热伤阴劫液之弊；同时，还可借其性寒走下，引姜附大辛大热药物入阴，以防阴气过强对辛热药物的格拒。

第二篇　伤寒论选读 ◎ 第七章　辨霍乱病脉证并治　349

【临床应用】

通脉四逆加猪胆汁汤主治阳亡液竭之证，临床用于多种疾病的危重阶段见阴阳亡竭者。

医案选录：周某，年届弱冠。大吐大泻之后，汗出如珠，厥冷转筋，干呕频频，面如土色，肌肉削弱，眼眶凹陷，气息奄奄，脉象将绝，此败象毕露，许为不治矣！而病家苦苦哀求，姑尽最后手段。着其即觅大猪胆2个，处方用炮附子90g，干姜150g，炙甘草27g。一边煎药一边灌猪胆汁，幸胆汁纳入不久，干呕即止，药水频投，徐徐入胃矣。是晚再诊，手足略温，汗止，唯险证尚在。处方：炮附子60g，川干姜45g，炙甘草18g，高丽参9g，即前继续投服。翌日已时过后，其家人来说：昨晚服药后呻吟辗转，渴饮，请先生为之清热。观其意嫌昨日姜附太多也。讵至则见患者虽有烦躁，但能诉出所苦，神志渐佳，诊其脉已渐显露。凡此皆阳气复振机转，其人口渴、心烦不耐、腓肌硬痛等症出现，原系大吐大泻之后，阴液耗伤过甚，无以濡养脏腑肌肉所致。阴病见阳证者生，且云今早有小便一次，俱佳兆也。照上方加茯苓15g，并以好酒用力擦其硬痛处，如是2剂而烦躁去，诸症悉减，再2剂而神清气爽，能起床矣。后用健运脾胃，阴阳两补法，佐以食物调养数日复原。

许大彭.许小逊先生医案[J].广东医学·祖国医学版，1963（2）：35–36

三、四逆加人参汤证

【原文】

恶寒脉微而复利，利止亡血[①]也，四逆加人参汤主之。（385）

四逆加人参汤方

甘草二两（炙）　附子一枚（生，去皮，破八片）　乾薑一两半　人参一两

上四味，以水三升，煮取一升二合，去滓，分温再服。

【词解】

①亡血：此指亡失津液。

【释义】

本条论霍乱亡阳脱液的证治。霍乱吐利，气随津泄，遂使阳虚。阳虚不能温化水谷，摄敛津液，又致泄利不止。越是下利，则阳越虚，阴益伤。若利虽止，而恶寒脉微不得缓解者，是阳亡液脱，津液内竭，无物可下之征，即所谓

"利止亡血也"，当急用四逆加人参汤回阳救阴，益气生津。四逆加人参汤由四逆汤加人参组成。方用附子、干姜、炙甘草回阳救逆，加人参益气生津。

【临床应用】

本方与四逆汤均有回阳救逆之功，所不同者，本方于回阳止利中有益气生阴之功，故凡阳亡阴竭之证，则本方更为适宜。

医案选录：裴某，男，58岁。夏令因饮食不洁，患急性胃肠炎，初起发热恶寒，头痛脘闷，继则吐利交作，腹痛烦躁不安。曾服导滞分利止呕药2剂，吐利不止。渐至四肢厥逆，心烦身出冷汗，口干舌燥，饮食不思，脉象微细欲绝。证属阴阳两伤，津液内竭。治宜扶阳救逆，益气生津。处方：甘草18g，炮附子10g，干姜10g，吉林参6g。服药1剂后，四肢回暖，吐利不作，心不烦躁，能安然入寐。3剂后，症状消失，精神安静，食欲渐展，脉象虚缓。后以和胃化滞之剂，调理而愈。

邢锡波.邢锡波医案集[M].北京：中国中医药出版社，2012

第八章　辨阴阳易差后劳复病脉证并治

外感病初愈，正气尚虚，体力未复，余邪未尽之际，理当静养，必要时药物调理，以防疾病复发。本章所述即是伤寒病愈后复发的证候，分为"阴阳易"与"差后劳复"两类。若因触犯房事而导致发病或复发者，称为阴阳易；因起居失常，妄动作劳而复发者，称为劳复；因饮食不节而发者，称为食复。而劳复、食复统称为差后劳复。

阴阳易与差后劳复之病，皆发生在大邪已退的阶段，同属于病后失于调理所致，故仲景在六经证治各章之后，另列一篇，专题论述。本于临床实用，本章只节选差后劳复几个方证。

一、枳实栀子豉汤证

【原文】

大病①差後，勞復②者，枳實栀子豉湯主之。（393）

枳實栀子豉湯方

枳實三枚（炙）　栀子十四個（擘）　香豉一升（綿裹）

上三味，以清漿水③七升，空煮取四升，内枳實、栀子，煮取二升，下豉，更煮五六沸，去滓，温分再服，覆令微似汗。若有宿食者，内大黄如博碁子④五六枚，服之愈。

【词解】

①大病：在当时指伤寒病。

②劳复：大病初愈，因过劳而复发者。

③清浆水：淘米泔水久贮味酸者，即酸浆水。清·吴仪洛《伤寒分经》谓："炊粟米熟，投冷水中，浸五六日，味酢生花，色类浆，故名。若浸至败者，害人。其性凉善走，能调中宣气，通关开胃，解烦渴，化滞物。"

④博碁子：即围棋子。

【释义】

本条论大病新差劳复的证治。大病新差，由于真元大伤，在气血未复，余热未尽之时，只宜静心休养，不可妄动作劳。如不很好静养，或多言多虑劳其神，或早作早行劳其力，皆可导致疾病复发。《素问·生气通天论》谓："阳气者，烦劳则张。"劳神或劳力使阳气浮动，则生烦热，是谓劳复。劳复发热，乃阳热从内向外发作，故治宜宣泄，用枳实栀子豉汤宽中行气，清宣膈热。

枳实栀子豉汤由枳实、栀子、香豉组成。方中用枳实宽中行气，栀子清热除烦，香豉透邪散热。以清浆水煮药，取其性凉善走，调中健胃。现代临床多取蔬菜（白菜、芹菜等）所制浆水菜之酸汤，亦可。清浆水有生津止渴、解暑化滞的作用。

【临床应用】

伤寒病变过程中，多累及脾胃，故病后劳复证常伴有消化功能障碍，而表现有食滞纳呆，脘腹胀满，舌苔厚腻等证。若更兼宿食不化，或差后因饮食不节而致复发热者，即所谓食复证，则可用枳实栀子豉汤加大黄荡涤肠胃，推陈致新。

医案选录：许某，女，28岁。患春温治月余而初愈，终觉腹空而多欲索食，家人因遵医师告诫，始终给以易消化食品。因过食水饺而胃脘膨闷，嗳气不除，伴心烦不寐，发热38℃，头晕而不思饮食，脉浮大。诊为饮食不节，停食化热。治以枳实栀子豉汤加味。处方：枳实10g，生栀子10g，淡豆豉15g，建曲10g，广郁金6g，生山药15g，生姜3g，炙甘草3g，1剂热退而烦满大减，连服2剂，诸症消失。

邢锡波.伤寒论临床实验录[M].北京：中医古籍出版社，2004

二、牡蛎泽泻散证

【原文】

大病差後，從腰以下有水氣者，牡蠣澤瀉散主之。（395）

牡蠣澤瀉散方

牡蠣（熬）　澤瀉　蜀漆（煖水洗，去腥）　葶藶子（熬）　商陸根（熬）海藻（洗，去鹹）　栝樓根各等分

上七味，異搗，下篩為散，更於臼中治之。白飲和服方寸匕，日三服。小

便利，止後服。

【释义】

本条论大病差后腰以下有水气的证治。水气为病，以小便不利，肿满为表现特点。本条虽云"大病差后，从腰以下有水气"，但以药测证，并非虚肿，当属病后余邪未尽，湿热壅滞，膀胱气化失常所致。必见小便不利，下肢水肿，甚则大腹肿满，脉沉有力等，其证属实。《金匮要略·水气病脉证并治》云："腰以下肿，当利小便"，故用牡蛎泽泻散攻逐水气而兼清余热，但使小便自利而愈。

牡蛎泽泻散由牡蛎、泽泻、栝楼根、蜀漆、葶苈、商陆根、海藻组成。方用牡蛎、泽泻、海藻软坚利水，葶苈宣肺泄水，商陆逐水之结，蜀漆祛痰逐水，栝楼根生津散结，使水去而津液不伤。本方既可用散剂，亦可用汤剂。用散剂者，需以米汤调服，其意在于保胃气。服药后见小便利，为水邪去除之象，即可停药。《金匮要略》曾对水气病提出治法，即"诸有水者，腰以下肿；当利小便；腰以上肿，当发汗乃愈"。本方用于治疗腰以下有水气，正是上述法则的具体运用。

【临床应用】

牡蛎泽泻散用散剂而不用汤者，乃峻药缓攻，取其不助水邪也。以"白饮和服"，乃因气血不能制水，用米饮意在保胃存津，以助脾气。方后注云"小便利，止后服"，提示要中病即止，恐过服有损正气也。现今临床主治肝硬化腹水、慢性肾炎、肾病综合征所致的水肿、腹水，辨证属湿热壅滞，水气郁结，而体质壮实者。如体质虚弱者，可暂服或与补益剂交替服用。

医案选录：张某，男，30岁。1998年1月12日初诊。患肾病综合征2年，经中西医治疗无明显好转，现腹胀，腰以下肿，阴囊肿大，口黏而干，尿少色赤多沫，约500mL/24h。舌稍红肿大，苔白腻，脉滑。总蛋白4.8g/L，白蛋白2.4g/L，球蛋白2.4g/L，总胆固醇310g/L，尿蛋白+++，颗粒管型3～5。辨证为湿热壅滞下焦，治以牡蛎泽泻散加减。牡蛎20g，泽泻20g，葶苈子15g，商陆15g，海藻30g，花粉15g，常山10g，车前子15g，五加皮15g，白花蛇舌草30g，水煎服。1月19日复诊，服上方6剂，尿量增多，约1800mL/24h，尿色淡黄，浮肿减轻，阴囊肿大明显变小，尿蛋白++，颗粒管型0～2，药已见效。上方去常山，加瞿麦、萹蓄各20g。1月26日复诊，服6剂，诸症明显好转，尿蛋白+，略有腰酸，下肢微肿，舌淡红略胖，苔白，脉沉滑。改为补肾利湿法，以济生肾气丸化裁，调制 20 余剂，尿检蛋白阴性，随访两年未复发。

成秉林，张淑君.牡蛎泽泻散加减治疗慢性肾炎 [J].黑龙江中医药，2000（3）：33

三、理中丸证

【原文】

大病差後，喜唾①，久不了了②，胸上有寒，當以丸藥溫之，宜理中丸。（396）

【词解】

①喜唾：时时泛吐涎沫。

②久不了了：绵延不已的意思。

【释义】

本条论差后虚寒喜唾的证治。伤寒大病之后，肺脾阳气受伤，不能温化输布津液，凝聚成饮而上泛，从而形成其人喜唾、久不了了的病证。因证属虚寒，故多唾清水，并伴有口不渴，手足不温，舌淡苔白，脉弱无力等症，治用理中丸温中散寒。因病久不愈，故用丸剂缓缓图之。若病重者，可改用汤剂。《金匮要略·肺痿肺痈咳嗽上气病脉证治》云"肺中冷，必眩，多涎唾，甘草干姜汤以温之"，其证治与本条有相似之处，彼此可以互参。

【临床应用】

理中丸用于太阴脾虚寒之疾，用于治疗因中焦虚寒所致的喜唾有确定疗效。

医案选录：林某，女，23 岁。急性胃肠炎后喜唾涎沫。一年前因饮食不洁而患急性胃肠炎，经治疗而愈。此后凡食生冷油腻食物则胃脘隐痛不适，时伴作呕，反胃，嗳气，喜唾涎沫。本次因节日加菜，呕吐腹泻发作，经中西医结合治疗吐泻止，唯感疲乏头晕，纳差，口中涎沫特多。此属病后脾胃虚寒，本来投以理中汤即可，但患者煎药不便，故改用附桂理中丸 10 个，早晚各服 1 丸。第二天即觉涎沫明显减少，胃口好转，但口干喜饮，嘱其继续用药，或可改用淡盐水送服。五天后药丸服完，症状亦已消除。

陈明，等.伤寒名医验案精选.学苑出版社，1998.

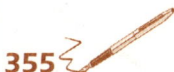

四、竹叶石膏汤证

【原文】

伤寒解後，虚羸①少氣，氣逆欲吐，竹葉石膏湯主之。（397）

竹葉石膏湯方

竹葉二把　石膏一斤　半夏半升（洗）　麥門冬一升（去心）　人參二兩 甘草二兩（炙）　粳米半升

上七味，以水一斗，煮取六升，去滓，內粳米，煮米熟，湯成去米，溫服一升，日三服。

【词解】

①虚羸：虚弱消瘦。

【释义】

本条论病后余热未清，气阴两伤的证治。伤寒病解之后，虽大邪已去，但正气亦伤，津气亏虚，余热不尽，胃失和降，则其人见形体虚弱消瘦，少气不足以息，食少纳呆而欲吐，发热，心烦，舌红苔少，脉细数等，治用竹叶石膏汤清热、养阴、益气、和胃。方用竹叶清热除烦、降逆止呕，石膏清肺胃气分之热，麦冬滋阴生津，人参、甘草、粳米益气生津，半夏和胃降逆。

【临床应用】

竹叶石膏汤具有清热和胃、益气养阴之功，论中用于治疗大病解后，热病初愈，余热未清，元气未复，见身热烦渴、虚羸少气、舌红少苔或苔薄黄、脉细数，属气阴两虚者，可酌加栀子、豆豉、芦根、茅根等清退余热。还可扩大用治糖尿病、口腔溃疡、牙周炎、牙龈脓肿、急慢性咽炎、喉炎、失眠不寐等证属气阴两虚，余热未清，肺胃气逆者。

医案选录：张某，女，25 岁。乳腺炎术后发热在 38.5 ～ 39.5℃，经用抗生素无效，又用药物发汗以退热，屡退屡升，几经周折，患者疲惫不堪。更见呕吐不能饮食，心烦口干，头晕而肢颤。舌质红，苔薄黄。此乃气阴两伤，气逆呕吐，必须清热扶虚，气阴两顾，方为合拍。生石膏 30g，竹叶 10g，麦冬 24g，党参 10g，半夏 6g，粳米 1 撮，炙甘草 10g。服药 4 剂，热退而安。过两周后，又出现寒热往来，口苦喜饮，心烦口渴，脉弦苔滑等，此为外感邪气内并少阳，用小柴胡汤加生石膏、桔梗，1 剂而愈。

刘渡舟等 . 经方临证指南 [M]. 天津：天津科学技术出版社，1993

第三篇

金匮要略选读

第一章　脏腑经络先后病脉证第一

本篇属于总论性质，是全书的总纲，主要对杂病的病因、病机、诊断、治疗、预防、预后以及节气对人体的影响等方面，采用举例说明的方法，作了原则性的论述，在全书中具有纲领性的意义。

以"脏腑经络先后"作为篇名，寓意深刻，旨在说明人体的脏、腑、经、络是一个有机的整体，脏腑与经络之间相互影响，相互传变。患病有先后次序，治疗也分先后和缓急。病脉证治是仲景在理论上的重要贡献，其内涵为重视辨证论治，病证结合，脉证合参。

一、病因、发病及预防

【原文】

夫人稟五常①，因風氣②而生長，風氣雖能生萬物，亦能害萬物，如水能浮舟，亦能覆舟。若五藏元真③通暢，人即安和。客氣邪風④，中人多死。千般疢難⑤，不越三條：一者，經絡受邪，入藏府，為內所因也；二者，四肢九竅，血脈相傳，壅塞不通，為外皮膚所中也；三者，房室、金刃、蟲獸所傷。以此詳之，病由都盡。

若人能養慎，不令邪風干忤⑥經絡；適中經絡，未流傳藏府，即醫治之。四肢才覺重滯，即導引⑦、吐納⑧、針灸、膏摩⑨，勿令九竅閉塞；更能無犯王法⑩、禽獸災傷，房室勿令竭乏，服食⑪節其冷、熱、苦、酸、辛、甘，不遺形體有衰，病則無由入其腠理。腠者，是三焦通會元真之處，為血氣所注；理者，是皮膚藏府之文理也。（2）

【词解】

①人稟五常：稟，受的意思。五常，即五行。

②风气：这里指自然界的气候。

③元真：即五脏之元气或真气。

④客气邪风：外至曰客，不正曰邪，客气邪风系指导致疾病的不正常气候。

⑤疢难：疢（chèn），疢难即疾病。

⑥干忤：干，干犯；忤，违逆。干忤，侵犯的意思。

⑦导引：《一切经音义》云："凡人自摩自捏，伸缩手足，除劳去烦，名为导引；若使别人握搦身体，或摩或捏，即名按摩也。"

⑧吐纳：是通过调整呼吸以养生却病的方法。

⑨膏摩：用药膏摩擦体表一定部位的外治方法。

⑩无犯王法：王法即国家法令。无犯王法，是指不要触犯国家的法令。

⑪服食：即衣服、饮食。《灵枢·师传》："食饮衣服，亦欲适寒温。"

【释义】

本条从人与自然相关的角度出发，论述疾病发生的原因，强调预防和早期治疗的重要性。本条可分三段理解。

第一部分从"夫人禀五常"至"中人多死"，论述天人相应的整体观。人与自然界是一个密切相关的整体，自然界气候正常则有益于人与其他生物的生长发育，而反常的气候就会影响人与其他生物，从而导致疾病的产生，犹如水能载舟，也能覆舟一样。另一方面，人体正气有很强的抗病能力，若五脏正气充盈，功能正常，就能抗御病邪，保持人体健康。否则，不正之气侵袭人体则会发生疾病。因此疾病的发生与人体正气有着密切关系，所谓正盛则安和，邪盛则多病。

第二段从"千般疢难，不越三条"至"病由都尽"，论述发病的途径。疾病的发生，不越三条："一者，经络受邪，入脏腑，为内所因也；二者，四肢九窍，血脉相传，壅塞不通，为外皮肤所中也；三者，房室、金刃、虫兽所伤。"从本段原文可以看出，若感受六淫之邪，适脏腑正气内虚，则在表之邪乘虚内陷，深入脏腑，形成脏腑疾病；若脏腑正气不虚，则邪气只在四肢九窍、血脉等体表部位停留为患。至于房劳过度、金刃、虫兽等损伤，是另外一种致病原因。以这种办法归纳就基本包括了疾病的发生途径，因此说"病由都尽"。可见张仲景发病学说的特点是以脏腑经络分内外，六淫邪气为主要致病原因，以邪正力量的对比决定病位的深浅。因此，它实际上既有对病因的论述，也有对决定病位的因素以及发病途径的论述。即认为正气的虚实是决定疾病发生的主要因素。宋·陈无择在仲景病因归类的启发下，提出了外感六淫为外因，内伤七情为内因，饮食劳倦、金刃、虫兽所伤为不内外因的三因学说。

第三段从"若人能养慎"至"是皮肤脏腑之文理也"，提出预防和早期治疗的具体方法。本条认为，人体患病之初即应及早治疗，因为此时往往病在经络，未入脏腑，而正气亦未受损，处于邪浅正盛状态，故易治愈。正如原文所说："适中经络，未流传脏腑，即医治之。四肢才觉重滞，即导引、吐纳、针灸、膏摩，勿令九窍闭塞"，即属此意。在预防方面提出：①养正气。其云："若人能养慎。"又云："若五脏元真通畅，人即安和。""养"，即内养正气；"五脏元真通畅"，也是要求人们应当注意调养正气，使"正气存内，邪不可干"，从而预防疾病的发生。②防灾害。原文指出"更能无犯王法、禽兽灾伤"，即指防止犯罪及意外灾害，以免损害形体，耗伤正气。③慎房室。原文云："房室勿令竭乏"，意即不可纵欲太过，而应适当地节制性欲，以免耗损肾气。④节饮食、调寒热。原文云："服食节其冷、热、苦、酸、辛、甘，不遗形体有衰，病则无由入其腠理。"所谓"服"是指衣服穿着，"食"是指饮食，意即衣服穿着应随气候冷暖而调适；饮食亦应注意冷热适中，同时不可五味偏嗜，以免损伤五脏元真之气，而为贼邪所侵，罹患疾病。

【原文】

清邪居上，濁邪居下，大邪中表，小邪中裏，罄飪①之邪，從口入者，宿食也。五邪②中人，各有法度，風中於前③，寒中於暮，濕傷於下，霧傷於上，風令脈浮，寒令脈急，霧傷皮腠，濕流關節，食傷脾胃，極寒傷經，極熱傷絡。（13下）

【词解】

①罄飪（rèn）：罄，同"穀"（gǔ）。飪，原指味美的熟食，此处泛指饮食。

②五邪：指风、寒、湿、雾、饮食之邪。

③前：指午前。

【释义】

本条论述五邪的致病规律。五邪，系指五种致病邪气，即文中所说大邪（风邪）、小邪（寒邪）、清邪（雾露之邪）、浊邪（水湿之邪）、罄飪之邪（宿食）。五邪由于各自性质不同，侵犯人体导致疾病也有不同的规律。雾露之邪属于阳邪，因其轻清上浮，侵犯人体时其病位多在上半身及皮肤腠理；水湿之邪属于阴邪，因其重浊下沉，侵犯人体时其病位多在下半身和关节部位。风邪为阳邪，其性散漫，故多侵犯人体体表部位，发病时间多在午前，又因风性升散，故脉象以浮为主。寒邪属于阴邪，因而多侵犯人体偏里的部位，而寒性紧束收敛，故脉象以紧为主。至于宿食为患，暴饮暴食，饮食常停滞于脾胃，故多见嗳腐吞酸，脘腹胀满，恶心呕吐等症状。根据"大邪中表，小邪中里"的道理，由于经脉属阴在里，络脉属阳在表，因此寒邪伤人多中于在里的经脉，而热邪伤人多中于在表的络脉。总之，五邪伤人各有其规律，但究其原因皆是因为阴阳属性的不同，表现为邪气伤人"热气归阳，寒气归阴"的道理。

二、病机

【原文】

问曰：經云厥阳①独行何谓也？师曰：此為有阳無阴，故称厥阳。（10）

【词解】

①厥阳：厥者，逆也。厥阳，即阳气上逆。多由阴竭于下，阴不敛阳所致。

【释义】

本条以厥阳独行为例，说明阴阳失衡是产生杂病的基本病机。在正常状态下，人体阴阳保持着相对平衡。阳是功能表现，阴为物质基础，"无阴则阳无以生"，故阳总是依附于阴，如若在病理状态下，阴气衰竭，阳气失去依附，有升无降，就会产生"有阳无阴""厥阳独行"的病理表现，发生相应的疾病。同时，本条原文也提示我们，治疗疾病的过程，实际上也就是恢复阴阳平衡的过程。

三、治则

【原文】

问曰：上工①治未病②，何也？师曰：夫治未病者，见肝之病，知肝傳脾，当先實脾③，四季脾王④不受邪，即勿補之。中工不暁相傳，见肝之病，不解實脾，惟治肝也。

夫肝之病，補用酸，助用焦苦，益用甘味之藥調之。酸入肝，焦苦入心，甘入脾。脾能傷腎，腎氣微弱，則水不行；水不行，則心火氣盛，心火氣盛，则伤肺，肺被伤，则金气不行；金气不行，则肝气盛。故实脾，则肝自愈。此治肝补脾之要妙也。肝虚则用此法，实则不在用之。

经曰："虚虚实实，补不足，损有余"，是其义也。余藏准此。（1）

【词解】

①上工：指高明的医生。

②治未病：指治疗未病的脏腑。即已病防传，是预防疾病从已病脏腑向未病脏腑的传变。

③实脾：即调补脾脏。

④四季脾王：王，同"旺"，即旺盛。指春、夏、秋、冬每季之末的各十八天，为脾旺之时，乃脾主四季之意。

【释义】

本条从整体观出发，以肝为例，论述疾病的发生原因以及治未病和虚实异治的杂病治疗原则。学习本段条文，重点应掌握以下三方面的内容：

第一段从"问曰：上工治未病……惟治肝也"，论述治未病的重要性。本篇中"治未病"是指调理未病的脏腑。即预防疾病从已病脏腑向未病脏腑的传变，也叫已病防传，是"见肝之病，知肝传脾，当先实脾"之义。上工总是从人体自身是一个整体出发，认为脏腑之间生理上相互依赖，相互协调平衡，病理上脏腑之间相互影响，如一脏有病，则会传变到其他脏腑发生疾病，其传变规律遵循《素问·玉机真脏论》"五脏相通，移皆有次，五脏有病，则各传其所胜"的原则，即一脏有病，往往按照乘克相传的规律传变到其所克之脏，例如肝病传脾即属此例。同时，疾病在脏腑之间传变，又必须具备一定的条件。如果脾气旺盛，则肝脏邪气就不会侵犯脾脏了，可不必要补脾。简言之，只要患病之脏感受邪气，而被传之脏正气已虚的情况下，疾病就会依据乘克相传的规律，从已病之脏向未病之脏传变。

怎样"治未病"？根据原文中治未病的原则，在治疗本脏疾病的同时，必须注意调补其他正气已虚的脏腑，特别是扶助被克脏腑的正气，使之正气充足，抗邪有力，从而预防疾病从已病脏腑向未病脏腑传变。需要说明的是，张仲景在此处举出肝病传脾的例子以说明"治未病"的道理，而非"治未病"仅限于肝病传脾，它如心病传肺、脾病传肾、肾病传心、肺病传肝，亦可根据"治未病"的道理进行防治。临床中肝病见脾症的例子也非常常见，如慢性肝炎患者，见有面色萎黄，乏力，倦怠，纳差等症状均与脾的功能受限有关。再如治疗肝病的常用方剂小柴胡汤，其病位本在肝胆，仲景在使用柴胡、黄芩疏解肝胆邪热的同时，又用人参、甘草、大枣调补脾土，治肝补脾，预防肝胆疾病向脾脏的传变。刘渡舟教授在谈到小柴胡汤时曾说："柴胡配黄芩，以清少阳胆腑之热，并疏泄肝胆之气郁……人参、甘草、大枣甘温补脾，助正祛邪，以防邪传太阴。"可见小柴胡汤即是张仲景在杂病中运用"治未病"原则的典型范例。

第二段"夫肝之病，补用酸，助用焦苦，益用甘味之药调之"，即是论述肝虚证的治法。根据五行理论，可以用酸味入肝的药物来调补肝脏，即"本味补本脏"。"助用焦苦"者，是因为焦苦入心，而心为肝之子，根据"子能令母实"的理论，可以使用焦苦入心补血的药物辅助治疗。《难经·十四难》云："肝苦急，急食甘以缓之"，因而加用甘味之药可以缓肝之急。另外，甘属脾土，脾土旺盛，则肝木自荣。这是治疗肝虚证从五味调补的方法，对于肝实者，则不宜使用。后世叶天士在补肝三法的基础上，对酸苦甘三味进行了修正，认为补肝三法为辛以理用，酸以治体，甘以缓急，叶氏的观点更加符合临床应用。

"酸入肝……此治肝补脾之要妙也"，是用五行生克制化理论，解释肝虚证使用"酸补、苦助、甘调"治法的意义。文中"脾能伤肾"一句，"伤"字应理解为"制约"之意。甘味之药调补脾脏，一则可补土制水，使肾中寒水之气不致亢而为害，心中少火之气旺盛而制约肺金。肺金受制约，不致乘侮肝木，肝气盛则其病自愈；二则土能荣木，脾气旺盛，气血充盈则有助于肝虚证的康复。总之，本段从脏腑相关的整体观念出发，根据五行生克制化的原理，使用调补助益治法，通过调整脏腑功能，从而达到治疗肝虚证的目的。后世医家多认为此节条文非仲景原文，存疑待考。

第三段"虚虚实实，补不足，损有余"是在论述治未病治疗肝虚证的基础上，强调虚实应当异治，亦即虚证宜用补法，实证宜用泻法。若虚证误用泻法，而实证误用补法，均属错误的治疗。

本篇第一条，从整体观念出发，论述了杂病的发生可由脏腑相传的机理，且以肝病为例，提出了治疗杂病的原则——要调理未病的脏腑，强调了治未病的重要性，以及肝虚的调治和虚实异治的法则。

【原文】

夫病痼疾，加以卒病，当先治其卒病，后乃治其痼疾也。(15)

【释义】

本条论述新久同病，先治新病的治疗原则。在既有痼疾，又有新病的情况下，应采取什么治则？一般来说，应当先治新病，后治痼疾。其一，从病势方面来看，痼疾一般病势较缓，变化较少；而新病势急，传变迅速，易生变证。其二，从病情方面观之，痼疾一般病情沉重，证候复杂，沉疴难起，非旦夕可图；而新病多病情轻浅，易于骤除。其三，从病性而言，新病多实，久病多虚，邪实易于乘正虚内陷。因此，在痼疾（旧病）加以卒病（新病）的情况下，应该先治卒病，后治痼疾。

【原文】

師曰：五藏病各有所得①者愈，五藏病各有所惡②，各隨其所不喜者為病。病者素不應食，而反暴思之，必發熱也。(16)

【词解】

①所得：指适合病人的饮食、居处及治疗条件。

②所恶：指不适合病人的饮食、居处及治疗条件。

【释义】

本条论述应根据五脏所喜进行治疗的原则。由于病人的五脏特性不同，患病之后各有其所适宜和厌恶的饮食、居处及治疗条件。以脾病为例，如脾为湿困之人，多见脘腹胀满、恶心呕吐、纳呆食少、身重倦怠、舌苔厚腻，这样的患者往往厌食肥甘厚腻之品，而喜食辛燥饮食，用药亦应芳香化浊，则脏腑得其所喜而日渐向愈；反之多食肥甘厚腻，则必助长湿邪而加重病情。而居处当以温暖阳光充足者为佳，若潮湿阴冷环境则不利于脾病痊愈。又如胃阴不足之患者，多喜食凉润饮食，如梨汁、莲藕、甘蔗、牛乳等，胃病多会向愈；如反其道而行之，偏嗜辛辣香燥食物，必然会重伤胃阴，病必不愈；治疗疾病亦应选用凉润益阴之品，少用刚燥辛热之剂。又如风湿性关节炎（痹证）患者，居处宜干燥，避寒湿，反之亦会加重病情。所以，在治疗疾病时，应当审清疾病之所在，明辨五脏之喜恶进行治疗和护理，才能取得满意的疗效。

【原文】

夫諸病在藏①欲攻②之，當隨其所得③而攻之，如渴者，與豬苓湯。餘皆仿

此。（17）

【词解】

①在脏：此指在里的疾病。

②攻：即治疗之意。

③所得：即所合，指入里之邪与体内原有之邪相结合的意思。

【释义】

本条论述审因论治的原则。论治杂病，必须明晰病因，才能进行有效的治疗，也就是应该审因论治。如病初虽为外感六淫之邪，若病邪入里，传于脏腑，则往往与体内素有的痰饮、水湿、瘀血等邪气结合，形成新的病因。因此医者也必须审因论治，才能效如桴鼓，立起沉疴。如热与水结，郁热伤阴者，治用猪苓汤；若热与食结，治用大、小承气汤；若热与血结，又宜桃核承气汤治疗等，其治疗原理均符合攻其有形之邪，使无形邪气无所依附而达到治疗目的。

总之，本篇中张仲景先后共提出了六条治疗原则，即虚实异治、治未病治疗、表里先后、新久先后、随五脏所喜、审因论治等，使后世治疗杂病有所遵循。

四、预后

【原文】

師曰：寸脈沉大而滑，沉則為實，滑則為氣，實氣相搏，血氣入藏即死，入府即愈，此為卒厥①，何謂也？師曰：唇口青，身冷，為入藏即死；如身和，汗自出，為入府即愈。（11）

【词解】

①卒厥：突然昏倒。

【释义】

本条以卒厥为例，论述根据病位深浅判断疾病预后。左寸脉候心主血，右寸脉候肺主气。左寸沉为血分有实邪，右寸滑为气分邪实，邪气内入，气血同病，因而发生突然昏倒，不省人事的卒厥证。此时如何判断疾病的预后？根据"入脏即死，入腑即愈"来判断。其入脏者，因脏在里属阴，藏而不泻，病情深重，预后不良。其入腑者，因腑在表属阳，泻而不藏，病至于此，邪气有外出之机，预后较好。如何判断入脏、入腑？条文提示从症状上进行判断。入脏者，往往阳气衰微，阴血瘀滞，出现唇口色青，肢体变冷的症状，预后不良，故云"入脏即死"；入腑者，阳气常可恢复，出现身体温和，微汗自出等症，预后良好，故云"入腑即愈"。从症状上可见，对疾病的预后仲景非常重视阳气的重要性。本条是根据病位的深浅判断疾病的预后，也说明"腑病易治，脏病难疗"的道理。

【原文】

问曰：脉脱①入藏即死，入府即愈，何谓也？师曰：非为一病，百病皆然。譬如浸淫疮②，从口起流向四肢者可治，从四肢流来入口者不可治。病在外者可治，入里者即死。（12）

【词解】

①脉脱：指脉乍伏不见，为邪气阻遏正气，血脉一时不通所致。

②浸淫疮：一种皮肤病，病由湿热所致，初起如粟，形如米粒，瘙痒不止，破后流黄水，浸淫成片，可从局部遍及全身。

【释义】

本条接上条论述从疾病发展的趋势判断疾病的预后。脉脱为正邪相争，邪气阻滞经脉，正气被遏，经脉不通所致。同一种疾病可以见到不同的脉象，此处言脉脱是脉象的一时不通，与卒厥是言不同而义同，是卒厥的互辞，是继上条进一步说明"入脏即死，入腑即愈"这种疾病发展规律是百病皆然，并非只有卒厥病。说明病在表者属阳病轻，病在里者属阴病重。以浸淫疮为例，病若由口向四肢发展，为疾病由里向表，说明病情由重转轻，故云"可治"；若病从四肢流来入口，为疾病由表向里，说明病情由轻变重，故云"不可治"。总之，本条是通过观察疾病的发展趋势而判断疾病的预后。

第二章　痉湿暍病脉证治第二

本篇所论痉、湿、暍三病，均由感受外邪引起，同时又起病首见太阳表证，其辨证与治法类于伤寒，故合为一篇。实质上，三者的证候特征与伤寒不同，所以它们除见于《伤寒论》外，又列于本书各论之前，作为论述杂病的开始，反映了伤寒与杂病既有联系又有区别。

痉病，为邪在筋脉，以项背强急、口噤不开，甚至角弓反张为主症。其成因为太阳病过汗、误下及疮家误汗等，病机内在为津液不足或输布障碍，外在为风寒之邪侵袭，筋脉受病。分为刚痉、柔痉、阳明痉证三种。

湿病，为邪在肌肉、关节，以发热、身重、身体及骨节疼烦为主症。发病原因主要由于感受外湿，或兼风兼寒，侵犯肌表，流入关节所致。有外湿、内湿之分，且多有夹风、夹痰、夹热及兼阳虚、气虚之异。本篇所论以外湿及其兼证为主，临证上宜分型论治。

暍，即伤暑，论中有中暍、中热之称。以发热、自汗、烦渴、少气、脉虚为主症。是因夏月感受暑热之气，或贪凉饮冷，汗出入水中所致。其证候有兼寒、兼湿、兼气阴两伤之分。暑为阳邪，易耗气伤津，治宜清热解暑，益气生津；中于暑热，又伤于冷水者，宜散皮肤水气。本篇选取湿病部分条文学习。

第一节　湿病脉证及治则

一、湿痹证候及利小便治法

【原文】

太陽病，關節疼痛而煩①，脈沉而細者，此名濕痹②。濕痹之候，小便不利，大便反快，但當利其小便。（14）

【词解】

①烦：指疼痛而烦扰不宁。

②湿痹：指湿邪流注关节，闭阻气血，筋脉不利，关节重着疼痛的一类病证。

【释义】

本条论述湿痹证候及其治则。湿为六淫之一，故伤人亦如风寒之先在太阳，但风寒多伤肌腠，而湿则易流关节。湿邪痹着，阳气不通，故关节疼痛，痛剧而烦扰不宁。本条太阳病症见关节疼痛，与风寒外袭太阳伤寒证类似，但本证虽关节疼痛，然并无恶寒发热，且脉象亦非太阳伤寒证之浮紧，而是沉细，沉为里证脉，细由湿邪困阻气血所致。湿邪流注，闭阻气血，筋脉不通，关节疼痛，发为湿痹。

湿痹除湿流注关节而见关节疼痛以外，湿邪还能侵犯于体内。若内阻膀胱，气化不行，则小便不利；困阻脾气，健运失职，则大便反快（大便濡泻）。治疗但当通利小便，小便得利，则内湿去，阳气通，外湿亦得祛除。此亦为利小便以实大便之法。而祛湿邪，令中焦阳气通畅，健运恢复，大便亦恢复正常。同时，因为阳气通，则关节湿痹亦除，疼痛自然缓解。至于通利小便的方剂，大多医家主张用五苓散，《金匮发微》建议使用五苓散倍桂枝方，可资参考。

二、风湿证候及发汗治法

【原文】

風濕相搏，一身盡疼痛，法當汗出而解，值天陰雨不止，醫云此可發汗，汗之病不愈者，何也？蓋發其汗，汗大出者，但風氣去，濕氣在，是故不愈也。若治風濕者，發其汗，但微微似欲出汗者，風濕俱去也。（18）

【释义】

本条论述风湿在表宜微微发汗的治法。外感风湿，大多先犯体表，客于肌腠，流注关节，营卫之气痹阻，故一身尽疼痛。治当以汗解，使邪从外出，如值天时阴雨不止，外湿较盛，阳气亦更困惫，促使疼痛增剧，当须发汗，以助体内湿气蒸发。但汗之而病仍不愈，这是汗不得法的缘故。因风为阳邪，其性轻扬，易于表散；湿为阴邪，其性濡滞，难以速去。今发其汗而大汗出，则风气虽去而湿气仍在，不仅病不能愈，同时还可使卫阳耗伤。必须照顾到风与湿合的具体病情，使其微似汗出，缓缓蒸发，则营卫畅通，而风湿始能俱去，这是治疗外感风湿的正确发汗方法，临床必须掌握。

第二节　湿病证治

一、麻黄加术汤证

【原文】

濕家身煩疼，可與麻黃加術湯發其汗為宜，慎不可以火攻①之。（20）

麻黃加術湯方

麻黃三兩（去節）　桂枝二兩（去皮）　甘草一兩（炙）　杏仁七十個（去皮尖）　白術四兩

上五味，以水九升，先煮麻黃，減二升，去上沫，內諸藥，煮取二升半，去滓，溫服八合，覆取微似汗。

【词解】

①火攻：火疗之法，包括烧针、艾灸、熨、熏等外治法。

【释义】

本条论述寒湿病在表的证治和治疗禁忌。素有湿病，肌表外感寒湿，阳气为湿邪阻遏，运行受阻，出现全身疼痛剧烈而兼有烦扰之象。以方测证，可知本证当有发热、恶寒、无汗等风寒表证，故曰："发其汗为宜。"然表证当从汗解，而湿邪又不宜过汗，故用麻黄加术汤以解表祛湿。麻黄得术，虽发汗而不致过汗；术得麻黄，并能行表里之湿，不仅适合于寒湿的病情，而且亦是湿病解表微微汗出的具体方法。如用火攻发汗，则大汗淋漓，风去湿存，病必不除。且火热内攻，窜扰营血，容易引起发黄或衄血等病变，故宜慎之。

【临床应用】

本方治疗痹病，以湿邪偏胜的着痹为主，重用白术。如兼苔腻、腹满等内湿症状，可酌加大腹皮、茯苓；如风邪偏胜，其痛游走不定，可加羌活、防风；若寒邪偏胜，疼痛剧烈，可加川乌、草乌、细辛。

医案选录：杨某，女，44 岁。于 1993 年 8 月 16 日初诊。患者全身关节冷痛 4 年，加重月余。4 年前因经期受寒淋雨致发热恶寒、肢体关节疼痛，无关节红肿，当时自以为是感冒，服用抗感冒药诸症减轻，亦未在意。此后经常发作肢体关节疼痛，以双膝双肩为甚，关节冷痛重着，夜间须双膝跪热炕才得舒。曾在当地医院服中西药或有减轻，但疗效不巩固。近月余加重，夜间疼痛难以入眠，自服抗风湿药效不佳。刻诊症见：双膝关节及双肩关节冷痛，肢体重着，舌暗淡，苔薄白，脉沉缓。时值秋后，已穿冬装，查双肺（−），心率 54 次 / 分，律齐，心脏各瓣膜听诊区未闻及病理性杂音，四肢关节无畸形，双肩及双膝关节触之冷若冰霜。查血常规正常，血沉 12mm/h。中医诊断为寒湿痹。治以散寒利湿之麻黄加术汤加减：麻黄 9g，桂枝 12g，杏仁 9g，甘草 6g，苍术 30g，制川乌 10g，牛膝 10g，蜈蚣 2 条，片姜黄 15g，水煎日服 1 剂。4 剂。二诊见：精神倍增，双膝及双肩关节冷痛减轻，服药 3 剂期间，夜间已能入眠，仍感关节怕冷，舌脉同前。上方制川乌改为 6g，蜈蚣改为 1 条，继服 4 剂，诸症消失，4 年之痼疾 10 余剂中药得以根除，随诊一年未复发。

李春英，张庆勇 . 麻黄加术汤治疗寒湿痹 96 例疗效观察 [J]. 黑龙江中医药，2000（5）：12-13

二、麻黄杏仁薏苡甘草汤证

【原文】

病者一身盡疼，發熱，日晡所劇者，名風濕。此病傷於汗出當風，或久傷取冷①所致也。可與麻黄杏仁薏苡甘草湯。（21）

麻黄杏仁薏苡甘草湯方

麻黄（去節）半兩（湯泡） 甘草一兩（炙） 薏苡仁半兩 杏仁十個（去皮尖，炒）

上锉麻豆大，每服四錢匕，水盞半，煮八分，去滓，溫服，有微汗，避風。

【词解】

①取冷：贪凉的意思。

【释义】

本条论述风湿在表的证治和成因。风湿在表，故一身尽疼。风与湿合，风邪容易化热化燥，故身疼发热而日晡增剧，这是风湿病的特点。其病多由汗出当风，或经常贪凉，湿从外侵所致。病既属于风湿在表，仍当使之得微汗而解，所以用麻杏薏甘汤轻清宣化，解表祛湿。方中麻黄、甘草微发其汗，杏仁、薏苡仁利气祛湿。本方实为麻黄汤以薏苡仁易桂枝，是变辛温发散而为辛凉解表之法。本证较前者表证轻，用药量也少。

【临床应用】

该方临床可治疗结节性红斑、肾炎、血尿、寻常疣、扁平疣、脚癣等，以及慢性支气管炎急性发作，急性鼻窦炎等病机属于风湿在表者。

医案选录：李某，男，36 岁，因汗出风吹，以致汗郁皮下成湿，湿郁化热，今发热已 10 余日不解，每日下午热势增重，全身痛重。伴有咽痛而红肿，咳嗽痰白而粘稠，无汗，自用辛凉解表药，更增恶寒，舌苔白腻，脉濡缓略浮。遂诊为风湿性感冒病，因风湿郁闭，湿阻气机，气机不畅而出现各症，劝其试服麻杏薏甘汤。麻黄 10g，杏仁 10g，薏苡仁 30g，甘草 7g，更加秦艽 10g，草豆蔻 7g。仅服 1 剂，果然热退身安，咽已不痛，咳嗽亦舒，劝其更服第二剂，以巩固疗效。其咽痛与咳嗽非为里热，皆因表气郁而里气郁，今风湿去后，表气通和，理气通畅，各症随之而愈。

诸葛连祥.《金匮要略》论外湿的临床意义 [J]. 云南中医学院学报，1978（3）：12–17

三、防己黄芪汤证

【原文】

風濕，脈浮，身重①，汗出惡風者，防己黃耆湯主之。（22）

防己黃耆湯方

防己一兩　甘草半兩（炒）　白术七錢半　黃耆一兩一分（去蘆）

上剉麻豆大，每抄五錢匕，生薑四片，大棗一枚，水盞半，煎八分，去滓，溫服，良久再服。喘者，加麻黃半兩；胃中不和者，加芍藥三分；氣上沖者，加桂枝三分；下有陳寒②者，加細辛三分。服後當如蟲行皮中③，從腰下如冰，後坐被上，又以一被繞腰以下，溫，令微汗，差。

【词解】

①身重：身体困重。

②下有陈寒：下焦有寒已久。

③虫行皮中：皮肤痒犹如虫在皮中爬行一样。

【释义】

本条论述了风湿兼表气虚的证治。风湿伤于肌表，则脉浮身重；表虚卫气不固，则汗出恶风。证为风湿兼表虚，故不用麻黄等以发汗，而用防己黄芪汤益气除湿。方中黄芪益气固表，防己、白术除风湿，白术还能增加黄芪益气之力，甘草、姜、枣调和营卫，以固表虚。"服后当如虫行皮中"，此为卫阳振奋，风湿欲解之征。另外，方后云"温令微汗，差"，乃表明营卫调和，卫气振奋，祛邪外出而病愈。

【临床应用】

本方可用于风湿痹证、水肿、喘咳、鼓胀等多种疾病，对肺脾气虚，肌腠关节湿滞的一切证候，不论外感、内伤皆可应用。本方加金樱子、黄精、芡实、山药等治疗慢性肾炎蛋白尿有一定疗效。还可以治疗急性肾炎、结节性血管炎、更年期综合征、肥胖、狐臭等疾病。

医案选录：钱某，女，37 岁。患者于 1 月前患急性化脓性扁桃体炎，治愈后，渐出现面目四肢浮肿，腰酸，纳呆。尿检：蛋白（+++），红细胞（++），白细胞（+），颗粒管型（+）。诊为急性肾小球肾炎。舌淡，苔白腻，脉浮缓。证为风水相搏，表虚不固，肾亏于下。治宜祛风行水、益卫固表，并稍佐温肾，方用防己黄芪汤加味：防己 10g，黄芪 12g，白术 10g，甘草 4g，生姜 6g，大枣 10g，菟丝子 12g，仙灵脾 10g。服 8 剂后，尿检蛋白少许，面浮身重、汗出恶风俱减。续服 8 剂症除，尿检正常。

王伯群 . 防己黄芪汤的临床应用 [J]. 江苏中医杂志 .1984，5（6）：40

四、桂枝附子汤证、桂枝附子去桂加白术汤证

【原文】

伤寒八九日，风湿相搏，身体疼烦，不能自转侧①，不呕不渴，脉浮虚而涩者，桂枝附子汤主之；若大便坚②，小便自利者，去桂加白术汤主之。（23）

桂枝附子汤方

桂枝四两（去皮） 生薑三两（切） 附子三枚（炮去皮，破八片） 甘草二两（炙） 大棗十二枚（擘）

上五味，以水六升，煮取二升，去滓，分温三服。

白术附子湯方

白术二两　附子一枚半（炮去皮）　甘草一两（炙）　生薑一两半（切）大枣六枚

上五味，以水三升，煮取一升，去滓，分温三服。一服觉身痹③，半日许再服，三服都尽，其人如冒状④，勿怪，即是术、附並走皮中逐水氣，未得除故耳。

【词解】

①自转侧：身体自如转动。

②大便坚：便秘。

③身痹：痹，此为麻木之意。指服药后可出现身体麻木的现象。

④冒状：指药后的瞑眩现象。

【释义】

本条论述风湿而兼表阳虚的证治。由于风、寒、湿三气合邪，互相抟聚，痹着肌表，经脉不利，故伤寒八九日仍不解，症见身体疼烦，不能自转侧等症。不呕不渴，表明湿邪并未传里犯胃，亦未郁而化热。脉浮虚而涩，"浮虚"，为浮而无力，"涩"为湿滞，是表阳已虚而风寒湿邪仍逗留于肌表的征象。

桂枝附子汤中，桂枝祛风，配伍附子温经助阳，专为表阳虚风、寒、湿胜而设；甘草、姜、枣，调和营卫，全方共奏温经助阳、祛风化湿之功。

变证中，"小便不利，大便反快"，为里有湿。"大便坚，小便自利"，则里无湿，说明里气调和，湿邪仍留于肌表，只是服桂枝附子汤后，风邪已去，寒湿未尽，身体尚疼，转侧不便，故用白术附子汤祛湿温经。方中白术、附子逐皮间湿邪，温经复阳；甘草、姜、枣，调和营卫，是为表阳虚湿气偏胜者而设。本方不用酸收之白芍，因其不利于行湿。方后注云："一服觉身痹，半日许再服，三服都尽，其人如冒状，勿怪，即是术、附并走皮中，逐水气，未得除故耳。"是说本方服后可出现身体麻木以及头晕眼花等药物瞑眩的现象，此为药物作用于病邪使然，故曰"勿怪"，坚持服用，则邪气可去。

【临床应用】

该方可治疗风湿性关节炎、坐骨神经痛、不宁腿综合征、雷诺氏病等风、寒、湿痹之关节痛、酸、胀、麻，也可用于治疗泄泻、腹痛、胃痛、呕吐、咳喘、心动过缓、低血压等属于风湿内蕴者。

医案选录：代某，男，38岁。恶寒发热已6天，前天外出雨淋，周身酸楚，两腿膝关节活动不利而痛，伴头痛鼻塞，舌淡，苔薄白润，脉浮虚而涩。证为风寒湿痹。治宜祛风逐湿，散寒定痛。方用桂枝附子汤加减：桂枝、附子（先煎）、甘草、防风各10g，荆芥7.5g，生姜5g，大枣15g。服4剂后病情大减，上方去荆芥，加独活15g，共服11剂病愈。

李俊杰.仲景三个附子汤的临床应用[J].浙江中医杂志，1992，27（7）：323

宋某，男，43岁。患风湿性关节炎6年余，阴雨天即发，两膝关节酸痛重着，活动不便，口干不渴，身倦乏力，大便难，夜尿频多，舌苔白腻，脉濡缓。此为白术附子汤证，方用白术附子汤加减：苍术、附子（先煎）、大枣各15g，白术、怀牛膝各20g，独活、甘草各10g，生姜5g。连服17剂，愈。

张谷才.从《金匮》方来谈痹症的治疗[J].辽宁中医杂志，1980（9）：17-21

五、甘草附子汤证

【原文】

风湿相搏，骨節疼煩，掣痛不得屈伸，近①之則痛劇，汗出短氣 ，小便不利，恶风不欲去衣，或身微腫者，甘草附子湯主之。（24）

甘草附子湯方

甘草二两（炙） 附子二枚（炮，去皮） 白术二两 桂枝四两（去皮）

上四味，以水六升，煮取三升，去滓，温服一升，日三服。初服得微汗則解，能食，汗出復煩者，服五合，恐一升多者，服六、七合為妙。

【词解】

①近：作动词用，触、按的意思。

【释义】

本条论述风湿兼表里阳气俱虚的证治。风湿并重，已由肌肉侵入关节，则骨节疼烦掣痛，不得屈伸，近之则痛剧。汗出短气，恶风不欲去衣，是表里之阳皆虚。由于阳虚不能化湿，在里则小便不利，在外则身微肿。种种表现，均由风湿相搏，内外皆虚所致，故以桂枝、白术、附子并用，兼走表里，助阳祛风化湿；配伍甘草，意在缓急。

桂枝附子汤、白术附子汤与甘草附子汤三方，同治阳虚不能化湿的风湿相

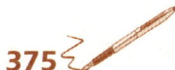

搏证，但主治证候，各有不同。如桂枝附子汤治风气偏胜，白术附子汤治湿气偏胜，甘草附子汤治风湿两胜。前二者仅是表阳虚，而后者则表里之阳俱虚。

【临床应用】

本方为风湿病风湿在表，心肾阳虚的常用方。可治疗风湿病、久热不退、脱疽、多汗、手麻木以及类风湿性脊柱炎等疾病，慢性肾炎属脾肾阳虚，症见肢体浮肿，小便不利，脉沉细，舌淡苔白者，亦可用本方治疗。

医案选录：杨某，女，22岁。患风湿关节痛数年，用中西药未能止痛。近1月来，周身关节疼痛加剧，手足屈伸不利，汗出恶风，动则短气，头眩心悸，食少便溏，小便不利，足跗浮肿。治宜表里兼顾，虚实同治。方选甘草附子汤加味：附子12g，桂枝10g，白术10g，甘草5g，黄芪10g，防己6g。服40剂缓解。

张谷才.从《金匮》方来谈痹症的治疗 [J].辽宁中医杂志，1980（9）：17–21

第三章　百合狐蜜阴阳毒病脉证治第三

本篇论述百合病、狐蜜病、阴阳毒病三种疾病的辨证与治疗。三病虽各有特点，但其病因都与热邪有关，症状亦有相似之处，故合为一篇讨论。

百合病，多因热病后，余热未尽，或情志不遂，郁而化火，导致心肺阴虚内热。临床以神志恍惚不定，饮食、行为异常，及口苦，小便赤，脉微数为特征。治疗以清养心肺，凉血清热，益气安神为主。

狐蜜病，是湿热虫毒内扰所致。临床以目眦、咽喉及前后二阴蚀烂为特征。治疗以清热解毒、除湿安中为主。

阴阳毒，分为阴毒和阳毒，皆与感受疫疠毒邪有关；以发斑、咽喉痛为特征；治疗以清热解毒、活血散瘀为主。

本章选取百合病、狐蜜病部分条文讲解。

第一节　百合病

一、病因病机及脉证

【原文】

論曰：百合病者，百脉一宗[①]，悉致其病也。意欲食復不能食，常默默，欲臥不能臥，欲行不能行，飲食有美時，或有不用聞食臭時，如寒無寒，如熱無熱，口苦，小便赤，諸藥不能治，得藥則劇吐利，如有神靈者，身形如和[②]，其脉微數。（1上）

【词解】

①百脉一宗：百脉，泛指全身的血脉；宗，本也。谓人体百脉，同出一源。

②身形如和：和，安和，引申为无病。即看上去似无明显病态。

【释义】

本条论述百合病的病因病机、脉证预后及治疗原则，是百合病的总纲。百合病是一种心肺阴虚内热的疾病。心主血脉，肺朝百脉，心肺正常，则气血调和而百脉皆得其养。如心肺一病，则百脉皆病。所以"百脉一宗"之"宗"，实际上是指心肺。百合病的临床表现有两个方面：一是心肺阴虚内热导致心神不安及饮食行为失调等症状，如意欲食复不能食，欲卧不能卧，欲行不能行，如寒无寒，如热无热等。二是阴虚内热引起的口苦，小便赤，脉微数等。

百合病多发于热病之后，为心肺阴液被热耗损，或余热未尽所致；也有因情志不遂，日久郁结化火消烁阴液而成。养心润肺，益阴清热是百合病的基本治疗原则。但是，不同原因所致的百合病与不同体质患者所得的百合病，其症状互有差异，因此，治疗时应"随证治之"。根据具体情况，审明发病原因，抓住主要病机，给予恰当的治疗。此外，本病在用药治疗的同时，还应配合语言开导、情志调畅和饮食调理等方法。

二、分治

1. 百合地黄汤证

【原文】

百合病，不经吐、下、發汗，病形如初①者，百合地黄湯主之。（5）

百合地黄湯方

百合七枚（擘）　生地黄汁一升

上以水洗百合，漬一宿，當白沫出，去其水，更以泉水二升，煎取一升，去滓，内地黄汁，煎取一升五合，分温再服。中病②，勿更服。大便當如漆③。

【词解】

①病形如初：指症状如第1条所述。

②中病：谓治疗方法切合病情，服药后病情明显好转。

③大便当如漆：指大便色黑，如同黑漆一样。

【释义】

本条论述百合病的正治法。百合病发病后经过一段时间，且没有误治，临床表现同本篇首条所述者，用百合地黄汤养心润肺，益阴清热。方中百合甘寒，润肺清心，益气安神；地黄汁甘润，益心营，清血热；泉水能下热气，增加养阴清热之力。原文中提到"中病，勿更服"，旨在告诫医生，治病应根据服药后的病情变化，中病即止；"大便当如漆"是服地黄汁后大便成黑色，停药后即可消失。

【临床应用】

本方临床常用于治疗神经官能症及自主神经功能失调，包括更年期忧郁症、癔病、轻微脑功能失调综合征、夜游症等。还可以治疗经断前后诸证、鼻衄、喘证、胸痹等属于心肺阴虚者。亦可用作热性病的善后调理。

医案选录：刘某，男，62 岁，退休教师。患者近 3 年来，始为头昏耳鸣，心悸多虑，睡眠欠佳，记忆力减退，工作效率降低。近年来逐渐出现焦虑忧郁，睡眠不安，坐立不定，稍闻声则惊惕，口苦乏味，饮食不馨。自诉 1 月前曾吃过施了"农药"的蔬菜，现仍感口中有农药味溢出，担忧会有农药中毒。手足心烦热，心悸盗汗，小便时赤，终日闷闷不乐，诊得脉象细数，舌红少苔。证属营血暗耗，无以养心。治宜滋阴潜阳，养血宁心。拟百合地黄汤加味治之。处方：大生地黄 15g，川百合 15g，知母 10g，生龙骨 20g，生牡蛎 30g，麦冬 10g，茯神 10g，石菖蒲 5g，柏子仁 10g。服药 10 剂后，睡眠改善，焦虑忧郁、心烦内热、盗汗等症状减轻，小便色清，口中农药味消失，饮食增加，但尚有多虑，精神不悦。原方加佛手 5g，白蒺藜 10g，续服 10 剂，诸症悉除。随访 2 年，未曾复发。

白国生．百合地黄汤加味治疗更年期忧郁症 20 例 [J]．江苏中医，1995（8）：13

2. 百合知母汤证

【原文】

百合病發汗後者，百合知母湯主之。（2）

百合知母湯方

百合七枚（擘）　知母三兩（切）

上先以水洗百合，漬一宿，當白沫出，去其水，更以泉水二升，煎取一升，去滓；別以泉水二升煎知母，取一升，去滓，後合和煎，取一升五合，分温再服。

【释义】

本条论述百合病误汗后的救治法。百合病的病机主要是心肺阴虚内热，若将阴虚内热误认为表证而用汗法，则汗后阴津更伤，虚热更甚，可出现心烦、口渴等症。治宜养阴清热、补虚润燥，用百合知母汤。方中百合清心润肺，益气安神；知母清热滋阴，除烦止渴；泉水清热利尿，导热下行。

【临床应用】

本方可用于治疗心肺阴虚有热之失眠，汗出，心悸，燥咳，精神失常等病证。据报道，本方加白及、仙鹤草、藕节、三七粉等止血之药，治疗肺结核阴虚咯血效佳

医案选录：王某，女，13岁，学生。因看解剖尸体时受惊吓，随后因要大便跌倒在厕所内，经扶起抬到医院治疗。据代诉查无病，到家后颈项不能竖起，头向左右转动，不能说话，问其痛苦，亦不知答。曾用镇静剂 2 日无效，转来中医诊治。脉浮数，舌赤无苔，无其他病状，当即从"百合病"处理。百合 7 枚，知母 4.5g。服药 1 剂后，颈项已能竖起 7/10，问她痛苦亦稍知道一些，左右转动也减少，但仍不能说话。再服 1 剂，颈项已能竖起，不向左右转动，自称口干燥大渴。改用瓜蒌牡蛎散，服 1 剂痊愈。

陈明 . 金匮名医验案精选 [M]. 北京：学苑出版社，1999.

3. 滑石代赭汤证

【原文】

百合病下之後者，滑石代赭湯主之。（3）

滑石代赭湯方

百合七枚（擘）　滑石三兩（碎，綿裹）　代赭石如彈丸大一枚（碎，綿裹）

上先以水洗百合，漬一宿，當白沫出，去其水，更以泉水二升，煎取一升，去滓；別以泉水二升煎滑石、代赭，取一升，去滓，後合和重煎，取一升五合，分溫服。

【释义】

本条论述百合病误下后的救治法。前已述及，百合病主要为心肺阴虚内热所致，理当清润为宜，不可妄施攻法。如见"意欲食复不能食""口苦，小便赤"等症，便误以为邪热入里的实证，而用下法，是犯"虚虚"之戒。误下之后，一则津液更伤，内热加重；一则苦寒攻下之品损伤胃之气阴，和降失常。因而在百合病基本症状外，又出现小便短涩、呕吐、呃逆、口渴等症。治宜养

阴清热，和胃降逆，用滑石代赭汤。方中百合清润心肺；代赭石降逆和胃；滑石、泉水清热利尿。四药相伍，清养心肺，平降胃气，使热从小便下泄。

【临床应用】

本方可以治疗百合病误下之后所致热陷下焦，伤阴化燥，兼气化不利之精神失常、神经官能症、小便不利、心悸、失眠等症。

医案选录：李某，女。来诊时步履艰难，必以他人背负，自述胸痛，胸闷，心悸，气短，头晕，乃按胸痹治之。投以栝楼薤白半夏汤之类，久治不效。细审之，该患者每于发病时除上述症外，尚喜悲欲哭，嗳气，善太息，便于前方中合以百合、地黄、旋覆花、代赭石之类治之，药后其症渐消。

中医研究院西苑医院.赵锡武医疗经验[M].北京：人民卫生出版社，1980

4.百合鸡子汤证

【原文】

百合病吐之後者，百合雞子湯主之。（4）

百合雞子湯方

百合七枚（擘） 雞子黃一枚

上先以水洗百合，漬一宿，當白沫出，去其水，更以泉水二升，煎取一升，去滓，內雞子黃，攪匀，煎五分，溫服。

【释义】

本条论述百合病误吐后的救治法。根据百合病的病机，当属阴不足证，禁用吐法。如因患者"不用闻食臭"而误作痰涎或宿食壅滞胸脘，而误用吐法，此犯"虚虚"之戒，导致其阴液更伤，燥热愈重，胃失和降，而出现虚烦不眠、干呕等症。治宜滋养肺胃、润燥降逆，以百合鸡子汤主之。方中百合清养心肺，益气润燥；鸡子黄滋阴养血，和胃安神；泉水清热，利小便。共奏养阴清热、和胃润燥之功。

【临床应用】

因百合病误吐或不经误治而呕吐不食者，可用本方酌加石斛、麦冬、陈皮、竹茹、葳蕤等养胃降气之品。临床亦有报道用本方治危重症肝昏迷取效。

医案选录：王某，男，44岁。因肝炎后肝硬化合并克—鲍二氏综合征，第二次出现腹水已9个月，于1970年9月4日入院。入院后经综合治疗，腹水消退，腹围减到71cm。1971年1月15日因冷餐引起急性胃炎，予禁食、输液

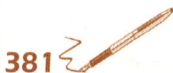

治疗。1月21日患者性格改变，一反平日谨慎寡言而变为多言，渐渐啼哭不宁，不能辨认手指数目，精神错乱。考虑肝昏迷1度。因心电图上有U波出现，血钾3.26mmol/L，补钾后，心电图恢复正常，血钾升到4.3mmol/L。同时用谷氨酸钠，每日23～46g，达12天之久，并用清营开窍、清热镇静之方。患者症状无改变，清晨好转，午后狂乱，用安定剂常无效，需耳尖放血，始能平静入眠，而精神错乱如故。考虑其舌红脉虚，神魂颠倒，乃从百合病论治。从2月1日起加用百合鸡子黄汤，每日1剂，每剂百合30g，鸡子黄1枚，煎服。2月2日患者意识有明显进步，因多次输入钠盐，腹水出现，加用氨苯蝶啶每日200mg，并继用百合鸡子黄汤。2月3日患者神志完全恢复正常，继用百合鸡子黄汤2剂后改服百合地黄汤（百合30g，生地黄15g），患者病情保持稳定。1971年3月21日出院时，精神良好，如常人行动，腹水征（-），肝功能试验基本正常。1972年6月与患者联系，情况保持自好。

山西省中医研究所肝病科.中西医结合治疗肝硬变肝昏迷40例经验小结[J].新医药学杂志，1974（2）：10-14

5.百合洗方证、栝楼牡蛎散证

【原文】

百合病一月不解，變成渴者，百合洗方主之。（6）

百合洗方

上以百合一升，以水一斗，漬之一宿，以洗身。洗已，食煑餅，勿以鹽豉①也。

百合病，渴不差者，栝蔞牡蠣散主之。（7）

栝蔞牡蠣散方

栝蔞根　牡蠣（熬）等分

上為細末，飲服方寸匕，日三服。

【词解】

①盐豉：咸豆豉。

【释义】

以上两条论述百合病出现口渴的证治。第6条论述百合病历经一月不愈，而出现口渴者，说明阴虚内热较甚，肺津不布，胃津已伤，故口渴不已。"一月不解"是约略之词，指百合病历时较长，缠绵不愈。"变成渴者"，是指在原有见症外，又出现明显口渴。此时单用百合地黄汤恐药力不足，难获良效，故在内服基础上，再配以百合洗方外治，内外并施，共奏养阴清热之效。意取肺合皮毛之意，配以百合洗方外洗，洗其外而通其内，以助清热生津止渴之功。

第7条承上条论百合病渴不差的治法。如用百合洗方口渴仍不解者，说明病重药轻，热盛津伤较重。可在百合地黄汤基础上，再合栝楼牡蛎散，以增清热生津之力。方中栝楼根生津止渴，能清肺胃之热；牡蛎咸寒质重，能潜降虚热，引热下行，令虚火不炎，津生渴止。

【临床应用】

用百合洗方外用配合栝楼牡蛎散内服有利于治疗百合病及燥渴证，临床亦可酌加沙参、麦冬、玉竹、生地黄等滋阴生津止渴之品。

医案选录：华某，女，5岁。1961年秋发热下利，住县医院治疗，诊为中毒性菌痢。经治旬余，壮热不退，下利红白，日夜无度，病情危笃，转延中医治疗。症见高热神萎，昏昏欲愦，双目露睛，数日未食，口干思饮，唇舌鲜红乏津，舌苔黄，脉细弱而数。遂以《金匮要略》之百合知母汤加沙参、山药、莲子、银花、桑叶、花粉为方。方中百合重用至30g，嘱服2剂，以观进退。药后下利锐减，热势亦退，嘱守原方再进2剂，遂利止热退，余症亦相继好转而出院。谁知2天后，忽出现燥渴不已，饮水无度，复求为治。此乃气阴大伤，余热未净。处以独味百合120g，令煎水俟温洗浴。仅洗1次，口渴大减，再洗渴止而瘳。

胡谷塘.胡翘武运用经方治验四则[J].中国医药学报，1987（4）：39-40

6.百合滑石散证

【原文】

百合病變發熱者，百合滑石散主之。（8）

百合滑石散方

百合一兩（炙）　滑石三兩

上爲散，飲服方寸匕，日三服。當微利者，止服，熱則除。

【释义】

本条论述百合病出现发热的证治。百合病可有"如寒无寒，如热无热"之象，若有明显发热，乃百合病经久不愈，内热久郁，外达肌表所致。治宜清心润肺，利尿泄热，用百合滑石散。方中以百合为主药，润肺清热，使热从上而解；滑石清热而利小便，使热从下而出。两药合用，阴虚得复，表里之热得除。方后云："当微利，止服"，乃告诫百合病者阴虚，不可过用清利，故药后小便畅利，其热外泄后，即应停服，中病即止。

【临床应用】

本方可用于治疗神经官能症所致的头痛、失眠、妇女月经提前及更年期综合征等心肺之阴虚内热病症，可合用百合地黄汤、百合知母汤，疗效更显著。

医案选录：患者林某，女，30余岁。于暑期内患热性病20余天，初经西医治疗已热退病除，但觉神疲无力，精神倦怠，数日后渐觉精神冲动，神经敏感，对事怀疑，对人恐惧，常误解人语。口渴，小便短赤，大便闭结，头痛，心悸不宁，视力不清，喜静畏烦，饮食无味，日渐加剧，甚至自笑自语，时歌时泣。有时语言行动自若如常人。检查身无寒热（37.3℃），脉数而软，唇焦舌红，津液缺乏，营养不良，精神憔悴，卧床不起。治疗经过：第一次处方：百合15g，滑石18g，生地黄24g，玉竹9g，寸冬15g，石决明9g，苡仁1.5g。用水连煎2次，混合后分3次服，每3小时1次，每昼夜连服2剂。另以苡仁、苇根、天花粉等药煎汤代饮频服。初时拒绝服药，家人强与之，第一次服药后数分钟即吐出，后俟其口渴索饮时给药，遂不吐。次日复诊神志已清，小便亦长，诸症均减退。照方再服1日，大便亦通，诸病均除，唯食欲不振，倦怠嗜卧。仍照上方去生地黄、滑石、石决明，各药分量亦减轻，再加生谷芽、怀山药，每日一剂，连服3日，已能下床行走。并嘱再用地瓜粉、牛乳等清凉滋养之品为调养饮料，很快恢复健康。

林善星 . 二例百合病治验简介 [J]. 福建中医药，1958（7）：43-44

第二节　狐惑病

一、甘草泻心汤证

【原文】

狐惑之为病，状如伤寒，默默欲眠，目不得闭，卧起不安，蚀[①]于喉为惑，蚀于阴[②]为狐，不欲饮食，恶闻食臭，其面目乍赤、乍黑、乍白。蚀於上部则

声喝③，甘草瀉心汤主之。（10）

甘草瀉心汤方

甘草四两　黄芩　人参　乾薑各三两　黄连一两　大枣十二枚　半夏半升

上七味，水一斗，薏取六升，去滓，再煎，温服一升，日三服。

【词解】

①蚀：腐蚀。

②阴：指前后二阴。

③声喝（yè）：喝，说话声音嘶哑。

【释义】

本条论述狐蜜病的证治。狐蜜病是湿热化生虫毒所致，其症状似伤寒，实不同于伤寒。其特点是在具有虫蚀不同部位糜烂的基础上，伴默默欲眠，目不得闭，卧起不安，这是由于湿热虫毒内扰，心神不宁所致。湿热内壅，胃气不和，则见不欲饮食，恶闻食臭。面目乍赤、乍黑、乍白提示本病面色常有变化，也与湿毒虫扰有关。狐蜜病以咽喉溃烂致声音嘶哑为主要表现者，用甘草瀉心汤寒热并用，化燥除湿，扶正解毒。方中甘草生用清热解毒；黄连、黄芩苦寒，清热化湿解毒；干姜、半夏辛温燥湿；人参、大枣扶正和胃。共奏清热燥湿，和中解毒之功。

【临床应用】

狐蜜病，一般认为与白塞氏病（又称白塞氏综合征，或口、眼、生殖器三联征）相类似。本方除治疗狐蜜病外，对胃十二指肠溃疡及慢性胃肠炎等证属寒热错杂者，亦有良效。

医案选录：吕某，男，25 岁，1980 年 4 月 19 日就诊。7 天前因扁桃腺炎服长效磺胺后，出现口腔及咽部不适，口唇和阴茎肿痒，继则溃烂，渗出黄水和脓性分泌物，服土霉素、氯苯那敏、维生素 B_2 无效。患者痛苦病容，不欲饮食，自觉时有冷烧，查体温度 37.2℃，舌右侧及颊黏膜有 4 处溃疡，溃疡面积大小为 0.3 ～ 1cm，咽后壁有数处小溃疡。上下唇肿胀溃烂，张口困难，龟头大面积溃疡，有脓性分泌物，舌苔黄腻，脉滑。诊断为药物过敏，类似狐蜜。处方：生甘草 40g，黄芩 20g，干姜 6g，黄连 6g，清半夏 6g，泽泻 10g。水煎服，每日 1 剂。另以苦参 60g，煎水先熏后洗阴茎，每日 1 次，5 天后痊愈。

张和曾 . 甘草泻心汤治疗药物过敏 12 例 [J]. 河南中医，1983（2）：41

二、赤小豆当归散证

【原文】

病者脉數，無熱，微煩，默默但欲臥，汗出，初得之三、四日，目赤如鳩眼[①]；七、八日，目四眥[②]黑。若能食者，膿已成也，赤小豆當歸散主之。（13）

赤小豆當歸散方

赤小豆三升（浸，令芽出，曝乾） 當歸三兩

上二味，杵為散，漿水服方寸匕，日三服。

【词解】

①鳩眼：鳩，即斑鳩，其目色赤。

②目四眥：眥，眼角。目四眥，指两眼的内角、外角。

【释义】

本条论述狐惑酿脓的证治。无热、汗出，表示病不在表；目赤如鳩眼，是热入血分，且湿毒不化，即将成脓的征象；目四眥黑，说明火热过甚，腐败气血，脓已酿成；能食，表明病势已集中于局部，脾胃影响减轻。治疗用赤小豆当归散清热利湿，行瘀排脓。方中赤小豆渗湿和血，排脓解毒；当归养血活血，祛瘀生新；浆水清凉排毒。

【临床应用】

本方治疗痈肿有效，临床常用于口腔溃疡、口眼生殖器综合征、肛门痈肿以及妇科炎症等，亦常与甘草泻心汤合用。

医案选录：陶某，男，40 岁。2001 年 4 月 20 日初诊。患者 3 个月前出现口腔及阴茎溃疡，日渐加重并出现双眼红肿伴疼痛。给予西药抗炎、激素、营养等治疗，始有好转，后无效果。今诊见：目赤肿痛，畏光，口腔黏膜溃疡伴舌出胬物，如重舌。龟头、阴茎有溃疡、灼热，伴恶风汗出，身热头痛，口干且苦，喜冷饮，纳差，尿黄。舌质红，苔黄腻，脉滑无力。诊为狐惑病。证属湿热毒邪内蕴，治宜清热利湿解毒。以赤小豆当归散、甘草泻心汤加减：赤小豆 50g，当归、法半夏、苍术、黄柏、生地黄各 12g，甘草、黄连、干姜、淡竹叶、丹皮、大黄各 10g，黄芩 15g，滑石 30g 等，每日 1 剂，水煎服。4 月 27 日复诊，目赤减轻，口腔及外阴溃疡疼痛缓解，恶风汗出身热头痛大减。效不更方，原方续服 6 剂，病情明显好转，目赤肿痛轻微，口腔、舌下、外阴溃

疡已敛口，肿胀热痛消退，舌质红苔少，脉细数，为湿毒渐去。再予健脾养胃生津善后调治 1 月，身体恢复如初。

王衍海 . 狐蟨病治验 1 例 [J]. 中医药学报，2004，32（1）：30

三、苦参汤证

【原文】

蚀於下部①则咽乾，苦参汤洗之。（11）

苦参汤方：

苦参一升

以水一斗，煎取七升，去滓，熏洗，日三服。

【词解】

①下部：此指前阴。

【释义】

本条论述狐蟨病蚀于前阴的外治法。狐蟨病多由湿热为患，若湿热下注至前阴，则可致阴部溃烂；湿热随经上蒸，则见口咽干燥。可在内服甘草泻心汤同时，配苦参汤熏洗前阴，使湿热邪毒得清，溃烂腐蚀之处得敛，咽干之标症得除。本方取苦参一味，煎汤熏洗局部。苦参能疗恶疮，有燥湿杀虫之功。

【临床应用】

苦参汤现代常用于治疗湿疹、疥疮、妇女带下、阴道炎等。可配合内服甘草泻心汤治疗狐蟨病，有较好疗效。

医案选录：梁某，女，35 岁，患白带下注 3 年之久，近 1 年来加重，并发外阴瘙痒难忍。经妇科检查，诊断为"滴虫性阴道炎"。经用"灭滴灵"等治疗 2 疗程，效果不明显。后用苦参汤熏，每晚熏 1 小时，兼服清热利湿之中药。2 周后，带净痒止。又经妇科数次检查，不仅阴道未见滴虫，而且炎症也愈。

赵明锐 . 经方发挥 [M]. 山西：山西人民出版社，1982

第四章　中风历节病脉证并治第五

本篇论述中风和历节两种疾病。由于二者皆与正气亏虚，感受外邪有关，均可出现肢体活动障碍表现，故合为一篇讨论。

中风是以口眼㖞斜、语言不利、半身不遂，甚或突然昏倒、不省人事为主要临床表现的疾病。由于本病发病急骤，变化多端，与风邪善行数变的特征相似，且病因由正气亏虚，感受外风所致，故以中风命名。但需注意，本篇所论中风与《伤寒论》所述的中风不同，后者所讲是因外感风邪引起，以发热、汗出、恶风为主要表现的外感病。而本篇所论中风，属于杂病的范畴。

历节是以疼痛遍历关节，痛势剧烈，日久可致骨节变形为主要临床表现的疾病。本病多由肝肾气血不足，外感风寒湿邪所致。

第一节　中风病

一、病因病机及脉证

【原文】

夫風之為病，當半身不遂①；或但臂不遂者，此為痹。脈微而數，中風使然。（1）

【词解】

①不遂：不能随意运动。

【释义】

本条论述中风病的脉证及中风与痹症的鉴别。中风病常见半身不遂，病因为正气亏虚，邪气入中，经脉气血运行受阻所致。若仅见到肢臂疼痛不遂，则属于痹证，是由风、寒、湿侵袭，经脉闭塞不通所致，二者应当区别。中风常致半身不遂，痹证往往是上肢或下肢某一处的疼痛不遂。"脉微而数"，微为气血不足，数为邪气有余，此句借脉象说明中风为气血不足，感受外邪所致。

【原文】

寸口脈浮而緊，緊則為寒，浮則為虛；寒虛相搏，邪在皮膚；浮者血虛，絡脈空虛，賊邪不瀉，或左或右；邪氣反緩，正氣即急，正氣引邪，喎僻①不遂。邪在於絡，肌膚不仁；邪在於經，即重不勝②；邪入於腑，即不識人；邪入於藏，舌即難言③，口吐涎。（2）

【词解】

①喎僻：即口眼喎斜。

②重不胜：肢体重滞不易举动。

③舌即难言：谓舌强，语言不利。

【释义】

本条论述中风的病因病机和脉证。本条分两段理解：

第一段从"寸口脉浮而紧"至"喎僻不遂"止，主要论述中风的病因病机及口眼喎斜的机理。寸口脉浮而紧，脉浮在此并非主表，而是气血不足，必浮而无力。紧为表寒，浮紧并见，说明中风的病因乃正气不足，又外感风寒，所以说"虚寒相搏，邪在皮肤"。若人体气血虚弱则络脉空虚，卫外不固，风寒之邪乘虚侵袭。由于里虚不能抗邪外出，邪随虚处而停留，或停于身体左侧，或停于身体右侧。此时受邪的一侧，因经脉之气闭塞，经络缓而不用，故见松弛状态；无病的一侧，血气运行如常，经络功能正常，相对表现为紧张状态，缓者为急者所牵引，于是出现了口眼喎斜，所以中风之人口眼歪向左侧者，病反在右，口眼歪向右侧者，病反在左。

第二段从"邪在于络"至"口吐涎"止，论述中风不同发展阶段的证候表现。中风病有轻重深浅之分，如病变较轻，邪中于络脉，营气运行不畅，而见肌肤麻痹不仁；如病变较重，邪中于经脉，使血气不能运行于肢体，而见肢体沉重；如邪气深入脏腑，使脏腑功能严重紊乱，神机失灵则出现昏不识人，不能言语，口吐涎沫等严重证候。在络、在经、入腑、入脏，反映了中风病由浅入深，由表入里，由轻到重，由经络到脏腑的演变过程。总之，中经络者，病情轻浅尚易治疗，入脏腑者，病情深重难以治疗。后世将中风分为中经络和中脏腑，实源于此。

对"中风"病因的认识，本篇是从内虚外风立论，其中内虚是致病之本，外风为致病诱因。后世医家在此基础上，对中风病因有较大的发展。刘河间主"心火暴盛"，李东垣主"正气自虚"，朱丹溪主"湿热生痰"，张景岳主"内伤积损"，使中风发病理论更臻完善。

二、分治

（一）侯氏黑散证

【原文】

侯氏黑散：治大风①，四肢烦重，心中恶寒不足者。

菊花四十分　白术十分　细辛三分　茯苓三分　牡蛎三分　桔梗八分　防风十分　人参三分　矾石三分　黄芩五分　当归三分　乾薑三分　芎窮三分　桂枝三分

上十四味，杵为散，酒服方寸匕，日一服。初服二十日，温酒调服，禁一切鱼肉大蒜，常宜冷食，六十日止，即药积在腹中不下也，热食即下矣，冷食自能助药力。

【词解】

①大风：大，病势较重；风，统指外邪。大风，指感受外邪之重者。

【释义】

本条论述中风夹寒的证治。阳虚血弱之人，外感风邪，直中经络，经脉阻痹，故见四肢烦重。阳虚血弱，风寒入中，则心中恶寒不足。用温阳补血，祛风散邪的侯氏黑散治之。方中人参、茯苓、白术、干姜补脾温阳益气；当归、川芎补血活血；桂枝、防风、细辛、菊花解表祛风散邪；桔梗宣肺行肺气化痰；牡蛎、矾石开结化痰；黄芩清热，一可清风化之热，二能减姜、桂之燥热。诸药合用，共奏温阳补血、祛风散邪之功。

【临床应用】

侯氏黑散是张仲景治中风的名方，现代临床可用治高血压、脑栓塞、坐骨神经痛等病及其所致的头痛、眩晕、痹症等，病机属于肝阳化风、脾寒生痰，阳虚血少者。

医案选录：陈某，左侧肢体呈弛缓型瘫痪，恶寒，全身沉重，脉沉细，舌淡红苔薄白。诊断为脑栓塞。因思《金匮》侯氏黑散治"大风四肢烦重，心中恶寒不足"。拟本方与黄芪桂枝五物加减。处方：牡蛎、丹参各 15g，菊花、茯苓各 12g，桔梗、防风、北芪各 10g，当归、天麻各 8g，黄芪 20g，桂枝 5g，细辛 3g。服 15 剂后，能自行走路，语言清楚，肢体活动接近正常。

黄泰生 . 侯氏黑散证 [J]. 新中医，1986（10）：21

（二）风引汤证

【原文】

风引①汤：除热瘫痫②。

大黄　乾薑　龍骨各四两　桂枝三两　甘草　牡蠣各二两　寒水石　滑石　赤石脂　白石脂　紫石英　石膏各六两

上十二味，杵，粗篩，以韦囊③盛之，取三指撮，井花水三升，煮三沸，温服一升。

【词解】

①风引：即风痫掣引之候。

②瘫痫：瘫，指半身不遂；痫，指癫痫。

③韦囊：古代用皮革做成的药袋。

【释义】

本条论述阳盛风动的证治。文中所言"瘫痫"，由肝阳上亢或肝火亢盛化风所致，属于热极动风范畴，故曰"除热瘫痫"。风引汤重镇潜阳，清热息风。方中用牡蛎、龙骨、赤白石脂、石英重镇以潜肝阳之亢；石膏、寒水石、滑石咸寒以泻风化之火；妙用大黄苦寒泻下，使热盛风动得以平息；反佐以干姜、桂枝之温，以制诸石之咸寒；甘草和中以调和诸药。该方是治疗肝火偏旺，风邪内动所致中风病的常用方剂。

【临床应用】

风引汤临床可用于癫痫、斜颈、高血压眩晕、结核性脑膜炎及其后遗症、乙脑等病症属于阳亢化风者。据报道，用本方治疗癫痫，粗末煮散疗效更佳。

医案选录：郑某，女，49 岁。患者有高血压 5 年。血压波动在 160～230/95～130mmHg。经常头痛头晕，服过多种降压西药，但效果不显。心电图检查：窦性心律，Q-T 间期延长 0.44s，眼底检查：视网膜血管痉挛。近一周来，头痛，眩晕加剧，手足麻木，面红，口苦、耳鸣，便秘，溲赤，舌质红，舌苔薄黄，脉弦硬数。血压 180/110mmHg。诊为肝火上炎，肝阳上亢。用风引汤加减：寒水石 12g，紫石英 30g，石膏 18g，生龙骨、生牡蛎各 30g，生石决明 20g（均先煎半小时），滑石 14g（包煎），赤芍 15g，干姜 3g，大黄 9g，川芎 10g，地龙 10g，钩藤 12g（后下），菊花 10g，黄芩 10g。水煎服。一日一剂，分 2 次服。

程广里 . 风引汤的临床应用 [J]. 中医杂志，1982（12）：25

第二节　历节病

一、病因病机及脉证

【原文】

寸口脉沉而弱，沉即主骨，弱即主筋，沉即為肾，弱即為肝。汗出入水中，如水傷心[①]，曆節黄汗出[②]，故曰曆節。（4）

【词解】

①如水伤心：心主血脉，如水伤心，此指水湿伤及血脉。

②历节黄汗出：指关节痛处溢出黄水，是历节病中的并发症状，与黄汗病的汗出色黄，遍及全身者不同。

【释义】

本条论述肝肾不足，寒湿内侵的历节病机。寸口脉沉而弱，沉为病在里，主肾气不足，肾主骨，故曰："沉即主骨""沉即为肾"；弱为肝血不足，肝主筋，故曰："弱即主筋""弱即为肝"。肝肾精血不足，筋骨失养，又当汗出腠理开泄之时，入于水中沐浴，或从事水中作业，或冒雨涉水，寒湿之邪乘虚内侵，郁为湿热，伤及血脉，浸淫筋骨，流入关节，阻碍气血运行，则周身关节疼痛，痛处肿大，溢出黄汗，从而形成历节病。本条说明历节的病机，以肝肾不足为本，以寒湿外侵为标，治疗时应分清标本缓急。

二、分治

（一）桂枝芍药知母汤证

【原文】

诸肢节疼痛，身体魁羸①，脚腫如脫②，頭眩短氣，温温③欲吐，桂枝芍藥知母湯主之。（8）

桂枝芍藥知母湯方

桂枝四兩　芍藥三兩　甘草二兩　麻黄二兩　生薑五兩　白术五兩　知母四兩　防風四兩　附子二枚（炮）

上九味，以水七升，煮取二升，温服七合，日三服。

【词解】

①魁羸：亦作"尩羸"。形容关节肿大，体瘦弱。

②脚肿如脱：形容两脚肿胀，且麻木不仁，似乎和身体要脱离一样。

③温温：作蕴蕴解，谓心中郁郁不舒。

【释义】

本条论述风湿历节的证治。风湿流注于筋脉关节，气血通行不畅，故肢节疼痛肿大。痛久不解，正气日衰，邪气日盛，故身体逐渐消瘦。风邪上犯，则头昏眼黑。湿邪中阻，则短气呕恶。湿无出路，流注下肢，气血不畅，则两脚肿胀且麻木不仁。病由风湿外袭，渐次化热伤阴所致，治以桂枝芍药知母汤祛风除湿，温经散寒，滋阴清热。

方中以桂枝、麻黄祛风通阳，附子温经散寒止痛，白术、防风祛风除湿，知母、芍药清热养阴，生姜和胃止呕，甘草缓急止痛，调和诸药。诸药相伍，表里兼顾，且有温散而不伤阴，养阴而不碍阳之妙。

【临床应用】

本方现代常用于治疗风湿性关节炎、类风湿性关节炎、肩关节周围炎、坐骨神经痛、结节性红斑等病症而属于风湿化热伤阴者。

医案选录：戴某，男，48岁。患者于诊前4天与朋友饮酒、食海鲜，当晚半夜觉周身骨痛，以左足蹰趾及踝关节为甚，活动不利，并有发热38℃，第2天于当地医院就诊，诊断为急性风湿性关节炎。经用青霉素、消炎痛等处理后，疼痛稍减，但红肿不退，转我院继续治疗。当时患者仍发热38.2℃，倦急胸闷，左足踇趾及踝关节红肿疼痛，活动受限，皮肤灼热，足不能触地，舌红苔黄腻，脉滑数。血 WBC 11.8×10⁹/L，N 0.78，L 0.22，ESR 45mm/h，UA 650μmol/L，类风湿因子（－），ASO（－）。中医诊断：痹证（风湿热型），西医诊断：急性痛风性关节炎。选桂枝芍药知母汤治疗。药用桂枝 12g，芍药 9g，甘草 6g，麻黄 6g，生姜 15g，白术 15g，知母 12g，防风 12g，制附子 6g，水牛角 30g，泽泻 12g，黄柏 12g。服 5 剂，热退，关节肿痛明显减轻，血象正常，ESR 20mm/h，UA 480μmol/L。去水牛角再服 5 剂，热退，关节活动正常，血尿酸、血沉正常。再服原方 20 剂以巩固疗效，随访至今 2 年未见复发，每半年检查血尿酸均在正常范围。

李思宁.桂枝芍药知母汤治疗急性痛风性关节炎 18 例 [J].福建中医药，1998，29（2）：25

（二）乌头汤证

【原文】

病歷節，不可屈伸，疼痛，烏頭湯主之。（10）

烏頭湯方：治腳氣疼痛，不可屈伸。

麻黄　芍藥　黄芪各三兩　甘草（炙）　川烏五枚（㕮咀，以蜜二升，煎取一升，即出烏頭）

上五味，㕮咀四味，以水三升，煮取一升，去滓，内蜜煎中，更煎之，服七合。不知，盡服之。

【释义】

本条论述寒湿历节的证治。寒湿留于关节，经脉痹阻不通，气血运行不畅，故关节剧烈疼痛，不能屈伸。治以乌头汤温经散寒，除湿止痛。方中麻黄发汗宣痹通阳；乌头祛寒除湿止痛；芍药、甘草缓急止痛；黄芪益气固卫，既助麻黄、乌头以温经止痛，又可防麻黄过于发散；白蜜甘缓，能解乌头毒。诸药配伍，能使寒湿之邪化微汗而解，令邪去而正气不伤。

乌头有毒，应注意观察药后反应。如服乌头汤后，患者出现唇舌肢体麻木，甚至昏眩吐泻，此时应加注意。若脉搏、呼吸、神志等方面无大变化，则为"瞑眩"反应，见此则疗效尤速。如服药后出现呼吸急促，心跳加快，脉搏有间歇现象，甚至神志昏迷的，则为中毒反应，急当抢救。因此，为避免乌头中毒，一般用量不宜过大，以 3～10g 为宜，必要时可逐渐加量。煎煮时注意久煎，一般超过 1 小时以上，尽量用炙乌头，慎用生乌头。

【临床应用】

本方可治疗风湿性关节炎、类风湿性关节炎、肩关节周围炎、三叉神经痛、脚气重症及腰椎骨质增生症、腰腿痛、坐骨神经炎等，属寒湿痹阻者。

医案选录：邱某，男，49岁。患坐骨神经痛3个月，中药先后用过阳和汤、四妙汤、甘草附子汤等无效。后服西药祛风湿、激素等药，初用似乎缓解，后全无效。最后改用推拿、针灸治疗，效亦不显著。症状右侧腰以下至臀部剧痛，下至足趾肌肉筋骨牵引痛，屈伸不利，行走艰难。脉来沉细，舌苔淡白。病乃寒湿凝滞，经脉痹阻不通所致。治疗非用大剂温阳散寒解痛不可。拟加味乌头汤主之。处方：生川、草乌各4g，麻黄6g，细辛4g，白芍15g，甘草6g，黄芪10g，牛膝15g，白芥子15g，鹿角片9g，白蜜30g（冲服）。加减连服35剂，疼痛减轻，屈伸自如。再服20剂，疼痛消失，行动如常，病即痊愈，恢复工作。

张谷才.从《金匮》方来谈痹证的治疗 [J].辽宁中医杂志，1980（9）：20

第五章　血痹虚劳病脉证并治第六

本篇论述血痹与虚劳的成因与证治。血痹乃因气血营卫不足，外感邪气，以致阳气痹阻，血行涩滞所致，以局部肌肤麻木不仁、重者可有轻度疼痛为主症。治宜调和营卫，益气行痹。本病与感受风寒湿三气杂至之痹证有所不同，后者病在关节、肌肉，以肢体肌肉骨节疼痛为主要表现，应予鉴别。

虚劳是一种慢性衰弱性疾病，除先天禀赋不足外，多为继发性疾患，包括了"五劳、七伤、六极"之证。辨证上以脏腑气血阴阳虚损为基本病机，或兼因虚感邪，或因虚致瘀，重视脾肾和阴阳两虚，治疗上重在调补。由于血痹与虚劳均与阴阳气血不足的病机有关，故合篇讨论，但详于虚劳而略于血痹。

第一节　血痹病

【原文】

血痹陰陽俱微①，寸口關上微，尺中小緊，外證身體不仁②，如風痹③狀，黃芪桂枝五物湯主之。（2）

黃芪桂枝五物湯

黃芪三兩　芍藥三兩　桂枝三兩　生薑六兩　大枣十二枚

上五味，以水六升，煮取二升，温服七合，日三服。——方有人参

【词解】

①阴阳俱微：此指营卫气血皆不足。

②不仁：肌肤麻木失去知觉。

③风痹：是以肌肉麻木和疼痛为主症的疾病。

【释义】

本条论述血痹重证的证治。血痹阴阳俱微，是指患者素体营卫气血不足。

寸口关上脉见微弱，尺中的脉见小而紧，是阳气不足，阴血涩滞的表现。尺中小紧，说明邪气更深入一步。气血不足，血行不畅，肌肤失于濡养，故见外证身体不仁。血痹病以局部肌肤麻木不仁为特征，如受邪较重，可兼酸痛感，与风痹的症状有相似之处，故说"如风痹状"。但是两者是有区别的，血痹以麻木为主，而风痹以疼痛为主。本证由于营卫气血不足，感受风邪，故成血痹，治宜黄芪桂枝五物汤。

黄芪桂枝五物汤为桂枝汤去甘草，倍生姜加黄芪而成。用桂枝汤调和营卫；黄芪助卫固表，温补阳气；桂枝温经散寒、温通血脉；倍用生姜是取其辛温，以增强温煦之力，并协桂枝走表以散外邪；芍药和营理血，通络以去血痹；生姜、大枣既温补气血，又调和营卫。共奏益气温阳、和营行痹之功。

【临床应用】

本方临床用于治疗颈椎病、雷诺病、风湿性关节炎、皮炎、末梢神经炎、中风后遗症等属于营卫不和、血液运行不畅者。也运用于由于营卫不和、血液运行不畅而致的肌肤麻木不仁，半身不遂，肢体疼痛，四肢不温，半身汗出，肌肉消瘦以及产后、经后身痛等病症。

医案选录：沈某，女，35岁。产后半个月，先觉上肢麻木，后觉下肢麻木，有时酸楚。现有症状：上下肢常觉麻木不仁、酸楚，恶风怕冷，时已初夏，棉衣着而不能脱，多汗，面无华色，精神疲倦，头眩心慌，舌淡苔白，脉象虚大。病属气血亏虚，风寒痹阻证。治宜益气养血，祛风散寒，调和营卫。方用黄芪桂枝五物汤加减：黄芪 12g，芍药 10g，桂枝 10g，生姜 3 片，大枣 3 枚，当归 10g，川芎 5g。10 剂，水煎服。服药 10 剂后，肢体麻木、酸楚诸症乃除，说明风寒得祛，气血和调，遂告痊愈。

张谷才.从《金匮》方来谈痹证的治疗 [J].辽宁中医杂志，1980（9）：20

第二节　虚劳病

一、小建中汤证

【原文】

虚劳里急①，悸，衄，腹中痛，夢失精，四肢痠疼，手足煩熱，咽乾口燥，小建中湯主之。（13）

小建中湯方

桂枝三兩（去皮）　甘草三兩（炙）　大枣十二枚　芍藥六兩　生薑二兩　飴糖一升

上六味，以水七升，煮取三升去滓，内膠飴，更上微火消解，溫服一升，日三服。嘔家不可用建中湯，以甜故也。

【词解】

①里急：指腹中有拘急疼痛感，但按之不硬。

【释义】

本条论述脾胃阴阳两虚虚劳里急的证治。阴阳本相互维系，由于虚劳病的发展，阴虚可损及阳，阳虚可损及阴，最终可导致阴阳两虚，而寒热并见。阴虚生热，则衄血，手足心热，咽干口燥。阳虚生寒，腹部不得温煦，寒凝气滞，不通则痛，则为里急，腹痛。心之阴血不足则心悸。阳虚不能固摄，则见梦遗失精。脾主四肢，脾胃气血不足，不能濡养四肢，则四肢酸痛。以上症状，皆属于气血亏虚，阴阳失调之象。本证为阴阳失调，阴阳两虚，故治应和阴阳，补气血，方用小建中汤。

小建中汤由桂枝汤倍用芍药加饴糖组成。方中芍药既补养阴血，又和营止痛；饴糖温中散寒，补养脾胃，且饴糖味甘，能缓急止痛；甘草、大枣和营卫，健脾胃。桂枝、生姜辛以通阳调卫。

【临床应用】

本方临床可用于脾胃气血阴阳亏虚之消化性溃疡、慢性胃炎、慢性肝炎、贫血、神经衰弱、心律失常、功能性发热、腹泻、便秘等病。

医案选录：陈某，女，42 岁。患腹痛已年余，经常脐周隐痛，用热水袋温按可止，大便镜检无异常，四肢酸痛，饮食无味，月经愆期，色淡量少。舌苔薄白，脉象沉弦。曾服理中汤无效。证属脾虚营卫不足，阴阳两虚。拟辛甘温阳，酸甘养阴。用小建中汤：桂枝 10g，白芍 20g，炙甘草 6g，生姜 3 片，大枣 5 枚，饴糖 30g。服 5 剂，腹痛四肢酸痛均减。仍用原方加当归 10g，又服 5 剂，月经正常，食欲转佳。

谭日强.金匮要略浅述 [M].北京：人民卫生出版社，1981

二、八味肾气丸方证

【原文】

虚劳腰痛，少腹拘急，小便不利者，八味肾气丸主之。（15）

肾气丸方

乾地黄八两　山藥　山茱萸各四两　澤瀉　牡丹皮　茯苓各三两　桂枝附子（炮）各一两

上八味末之，煉蜜和丸梧子大，酒下十五丸，加至二十五丸，日再服。

【释义】

本条论述肾气虚的虚劳腰痛证治。腰为肾之外府，肾阳虚则腰痛；肾阳不足，不能化气利水，故见小便不利，少腹拘急。治宜八味肾气丸温肾助阳，以化肾气。

八味肾气丸重用干地黄滋阴补肾，为君药；臣以山药益肾固精，山茱萸补肝肾、秘精气，三药合用补肾阴以滋生气之源；在大队滋阴药中配入少量桂枝、附子温肾助阳，鼓舞肾气，意不在补火，而在微微生火，通过蒸腾肾阴以生肾气。泽泻、茯苓、丹皮与桂枝、附子相配使温而不燥，与地黄、山药、山茱萸相配补而不滞，可达以通促补之效。本方补阴之虚可以生气，助阳之弱可以化水，阴阳并调，则肾气自充，为治肾虚之祖方。

【临床应用】

本方临床应用非常广泛，诸凡肾病综合征、慢性肾炎、性功能低下、精少不育、女子不孕、慢性前列腺炎、尿频遗尿、高血压、糖尿病、慢性支气管哮喘，以及阳痿早泄、遗精滑精、妇女闭经、泄泻、耳聋耳鸣、眩晕、脱发、不寐、消渴等，证属肾之阴阳俱虚而偏于肾阳不足者，均可用本方加减治疗。

医案选录：余某，女，37岁。自诉喘促已7年余，一直服用氨茶碱罔效。辰下：腰酸腿软，卧床不起，形貌苍老与年龄不相称，下肢浮肿，小便失禁。舌质淡，脉沉细。按虚劳腰痛，小便异常辨治。治宜补肾益气，纳气定喘。方用肾气丸加味：六味地黄丸做汤剂加附子5g，肉桂3g，3剂水煎服。3日后来诊，患者已能自己步行来诊，谓服药1剂后喘促较平，2剂后小便有知，已能起动。续以肾气丸加减继服，以巩固疗效。

刘渡舟.当代医家论经方[M].北京：中国中医药出版社，1993

三、酸枣仁汤证

【原文】

虚劳虚烦不得眠①，酸棗仁湯主之（17）

酸棗仁湯方

酸枣仁二升　甘草一两　知母二两　茯苓二两　川芎二两

上五味，以水八升，煮酸棗仁，得六升，内諸藥，煮取三升，分温三服。

【词解】

①虚烦不得眠：指心中烦闷，虽卧而不得熟睡。

【释义】

本条论述虚劳阴虚失眠的证治。本证为肝阴不足，魂魄不藏；虚热内生，上扰心神所致，以心烦不得眠为主要临床表现。方用酸枣仁汤养阴清热，宁心安神。

方中酸枣仁甘酸而平，入心肝二经，补肝血，养肝阴，安心神；川芎辛温，疏肝气理肝血，与酸枣仁相配伍，一酸收，一辛散，发挥养血调肝之效；茯苓甘平，助君药宁心安神，且能培土以荣木；知母苦寒，养阴清热除烦，又能缓和川芎之温燥；甘草培土缓肝，调和诸药，又可助茯苓培土。以方测证，本证可有头目眩晕，咽干口渴，舌红少苔等肝阳上亢，或阴虚内热之症。

本证与《伤寒论》的栀子豉汤证皆有"虚烦不得眠"，应作区别。彼为邪热入里，扰于胸膈，轻则虚烦不得眠，重则反复颠倒，心中懊恼。症见心中懊恼，脉数有力，舌红苔黄，治以清解胸膈郁热为法。此为肝阴不足之虚劳，可伴有心烦易怒，头眩，舌红少苔，脉弦细数等，治当养阴清热。

【临床应用】

酸枣仁汤对于阴虚内热引起的失眠、盗汗、惊悸、精神抑郁、更年期综合征、广泛性焦虑症等病证有较好的疗效。实验研究表明，酸枣仁煎剂给大白鼠口服或腹腔注射有镇静催眠作用。

医案选录：李某，男，24岁，学生。患失眠多年，西医曾诊断为神经衰弱，服用安定、利眠宁等镇静药，时有小效。近因毕业考试，思虑过度，劳伤阴血，病症加重。昼则头晕头疼，昏昏欲睡，神思恍惚；夜则清醒不寐，往事联翩，思绪不断，痛苦非常。口苦，心烦，小便赤，舌红，苔薄黄，脉弦细而数。病属心肝血虚，阴虚内热之虚劳不寐。治宜滋养阴血，清热安神。方用酸枣仁汤加味：酸枣仁 15g，茯苓 18g，知母 9g，川芎 6g，生地黄 15g，白芍 9g，栀子 6g，朱砂 1.5g，竹叶 4.5g。水煎服。6 剂后，睡眠稍好，头晕痛亦减。又进 9 剂，睡眠已正常。后用天王补心丹，每晚 2 丸，调理善后。

杨医亚.中医自学丛书·金匮 [M].石家庄：河北科学技术出版社，1985

第六章　肺痿肺痈咳嗽上气病脉证治第七

　　肺痿是肺叶枯萎不用，肺气痿弱不振，临床上以咳嗽、咳吐浊唾涎沫、短气为主症的肺脏的慢性虚损性疾患。

　　肺痈是肺生痈脓，临床上以咳嗽、胸痛、吐腥臭脓痰，甚则咳唾脓血为主症的一种病证。

　　咳嗽上气是指气机上逆而致的咳喘病，有虚实之分。本篇所论，多为外邪内饮，邪实气闭的肺胀证，临床上以咳嗽气喘，吐痰或喉中痰鸣，甚则不能平卧为主症的一种病证。

　　由于肺痿、肺痈、咳嗽上气三个疾病病位都在肺，临床上都有咳嗽、咳痰、气喘等症状，发病多为内伤自病兼感外邪，病机上可以相互转化，所以三病合为一篇进行论述。

第一节　肺痿

一、甘草干姜汤证

【原文】

　　肺痿吐涎沫而不咳者，其人不渴，必遗尿，小便數，所以然者，以上虚①不能制下故也。此為肺中冷，必眩，多涎唾，甘草乾姜湯以温之。若服湯已渴者，屬消渴。（5）

　　甘草乾姜湯方

　　甘草四两（炙）　乾薑二两（炮）

　　上㕮咀，以水三升，煮取一升五合，去滓，分温再服。

【词解】

①上虚：此指肺虚。

【释义】

本条论述虚寒肺痿的证治。肺痿有虚热、虚寒之分，虚热言其常，虚寒言其变。本证为虚寒肺痿，乃上焦阳虚，肺气虚弱，不能摄纳和输布津液所致，故见频吐涎沫。病属上焦虚寒，故不渴而咳少。肺主治节，肺气虚寒不能制约下焦，故见遗尿、小便数。上焦阳虚，清阳不升于空窍，故见头眩。治用甘草干姜汤温肺复气，温阳散寒。方中炙甘草甘温，补中益气；干姜辛温，温中散寒并暖肺，本方实为半个理中汤，含有"培土生金"之意。

【临床应用】

本方除治疗虚寒肺痿外，还常用于眩晕、胸痛、咳喘、胃痛、腹痛、呕吐、吐酸、泄泻、痛经、遗尿、劳淋、过敏性鼻炎等属于虚寒者。

医案选录：夏某，女，7岁，夜间遗尿，尿后仍不醒。前医曾用补脾补肾之法，疗效欠佳。唯服缩泉丸及食用狗肉可暂效，停服即如故。平素口渴喜饮，饮水愈多，遗尿愈甚。畏寒肢冷，面白少华，少气懒言，尿频量少，口中流涎，易感冒，自汗，脉象细弱，右寸尤甚，舌淡苔薄白。此肺阳虚为主，夜间主阴，故遗尿多见于夜卧阳虚之时，服温涩药仅能暂效。投以甘草干姜汤加味：甘草15g，干姜12g，黄芪15g，石菖蒲7g。3剂后遗尿大减，夜睡能唤醒，不再流涎，四肢转温。守上方7剂，诸症逐渐消失，嘱间服参苓白术散以善后。

李捍东.甘草干姜汤治疗遗尿[J].浙江中医杂志，1989（6）：276

二、麦门冬汤证

【原文】

大逆①上气，咽喉不利，止逆下气者，麦门冬汤主之。（10）

麦门冬汤方

麦门冬七升　半夏一升　人参三两　甘草二两　粳米三合　大枣十二枚

上六味，以水一斗二升，煮取六升，温服一升，日三夜一服。

【词解】

①大逆：《金匮要略论注》《金匮悬解》等均作"火逆"，可从。

【释义】

本条论述虚热肺痿的证治。由于津液耗伤，导致肺胃阴虚，阴虚则火旺，虚火上炎，肺气失于宣降，上逆则喘咳。咽喉为肺胃之门户，热灼津伤，故咽喉干燥，痰黏难咳。此外还可有口干欲得凉润，舌红少苔，脉象虚数等。治疗当滋阴清热，止火逆，降肺气，以麦门冬汤主之。方中重用麦门冬滋养肺胃之阴，使阴复而火降；半夏降逆下气，化痰开结，半夏虽性温，但用量很轻，且与大量麦冬相配伍则无温燥伤阴、助火之嫌；人参、甘草、粳米、大枣养胃益气，补土生金，津液充沛，虚火自敛。

【临床应用】

临床上对慢性咽炎、慢性支气管炎、百日咳、肺结核、矽肺等表现肺阴亏虚、虚火上炎者均可用此方治疗。此方也可以养胃阴，对慢性胃炎、胃及十二指肠溃疡，表现为胃阴虚者用之有良好效果。临床观察发现阴虚胃热胃脘痛患者，胃液分析为胃酸偏低或缺乏者，用麦门冬汤治疗后，不仅临床症状全部消失，而且复查胃液分析，还具有纠正胃酸偏低或缺乏的作用。

医案选录：杨某，女，44 岁。素患"慢性咽炎"，近两月来咽中堵闷，干燥不利，咯痰不爽，口干欲得凉润，尿黄便秘，舌质嫩红有裂纹，苔薄黄，中心无苔，脉细略滑数。曾服养阴清热剂如玉女煎、增液汤而效不佳。证属肺胃阴伤，虚火上炎，宜麦门冬汤。处方：麦冬 70g，清半夏 10g，党参 12g，山药 15g，生甘草 10g，大枣 12 枚。服 3 剂，诸症悉减，再 3 剂大减，以麦冬泡水代茶饮，巩固疗效。

吕志杰.金匮杂病论治全书[M].北京：中国古籍出版社，1985

第二节　肺痈

一、葶苈大枣泻肺汤证

【原文】

肺痈，喘不得卧，葶苈大枣泻肺汤主之。（11）

葶苈大枣泻肺汤方

葶苈（熬令黄色，捣丸如弹子大）　大枣十二枚

上先以水三升，煮枣取二升，去枣，内葶苈，煮取一升，顿服。

肺痈，胸满胀，一身面目浮肿，鼻塞清涕出，不闻香臭酸辛，咳逆上气，喘鸣迫塞，葶苈大枣泻肺汤主之。（15）

【释义】

以上二条论述肺痈邪实壅滞的证治。条文冠以"肺痈"，则当有咳即胸中隐隐痛，咳唾脓血，脉数实等症状。邪犯于肺，肺气壅滞，故胸部胀满而不能平卧。邪气在肺，通调水道功能失常，不能输布津液，水气停留，则可见一身面目浮肿。肺窍不利，故鼻塞流清涕，嗅觉失灵，不闻香臭酸辛。肺气失于宣降，故咳嗽。治用葶苈大枣泻肺汤逐痰下气，泄肺开闭。方中葶苈子辛苦而寒，辛开苦降，消痰逐邪，开泄肺气，使痰浊得驱，肺气能宣能降，则喘息得平。唯其性峻猛，虑伤正气，故佐大枣缓和药性，安中护正，以使邪去而正不伤。

【临床应用】

葶苈大枣泻肺汤为临床常用方剂，多配合其他药物用以治疗渗出性胸膜炎、喘息性支气管炎、肺源性心脏病心力衰竭、风湿性心脏病心力衰竭等属实邪壅肺，气机阻滞，见喘息不得平卧者。

医案选录：某男，34岁，农民。1999年5月9日初诊。1周前因高热，胸痛，咳嗽在当地医院拟诊为结核性渗出性胸膜炎。经抗痨治疗，胸腔穿刺4次，抽出胸水1600mL，胸痛缓解，但仍午后发热，咳嗽，咯唾大量腥臭脓痰120mL/d，喘息不能平卧，遂来我院急诊。体温38.9℃，脉搏88次/分，呼吸20次/分，浅表淋巴结未及，右肺呼吸音低，语颤消失，叩诊呈浊音，左肺可闻及痰鸣音。血白细胞计数 16.8×10^9/L，中性0.86；X线全胸片示右侧胸腔积液。为进一步治疗而收入急诊病区。予抗痨、抗感染、微孔胸腔闭塞引流术引出500mL脓性分泌物，体温下降，但仍喘促不能平卧，咯唾大量腥臭脓痰。拟方葶苈大枣泻肺汤、桔梗汤出入。处方：葶苈子15g，苏子10g，桑白皮10g，合欢皮10g，桔梗10g，生甘草8g。颗粒剂，1日2剂冲服。药后当夜，喘息渐平，已能高枕而卧，痰量减少。次日中午竟能平卧，痰色转白，无腥臭味。复查血常规白细胞计数 9.6×10^9/L，中性0.66。

奚肇庆.经方肺系急症实验录6则[J].江苏中医药，2004（1）：31–33

二、桔梗汤证

【原文】

咳而胸满，振寒，脉数，咽乾不渴，时出浊唾腥臭①，久久吐脓如米粥者，为肺癰，桔梗汤主之。（12）

桔梗汤方

桔梗一两　甘草二两

上二味，以水三升，煮取一升，分温再服，则吐脓血也。

【词解】

①浊唾腥臭：吐出脓痰，气味腥臭。

【释义】

本条论述肺痈脓成且溃的证治。咳而胸满，是由于痰热壅肺，肺气不利；肺主皮毛，邪热壅肺，正邪相争，故振寒、脉数；热在营血，蒸营阴上潮于口，故口咽干燥而不甚渴。热盛肉腐成脓，痈溃外泄，故时出浊唾腥臭，久久吐脓如米粥。"久久"二字，寓意深刻。一是说明肺痈从酿脓至脓成而溃，需要经过一定的时间。二是表示病至脓成溃后，正气已渐伤。治当排脓解毒，方用桔梗汤。方中桔梗功善宣肺祛痰排脓；生甘草清热解毒。方后的"分温再服，则吐脓血也"，是服药后促使脓血痰排出，治疗有效的佳兆。

【临床应用】

桔梗汤为肺痈脓溃之主治方，但因药少力弱，临床上常合用苇茎汤。临床可酌加鱼腥草、败酱草、金银花、蒲公英等清热解毒排脓药物，疗效更好。现临床常用本方加味治疗急慢性咽喉炎、猩红热、肺脓疡、肺炎等痰多者。

医案选录：施某，男，17岁。憎寒发热1周，咳嗽胸闷不畅，吐少量白色黏痰。查血：白细胞和中性粒细胞偏高。X线报告左下肺脓疡。使用大量抗生素，发热不退，处方：桔梗60g，生甘草30g。服药1剂，咳嗽增剧，第二日吐出大量脓痰，夹有腥臭。原方继进2剂，排出多量脓痰，发热下降。上方减桔梗为20g，生甘草10g，加南沙参、金银花、鱼腥草、生薏苡仁、瓜蒌皮等。服至10余剂，脓尽热退，胸透复查，脓疡消散吸收，血常规正常。

蒋健.金匮要略方药临床应用与研究[M].上海：上海科学技术出版社，2012

第三节　咳嗽上气

一、射干麻黄汤证

【原文】

咳而上氣①，喉中水雞聲②，射乾麻黄湯主之。（6）

射乾麻黄湯方

射乾十三枚　麻黄四兩　生薑四兩　細辛三兩　紫菀三兩　款冬花三兩　五味子半斤　大棗七枚　半夏大者八枚（洗）一法半升

上九味，以水一斗二升，先煮麻黄兩沸，去上沫，内諸藥，煮取三升，分温三服。

【词解】

①上气：指咳嗽、气喘等肺气上逆的病证。

②水鸡声：形容喉间痰声不绝，有如蛙鸣。水鸡，即田鸡，俗称蛙。

【释义】

本条论述寒饮郁肺的咳嗽上气证治。寒饮郁肺，肺气失宣，故见咳嗽气喘。痰涎阻塞，气道不利，痰气相击，故见喉中痰鸣，似水鸡叫声。治宜射干麻黄汤。方中射干消痰开结；麻黄宣肺平喘；半夏、生姜、细辛散寒温肺；款冬花、紫菀温肺止咳；五味子收敛肺气。诸药合用，散中有收，开中有合，共奏止咳化痰、平喘散寒之功。

【临床应用】

本方临床可运用于外感风寒，痰饮停肺之喘息性支气管炎、小儿支气管炎、急慢性支气管哮喘、咳嗽、慢性肺源性心脏病、肺气肿、急性支气管炎合并支原体感染等。

医案选录：陈某，女，53岁。患慢性气管炎已8年，发则咳嗽哮喘，昼夜不休，颇为痛苦。今冬数因感寒复发，咳嗽哮喘，喉中痰鸣如水鸡声，咯出痰沫稀薄，入暮加剧，不能平卧，形寒不发热，目胞微见浮肿，胸膈满闷，舌苔白滑，脉浮紧而滑。此次发作已10余日，曾用二陈、三子等方，咳痰量虽减，

但哮喘等症依然。辨证为寒饮内停，肺失肃降，属寒饮咳喘证。用射干麻黄汤
3剂后，喘咳缓解，痰量减少，再守原方增损，又3剂，喘咳等症基本控制。

王琦，盛增秀，蒋厚文，等.经方应用[M].银川：宁夏人民出版社，1981

二、越婢加半夏汤证

【原文】

咳而上氣，此為肺脹，其人喘，目如脫狀①，脈浮大者，越婢加半夏湯主
之。（13）

越婢加半夏湯方

麻黄六兩　石膏半斤　生薑三兩　大棗十五枚　甘草二兩　半夏半升

上六味，以水六升，先煮麻黄，去上沫，内諸藥，煮取三升，分温三服。

【词解】

①目如脱状：形容两目胀突，如将脱出的样子，是呼吸困难患者常见的
症状。

【释义】

本条论述饮热迫肺的肺胀证治。肺胀疾病多素有伏饮，感受热邪，饮热交
阻，郁于肺，导致肺气胀满，出现上气喘咳。严重者，可见胸满气促，两目胀
突如脱。热邪侵袭，故脉浮而大。治宜越婢加半夏汤。方中麻黄宣肺平喘；石
膏清泄肺热，两者相配，辛凉清解，发越水气；生姜、半夏化饮降逆；甘草、
大枣，补中培土，调和诸药。

【临床应用】

本方临床可运用于饮热迫肺之百日咳、慢性支气管炎、病毒性肺炎、支原
体肺炎、肺气肿、慢性肾炎或急性发作、肾病综合征、风湿性心脏病、心脏病
水肿、心肌缺血等。

医案选录：社友孙其芳之令爱，久嗽而喘，凡顺气化痰、清金降火之剂，
几予遍尝，绝不起效。一日喘甚烦躁，余视其目胀出，鼻则鼓扇，脉则浮而且
大，肺胀无疑矣。遂以越婢加半夏汤投之，一剂而减，再剂而愈。

李中梓.医宗必读[M].上海：上海卫生出版社，1957

第七章　胸痹心痛短气病脉证治第九

胸痹，既是一个病名，又是病机和病位的概括。"胸"指病位"胸膺部"；"痹"通"闭"，闭塞不通的意思。凡因胸阳不振，阴寒邪气上干阳位，痹阻胸阳，致胸阳痞塞不通，而见胸部痞闷胀满或胸膺部疼痛为主症者，称为胸痹。心痛，指心前区、胸骨后、胃脘上腹和左侧背部的疼痛。心痛与胸痹密切相关，临床以心痛彻背为主要特点。短气，是指呼吸迫促，呼吸困难的证候，在本篇中短气仅作为胸痹的一种伴随症状进行论述。

胸痹、心痛、短气三者皆为心胸部位之病变，病因病机类似，症状相互联系，故合为一篇讨论。

第一节　胸痹

一、病因病机

【原文】

師曰：夫脈當取太過不及①，陽微陰弦②，即胸痹而痛，所以然者，責其極虛也。今陽虛知在上焦，所以胸痹、心痛者，以其陰弦故也。（1）

【词解】

①太过不及：脉象盛于正常者为太过，弱于正常者为不及。太过主邪盛，不及主正虚。

②阳微阴弦：关前为阳，关后为阴。阳微，指寸脉微；阴弦，指尺脉弦。

【释义】

本条通过脉象论述胸痹、心痛的病因病机。诊脉首先应当辨别太过与不及，胸痹、心痛之"阳微阴弦"脉象，是太过与不及的具体表现。阳微，是上焦阳气不足，胸阳不振之象；阴弦，为阴寒邪盛，痰饮内停之征。上焦阳虚，阴邪上乘，邪正相搏，故出现胸痹、心痛。

正虚之处，即是容邪之所，故曰："所以然者，责其极虚也。"

二、分治

（一）栝楼薤白白酒汤证

【原文】

胸痹之病，喘息咳唾，胸背痛，短氣，寸口脈沉而遲，關上小緊數①，栝樓薤白白酒湯主之。（3）

栝樓薤白白酒湯方

栝樓實一枚（搗）　薤白半斤　白酒七升

上三味，同煮，取二升，分溫再服。

【词解】

①关上小紧数：指关脉稍弦，为第1条"阴弦"的互辞。

【释义】

本条论述胸痹病的主要脉症和治疗主方。本条冠以"胸痹之病"首论，可知本条所述为胸痹之主症主方。寸脉以候上焦，寸脉沉而迟，为上焦胸阳不振，与本篇第1条"阳微"同义。关上以候中焦，关脉小紧数，则是中焦停饮，阴寒内盛之象。胸阳不振，则中下焦阴寒之邪乘虚上乘，寒饮上乘，肺失肃降，故出现喘息咳唾，短气。痰浊阻滞，胸阳不宣，心脉痹阻，故胸背痛。治宜栝楼薤白白酒汤。方中栝楼实开胸、宣肺、化痰；薤白辛温通阳，豁痰下气；白酒清扬以行药势。共奏通阳散结，豁痰下气之功。

【临床应用】

本方临床用于治疗痰浊痹阻，胸阳不宣之病证，如冠心病心绞痛、动脉粥样硬化、病毒性心肌炎、心律失常、支气管哮喘、肋间神经痛、胃神经痛、胸部软组织损伤、陈旧性胸内伤、非化脓性肋软骨炎等符合上述病机者。

医案选录：胸痹唯劳力伛偻之人，往往病此，予向者在同仁辅元堂亲见之。病者但言胸背痛，脉之，沉而涩，尺至关上紧，虽无喘息咳吐，其为胸痹，则确然无疑。问其业，则为缝工。问其病因，则为寒夜伛偻制裘，裘成稍觉胸闷，久乃作痛。予即书栝楼薤白白酒汤授之。方用：栝楼实15g，薤白

9g，高粱酒 1 小杯。2 剂而痛止。翌日，复有胸痛者求诊，右脉沉迟，左脉弦急，气短。问其业，则亦缝工。其业同，其病同，脉则大同而小异，予授以前方，亦 2 剂而瘥。盖伛偻则胸膈气凝，用力则背毛汗泄，阳气虚而阴气从之也。

曹颖甫 . 金匮发微 [M]. 北京：学苑出版社，2008

（二）栝楼薤白半夏汤证

【原文】

胸痹不得卧，心痛徹背者，栝樓薤白半夏汤主之。（4）

栝樓薤白半夏汤方

栝蔞實一枚（搗）　薤白三兩　半夏半斤　白酒一斗

上四味，同煮，取四升，温服一升，日三服。

【释义】

本条论述胸痹重证的证治。本条冠以"胸痹"，当有喘息咳唾、胸背痛、短气之症。因胸痹发作而不得平卧，其症较之上条"喘息咳唾"为重；而心痛牵彻后背疼痛，又较上条"胸背痛"为重。此为胸痹之重证表现，乃痰浊闭阻胸阳，心脉不通所致，故于栝楼薤白白酒汤基础上加半夏以涤除痰饮。

【临床应用】

栝楼薤白半夏汤为痰浊闭阻心胸的常用方，常用于治疗冠心病、心绞痛、慢阻肺、肋间神经痛、胸部软组织损伤等属于痰浊闭阻者。

医案选录：李某，女，57 岁，干部。冠心病心绞痛 5、6 年，心前区疼痛每日 2、3 次，伴胸闷气短，心中痞塞，疲乏，脉弦细，苔白质淡，边有齿痕。此系胸痹之病，乃心阳虚，胃不和，遂致气机不畅，血脉闭阻。拟通阳宣痹，心胃同治。仿栝楼薤白半夏汤合橘枳姜汤化裁，处方：瓜蒌 30g，薤白 12g，半夏 15g，枳壳 10g，橘皮 15g，生姜 6g，党参 30g，生黄芪 30g，桂枝 12g，香附 12g。服上方 2 个月后，心前区痛偶见，胸闷气憋减轻，脉弦细，苔薄。心电图 T 波 V4 ～ V6 由倒置转低平，或双向，ST 段 V4 ～ V6 由下降 0.1mV 转前回升 0.05mV。

陈明 . 金匮名医验案精选 [M]. 北京：学苑出版社，1999

（三）枳实薤白桂枝汤证

【原文】

胸痹心中痞①，留气结在胸，胸满，胁脅下逆抢心②，枳實薤白桂枝湯主之；人参湯亦主之。（5）

枳實薤白桂枝湯方

枳實四枚　厚朴四兩　薤白半斤　桂枝一兩　栝樓實一枚（搗）

上五味，以水五升，先煮枳實、厚朴，取二升，去滓，内諸藥，煮數沸，分溫三服。

人参湯方

人参　甘草　乾姜　白术各三兩

上四味，以水八升，煮取三升，溫服一升，日三服。

【词解】

①心中痞：指胸中及胃脘有痞塞不通之感。

②胁下逆抢心：指胁下气逆，上冲心胸。

【释义】

本条论述胸痹之虚实异治。胸痹而见"心中痞""胁下逆抢心"，有虚实之不同。偏于实者，为阴寒痰浊上乘，凝聚胸胁间，阻碍气机运行，而见心胸痞闷，气结胸中。偏于虚者，多是心胸阳气虚弱，阴邪乘之，蕴结胸中。其证除原文所述外，还当有倦怠少气、四肢厥冷、冷汗自出等。偏于实者，治当通阳散结、降逆除满，方用枳实薤白桂枝汤。方中枳实、厚朴行气消痞，宽胸除满；桂枝、薤白通阳宣痹；栝楼实开胸宣肺化痰。偏于虚者，治当补气助阳，温振心胸，方用人参汤。方中人参、甘草补气助阳，白术健脾以消痰浊，干姜温阳散结以消痞满。

本条对胸痹气逆痞结证列虚、实之辨，治用通、补两法，属"同病异治"之范畴。

【临床应用】

枳实薤白桂枝汤常用于胸阳不振、痰阻气滞者，如冠状动脉粥样硬化性心脏病、心绞痛、肺源性心脏病、风湿性心脏病、肋间神经痛、非化脓性肋软骨炎、神经性头痛、支气管炎、支气管哮喘、肺气肿、液气胸等。人参汤常用于脾胃虚寒、心阳虚衰之证机疾病，如冠心病、胃及十二指肠溃疡、慢性胃炎、慢性肠炎等。亦可用于溃疡性结肠炎、肠易激综合征、溶血性贫血、复发性口疮、崩漏等。

医案选录：陈某，男，32 岁。患者于 4 天前因骑自行车负重，次晨突感左侧胸背部刺痛，痛连腋下，伴有气闷，深呼吸时胸痛加重。初诊 X 线胸透无异常发现，第 3 天 X 线片示：左肋角处可见一短液平面，同侧肺野外带透光度增强，可见一纤细胸膜脏层影，肺组织被压缩约 10%，诊断为左侧液气胸。症见胸背刺痛，微咳，胸脘痞闷，气急，夜间不能平卧，口干纳呆，便秘，溲黄，舌质暗红，尖边点多处，舌苔厚黄腻，脉弦滑。体温 37.5℃。治以通阳泄浊，化痰通络。方用枳实薤白桂枝汤合化瘀通络下气之品。处方：瓜蒌 20g，薤白、杏仁、葶苈子各 10g，红花、桂枝、甘草各 5g。3 剂，水煎服。药进 3 剂，胸痛十减四五，前方小其剂，再进 3 剂，胸痛仅存一二，用参苓白术散善后。

杨定坤．液气胸一例治验 [J]．江苏中医药，1984，5（4）：59

第二节　心痛

一、桂枝生姜枳实汤证

【原文】

心中痞，诸逆①，心悬痛②，桂枝生薑枳實湯主之。（8）

桂枝生薑枳實湯方

桂枝三兩　生薑三兩　枳實五枚

上三味，以水六升，煮取三升，分温三服。

【词解】

①诸逆：泛指阴寒、痰饮向上冲逆。

②心悬痛：指心窝部向上牵引疼痛。《医宗金鉴》说："心悬而空痛，如空中悬物动摇而痛也。"

【释义】

论述寒饮气逆的心痛证治。"诸逆"，既指向上冲逆的症状，又指停留于心下的水饮或寒邪向上冲逆的病机。寒饮停聚，阳气不运，则心中痞。寒饮冲逆，阻塞气机，则心悬痛。治宜温化水饮，下气降逆，方用桂枝生姜枳实汤。方中桂枝温阳化饮，平降冲逆；生姜散寒化饮，开结除痞；枳实开结下气，消痞除满。当寒去饮除，则心中痞与悬痛自止。

本条与第 5 条同有心中痞、气逆等症状，但前者病位重心在于胸部、胁下，为胸痹而心中痞，故条文首先突出"胸痹"二字，在治法上既用桂枝、枳实、厚朴下气除痞，又用瓜蒌、薤白豁痰宽胸；本条病位重心在于胃，是以心中痞和心悬痛为主，故不用瓜蒌、薤白，而只用桂枝、生姜、枳实。由此可知，本条之证较前者为轻。

【临床应用】

桂枝生姜枳实汤用于心胸部气塞疼痛，或胃脘痞闷，气逆上攻作痛，呕恶嗳气，畏寒喜热者。如冠心病心绞痛、高血脂、心律不齐、慢性胃炎等症而见上述证机者。

医案选录：吴某，男，45 岁。近年来自觉胸中郁闷，常欲太息，胃中嘈杂，时有涎唾。最近胸前压痛感，如悬如摆，短气不足以息，闻声则惊，稍动则悸，心烦失眠，精神困倦，食纳尚可，口干不欲饮，小便频而短，体质肥胖，素贪甘脂，舌胖苔白，脉弦而数。此属脾失健运，痰饮上凌，以致心阳被遏，肺气郁滞而病胸痹。治宜驱逐痰饮为主，兼运脾胃，主用桂枝生姜枳实汤加味：嫩桂枝 5g，生姜 5g，炒枳实 6g，法半夏 9g，鲜竹茹 10g，云茯苓 10g，广陈皮 6g，全瓜蒌 9g，薤白头 9g，炙甘草 5g。服 5 剂后数脉转缓，苔呈薄腻，胸满略舒，心痛已止，但惊悸仍影响睡眠。仍宗上方去生姜、竹茹，加白术 9g，九节菖蒲 3g，服至 20 余剂，诸症若失。

吕志杰.伤寒杂病论研究大成 [M].北京：中国医药科技出版社，2010

二、乌头赤石脂丸方证

【原文】

心痛彻背，背痛彻心，乌头赤石脂丸主之。（9）

乌头赤石脂丸方

蜀椒一两　乌头一分（炮）　附子半两（炮）　乾薑一两　赤石脂一两

上五味，末之，蜜丸如梧子大，先食服一丸，日三服，不知，稍加服。

【释义】

本条论述阴寒痼结心痛证治。本条所述"心痛彻背，背痛彻心"之特点是心胸部疼痛牵引到背，背部疼痛又牵引到心胸，形成心背互相牵引的疼痛症状。阳气衰微，阴寒极盛，内踞胸阳之位，而外应于背，则心痛彻背。寒气客于背腧之脉，内注于心，则背痛彻心。病势急剧而无休止，甚者伴发四肢厥冷，冷汗出，面色白，舌淡胖紫暗，苔白腻，脉沉紧，甚至微细欲绝等阴寒痼结、寒气攻冲之危候。治宜温阳散寒，峻逐阴邪，方用乌头赤石脂丸。方中乌头、附子、蜀椒、干姜大辛大热，逐寒止痛；赤石脂温涩调中，收敛阳气，以免辛热之品，散而无制。药用蜂蜜，既解乌头之毒，又缓中止痛，制以丸剂，且首次服小量，"不知，稍加服。"可谓慎之又慎也，目的是寒去而正不伤。

本方是仲景乌头与附子同用之例。乌头与附子虽属同类，但古代医家在临床观察到其功用略有不同：乌头长于起沉寒痼冷，并使在经的风寒得以疏散；附子长于治在脏的寒湿，使之得以温化。由于本证阴寒邪气病及心背内外脏腑经络，故仲景将乌、附同用，以达到加强振奋阳气，驱散寒邪的目的。本方为大辛大热，辛通燥散之品，过用容易耗伤气阴，因此不可久服。当疼痛缓解之后，应改用温阳益气之剂治疗。

【临床应用】

乌头赤石脂丸为治疗"真心痛"的救急药，临床可辨证运用本方治疗冠心病心绞痛，救治心肌梗死先兆以及沉寒痼冷性脘腹痛等。

医案选录：胡某，男，58岁。患冠心病5年，近因淋雨复发，即感心痛彻背，短气心悸，形寒肢冷，唇颊青紫，色暗淡苔白腻，脉迟结代。辨为心阳不足，寒湿瘀阻。治宜逐寒化湿，祛瘀宁心。以乌头赤石脂丸化裁：茯苓12g，蜀椒、附子、干姜、藿香、远志、三棱、莪术、白芥子各10g，丹参30g，赤石脂20g。3剂后，痛势顺挫，继服原方5剂，病情稳定出院。

李荣寿. 乌头赤石脂丸加减治疗冠心病 [J]. 浙江中医杂志，1986（3）：108

第八章　腹满寒疝宿食病脉证治第十

本篇所论腹满、寒疝、宿食三种病证，均以腹部胀满或疼痛为主症，病位均在脾胃或肠，成因相类，治法可互参，故合为一篇。

腹满病以腹部胀满为主症，病因有外感、内伤两种，病机有寒、热、虚、实之不同，虚证、寒证，多责之脾，亦关乎肾；实证、热证多责之胃，亦关乎肝。本篇所论以实证腹满为主，临证宜分型论治。

寒疝病以腹痛为主症，病因为寒邪，病机为寒气攻冲。本篇所论寒疝多虚实夹杂，表里同病，虚有阳虚、血虚，实为阴寒，故临证须虚实兼顾，表里同治。

宿食病以恶食，脘腹胀痛、呕吐或下利为主症。病因多为饮食不节或饮食不洁，病机多为胃肠失于通降，临床可分为宿食在胃与宿食在肠两种，临证应因势利导，宿食在上脘，治用吐法，宜瓜蒂散；宿食在肠，治用下法，宜大承气汤。

本篇选取腹满、寒疝部分条文学习。

第一节　腹满

一、厚朴七物汤证

【原文】

病腹满，發熱十日，脈浮而數，飲食如故，厚朴七物湯主之。(9)

厚朴七物湯方

厚朴半斤　甘草　大黃各三兩　大棗十枚　枳實五枚　桂枝二兩　生薑五兩

上七味，以水一斗，煮取四升，温服八合，日三服。呕者加半夏五合；下利去大黄；寒多者加生薑至半斤。

【释义】

本条论述腹满里实兼表寒的证治。外感风寒，郁而化热，或感受风热之邪，则见发热，脉浮数等；"病腹满"，则示邪热入里，化燥成实；"饮食如故"，表示其里证之病变部位在肠不在胃。实为太阳表证未罢而又见阳明腑实之证，表里同病，以里证为急。治当表里同治，通腑泄热，疏散表邪。方用厚朴七物汤。本方以厚朴三物汤（此方与小承气汤组成相同）以去里实，合桂枝去芍药汤以解表，因腹但满而不痛，故去芍药之阴柔。

【临床应用】

本方常用于治疗寒湿内结与寒热错杂性腹满，同时还用于治疗胃肠型感冒、急性肠炎、痢疾初起、肠梗阻等疾病，症见发热，微恶寒，脘腹胀满或痛，拒按，大便秘结，舌边尖红，苔薄黄，脉浮数等辨证为里实兼太阳表证者。但本方重在祛实除满，不论有无表证，皆可应用。

医案选录：潘某，男，43岁。先因劳动汗出受凉，又以晚餐过饱伤食，致发热恶寒，头疼身痛，脘闷恶心，服藿香正气丸3包不应，又服保和丸3包亦无效。仍发热头痛，汗出恶风，腹满而痛，大便3日未解，舌苔黄腻，脉浮而滑。此表邪未尽，里实已成，治以表里双解为法，用厚朴七物汤：厚朴10g，枳实6g，大黄10g，桂枝10g，甘草3g，生姜3片，大枣3枚，加白芍10g，嘱服2剂，得畅下后即止后服，糜粥自养，上症悉除。

谭日强.金匮要略浅述 [M].北京：人民卫生出版社，1981

二、大柴胡汤证

【原文】

按之心下满痛者，此为实也，当下之，宜大柴胡汤。（12）

大柴胡汤方

柴胡半斤　黄芩三两　芍药三两　半夏半升（洗）　枳实四枚（炙）　大黄二两　大枣十二枚　生薑五两

上八味，以水一斗二升，煮取六升，去滓，再煎，温服一升，日三服。

【释义】

本条论述里实兼少阳证的心下满痛证治。这里的心下，包括胃脘及两胁部位，实属少阳与阳明合病。实邪积聚心下，故按之心下满痛。以方测证，当伴有往来寒热，胸胁苦满，心烦喜呕，舌红苔黄，脉弦有力等。实者"当下之"。方用大柴胡汤和解少阳，攻逐阳明。

【临床应用】

大柴胡汤广泛用于内、外、妇、儿、眼、皮肤等科疾病，尤以消化系统疾患为多，如胆囊炎、胆石症、急性胰腺炎、病毒性肝炎、麻痹性肠梗阻、脂肪肝、胆汁反流性胃炎等属少阳阳明同病者。

医案选录：一商人，志气郁郁，呕不能食，平卧数十日，自心下至胁下硬满，按之则痛，时时呃逆，夜则妄语，无热状，脉沉微，乃与大柴胡汤，服后下利黑物，诸症痊愈。

陆渊雷.金匮要略今释[M].北京：学苑出版社，2008

三、大建中汤证

【原文】

心胸中大寒痛，嘔不能飲食，腹中寒，上衝皮起，出見有頭足①，上下痛而不可觸近，大建中湯主之。(14)

大建中湯方

蜀椒二合（去汗）　乾薑四兩　人參二兩

上三味，以水四升，煮取二升，去滓，內膠飴一升，微火煎取一升半，分溫再服。如一炊頃②，可飲粥二升，後更服，當一日食糜③，溫覆之。

【词解】

①上冲皮起，出见有头足：指腹部出现块状凸起，状似有头有足之物。

②一炊顷：约烧一顿饭的时间。

③食糜：喝稀烂的粥。

【释义】

本条论述虚寒性腹满痛的证治。心胸中大寒痛，言其痛势剧烈，部位广泛，为脾胃阳衰，阴寒凝滞，阻碍气机所致。腹中寒邪冲逆，上下攻冲腹部皮肤，故见头足块状物，并且作痛，拒按。又因寒气上冲，胃气上逆，故见呕吐不能饮食。以上症状为脾胃阳虚、中焦虚寒引起，治当温阳建中、散寒止痛，方用大建中汤。方中蜀椒、干姜温中散寒，通彻上下，以祛痼冷；人参、饴糖温补脾胃，建立中气。诸药合用，温阳助运，大建中气，故名大建中汤。

【临床应用】

本方常用于治疗虚寒性吐利、疝瘕以及慢性胃炎、胃痉挛、克罗恩病、消化性溃疡、内脏下垂、多发性大动脉炎等病证。也可用于蛔虫症，以及由蛔虫引起的肠梗阻、胃炎、溃疡病、胃痉挛等疾病，症见心胸中大寒痛，呕吐剧烈，不能饮食，手足逆冷，舌淡苔白滑，脉沉伏而迟等，辨证为脾胃阳虚，阴寒内盛者。

医案选录：李某，男，59岁，1991年仲夏就诊。患者腹痛有年，常因感寒而诱发，自服红糖水或姜汤得以暂缓。近因过食生冷而腹痛加重，每晚6时许脘腹胀满，攻冲作痛，上冲皮起，痛而拒按。兼见纳呆倦怠，大便干结。服保和丸及西药解痉止疼辈罔效。刻见：面色㿠白，语言低微，舌质淡嫩，脉象沉弦。此属虚寒腹痛，法当建中补虚，温中散寒。方用《金匮》大建中汤：川椒15g，党参12g，干姜10g，饴糖30g（烊化）。服药3剂，腹疼已止，脘胀消失，大便如常，纳食有增。守方继服3剂，再未复发。

曹茂林.经方治验4则[J].山西中医，1993（2）：48-49

四、大黄附子汤证

【原文】

胁下偏痛，發熱，其脈緊弦，此寒也，以溫藥下之，宜大黃附子湯。（15）

大黃附子湯方

大黃三兩　附子三枚（炮）　細辛二兩

上三味，以水五升，煮取二升，分溫三服；若強人，煮取二升半，分溫三服。服後如人行四五里，進一服。

【释义】

本条论述寒实内结的腹满痛证治。寒邪内结胁下，阻滞气机，故见胁下痛；阴寒内盛，阳气被遏，而见发热。寒实内结，则其脉弦紧。此证多嗜食生冷，导致沉寒内停，阳气不运，积滞成实，故曰："此寒也。"本条除了以上症状，还会出现大便不通，此证为实寒，治当温下，方用大黄附子汤。方中大黄泻下通便，附子、细辛温阳散寒止痛，为温阳通下之代表方。

【临床应用】

本方用于治疗寒疝胸腹绞痛、脐痛拘挛急迫等证，如消化系统疾病肠梗阻、胆囊炎、胆石症、消化道溃疡、慢性溃疡性结肠炎等，以及寒实内结腹中的疾病，如胃脘久痛、顽固便秘、急腹症、肾绞痛、高年便秘、肿瘤便秘等。

医案选录：钟某，腹痛有年，理中四逆辈皆已服之，间或可止，但痛发不常，或一月数发，或两月一发，每痛多为饮食寒冷所诱。常以胡椒末用姜汤冲服，病得暂解，诊之脉沉而弦紧，舌白润无苔，按其腹有微痛，痛时常及腰胁，大便间日1次，少而不畅，小便如常。处方：大黄12g，乌附9g，细辛4.5g。服二剂即愈。

赵守真.治验回忆录 [M].北京：人民卫生出版社，1962

第二节　寒疝

一、大乌头煎证

【原文】

腹痛，脈弦而緊，弦則衛氣不行，即惡寒，緊則不欲食，邪正相搏，即為寒疝[①]。寒疝繞臍痛，若發則白汗[②]出，手足厥冷，其脈沉弦者，大烏頭煎主之。(17)

大烏頭煎方

烏頭大者五枚（熬，去皮，不㕮咀）

上以水三升，煮取一升，去滓，内蜜二升，煎令水氣盡，取二升，強人服七合，弱人服五合。不差，明日更服，不可一日再服。

【词解】

①寒疝：病名，《说文解字·疒部》："疝，腹痛也。"寒疝，即阴寒性的腹痛病。

②白汗：指因剧痛而出的冷汗。一说为"自汗"，亦可从。

【释义】

本条论述寒疝的病机与证治。本条首先论寒疝的病机，脉弦而紧，主寒邪凝结；阳气亏虚，卫外失职，则恶寒；寒邪凝滞胃气，受纳无力，则不欲食。寒邪内结三阴，邪正相搏，发为寒疝。其症状特点是，绕脐疼痛，痛剧时甚至冷汗自出，此病得寒则作，得热则缓。"若发"两字说明，寒疝病具有阵发性发作的特点，甚则阴寒内盛，阳气不达四末，而致手足厥冷。常见脉来沉弦，舌淡苔白等。此邪正相搏，即阳虚阴盛，其治当起沉寒，缓急痛，方用大乌头煎。方中乌头大辛大热，可温散沉寒痼冷，通达经脉，缓急止痛；佐蜂蜜以缓急补虚，延长药效，并制乌头之毒性。两药相合，专治沉寒痼冷，腹痛肢厥之证。

【临床应用】

本方临床多用于阴寒痼结所致各种痛证，但此方乃急则治标之方，不能久服，疼痛缓解后，宜用温阳类方缓则治本。

医案选录：赵某，女。有多年宿恙，即阵发性腹痛，一次因旅途劳累，饮食不节，夜间突发腹痛，经当地卫生所注射阿托品等解痉止痛剂，仍腹痛不止。诊见患者脘腹急痛，面色苍白，额上汗出，不能言语，不吐不泻。急以针刺中脘、天枢、足三里，痛止能言。第二天诊时患者自述腹部常觉寒凉不适，每发皆与受冷、劳累有关，发作时感觉有气从脐部上顶而作痛，痛甚即不能言，多次治疗无效。观其所服方药，多为香砂、理中之辈。诊其舌淡，脉弦紧。思此等沉寒痼冷之证，非峻烈之剂莫属，遂以制川乌 6g，蜂蜜 15g。2 剂，水煎服。药后腹部舒适，乌头增至 9g，蜂蜜改为 25g，又进 4 剂，腹痛未再发作。

乔登元.《金匮要略》单方运用举隅 [J]. 山西中医，1992（3）：33

二、乌头桂枝汤证

【原文】

寒疝腹中痛，逆冷，手足不仁，若身疼痛，灸刺诸药不能治，抵当[①]乌头桂枝汤主之。（19）

乌頭桂枝湯方

乌頭

上一味，以蜜二斤②，煎减半，去滓，以桂枝汤五合解③之，令得一升后，初服二合；不知，即服三合；又不知，复加至五合。其知者，如醉状，得吐者，为中病④。

桂枝汤方

桂枝三两（去皮）　芍药三两　甘草二两（炙）　生姜三两　大枣十二枚

上五味，㕮，以水七升，微火煮取三升，去滓。

【词解】

①抵当：一般认为，因后文有"主之"，"抵当"为衍文。

②二斤：结合第五篇乌头汤及上条大乌头煎可知，应为"二升"。

③解：混合以稀释。

④中病：药量用到火候，即疗效显著。

【释义】

本条论述寒疝兼表证的证治。寒疝腹中痛而见逆冷，表明阳衰阴盛更重。手足不仁，乃阳气为阴寒痼结更甚所致；身疼痛为表寒之症。本证病机为表里俱寒，治当以逐里寒、散表寒以止痛。方中以大辛大热之乌头祛寒止痛，伍桂枝汤解表散寒。文中言"其知者如醉状，得吐者为中病"，是服药后出现的"瞑眩"现象，是药物起效的反应，提示沉寒痼冷已得温散，阳气得以伸展，应中病即止，不可再服，以免中毒。

【临床应用】

本方用于表里俱寒的各种痛证。

医案选录：袁某，青年农妇。体甚健，经期准，已有子女三四人矣。一日少腹大痛，筋脉拘急而未少安，虽按亦不住，服行经调气药不止，迁延十余日，痛益增剧。迎余治之，其脉沉紧，头身痛，肢厥冷，时有汗出，舌润，口不渴，吐清水，不发热而恶寒，脐以下痛，痛剧则冷汗出，常常有冷气向阴户冲去，痛处喜热敷，此由冷气积于内，寒气搏结而不散，脏腑虚弱，风冷邪气相击，则腹痛里急而成纯阴无阳之寒疝。窃思该妇经期如常，不属于血凝气滞，亦非伤冷食积，从其脉紧肢厥而知为表里俱寒，而有类于《金匮》之寒疝……处以乌头桂枝汤：制乌头 12g，桂枝 18g，芍药 12g，甘草 6g，大枣 6枚，生姜 3片。水煎，兑蜜服。上药连进 2贴，痛减厥回，汗止人安。换方当归四逆加吴茱萸生姜汤以温经通络，清除余寒，病竟愈。

赵守真.治验回忆录[M].北京：人民卫生出版社，2008

三、当归生姜羊肉汤证

【原文】

寒疝腹中痛，及胁痛里急者，当归生薑羊肉汤主之。（18）

当归生薑羊肉汤方

当归三两　生薑五两　羊肉一斤

上三味，以水八升，煮取三升，温服七合，日三服。若寒多者，加生薑成一斤；痛多而呕者，加橘皮二两，白术一两。加生薑者，亦加水五升，煮取三升二合，服之。

【释义】

本条论述血虚内寒的寒疝证治。寒邪客于腹部，寒凝气滞，不通则痛，故见腹中痛；患者血虚，不能濡养肝脉，故见胁痛里急。病机是血虚及气，气虚生寒，肝之筋脉失却煦养。治以当归生姜羊肉汤养血散寒止痛，方中当归养血和血，生姜温中散寒，羊肉温补精血。

【临床应用】

本方常用作食疗强身，尤其是产后及失血后的调养，对血虚寒凝的产褥热、产后恶露不尽等，十二指肠球部溃疡、久泻等，症见腹及两胁作痛、拘急、痛势较缓者均可酌情使用。

医案选录：李某，男，55岁，1988年2月12日诊。胃脘疼痛4年，遇寒或空腹加重，得温得食则减，痛甚时口吐清涎，自觉胃脘部发凉如有一团冷气结聚不散，曾在某医院检查确诊为十二指肠球部溃疡。久服西药及中药理中、建中之剂，进药则缓，停药则发，终未得除。医院曾劝其手术治疗，因其畏惧而未从。舌淡胖嫩，边有齿痕，脉细弱。辨证为中阳不足，气血虚寒。因观温胃散寒之品前医皆用，遂书当归生姜羊肉汤原方：当归10g，生姜60g，羊肉60g。一剂进，患者自觉腹中温暖舒适，服至10剂，胃部冷感基本消除。后改方中生姜为30g，又续服40余剂，诸症得平，停药至今，未见复发。

宋传荣.当归生姜羊肉汤治验[J].实用中医内科杂志，1990（3）：31

第九章　　痰饮咳嗽病脉证并治第十二

　　本篇论述痰饮和咳嗽两种病证，但重点在于痰饮，咳嗽仅是痰饮病的一个症状，并不包括其他原因所致的咳嗽。

　　痰饮病是津液代谢失常，水液停聚于身体某一局部的一种本虚标实的病变。其常见症状有咳、喘、呕、痞、满、悸、眩、痛、小便不利等。痰饮病的形成主要与脾虚失运有关。根据水饮停聚的部位不同，有痰饮（狭义）、悬饮、溢饮、支饮之分。此外，留饮、伏饮、微饮、水在五脏是从饮邪停留时间的长短、部位的深浅、水饮的轻重、侵扰的脏腑来命名的，然根据其停聚的部位，都可分别归入四饮之中。痰饮病总属阳虚阴盛，故温药和之为痰饮治本之法，发汗散水、利水消饮、攻下逐饮、行气导滞、清泄郁热等则为治标之法。苓桂术甘汤、肾气丸健脾温肾，为治本之图。此外饮邪有偏于上下和内外之分，故具体治法又各不相同，治疗时要分清标本虚实缓急。饮病的预后，与邪正盛衰及时令气候都有关。本篇选取痰饮、支饮部分条文学习。

第一节　痰饮病的分类及治法

一、痰饮分类及主症

【原文】

　　問曰：夫飲有四，何謂也？師曰：有痰飲，有懸飲，有溢飲，有支飲。（1）

　　問曰：四飲何以為異？師曰：其人素盛今瘦①，水走腸間，瀝瀝有聲②，謂之痰飲；飲後水流在脅下，咳唾引痛，謂之懸飲；飲水流行，歸於四肢，當汗出而不汗出，身體疼重，謂之溢飲；咳逆倚息③，短氣不得臥，其形如腫，謂

之支饮。（2）

【词解】

①素盛今瘦：痰饮患者在未病前身体丰满，患病后形体消瘦。

②沥沥有声：水饮在肠间流动时所发出的声音。

③咳逆倚息：谓咳嗽气逆，不能平卧，须倚床呼吸。

【释义】

以上两条总论痰饮的分类及其主症。

第1条论述痰饮病的分类。根据痰饮停留的部位和主症不同，分痰饮、悬饮、溢饮、支饮四种类型。可见，痰饮有广义和狭义之分。

第2条论述四饮的病机和主症。狭义痰饮病是由于脾胃虚弱，运化失司，水饮内停所致。脾失健运，气血乏源，水谷精微不充养肌肤，反聚而为痰饮，故身体消瘦；水饮下流肠间，与气相击，故沥沥有声。

悬饮，为水饮流注于胁下，累及肝肺。水饮浸肝，饮阻气滞，循经犯肺，故咳唾引痛。

溢饮，是由于肺失宣肃，脾失健运，水饮内停，泛溢四肢肌肤所致。水津流于四肢，渗溢肌表，本可代谢后经汗排出，若由于肺失宣降，腠理开阖失常，当汗而不能汗，反聚而为饮邪，阻碍营卫的运行，则致身体重着疼痛。

支饮，为水饮停留胸膈，累及心肺所致。水饮内停犯肺，肺失宣肃，故咳逆倚息，短气不得卧；咳甚喘急，气逆于上，故其形如肿。

二、痰饮治法

【原文】

病痰饮者，当以温药①和之。（15）

【词解】

①温药：温性药物。

【释义】

本条论述广义痰饮病的治则。饮为阴邪，最易伤人阳气，反之阳气能运化，饮亦自除。痰饮病多以阳虚不运为本，既成之后，又易伤阳气。所以痰饮病当用温性药物调和之。温药有振奋阳气、开发腠理、通行水道之功，可以通阳消阴下气，令水气流行，津液布达，代谢正常，令水饮之邪消散；"和之"，指用温药不可太过，亦非燥之、补之，寓调和治本的法则。

痰饮病为本虚标实，阳不化阴之病。若久用温补，则腻滞而不去，滋腻助湿，饮邪不祛。若久用燥热，则易伤正气而饮不散；若久用寒湿，则更助水饮凝聚，饮邪加剧。若久用消法，水饮虽去，但脏腑更虚，水饮复聚而更重。故痰饮病的重要治疗方法，以温药调和之。即根据痰饮病的虚实盛衰，邪气轻重，病变部位，病情趋势和兼证等不同，选择相应的药物，组成一个消阴通阳，调畅气机的有效方剂，以达到祛邪不伤正，扶正不恋邪，使阴阳恢复至最佳生理状态。

第二节　痰饮病辨治

一、苓桂术甘汤证

【原文】

心下有痰飲，胸脇支满，目眩，苓桂术甘湯主之。（16）

苓桂术甘湯方

茯苓四两　桂枝　白术各三两　甘草二两

上四味，以水六升，煮取三升，分温三服，小便则利。

【释义】

本条论述狭义痰饮的证治。心下即胃脘，心下有痰饮，水饮上逆，阻塞于胸胁，则胸胁支满；水饮阻滞，清阳不升，则目眩。治以苓桂术甘汤温阳蠲饮，健脾利水。方中茯苓淡渗利水，桂枝辛温通阳，白术健脾化湿，甘草和中益气。

【临床应用】

本方临床应用非常广泛，常用于慢性胃肠炎、胃肠神经功能紊乱等胃肠疾病；慢性支气管炎、支气管哮喘、内耳性眩晕、冠心病、风心病、心肌炎、百日咳等属于脾虚饮停，水饮上犯者。

医案选录：郭某，女，48岁。患头晕1年多，每于饮食不适或者受风寒时即发。头晕时目眩，耳鸣，脘闷，恶心，欲呕不得，食欲减退，不喜饮水，甚时不能起床。脉缓，舌淡，苔白。证属脾胃阳虚，中气虚衰，致水气内停，清阳不得上升，浊阴不得下降。治以苓桂术甘汤。2剂后，头晕及烦满、恶心皆有好转。后宗此方制成散剂，日服12g。服1月痊愈，以后未复发。

赵明锐.经方发挥[M].太原：山西人民出版社，1982

二、防己椒目葶苈大黄丸证

【原文】

腹满，口舌乾燥，此肠间有水氣，己椒蘑黄丸主之。（29）

防己椒目葶蘑大黄丸方

防己　椒目　葶蘑（熬）　大黄各一两

上四味，末之，蜜丸如梧子大，先食飲服一丸，日三服，稍增，口中有津液。渴者，加芒硝半两。

【释义】

本条论述痰饮水走肠间的证治。水走肠间，饮邪内结，阻遏气机，故腹满。饮阻气结，津不上承，故口舌干燥。证属脾虚饮停，饮聚肠间。治以己椒苈黄丸分消水饮，导邪下出。方中防己利水祛饮，葶苈子泻肺祛饮，椒目利水逐饮，大黄通利大便，以利水去。气结更重而渴者，加芒硝散结祛饮。

【临床应用】

本方对胃肠功能紊乱、肝硬化腹水、急性肾功能衰竭、幽门梗阻、哮喘等属饮聚肠间者，均有一定疗效。

医案选录：薛某，女，41岁。1978年6月初诊。患者于1968年盛夏劳动后，一次吃数支冰棍，随后出现胃脘疼痛，继而腹部胀大，身体消瘦，不能坚持正常工作，先后两次以肠功能紊乱收住院治疗，已服用疏肝健脾方药数百剂，效果不好，延余诊治。症见：腹大如鼓，腹胀，口渴而不欲饮，每日进食200g左右，食后肠鸣，沥沥有声。大便每日2～3次，成细条状，难以解出。半年经行一次，量少色淡，苔白滑，两脉弦缓。此乃饮邪内结，中阳被遏，饮留肠间，拟己椒苈黄汤苦辛宣降，前后分消。防己、椒目各10g，葶苈子9g，大黄6g。服3剂后，矢气频频，大便通畅而量多，腹胀稍减轻。守原方再进3剂，腹胀大减，未闻腹鸣，饮食渐增，口渴欲饮，病有向愈之势，停药注意饮食，调理月余，病渐愈。

孙德华.经方治验两则[J].辽宁中医杂志，1987，（2）：34

三、木防己汤证及木防己加茯苓芒硝汤证

【原文】

膈间支饮，其人喘满，心下痞坚，面色黧黑，其脉沉紧，得之数十日，醫吐下之不愈，木防己湯主之。虛者①即愈，實者②三日復發，復與不愈者，宜木防己湯去石膏加茯苓芒硝湯主之。（24）

木防己湯方

木防己三兩　石膏十二枚（如雞子大）　桂枝二兩　人參四兩

上四味，以水六升，煮取二升，分温再服。

木防己去石膏加茯苓芒硝湯方

木防己　桂枝各二兩　人參　茯苓各四兩　芒硝三合

上五味，以水六升，煮取二升，去滓，内芒硝，再微煎，分温再服，微利則愈。

【词解】

①虚者：此指虚软之痞结。

②实者：此指坚硬之痞结。

【释义】

本条论述膈间支饮（支饮重症）的证治。膈间有支饮，必然饮聚胸膈，阻遏胸膈间的气机，致心阳不展，肺气不降，故其人喘满。饮在胸膈，波及胃脘，饮阻气结则气滞不舒，所以心下痞坚。饮阻胸膈，不仅可以使气郁化热，还会妨碍营卫运行，营卫运行不利兼饮热上蒸，水邪色黑，有诸内必形诸外，故面色黧黑。水饮深结在里，故其脉沉紧。上述脉证总由邪实内阻，饮郁化热所为。若病情迁延数十日之久，又经吐法与下法误治后病仍不愈，必定损伤正气，正气既虚，饮邪更难去，以致形成正虚邪实，饮热阻滞的支饮重证。证属饮阻气结，正气亏虚。治以木防己汤利水降逆，扶正补虚。

方中木防己利水散结，桂枝温化水饮，石膏清伏郁之热，人参扶正补虚。服木防己汤之后，痞坚变软，为病已愈；服药后当时有所缓解，三日后复发，再用本方不愈者，是病重药轻，治以木防己汤去石膏加茯苓芒硝汤，去石膏，恐其寒凝；加芒硝，软坚散结，通利水饮；加茯苓，利水化饮。

【临床应用】

木防己汤及其加减方临床常用于慢性胃肠炎、慢性支气管炎、心功能不全、胸腔积液等疾病属"膈间支饮者"，疗效可靠。

医案选录：刘翁，年近古稀，酷嗜酒，体肥胖，精神奕奕，以为期颐之寿可至。讵意其长子在1946年秋因经商折阅，忧郁以死，家境日转恶化，胸襟因而不舒，发生咳嗽，每晨须吐痰数口，膈上始宽，但仍嗜酒，借资排遣。昨日饮于邻居，以酒过量而大吐，遂病。胸膈痞痛，时吐涎沫。医用涤痰汤，有时少安，旋又复作，渐至面色黧黑，喘满不宁，形体日瘠，神困饮少，犹能饮，因循数月，始觉不支，饬价邀治。诊脉沉弦无力，自言膈间胀痛，吐痰略松，已数日未饮酒，食亦不思，夜间口干燥，心烦难寐，如之何而可？吾再三审视，按其心下，似痛非痛，随有痰涎吐出；再从其脉沉弦与胸胀痛而论，实为痰饮弥漫胸胃之间而作痛。又从病理分析，其人嗜酒则湿多，湿停于胃而不化，水冲于肺则发喘；阴不降则阳不升，水势泛滥故面黧；湿以久郁而化热，津不输布故口渴。统而言之，乃脾阳不运，上郁于肺所致。若言治理……莫若《金匮》之木防己汤。方中防己转运胸中之水以下行，喘气可平；湿久热郁，则有石膏以清之；又恐胃气之伤，阳气之弱，故配人参益气，桂枝温阳，以补救石膏、防己之偏寒而助成其用，乃一攻补兼施之良法，极切合于本证者。方是：防己、党参各12g，石膏18g，桂枝6g，另加茯苓15g，增强燥脾利水功能而大其效。3剂喘平，夜能成寐，舌现和润，胸膈略舒，痰吐亦少，尚不思食。复于前方中去石膏，增佛手、砂仁、内金调气开胃。又4剂各症递减，食亦知味，精神转佳，唯膈间略有不适而已。吾以事不能久留，书给《外台》茯苓饮，调理而归。然病愈至斯，嗣后谅无变和，定可逐步而安。

赵守真.治验回忆录[M].北京：人民卫生出版社，1962

第十章　消渴小便不利淋病脉证并治第十三

本篇所论消渴、小便不利、淋病三种病证，由于都有口渴或小便异常的表现，病位主要在肾与膀胱，某些方药可以通用，故合为一篇。

消渴病病位在肺、胃、肾，以多饮、多食、多尿及身体消瘦为主症，病因比较复杂，病机包括虚、实两端。篇中也涉及了消渴症及其证治，但意在与本病鉴别诊断。小便不利是临床常见症状，病位多在肾与膀胱，以排尿异常为主症，病因涉及外感、内伤两方面。淋病以小便淋沥涩痛为主症，本篇仅涉及石淋。

第一节　消渴

【原文】

男子消渴，小便反多，以饮一斗，小便一斗，肾气丸主之。（3）

肾气丸方

乾地黄八两　薯蓣四两　山茱萸四两　泽泻三两　茯苓三两　牡丹皮三两

桂枝一两　附子一两（炮）

上八味，末之，炼蜜和丸梧子大，酒下十五丸，加至二十五丸，日再服。

【释义】

本条论述肾气亏虚之下消的证治。条文冠以"男子"，是突出肾虚男子多见。肾气亏虚，不能蒸腾气化津液以上润，故口渴，"以饮一斗"；阳不能化气以固摄津液，故"小便一斗"。治以肾气丸滋肾阴，助肾阳，以生肾气，恢复气化之功。

肾气丸为培补肾气之方，故名。本方原在《金匮要略·妇人杂病脉证并治第二十二》第19条妇人转胞条下，为便于学习，移于此。肾气，是肾脏功能的表现形式，为肾阳蒸化肾阴而成。故肾气丸用地黄滋补肾阴；山茱萸、薯蓣（山药）滋补肝脾，兼滋肾阴；以少量桂枝、附子温补肾中之阳，意在"少火生气"。《医宗金鉴·删补名医方论》引柯琴语说："此肾气丸纳桂附于滋阴剂中十倍之一，意不在补火，而在微微生火，即生肾气也。"泽泻、茯苓利水渗湿，丹皮清泻肝火，与上述滋补药相配，则补中寓泻，防其腻补。本方配伍后世称为"阴中求阳"之法。

【临床应用】

肾气丸具有滋肾阴、助肾阳的作用，故临床脉多见两尺无力，除多饮多尿外，腰膝酸软、畏寒肢冷、夜尿频多均可作为辨证依据。本方对老年人小便频数、夜尿频多、尿失禁，糖尿病、尿崩症等属肾气亏虚者有良效。

医案选录：张某，因"海绵窦动静脉瘘术后并发尿崩症"。症见：烦渴多饮，以冷饮为快，日饮水约8瓶（即5磅的暖瓶），并见小便量多，日达15kg，尿次在每日25次左右，晨起恶心，或缺乏水分时恶心不能耐受，纳少，皮肤干燥。舌质嫩红，苔黄腻、根部厚腻，脉细弱。属于"消渴"，以上下二消为主，治宜滋肾而补其肺。又虑其病久阴损及阳，拟金匮肾气丸加味：生地黄60g，熟地黄30g，山药、女贞子、丹皮各15g，茯苓、泽泻各10g，制附片、肉桂各6g，黄芩、桑螵蛸各14g，生甘草30g。每日1剂，水煎服。服药15剂，烦渴多饮大减，晨起恶心偶见。守方加麦冬、五味子各15g，以养阴敛肺。再服60剂，烦渴多饮、多尿、恶心消失，食欲正常，体重增加10kg。随访3年，诸症无复发。

高先杰.尿崩症治验1例[J].中医杂志，1995（4）：202

第二节　小便不利

【原文】

小便不利者，有水气，其人若①渴，栝蒌瞿麦丸主之。（10）

栝蒌瞿麦丸方

栝蒌根二两　茯苓　薯蓣各三两　附子一枚（炮）　瞿麦一两

上五味，末之，炼蜜丸梧子大，饮服三丸，日三服；不知，增至七八九，以小便利，腹中温为知。

【词解】

①若：《医统正脉》本作"苦"，可从。

【释义】

本条论述上燥下寒的小便不利证治。小便不利是本条主症，"有水气"既可以代表水饮内停的病机，又可看作水肿的症状。水饮内停，饮阻气滞，津不上承，故渴。结合方药分析，本证属上燥下寒，水气内停。肾与膀胱相表里，肾阳亏虚则膀胱气化失司，故小便不利。方后"腹中温为知"，可知服药前必腹中冷，乃下焦虚寒之象。治以栝楼瞿麦丸温阳利水润燥。方中栝楼根、薯蓣生津润燥，以治其渴；瞿麦、茯苓利小便，以祛水饮；炮附子一味，温阳化气，使津液上蒸，水气下行。

【临床应用】

本方对糖尿病肾病、前列腺增生肥大所致癃闭、产后水肿等属上燥下寒者有良效。

医案选录：余某，72岁，患小便点滴不通，曾用八正散、五苓散及西药利尿、导尿诸法均不效，患者拒用手术。诊见：口渴甚苦而不欲饮，以水果自舐之，小便点滴不通，少腹胀急难忍，手足微凉，舌质胖有齿痕，苔黄腻偏干，脉沉细而数。诊为高年癃闭，投栝楼瞿麦丸加味：天花粉12g，瞿麦10g，茯苓12g，山药12g，牛膝12g，车前子12g（包），熟附子10g。药服1剂，小便渐通，胀急略减，再服3剂，病去若失。

程昭寰 . 谈《金匮》栝楼瞿麦丸证 [J]. 山东中医杂志，1983（2）：8

第三节　淋病

【原文】

淋之为病，小便如粟状①，小腹弦急②，痛引脐中。（7）

【词解】

①小便如粟状：指小便排出有粟状样物，往往是小砂石，见于石淋病证。

②弦急：即拘急。

【释义】

本条主要论述石淋的证治。淋病后世分为五证：热淋、血淋、石（砂）淋、膏淋、劳淋均以小便淋涩不爽，尿道疼痛为主症。本条见"小便如粟状"，多见于石淋病证，为小便时排出小沙石样物。因砂石积聚，阻碍气机，堵塞尿道，故见小腹拘急疼痛，甚则上下牵扯至脐部、会阴部，故曰："痛引脐中。"因砂石堵塞，故石淋较其他淋病疼痛症状突出。

本条有证无方，总以清热通淋、利尿排石为法，后世多用八正散、石韦散等加金钱草、海金沙、滑石、冬葵子等为治，可资参考。

第十一章　　水气病脉证并治第十四

　　本篇专论水气病的病因、病机、辨证论治及预后等。水气病是指以身体浮肿为主要表现的病证。水气病因肺、脾、肾三脏功能失调，无以化水行水，导致水湿内停，泛溢肌肤而成。此外，该病与三焦、膀胱的功能失调也密切相关。水气病根据病因病机不同，分为风水、皮水、正水、石水、黄汗五种；根据产生之源不同，分为五脏水；根据水、气、血三者关系，提出水分、气分、血分等概念。

　　水气病根据不同发病机理，有发汗、利小便和攻逐水邪三大治法，为后世治疗水肿奠定了理论基础，对临床实践具有重大的指导意义。本篇选取风水、皮水部分条文学习。

第一节　水气分类及治法

一、水气分类

【原文】

　　师曰：病有風水、有皮水、有正水、有石水、有黄汗。風水其脈自浮，外證骨節疼痛，惡風；皮水其脈亦浮，外證胕腫，按之沒指，不惡風，其腹如鼓，不渴，當發其汗。正水其脈沉遲，外證自喘；石水其脈自沉，外證腹滿不喘。黄汗，其脈沉遲，身發熱，胸滿，四肢頭面腫，久不愈，必致癰膿。（1）

【释义】

　　本条论述四水的主症与治法。水气病包括风水、皮水、正水、石水与黄汗。风水因外感风邪，肺失宣肃，水饮内停，泛溢肌肤所致。风邪侵袭，故恶风，骨节疼痛，脉自浮。风水特点：眼睑先肿，重则肿及全身。

皮水可由风水转化而来，亦可自行发病。皮水因肺失宣肃，脾失运化，水饮内停，泛溢肌肤所致。病位在表，故其脉亦浮。水饮壅盛，泛溢肌肤，故外证胕肿，按之没指。因无表邪，故不恶风。邪未化热，则不渴。其腹"如鼓"，应为"如故"，即腹不胀满。皮水的水肿特点：四肢先肿，按之如泥，甚则肿及全身。上述风水、皮水均可用发汗之法治疗。

正水因脾失健运，肾失气化，水饮内停，泛溢肌肤所致。因水饮阻滞，阳气不通，故脉沉迟。水饮犯肺，故外证自喘。正水的水肿特点：四肢水肿不消，甚则出现腹水。

石水因肾失气化，肝失疏泄，水饮内停，泛溢肌肤所致。因水饮阻滞，阳气不通，故其脉自沉。饮阻气滞，则腹满。未影响到肺的肃降功能，故不喘。石水的水肿特点：腹水胀大，四肢消瘦，其形如蛙。正水、石水可用利小便与攻逐水饮之法治疗。

黄汗是以汗出色黄如皂角汁为主症，属于水液代谢失调的一种表现。本病因初起有发热、四肢头面肿，应与风水鉴别。黄汗多为外感水湿，壅滞于肌肤，令营卫失调所致。脉沉迟，为水湿郁滞，影响经脉气血运行。水湿壅阻头面、四肢，则见头面、四肢浮肿。若湿从热化，郁蒸于营分，日久不愈，可发为痈脓之证。

二、水气治法

【原文】

师曰：諸有水者，腰以下腫，當利小便；腰以上腫，當發汗乃愈。（18）

【释义】

本条论述水气病利小便与发汗的治法。腰以下肿，指水肿偏于下、偏于里，属阴，故用利小便之法，使水湿从小便排出；腰以上肿，指水肿偏于上、偏于表，属阳，故用发汗之法，使水湿从体表而散。

发汗与利小便均为因势利导之治标方法，水肿明显减轻之后，要注意治本，辨清水肿产生之源，方能杜绝复发。

【原文】

夫水病人，目下有臥蠶，面目鮮澤，脈伏，其人消渴。病水腹大，小便不利，其脈沉絶者，有水，可下之。（11）

【释义】

本条论述攻逐水饮法的适应证。水饮壅盛，泛溢肌肤，故眼睑肿大，有如卧蚕，面目鲜泽；水饮阻滞，阳气不通，故脉伏；饮阻气滞，津不上达，故消渴。水饮壅盛，停留于腹，故腹大；膀胱气化失司，故小便不利；饮盛气阻，故脉沉绝。上述两种水饮壅盛的情况，均可攻逐水饮，使邪去而正自安。

攻逐水饮之法目的是使邪去而不伤正，但与西医抽取腹水之治疗不同，应注意区分应用。在攻逐水饮之后，要注意及时从肺、脾、肾、三焦、膀胱等角度进行治疗以治本，杜绝水肿复发。

第二节　水气辨治

一、防己黄芪汤证

【原文】

風水，脈浮身重，汗出惡風者，防己黃芪湯主之。腹痛者加芍藥。（22）

防己黃芪湯方：方見濕病中。

【释义】

本条论述风水表气虚的证治。风邪袭表，故见脉浮。肺失宣肃，通调失职，水饮内停，泛溢肌肤，营卫不行，则身重。从处方用药分析，汗出乃表虚卫气不固所致，恶风既与外邪侵袭有关，又与表虚有关。治疗用防己黄芪汤益气固表，利水除湿。方中防己利水，黄芪益气固表，白术健脾化湿，生姜、大枣调和营卫，甘草和中。

【临床应用】

本方常用于急慢性肾小球肾炎、特发性水肿、妊娠水肿及原因不明的头面四肢虚浮属风水表气虚者有良效。利水退肿者用汉防己，祛风止痛者用木防己。

医案选录：钱某，女，37岁。于1月前患急性化脓性扁桃体炎，经治愈后，渐觉面目、四肢浮肿，腰酸纳呆。尿检：蛋白（＋＋＋），红细胞（＋＋），白细胞（＋），颗粒管型（＋），西医诊断："急性肾小球肾炎"，住院治疗。刻下病已经月，面黄虚浮，身重体倦，汗出恶风。尿检蛋白一直波动在（+～++）之间，舌质淡苔白腻，脉浮缓。辨证为风水相搏，表虚不固，肾亏于下。治宜祛风行水，益卫固表，并稍佐温肾之品，取防己黄芪汤加味：防己 10g，黄芪 12g，白术 10g，甘草 4g，生姜 6g，大枣 10 枚，菟丝子 12g，仙灵脾 10g。服药 8 剂后，尿检蛋白少许，面浮身重，汗出恶风俱减。原方继服 8 剂后，诸症悉除，尿检正常，康复出院。

王伯群.防己黄芪汤的临床应用 [J].江苏中医杂志，1984，6：40

二、越婢汤证

【原文】

風水惡風，一身悉腫，脈浮不渴，續自汗出，無大熱，越婢湯主之。（23）

越婢湯方

麻黃六兩　石膏半斤　生薑三兩　大棗十五枚　甘草二兩

上五味，以水六升，先煮麻黃，去上沫，內諸藥，煮取三升，分溫三服。惡風者加附子一枚，炮。風水加術四兩。

【释义】

本条论述风水夹热的证治。结合风水病机与方药可知，本条病机为外感风邪，肺失宣肃，水饮内停，泛溢肌肤，郁而化热。外感风邪，故恶风、脉浮；从续自汗出可知，风水初起无汗出；尚未化热，故不渴、无大热。若风水加重，泛滥全身，则见一身悉肿；郁而化热，蒸津外泄，故续自汗出。由上可知，本条是论述了风水初起与风水加重两个阶段。治以越婢汤发汗散水，清泄郁热。

方中麻黄发汗散水，石膏清泄郁热，生姜解表化饮，大枣、甘草和中护正。恶风者加附子，因为汗多伤阳，而附子有温经复阳止汗之力；水湿过盛，加白术健脾除湿，表里同治，增强消退水肿的作用。

【临床应用】

本方多用于急性肾小球肾炎、不明原因引发的面目浮肿属风水夹热者且有良效。

医案选录：史某，男，8 岁。1962 年 4 月 4 日初诊。1 月前，继感冒高热数日后，全身出现浮肿。经某医院尿常规检查：尿蛋白（+++），白细胞（+），颗粒管型 1%～2%（高倍视野），诊为急性肾小球肾炎。服西药治疗半月余不效，来我院就诊。症见：头面四肢高度浮肿，眼睑肿势尤甚，形如卧蚕，发热汗出，恶风口渴，咳嗽气短，心烦溲赤，舌质红，苔薄黄，脉浮数，体温39.5℃。证属风水泛滥，壅遏肌肤。治宜宣肺解表，通调水道。方用越婢汤加味：麻黄 10g，生石膏 20g，炙甘草 6g，生姜 4 片，大枣 4 枚，杏仁 10g，水煎服。1962 年 4 月 7 日二诊：浮肿见消，咳嗽大减，仍汗出恶风，体温38.5℃，尿蛋白（++），未见红、白细胞及管型。舌苔转白，脉浮缓，效不更方，原方加苍术 8g，3 剂。药后热退肿消，诸症悉除，尿检正常，遂停药。以后追访年余，疗效巩固，病未复发。

王明五，张永刚．经方治疗风水 [J]. 北京中医药，1985（5）：20

三、防己茯苓汤证

【原文】

皮水為病，四肢腫，水氣在皮膚中，四肢聶聶動①者，防己茯苓湯主之。（24）

防己茯苓湯方

防己三兩　黃芪三兩　桂枝三兩　茯苓六兩　甘草二兩

上五味，以水六升，煮取二升，分溫三服。

【词解】

①四肢聂聂动：形容四肢轻微抖动。

【释义】

本条论述皮水气虚阳郁的证治。脾主四肢，脾病则水潴留于四肢皮肤，形成皮水。所以皮水为病，以四肢水肿明显为特点。因水气在皮肤中，阻遏阳气，阳气欲伸，两相交争，故见四肢聂聂而动。治以防己茯苓汤通阳化气，分消水湿。

方中防己、黄芪走表祛湿，使皮下之水从表而散，为行皮中水气主药；桂枝、茯苓通阳化水，使水气从小便而去。桂枝与黄芪相协，又能通阳行痹，鼓舞卫阳；甘草调和诸药，协黄芪以健脾，脾旺则可制水，可预防肾水泛滥，以免加重水肿。

【临床应用】

本方常用于治疗慢性肾炎、肾病综合征、心力衰竭、营养不良等引起的水肿以及特发性水肿、妊娠水肿等属皮水气虚阳郁者有良效。

医案选录：龚某，男，3岁半。患慢性肾炎2年。住省某医院确诊为"肾病综合征"，经长期服激素治疗后，仍有尿蛋白（＋＋＋），颗粒管型0～2/HP，肝肋下3.5cm，腹部膨隆，腹水征（＋＋），便溏，有时完谷不化，颜面浮肿如满月，舌红苔薄黄，脉细数。辨证：脾虚不能制水。治法：益气健脾利水。处方：防己茯苓汤加减：防己10g，茯苓20g，黄芪20g，泽泻10g，白术10g，白茅根15g。上方服用20余剂后，尿蛋白（±～＋），浮肿腹水明显减轻，大便转为正常。再按上方加党参、仙灵脾。回当地服药40余剂后，腹水消失，肝脏回缩，每周复查尿蛋白多为阴性。

徐克明，等.应用防己茯苓汤的经验体会[J].江西中医药，1981；4：42

第十二章 黄疸病脉证并治第十五

本篇专篇论述黄疸病的脉因证治。黄疸病以目黄、身黄、小便黄为主症，根据病因不同，有谷疸、酒疸、女劳疸之分。根据发病机理不同，有湿热、寒湿、火劫、燥结、女劳以及虚劳等，但以湿热为主要病机。故治疗以清利湿热为主，汗、吐、下、和、温、清、消、补八法均有所运用。

第一节 病机、治法及分类

【原文】

寸口脈浮而緩，浮則為風，緩則為痹，痹非中風，四肢苦煩，脾色必黄，瘀熱以行。（1）

【释义】

本条论述湿热黄疸的发病机理。寸口脉浮而缓，浮则为风，指湿热黄疸病初期可见类似外感风邪的寒热证候。缓则为痹，脉缓主湿，故为湿邪痹阻。仲景恐人误认为脉浮为太阳中风，故特告诫"痹非中风"以鉴别诊断。脾主四肢，脾伤生湿，湿郁化热，故四肢苦烦。脾色必黄，指湿邪产生之源为脾，黄疸病主症为发黄。瘀热以行，指热入血分。总的病机为，脾所蕴积的湿热入于血分，行于体表，必然发生黄疸。

西医学认为，黄疸病在黄疸前期有类似感冒的症状，本条特别提示不要误诊误治。至于病机，中西医认识虽有所不同，但都认为与"血分"有关之机理相似。

【原文】

師曰：病黄疸，發熱煩喘，胸满口燥者，以病發時，火劫其汗，兩熱所得。然黄家所得，從濕得之。一身盡發熱而黄，肚熱，熱在裹，當下之。（8）

【释义】

本条论述误用火劫而发黄的证候与证治。黄疸病初起，伴有发热烦喘，胸满口燥，属热盛之证。热扰心神，故烦；热邪熏肺，肃降失司，故胸满而喘；伤津耗液，故口燥。缘于黄疸病发病初期，振寒发热，类似表证，如果医者误作表证而用温针、艾灸、火熏等法发汗散邪，则里热不得散而更盛，故曰"两热相得"。一身尽发热而黄、肚热等为里热炽盛所致，治当用攻下法以通腑泄热。但黄疸病发黄必由于湿，故不能单纯用下法，应当配合除湿之法。

【原文】

跌陽脈緊而數，數則為熱，熱則消穀，緊則為寒，食即為滿。尺脈浮為傷腎，跌陽脈緊為傷脾。風寒相搏，食穀即眩，穀氣不消，胃中苦濁，濁氣下流，小便不通，陰被其寒，熱流膀胱，身體盡黃，名曰穀疸。

額上黑，微汗出，手足中熱，薄暮即發，膀胱急，小便自利，名曰女勞疸，腹如水狀不治。

心中懊憹而熱，不能食，時欲吐，名曰酒疸。（2）

【释义】

本条论述黄疸病机、分类和主症。跌阳脉以候脾胃，脉数是胃中有热，胃热则消谷善饥。脉紧主脾寒，脾为太阴，故曰"阴被其寒"。脾运化水谷失职，则谷气不消，食后腹满。运化水湿失职，则胃中苦浊，湿阻气滞而腹满。"尺脉浮为伤肾，跌阳脉紧为伤脾"，两句为插笔，意在比较女劳疸与谷疸的病机。风寒相搏，指谷疸初期类似外感的症状。谷味甘，食甘则助湿生热，阻痹清阳则头眩。湿性趋下，郁而化热，膀胱气化失司则小便不利，湿热不得去，郁蒸而为黄疸，故曰浊气下流，小便不通，热流膀胱，身体尽黄。因发病与饮食有关，故名曰谷疸。

女劳者多肾虚，疸与黄色皮肤有关，面色黑黄，似黑疸之象。虽非黄疸病，但其症类似，需要鉴别。黑色属肾，肾虚则其色外现，故曰额上黑。阴虚生热，故微汗出，手足中热，薄暮即发。如不能及时救治，病至后期，阴损及阳，腹如水状，多为脾肾俱衰，故曰不治。

酒疸因嗜酒过度，湿热内蕴而致，故名酒疸。湿阻热郁，欲伸不得，故心中懊恼而热。湿邪困脾，运化失职，故不能食。胃失和降，故时欲吐。

谷疸与酒疸虽然成因不同，但同为湿热阻滞，故治疗相同。女劳疸虽曰疸，但无湿邪，仅为鉴别，临床可以知柏地黄丸治之。

第二节　分治

一、谷疸（茵陈蒿汤证）

【原文】

穀疸之為病，寒熱不食，食即頭眩，心胸不安，久久發黃，為穀疸，茵陳蒿湯主之。（13）

茵陳蒿湯方

茵陳蒿六兩　梔子十四枚　大黃二兩

上三味，以水一斗，先煮茵陳，減六升，内二味，煮取三升，去滓，分溫三服。小便當利，尿如皂角汁狀，色正赤，一宿腹減，黃從小便去也。

【释义】

本条论述谷疸湿热俱盛的证治。谷疸为病，属湿热俱盛。湿热交争于里，营卫失和于外，故见寒热。湿热内蕴，脾失健运，故不能食。甘助湿生热，湿热内扰，清阳不升，故食即头眩，心胸不安。经历一段欲作谷疸的阶段之后出现全身发黄。治以茵陈蒿汤清热利湿退黄。方中茵陈为清热利湿退黄的专药；栀子清热利湿；大黄既能清气分之热，又能清血分之热。服药后一宿腹减，可知尚有湿阻气滞之腹满证候。

二、酒疸（栀子大黄汤证）

【原文】

酒黃疸，心中懊憹或熱痛，梔子大黃湯主之。（15）

梔子大黃湯方

梔子十四枚　大黃一兩　枳實五枚　豉一升

上四味，以水六升，煮取二升，分溫三服。

【释义】

本条论述酒疸的证治。结合黄疸病机与方药可知，本条证属湿热蕴蒸，热重湿轻。湿热内蕴，扰及心神，则心中懊侬；湿热阻滞，气滞不通，故热痛。治以栀子大黄汤清热利湿。方中栀子清热利湿，豆豉解郁，大黄泄热，枳实行气除满。

【临床应用】

结合湿阻热郁，热重湿轻的病机特点，脉多滑数，临床应注意结合《伤寒论》栀子豉汤条的相关主症特点进行辨证论治。

医案选录：吴某，男，45岁，工人。1971年8月5日就诊。病者心中懊侬，发热身黄已二周。自述25年来嗜酒成癖，酒后多少食或不食。上月中旬，酒后心中烦扰热闷，小便不爽。次日身热瘙痒，腹满，恶心，继而发现全身微黄，经市医院诊断为急性传染性肝炎（黄疸期）。因西药过敏而求助中药治疗。现症：巩膜、周身皮肤黄染如桔子色，大便秘结，小便不利，舌红苔黄腻，脉沉弦。体温38.2℃，血压160/110mmHg。血检：白细胞$21×10^9$/L，肝功能和黄疸指数均有明显改变。据证诊为酒疸。治以清泄实热，方用栀子大黄汤加味：栀子15g，大黄10g，枳实15g，豆豉10g，黄芩15g，葛花5g。服上方17剂，大便通，小便利，热降黄退，思食神安。继以上方加减服用35剂，诸症悉除，肝功能基本恢复正常。嘱其断酒自养。

秦书礼，冯军.《金匮要略》清法临证运用举隅 [J]. 江苏中医杂志，1987（2）：8–9

三、黄疸（茵陈五苓散证）

【原文】

黄疸病，茵陈五苓散主之。（18）

茵陈五苓散方

茵陈蒿末十分　五苓散五分

上二物和，先食饮方寸匕，日三服。

【释义】

本条论述黄疸病湿重热轻的证治。以方测证，可知本条黄疸病病机为湿热内蕴，湿重热轻。临床除黄疸外，尚可见形寒发热，恶心，食少，便溏，腹满，小便不利，舌腻不渴，脉迟缓略滑。治以茵陈五苓散利湿清热退黄。方中茵陈清热利湿退黄，五苓散利水祛湿。

【临床应用】

本方可用于治疗黄疸肝炎、新生儿黄疸、复发性口腔溃疡、慢性前列腺炎、带下过多、泌尿系感染等，属于湿热内蕴，湿重热轻者，均可用本方治疗。

医案选录：姜某，男，26岁。久居山洼之地，又值春雨连绵，雨渍衣湿，劳而汗出，内外交杂，遂成黄疸。前医用清热利湿退黄之剂，经治月余，毫无功效，几欲不支。就诊时，黄疸指数85U，转氨酶高达500U。察其全身色黄而暗，面色晦滞如垢。问其二便，大便溏，日行二三次，小便甚少。全身虚浮似肿，神疲短气，无汗而身凉。舌质淡、苔白而腻，脉沉迟。脉证合参，辨为寒湿阴黄之证。治宜温阳化湿退黄。疏方：茵陈30g，茯苓15g，泽泻10g，白术15g，桂枝10g，附子10g，干姜6g。初服日进2剂，3天后诸症好转。继则日服1剂，3周后痊愈。化验检查：各项指标均为正常。

陈明，刘燕华，李方.刘渡舟临证验案精选[M].北京：学苑出版社，1996

第十三章　惊悸吐衄下血胸满瘀血病脉证治第十六

本篇讨论惊悸、吐血、衄血、下血和瘀血等病证的脉证及治疗。惊悸的发生与心相关，吐血、衄血、下血、瘀血皆是血脉的病变，属血证范畴，胸满仅是瘀血的一个伴见症状，不属独立疾病。心主血脉，因此上述病证皆与心和血脉有密切联系，因而将其合为一篇。

惊与悸是两种不同的证候，《资生篇》云："有所触而动曰惊，无所触而动曰悸，惊之证发于外，悸之证发于内"。由此可见惊多由突遭外界惊吓，而引起惊恐，精神不宁，坐卧不安，悸则是自觉心中跳动不宁；惊多为急症，悸则一般表现为慢性疾病。但惊与悸二者又常常相互联系，互为因果，受惊必致心悸，心悸又易发生惊恐，故临床上每多惊悸并称。吐血、衄血、下血、瘀血皆是血液运行异常的疾病。吐血是指肺胃出血，衄血是指鼻齿出血，下血是指二便出血，瘀血则是血行脉外，留于体内所致。这些病证都属血证范畴，其病机无外乎寒热虚实，治法也有温清补泻之不同。

本章主要摘选惊悸、吐血、衄血、下血内容。

第一节　惊悸

一、成因

【原文】

寸口脈動而弱，動即為驚，弱則為悸。（1）

【释义】

本条从脉象论述惊和悸的病因病机。切脉诊得寸口脉象形如豆粒般跳突不宁，此为动脉，是属惊证；诊得脉象细软无力，重按乃得，此为弱脉，是属悸证。本条动脉乃由于突然遭受外界强烈刺激，大惊卒恐，使心无所主，神无所归，气血逆乱，从而出现精神不宁，坐卧不安，其脉象必然变动不宁，故曰"动即为惊"。弱脉则多为气血亏虚，心失所养，推动乏力，表现为脉象软弱无力，精神惶恐，坐卧不安，心中悸动不宁，故曰"弱则为悸"。若寸口脉动、弱并见，则是心之气血内虚，又为惊恐所触，其症见精神惶恐，坐卧不安，心中悸动不宁，是为惊悸证。

二、分治

（一）桂枝去芍药加蜀漆牡蛎龙骨救逆汤证

【原文】

火邪①者，桂枝去芍藥加蜀漆牡蠣龍骨救逆湯主之。（12）

桂枝救逆湯方

桂枝三兩（去皮）　甘草二兩（炙）　生薑三兩　牡蠣五兩（熬）　龍骨四兩　大棗十二枚　蜀漆三兩（洗去腥）

上為末，以水一斗二升，先煮蜀漆，減二升，內諸藥，煮取三升，去滓，溫服一升。

【词解】

①火邪：指误用烧针、艾灸、火熏等火疗法迫汗亡阳，引起惊狂、卧起不安的变证。

【释义】

本条论述火邪致惊的证治。本条只论述了致惊的原因与治法，对于证候没有详述，需结合《伤寒论》第112条"伤寒脉浮，医以火迫劫之，亡阳，必惊狂，卧起不安者，桂枝去芍药加蜀漆牡蛎龙骨救逆汤主之"理解。火邪者，系指误用烧针、艾灸、火熏等火疗法强迫出汗，汗为心之液，误汗则心阳受损，神气浮越，从而出现心悸、惊狂、卧起不安等证候，治宜温通心阳，镇惊安神，方用桂枝去芍药加蜀漆牡蛎龙骨救逆汤。

本方即桂枝汤去阴柔碍阳之芍药，则纯为辛甘化阳之品，以温通心阳；蜀漆即常山之幼苗，涤痰浊而宁惊悸；牡蛎、龙骨重镇安神，宁心定悸，且能收敛耗散之心气。诸药配合，共奏温通心阳、涤痰宁心、镇惊安神之效。因其证候紧急，且由"火邪"所致，故名"救逆汤"。

【临床应用】

临床上常用本方治疗惊恐、癫狂、心悸、失眠等，证属心阳亏虚，痰浊扰心者。现代用该方化裁治疗神经衰弱、恐怖症、精神分裂症、阵发性心动过速等疾病。

病案选录：崔某，女，39岁。5个月前深夜突受惊吓，身出大汗，身寒肢厥。初为惊悸不眠，后则日夜恐惧不安，夜晚不敢独宿，即使有多人陪伴，也难以安寐而时被惊醒。白天不敢独行，即使有人陪伴亦胆战心惊而畏缩不前。每遇可怕之事（即使其事并不可怕，亦常引以为怕），即自发呆而身寒肢厥，拘急并引入阴筋，手足心汗出。发作过后，则短气尿多，饮食减少，腰酸腿软，月经淋沥不尽，舌质淡苔白，脉微弱。发作初起小腿抖动，后至心下悸，按之则症减，尔后全身颤抖，而亲戚好友探望之时来亦惊，去亦怕，见他人大声高呼亦恐，小声说话亦惧，其父因斯症而亡，思之则畏，梦之则症发。曾在多家医院检查未见器质性病变，屡经西医治疗病情非但未见好转，反而愈加危重，其后事已备。该患者病初不信服中药，迨至病危，方求一试，延余急诊。刻下：患者颤抖不已，精神恍惚，问之不应，遂针刺其人中、内关、百会、涌泉、阳陵泉方醒。却予桂枝去芍药加蜀漆龙骨牡蛎救逆汤合甘麦大枣汤加减：桂枝12g，炙甘草24g，生姜9g，大枣6枚，生龙骨50g，生牡蛎50g，蜀漆9g，山茱萸30g，远志9g，龙眼肉100g，小麦100g。水煎服，日1剂。连服3剂，夜寐渐安，恐惧感明显减退，发呆次数大减，可独自外出行走，不再需人陪伴。时值盛夏，尤穿夹衣，自汗恶风，上方加入生黄芪15g、白芍药9g，再服7剂而病获痊愈。

郭名起.经方治疗疑难病症举隅.河北中医 [J].2007，29（5）：431–432

（二）半夏麻黄丸证

【原文】

心下悸者，半夏麻黄丸主之。（13）

半夏麻黄丸方

半夏　麻黄等分

上二味，末之，煉蜜和丸，小豆大，飲服三丸，日三服。

【释义】

本条论述水饮致悸的证治。本条叙证简略，需以方测证。因麻黄归肺经，半夏归胃经，本证除心下悸外，尚应兼有咳唾清稀涎沫，胸脘痞闷，或喘或呕等肺气郁闭和胃失和降的表现。本条"心下悸"与首条"弱则为悸"的病机不同，首条之"悸"病位在心，为血不养心的心动悸，治宜养血宁心；本条之"悸"病位在胃，为水饮停聚，上凌于心，遏阻心阳，而致心下悸动。治宜蠲饮和胃，方用半夏麻黄丸。半夏蠲饮化痰，和胃降逆；麻黄辛温通阳，宣肺降气，利水。然阳气不能过散，水饮难以速除，故制为蜜丸，小量服之，以图缓效。此方也体现了"病痰饮者，当以温药和之"的原则。

【临床应用】

本方为温阳化饮定悸常用方。临床以心悸或怔忡，胸闷或胸满，脉沉或滑为用方要点。常用于慢性支气管炎、室性心动过速、心律不齐、心肌炎、风湿性心脏病、支气管哮喘等属水饮内停者。

医案选录：顾某，男，58岁。患者夙有慢性支气管炎，入冬以来，自感心窝部悸动不宁，久不减轻，心电图检查尚属正常。脉滑，苔白，宜蠲饮治之。姜半夏、生麻黄各30g。上两味各研末和匀，装入胶囊中。每次服2丸，蜜糖冲水吞服，1日3次。胶丸服完后，心下悸动已瘥。又续配一方，以巩固之。

陈明.金匮名医验案精选[M].北京：学苑出版社，1999

第二节 吐衄下血

一、柏叶汤证

【原文】

吐血不止者，柏葉湯主之。（14）

柏葉湯方

柏葉　乾薑各三兩　艾三把

上三味，以水五升，取馬通汁①一升，合煮，取一升，分溫再服。

【词解】

①马通汁：即马粪加水过滤取其汁而成，现多用童便代之。

【释义】

本条论述中气虚寒，气不摄血，吐血不止的证治。吐血日久不止，多为中气虚寒，气不摄血，血不归经所致，常伴有面色萎黄、舌淡苔薄白、脉虚弱之症。治宜温中散寒，降逆止血，方用柏叶汤。方中柏叶清降，折其上炎之势又能收涩止血；干姜温中散寒；艾叶温经止血，与干姜相配能振奋阳气而摄血；马通汁性微温，引血下行而止血。全方四味同用，共奏温中散寒，降逆止血之效。为加强其温涩止血作用，可将柏叶、艾叶、干姜炒炭用。

【临床应用】

现代临床用本方化裁，治疗上消化道出血，如胃溃疡、肝硬化胃底食道静脉曲张出血，支气管扩张、肺结核咯血，血小板减少性紫癜等属于气虚不能摄血者。

医案选录：

1.彭某，男，43岁。患支气管扩张，咯血，并有结核病史。一般来说，此类患者多属阴虚血热之体，治宜养阴清肺。但此患者咳痰稀薄，形寒畏冷，舌苔薄白，脉象沉缓。前医用四生丸加白芍、白及、仙鹤草之类，反觉胸闷不适，食纳减少，此肺气虚寒，不能摄血所致。拟温肺摄血，用柏叶汤：侧柏叶12g，干姜炭5g，艾叶3g，童便1杯兑。服2剂，咯血已止，仍咳稀痰，继用六君子汤加干姜、细辛、五味子，服3剂，咳嗽减轻，食欲转好。

谭日强.金匮要略浅述[M].北京：人民卫生出版社，1981

2.段某，男，38岁，干部，1960年10月1日初诊。旧有胃溃疡病，并有胃出血史，前20日大便检查隐血阳性，近因过度疲劳，加之公出逢大雨受冷，饮葡萄酒一杯后，突然发生吐血不止，精神萎靡，急送医院检查为胃出血，经住院治疗2日，大口吐血仍不止，恐导致胃穿孔，决定立即施行手术，迟则将失去手术机会，而患者家属不同意，半夜后请蒲老处一方止血。蒲老曰：吐血已两昼夜，若未穿孔，尚可以服药止之。询其原因由受寒饮酒致血上溢，未可以凉药止血，宜用《金匮要略》侧柏叶汤，温通胃阳，消瘀止血。处方：侧柏叶9g，炮干姜6g，艾叶6g。浓煎取汁，兑童便60mL，频频服之。次晨往诊，吐血渐止，脉沉细涩，舌质淡，无苔。原方再进，加西洋参12g益气摄血，三七（研末吞）6g，止血消瘀，频频服之。次日复诊，血止，神安欲寐，知饥思食，并转矢气，脉两寸微，关尺沉弱，舌质淡无苔，此乃气弱血虚之象，但在大失血之后，脉症相符为吉，治宜温运脾阳，并养营血，佐以消瘀。主以理中汤，加归芍补血，佐以三七消瘀。服后微有头晕耳鸣，脉细数，此为虚热上冲所致，于前方内加入地骨皮 6g，藕节 9g，浓煎取汁，仍兑童便 60mL 续服。再诊：诸症悉平，脉亦缓和，纳谷增加，但转矢气而无大便，继宜益气补血，养阴润燥兼消瘀之剂。

中国中医研究院.蒲辅周医案[M].北京：人民卫生出版社，2005

二、泻心汤证

【原文】

心氣不足^①，吐血，衄血，瀉心湯主之。（17）

瀉心湯方：亦治霍亂

大黃二兩　黃連一兩　黃芩一兩

上三味，以水三升，煮取一升，頓服之。

【词解】

①心气不足：《千金要方》作"心气不定"宜从。谓心火亢盛，心烦不安。

【释义】

本条论述火热内盛，迫血妄行，吐血衄血的证治。心藏神，主血脉，心火亢盛，扰乱心神于内，迫血妄行于上，故可见心烦不安，吐血，衄血。治宜清热泻火，方用泻心汤。方中重用大黄之苦寒沉降，泻火通便，导热下行；黄连、黄芩大苦大寒，清泄心胃实火。三药同用，苦寒直折，清心泻胃，釜底抽薪，使热清火降则血归于经，吐衄自止。

【临床应用】

现代临床用本方化裁治疗急、慢性胃炎，溃疡病、肝硬化所致上消化道出血；肺结核、支气管扩张、肺癌所致咳嗽咯血；鼻出血，眼底出血，蛛网膜下腔出血，痔疮、肛裂出血，复发性口疮，青年痔疮，扁桃体炎，牙龈炎，牙周脓肿，急性结膜炎、角膜炎，高血压病，急性肠炎，痢疾，带状疱疹，阑尾炎等多种疾病。该方具有清热泻火、解毒通便功效，临床广泛用于火热毒邪炽盛的多种病证。诸如衄血、吐血、咯血、便血、牙痛、头痛、眩晕、胃脘痛、泄痢、便秘、黄疸以及疖、痈等。

医案选录

1.侯某，突患鼻衄，势极凶猛，自用油纱条封堵不住，反从口腔溢出，脉来数大，舌苔薄黄。证为阴气不足，火热有余。为疏三黄泻心汤，服2剂衄止病愈。

陈明，等.刘渡舟伤寒论临证指要[M].北京：学苑出版社.1998

2.陈某，男，60岁。述患"十二指肠球部溃疡"多年，近日因劳累胃脘部疼痛难忍，今晨饭后即感恶心欲吐，随之呕出鲜血约300mL，夹有瘀块和未消化食物，继而恶心呕血频作，遂来就诊。舌红，苔薄黄，脉弦滑数。诊为吐血。证属胃中积热，迫血妄行。治宜清胃泄热，化瘀止血。方药：大黄30g，黄芩9g，黄连9g，代赭石30g。上药急煎服。药后吐血立止，胃脘痛消失。续服2剂以清余邪。

罗卫东.经方治验4则[J].国医论坛，1995（6）：18

三、黄土汤证

【原文】

下血，先便後血，此遠血①也，黄土湯主之。（15）

黄土湯方：亦主吐血衄血

甘草　乾地黄　白术　附子（炮）　阿膠　黄芩各三兩　灶中黄土半斤

上七味，以水八升，煮取三升，分温二服。

【词解】

①远血：谓血的来源较远，即出血部位距肛门较远，在直肠以上。

【释义】

本条论述脾阳虚寒便血的证治。远血指先大便，便后出血，出血来自直肠以上部位。多由于中焦脾气虚寒，统摄无权而血渗于肠道所致。本条述证简略，以方测证，除了先便后血，血色暗淡外，当有面色萎黄，神疲乏力，畏寒肢冷，腹痛便溏，舌淡苔白，脉细无力等表现。治宜温脾摄血，方用黄土汤。

方中灶中黄土又名伏龙肝，有温中涩肠止血的作用，配以白术温阳健脾，益气摄血；地黄、阿胶滋阴养血，并止血；黄芩苦寒坚阴为反佐，共同制约白术、附子温燥耗血动血之弊。甘草补中益气，兼以调和诸药。诸药相配，刚柔相济，温脾摄血而不伤阴，滋阴补血而不碍阳；共奏温脾摄血，养血止血之功。原方名后有"亦主吐血、衄血"的提示。唐容川《血证论》认为，此方乃"下血崩中之总方"。说明本方不仅适用于便血，吐、衄、崩中等亦可应用。

【临床应用】

现代临床用本方化裁，治疗肺结核、支气管扩张咯血，上消化道出血，食道癌、胃癌、肠道肿瘤出血、痔疮、肛裂出血，血小板减少性紫癜，功能性子宫出血、月经过多、先兆流产等属脾气虚寒，统摄无权者，皆有较好的疗效。

医案选录：苗某，女，58岁，患者大便后流鲜血，或无大便亦流大量鲜血，每次流血量1～2茶碗之多，每日2～3次，已20余日。两少腹有隐痛，自觉头晕心慌，气短自汗、脸肿、饮食尚可，素有失眠及关节疼痛，月经已停2年，脉沉数、舌微淡无苔。治宜温养脾肾，方用《金匮要略》黄土汤加味：熟地黄30g，白术18g，炙甘草18g，黑附子9g，黄芩6g，阿胶15g，黄土60g。用开水泡黄土，澄清取水煎药，服2剂。复诊时服上方已有好转，昨日大便3次，仅有1次流血，今日又便后流血1次，仍心跳气短，无头晕及自汗出，饮食尚可，眠佳，舌无苔，脉为沉数，原方再服3剂。三诊便血已很少，心跳气短亦减，舌微黄薄苔，脉如前，血虽渐止，但日久伤血，中气已伤，仍宜益气滋阴补血以资善后。黄芪15g，当归9g，干地黄12g，阿胶9g（烊），甘草6g，生地黄6g，侧柏叶6g，黄芩4.5g，槐花6g，地骨皮6g。5剂。3个月后随访，未再便血，心跳气短亦较前好转。

中国中医研究院.蒲辅周医案.北京：人民卫生出版社，2005

第十四章　呕吐哕下利病脉证治第十七

　　本篇系统论述了呕吐、哕、下利病的病因病机和辨证论治。呕吐包括呕、吐、干呕和胃反，可由寒、热、虚、实及寒热错杂等不同原因引起。胃反后世又称反胃、翻胃，以朝食暮吐，暮食朝吐，宿谷不化为特征。哕即呃逆，是胃气上逆动膈，喉间呃呃作声，不能自制之证，有寒热虚实之分。下利包括后世的泄泻和痢疾，亦有寒热虚实之别。

　　本篇在全书中条文最多，寒热虚实辨证治疗的内容丰富，根据"实则阳明，虚则太阴""阳病属腑，阴病属脏"理论，凡实证、热证多责之阳明，治法多从和胃降逆，通腑祛邪。虚证、寒证多责之太阴，治法多宗温中散寒，补虚健脾。因呕吐、哕、下利三病均属胃肠疾患，常相互影响，合而发病。在病机上多与脾胃运化失职、升降失常有关。治疗上又以恢复升降气机为原则，某些方剂可以相互借用，故合为一篇论述。

　　因下利所涉方证多与《伤寒论》内容重复，故本篇未收，只录呕、哕病主要方证条文。

第一节　呕吐

一、吴茱萸汤证

【原文】

呕而胸满者，茱萸汤主之。（9）

茱萸汤方

吴茱萸一升　人参三两　生姜六两　大枣十二枚

上四味，以水五升，煮取三升，温服七合，日三服。

【释义】

本条论述肝胃虚寒、寒饮上逆的呕吐证治。胃阳不足，寒饮内停，胃气上逆，则呕吐。胃阳不足，阴寒上乘，胸阳被抑，故胸满不舒。故治以吴茱萸汤温阳散寒，降逆止呕。方中吴茱萸苦辛大热，入肝胃二经，功专温胃暖肝，降逆止呕；配生姜辛散，助吴茱萸温中散寒，和胃降逆；人参、大枣甘温，补虚健脾和中。

二、大半夏汤证

【原文】

胃反呕吐者，大半夏汤主之。（16）

大半夏汤方

半夏二升（洗完用）　人参三两　白蜜一升

上三味，以水一斗二升，和蜜扬之二百四十遍，煮取二升半，温服一升，余分再服。

【释义】

本条论述虚寒胃反的证治。胃反呕吐，是以朝食暮吐，暮食朝吐，宿谷不化为主症。其病机为脾胃虚寒，不能腐熟运化水谷，反出于胃而为呕吐。由于脾胃健运失职，不能化气生津以滋润肠道，还可见心下痞硬，大便燥结如羊屎。以大半夏汤温养胃气，降逆润燥。方中重用半夏开结降逆，人参、白蜜补虚润燥。

【临床应用】

本方常用于治疗神经性呕吐、急性胃炎、胃及十二指肠溃疡、贲门痉挛、胃扭转、胃癌、肠粘连等引起的反复呕吐，以及化疗药物引起的胃肠道反应，证属脾胃虚寒者。

医案选录：阎某，女，56岁，1998年7月18日初诊。患者食后即吐4年，吐物为食物及黏液，无恶心，辅助检查未发现器质性病变，经治疗呕吐未见改善。伴大便干、2日1次，舌苔白，脉弦滑、重按无力。证属脾虚不运，津停为饮。治予大半夏汤加味。处方：半夏12g，人参9g，生姜3片，蜂蜜30g。每日1剂，水煎服。药尽2剂呕吐大减，大便干好转。继服4剂呕吐痊愈。

胡兰贵.朱进忠老中医应用大半夏汤经验举隅.山西中医[J].1999，15（6）：1

三、小柴胡汤证

【原文】

嘔而發熱者，小柴胡湯主之。（15）

小柴胡湯方

柴胡半斤　黃芩三兩　人參三兩　甘草三兩　半夏半斤①　生薑三兩　大棗十二枚

上七味，以水一斗二升，羹取六升，去滓，再煎取三升，溫服一升，日三服。

【词解】

①半夏半斤：《伤寒论》《医统》本均为"半夏半升"。

【释义】

本条论述少阳邪热迫胃呕吐的证治。呕而发热，用小柴胡汤主治，可知其热是少阳之热，其呕是少阳邪热迫胃所致。少阳邪热迫胃，胃气上逆则呕。临床可伴见口苦咽干，胸胁苦满等少阳见症。治宜小柴胡汤和解少阳，和胃降逆。方中柴胡、黄芩疏利少阳气机，清解少阳邪热；生姜、半夏和胃降逆止呕；人参、甘草、大枣补虚安中。临床运用证明，呕吐而发热并见者，小柴胡汤效佳。

四、大黄甘草汤证

【原文】

食已即吐者，大黄甘草湯主之。17）

大黄甘草湯方

大黃四兩　甘草一兩

上二味，以水三升，羹取一升，分溫再服。

【释义】

本条论述胃肠实热呕吐的证治。"食已即吐"，是食入于胃，旋即尽吐而出。因胃肠积热，失于通降，食入反助其热，热壅气逆，故食已即吐。据证分析，临床尚有胃肠实热见证，如胃脘灼热疼痛，口苦口臭，大便干结，小便短赤，舌红苔黄少津，脉滑有力。治宜通腑泄热和胃，方用大黄甘草汤。方中大黄荡涤胃肠实热，顺承腑气；甘草和中，既能缓势之急迫，亦可缓和攻下之峻猛，二者相伍，冀实热去，胃气和，则呕吐自止。

【临床应用】

本方可用于治疗急性胃炎、急性肝炎、急性胆囊炎、急性胰腺炎、胆道蛔虫症、急性阑尾炎、肠梗阻等所致之反射性呕吐而属于实热证者。对口腔溃疡、疔疮发背、泌尿系感染亦有较好疗效。

医案选录：邵某，女，1岁，2010年2月18日入院。2月前因呼吸道感染后发作恶心、呕吐，伴食欲不振、纳呆。查胃镜示：慢性胃炎伴胆汁反流，予对症治疗后病情缓解，出院后病情反复。查尿常规：酮体（+）。现症见：恶心、呕吐，食欲不振，纳少，无腹痛、腹胀，夜寐尚安，二便调，舌淡暗、苔薄黄少津，脉弦。初认为证属胃阴不足，失其和降所致，拟以益胃生津、降逆止呕治之，用麦门冬汤加竹茹、生姜，嘱服2剂。2月20日复诊：诉服上方无效，仍食已即吐，伴食欲不振，舌淡红，苔薄白，脉弦滑。根据"食已即吐"的特点，改用大黄甘草汤：大黄、甘草各10g。嘱服2剂，少量频饮。服1剂后，食已不吐，2剂尽，食欲亦有好转。

高晓莹，岳妍.大黄甘草汤治疗顽固性呕吐2例.山西中医，2013，29（7）：29

五、黄芩加半夏生姜汤证

【原文】

乾嘔而利者，黄芩加半夏生薑湯主之。（11）

黄芩加半夏生薑湯方

黄芩三兩　甘草二兩（炙）　芍藥二兩　半夏半升　生薑三兩　大棗十二枚

上六味，以水一斗，煑取三升，去滓，温服一升，日再夜一服。

【释义】

本条论述邪热客犯肠胃呕利并作的证治。《伤寒论》运用黄芩汤加半夏生姜治疗"太阳与少阳合病"之下利与呕吐，本证为少阳受邪，邪热内迫阳明而发病。少阳邪热内迫胃腑，胃气上逆则呕吐；迫于大肠，传导失职则下利。其下利多表现为大便利下不爽，所下臭秽，里急后重，肛门灼热等特点。以方测证，本证尚可见发热，口苦，小便短赤，腹痛，舌苔黄腻，脉弦滑数等。治当清泄少阳郁火，兼以和胃降逆，方用黄芩加半夏生姜汤。

本方主药黄芩苦寒，清泄少阳郁火；芍药酸苦微寒，泄热缓急；半夏、生姜和胃降逆止呕；甘草、大枣益气和中，调补正气。黄芩汤是治疗腹痛后重、下利不爽之热利的代表方剂，后世治疗热痢的芍药汤即由此方变化而来，因此汪昂在《医方集解》中称此方为"万世治痢之祖方"。兼有呕吐者，加半夏、生姜以和胃降逆止呕，本方采用"日再夜一服"的方式，强调昼夜兼服，以使药力均匀而持久。

【临床应用】

本方常用于热痢初起、赤白痢、阿米巴痢疾、干呕而暴注下迫的急性胃肠炎等邪热客犯胃肠者。

医案选录：患者陈某，男，43岁。2000年7月12日初诊。主诉腹泻伴呕吐已2天。2天前，因饮食生冷不节，导致腹痛腹泻，自服西药后腹泻减少，但仍有不适。刻诊：腹痛泄泻，胸胁胀满，恶心呕吐，头痛，口苦咽干。舌质淡，苔微黄，脉弦。辨为少阳之邪下迫阳阴，胃气上逆。治宜和解表里，降逆止呕，方用黄芩加半夏生姜汤化裁：黄芩、白芍、生姜、制半夏、黄连、竹茹、藿香各9g，扁豆各30g，防风6g，陈皮、炙甘草各5g，大枣5枚。水煎服，以上药加减4剂，诸症消失。

温桂荣.经方治呕吐的临床应用简析.中医药学刊[J].2004，22（7）：1303–1304

六、茯苓泽泻汤证

【原文】

胃反[①]，吐而渴欲饮水者，茯苓泽泻汤主之。（18）

茯苓泽泻汤方

茯苓半斤　泽泻四两　甘草二两　桂枝二两　白术三两　生薑四两

上六味，以水一斗，煮取三升，内泽泻，再煮取二升半，温服八合，日三服。

【词解】

①胃反：此处指反复呕吐的症状。

【释义】

本条论述胃有停饮、呕渴并见的证治。本证以呕吐与口渴反复交替出现为主症。口渴乃由于饮阻气化，津不上承所致。因渴而饮水多，脾虚不运，更加重饮邪，饮邪停聚，胃失和降，故呕吐频频。如此愈渴愈饮，愈饮愈吐，愈吐愈渴，以致反复发作。呕吐以呕吐物为痰涎清水与食物混杂、不酸不苦不臭为特征。据方测证，尚可有大便溏薄，小便不利，头眩，心下悸，舌质淡红，苔薄而润，脉缓或滑等停饮之脉证。其治法当健脾利水，和胃止呕。方用茯苓泽泻汤利水通阳，健脾和胃。方中茯苓、泽泻淡渗利水；配以桂枝、生姜通阳化饮，和胃止呕；白术、甘草健脾安中。诸药合用，使气化水行，则呕渴自止。

【临床应用】

茯苓泽泻汤常用于治疗急性胃炎、慢性胃肠炎、胃神经官能症、胃窦炎、幽门水肿等引起的饮停于胃、反复呕吐者。也可用于慢性肾炎小便不利、低血压头晕恶心、梅尼埃综合征等。

医案选录：苟某，男，42岁。1962年8月22日诊。自诉：患呕吐2年4个月，先朝食暮吐，或暮食朝吐，半年后不定时呕吐，吐的次数不等，吐出物水食混杂，大便稀溏。某医院诊断为慢性胃炎。刻诊：面色萎黄，形体消瘦，精神不振，面部和下肢浮肿，舌质淡、苔薄白、津润，脉象缓滑。此为脾虚水滞之胃反证。拟用健脾利水之法主治，方用茯苓泽泻汤：茯苓15g，泽泻15g，白术12g，生姜10g，桂枝10g，甘草3g。服1剂后，呕吐停止，精神仍差，胃纳正常，浮肿大减。又进2剂，以资巩固，并嘱严禁生冷食物，加强营养，两月左右恢复健康。参加农业生产。

王廷富.茯苓泽泻汤治愈胃反二例.四川中医[J].1986，8：47-48

七、半夏干姜散证

【原文】

乾嘔，吐逆，吐涎沫，半夏乾薑散主之。（20）

半夏乾薑散方

半夏　乾薑各等分

上二味，杵為散，取方寸匕，漿水一升半，煎取七合，頓服之。

【释义】

本条论述中阳不足、寒饮停胃的呕吐证治。中焦虚寒，津凝不化，变而为饮，停留于胃，胃失和降，则为干呕、吐逆、吐涎沫。临床常伴见胃脘冷痛，喜温畏寒，不欲饮水，纳少，舌淡苔薄白腻，脉缓弱。治宜温中助阳，化饮降逆。方用半夏干姜散。方中半夏辛燥，化痰开结，善降逆气；干姜辛热，温胃散寒，通阳化饮。浆水甘酸，调中止呕。本方"顿服之"，意在令药力集中，以取速效。

八、文蛤汤证

【原文】

吐後，渴欲得水而貪飲者，文蛤湯主之。兼主微風，脉緊，頭痛。（19）

文蛤湯方

文蛤五兩　麻黄　甘草　生薑各三兩　石膏五兩　杏仁五十枚　大棗十二枚

上七味，以水六升，煮取二升，溫服一升，汗出即愈。

【释义】

本条论述郁热津伤，兼有表寒呕吐的证治。郁热在里，邪热迫胃，则呕吐。热灼津液，故口渴贪饮。以方测证，本证当有表寒证，故本方又"兼主微风，脉紧，头痛"。文蛤汤由大青龙汤去桂枝加文蛤组成，方中文蛤咸寒，生津止渴，与麻黄、杏仁、甘草、石膏相配，发散郁热；复加生姜、大枣调和营卫。全方能清泄郁热，透表达邪。故云服后"汗出即愈"。

第二节　哕

一、哕证治法

【原文】

噦而腹滿，視其前後，知何部不利，利之即愈。（7）

【释义】

本条论述哕证的辨治。哕分虚实，本证哕与腹满并见，其哕为实。实哕治以通利之法，视其前后二便，何部不利，随证施治，利之使气得通，气不逆则哕平。"视其前后，知何部不利，利之则愈"突出了治病求本的原则。"前"指

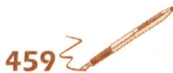

小便，若膀胱气化不利，水气内停者，当利其小便，水湿下行，浊气得降，哕逆可止；"后"指大便，若肠中燥屎内结，腑气不通者，当通其大便，腑气一通，胃气和降，哕逆自除。

二、哕证分治

（一）橘皮汤证

【原文】

乾呕哕，若手足厥者，橘皮湯主之。（22）

橘皮湯方

橘皮四兩　生薑半斤

上二味，以水七升，煮取三升，温服一升，下咽即愈。

【释义】

本条论述胃寒气逆的呃逆证治。寒邪袭胃，胃气上逆，则为呕哕。胃阳被遏，不达四末，则手足厥冷。可伴有脘腹疼痛，遇寒则剧，得热则减，舌淡，苔白腻，脉弦滑或沉缓。治以散寒降逆，通阳和胃法，方用橘皮汤。方中橘皮理气和胃，生姜散寒止呕。

（二）橘皮竹茹汤证

【原文】

哕逆者，橘皮竹茹湯主之。（23）

橘皮竹茹湯方

橘皮二升①　竹茹二升　大枣三十個　生薑半斤　甘草五兩　人參一兩

上六味，以水一斗，煮取三升，温服一升，日三服。

【词解】

①橘皮二升：《医统正脉》作"橘皮二斤"，可从。后"竹茹二升"亦同。

【释义】

本条论述气虚夹热、胃气上逆的呃逆证治。一般胃虚有热呃逆证多见于久病体弱，或大吐下后者，其呃声低微而不连续，并可见虚烦不安，少气口干，不欲多饮，手足心热，苔薄黄或苔少，脉虚数等。其病机为胃虚有热，气逆不降。故治以补虚清热，降逆止呃的橘皮竹茹汤。方中橘皮、生姜辛温，理气和胃，降逆止呃；竹茹甘寒，清热安胃以止呕；人参、甘草、大枣补虚益气，奠安中土，以复脾胃升降之职。

【临床应用】

橘皮竹茹汤中因竹茹并非大寒之品，从方中诸药的用量比例来看，全方仍偏于温热，故临床若热象突出时，需加清热药于方中。本方被广泛应用于呃逆的治疗。其致呃原因涉及混合型食管裂孔疝、碱性反流性胃炎、膈肌痉挛、幽门不全梗阻、神经性呕吐、术后呃逆不止、功能性呃逆、顽固性呃逆、妊娠呕吐、急性坏死性肝炎等。

医案选录：高某，男，72岁。一月前无明显诱因周身皮肤巩膜出现黄染，逐渐加重，同时伴有消瘦，皮肤瘙痒等症状。查患者神清语明，一般状态尚可，生命体征平稳，身黄，目黄，小便黄，色如豆油，大便灰白色，右上腹压痛，行磁共振胆胰管造影见肝胰壶腹部有一肿物，但胰管全程扩张，胆胰管于汇合处中断，诊断为壶腹癌，行胰十二指肠切除术。术后第三天排气，但患者出现呃逆，呃逆连声，频繁发作，不能自制，影响睡眠休息。给予针刺足三里、内关等穴肌注阿托品均无效。患者舌嫩红，脉虚大数。急投橘皮竹茹汤：橘皮 20g，竹茹 15g，生姜 15g，人参 10g，甘草 10g，大枣 10枚，麦冬 10g，石斛 10g，半夏 10g。每日 1剂，每剂水煎 2次，每次取药液 100mL，两次药液混匀，早晚分服，每次服 100mL。服用第 1剂后，患者呃逆次数减少，但仍频繁发作，影响睡眠休息，精神困顿。服用第 2剂后，呃逆次数明显减少，发作间隔时间延长。服用第 3剂后，呃逆偶尔发作。第 4剂后，患者已无呃逆，睡眠休息较好，精神状态较佳。

赵淑艳，赵德柱.橘皮竹茹汤治疗梗黄术后一例.黑龙江中医药 [J].2005（1）：26-27

第十五章　疮痈肠痈浸淫病脉证并治第十八

　　本篇论述痈肿、肠痈、金疮、浸淫疮四种疾病的辨证治疗和预后，因都属外科疾患，故合为一篇讨论。本篇对外痈、金疮以及浸淫疮的论述比较简略，有方无证，疑有脱漏。对肠痈的论述较为详细，其辨证论治的理论至今仍指导着临床实践，故为本篇的重点。

一、王不留行散证

【原文】

病金疮，王不留行散主之。（6）

王不留行散方

王不留行十分（八月八日採）　葂藬①細葉十分（七月七日採）　桑東南根白皮十分（三月三日採）　甘草十八分　川椒三分（除目及閉口②者，去汗③）黃芩二分　乾薑二分　芍藥二分　厚朴二分

　　上九味，桑根皮以上三味，燒灰存性，勿令灰過，各別杵篩，合治之為散，服方寸匕。小瘡即粉之④，大瘡但服之，產後亦可服。如風寒，桑東根勿取之。前三物，皆陰乾百日。

【词解】

①葂藬：忍冬科植物葂藬的全草或根。《长沙药解》曰本品："味酸微凉，入足厥阴肝经，行血通经，消瘀化凝。"

②除目及闭口：目，川椒仁；闭口，未成熟尚未张开的川椒。

③去汗：即去油。川椒经火炒则出油，犹人之因热而出汗，此油性黏腻，于辛散温通不利，故去之。

④粉之：即制成粉剂外敷。

【释义】

　　本条论金疮的治方和组方意义。金疮是刀斧等金属器械所伤的外科疾患。

金刃损伤肌肉筋骨，致营血不能循经脉而运行，常见出血、疼痛及瘀血停留，选用王不留散治疗。

方中王不留行主金疮止血，并有祛瘀作用；蒴藋细叶可续筋脉，疗折伤，活血散瘀；桑东南根白皮补合金疮，续断通脉。以上三味阴干烧灰存性，取其黑能入血止血；黄芩、芍药清瘀热，和阴血；干姜、川椒和阳气，行瘀血；厚朴行滞利气，以助血行；甘草调和诸药，能解百毒，生肌肤。诸药合用有消瘀、止血、镇痛及续筋脉之效。本方既可内服，又可外敷。

【临床应用】

《备急千金要方》载有治金疮血出不止方：煮桑根十沸，服一升即止。亦治久刺不出方：服王不留行即出，兼取根末贴之。现代用于创口不合，以王不留行散为基本方随症加减。

医案选录：曹某，25岁，1994年10月29日初诊。患者剖腹产后20天，腹壁伤口溃烂流脓液，疮久不敛，倦怠乏力，知饥不食，头晕汗多，乳汁缺少，恶露量少，色黯，小腹痛，舌苔薄黄而腻，舌质淡嫩，脉细弱。证属：金疮不敛（剖腹产后切口感染）。治法：敛疮化瘀，托毒排脓。方用王不留行散加减。方药：王不留行10g，续断10g，桑白皮10g，赤芍10g，黄芩10g，炮姜5g，甘草3g，川厚朴5g，土鳖虫5g，生黄芪15g，白芷5g，川椒3g，银花15g。水煎服，日1剂。连续10剂后，腹部疮口闭合。后用健脾生肌调理痊愈。

戴冬生. 王不留行散临床新用. 河南中医 [J].1997，17（1）：13-14

二、排脓散、排脓汤证

【原文】

排膿散方

枳實十六枚　芍藥六分　桔梗二分

上三味，杵為散，取雞子黄一枚，以藥散與雞黄相等，揉和令相得，飲和服之，日一服。

排膿湯方

甘草二兩　桔梗三兩　生薑一兩　大棗十枚

上四味，以水三升，煮取一升，温服五合，日再服。

【释义】

排脓散重用枳实破气散痞，泻痰消积；桔梗开宣肺气，祛痰排脓，二者升降相合，开气滞，散壅结；芍药养血和营；鸡子黄甘润补虚，以散中有补，祛邪扶正。待气行血畅，脓液可消，正气可复。此方适于有脓而偏热者。

排脓汤为桔梗汤加生姜、大枣而成。甘草伍桔梗，宣肺解毒，排脓消痈；生姜辛以散结，并化痰饮，降逆和胃，大枣安中顾正。姜枣相伍，又有调和营卫之功。两方中均有桔梗，可知桔梗为排脓要药。

【临床应用】

此二方有良好的溃毒排脓作用，临床用于治疗肺痈、胃痈、肠痈、慢性盆腔脓肿、慢性盆腔炎、带下浓稠腥臭以及慢性牙周病、化脓性扁桃体炎等。

医案选录：王某，33岁，2005年9月13日就诊。小腹疼痛10余天，伴带下增多，色白，有异味，阴痒，二便正常，纳差，咳嗽，平时月经正常，经前小腹及腰胀。生育史：1-0-3-1。舌淡红，苔薄白，脉细。妇科检查：外阴无殊，阴道通畅，子宫颈光滑，宫体后位，大小正常，活动，质地中等，压痛，两侧附件压痛。中医诊断：带下。西医诊断：慢性盆腔炎。治法：清热解毒，健脾排脓。方剂：排脓散合排脓汤加味：枳实10g，生芍药10g，桔梗9g，甘草6g，生姜4片，大枣6个，皂角刺12g，贯众15g，薏苡仁30g，苍术10g，海螵蛸20g，浙贝母10g，蒲公英15g，3剂。2005年9月19日二诊：服药之后带下立即消失，小腹疼痛减轻。舌脉如上。中药守上方续进7剂。

马大正.经方治疗妇科杂病验案5则[J].河南中医，2006，26（4）：14-16

三、薏苡附子败酱散证

【原文】

肠痈之为病，其身甲错，腹皮急，按之濡，如肿状，腹无积聚，身无热，脉数，此为肠内有痈脓，薏苡附子败酱散主之。（3）

薏苡附子败酱散方

薏苡仁十分　附子二分　败酱五分

上三味，杵为末，取方寸匕，以水二升，煎减半，顿服。小便当下。

【释义】

本条论肠痈脓成的证治。热毒内聚少腹局部，血肉腐败成脓。营血郁滞于里，肌表皮毛失之濡润，故肌肤甲错。肠痈化脓，则少腹局部腹皮拘急隆起，按之濡软，如肿状。证因热毒已内聚少腹而化脓，故身无热。肠痈化脓，见脉数；脓成正虚，必数而无力。治以薏苡附子败酱散排脓消痈，振奋阳气。方中薏苡仁甘淡微寒，重用可清热排脓，开壅利肠胃；附子辛甘大热，可振奋阳气，辛热散结；败酱辛苦微寒，以清热解毒，消痈排脓，祛瘀止痛。三味相伍，解毒排脓，散结消肿，服之可使污脓瘀血俱从大便排出

【临床应用】

本方现代临床多用于急、慢性阑尾炎，胸腔、腹腔各脏器之化脓性疾患，结核性腹膜炎和疮疖属于阳气不足而邪气盛者。使用时酌加丹皮、桃仁等活血化瘀，或解毒排脓的红藤、冬瓜仁之类，则疗效更佳。

医案选录：张某，男，23岁。腹痛一天，发热呕吐，继则腹痛转入右下腹，经西医诊断为急性化脓性阑尾炎。先后用抗菌素等药物治疗，疼痛持续不解，且发热呕吐。患者不愿手术而求治。症见面色青黄，神色困惫，右少腹持续疼痛，阵发性加剧，有明显压痛，反跳痛及肌紧张，包块如掌大，畏寒发热，剧痛时四肢冰冷，舌黄有津，脉滑数。体温38.7℃，血中白细胞20000/mm³。此属寒湿邪结化热，治宜温阳祛湿清热。方用薏米90g，炮附子30g（先煎），败酱草30g。嘱其浓煎顿服。4剂后疼痛大减，呕吐止，体温正常，白细胞下降为13000/mm³。续服上方6剂，白细胞总数10000/mm³，仅在右小腹下包块不消。再服上方20余剂，包块消失而愈。

唐祖宣.老中医周连三运用温阳法的经验 [J].上海中医药杂志，1982（5）：5-6

四、大黄牡丹汤证

【原文】

肠癰者，少腹腫痞，按之即痛如淋，小便自調，時時發熱，自汗出，復惡寒。其脈遲緊者，膿未成，可下之，當有血。脈洪數者，膿已成，不可下也。大黃牡丹湯主之。（4）

大黃牡丹湯方

大黃四兩　牡丹一兩　桃仁五十個　瓜子半升　芒硝三合

上五味，以水六升，煮取一升，去滓，內芒硝，再煎沸，頓服之，有膿當下，如無膿，當下血。

【释义】

本条论述急性肠痈的证治。肠痈多由热毒内聚于肠，正邪交争，营血瘀结，经脉气血不通而成。热毒与正气交争，营郁卫阻，故时时发热，恶寒，汗出。热毒壅滞肠中，致局部气血瘀滞，故少腹肿痞，按之疼痛如淋。因病不在膀胱而在肠，故小便自调。脉迟紧有力，为热伏血瘀，气血运行迟滞，也是脓未成的征象。若脓已成，则脉见洪数。治疗用大黄牡丹汤泄热破瘀，散结消痈。

大黄牡丹汤用大黄、芒硝荡涤实热，开通壅滞，以畅下行之路；丹皮、桃仁活血、凉血、逐瘀；冬瓜仁化浊利湿，散痈排脓。本方具有荡热解毒、化瘀消痈、通里攻下之功，能使肠道热毒瘀血从大便而下。

【临床应用】

肠痈相当于阑尾炎，中药治疗急性阑尾炎多以大黄牡丹汤加减。临床可分为：瘀滞期（多为单纯性阑尾炎），行气活血辅以清热解毒；蕴热期（多为化脓性阑尾炎），清热解毒、活血化瘀并用；毒热期（多为阑尾炎脓肿及腹膜炎），重用清热解毒、通里攻下。

医案选录：张某，男，30岁。主诉腹痛2天。某医院诊断为盲肠炎，要立刻住院开刀。下午便不担保，患者因无款交手术费，亦怕开刀，邀为诊治。查右下腹发热，细按内有球形物，右足动则痛剧，乃出大黄牡丹汤予之。生大黄12g（后下），粉丹皮12g，桃仁6g，冬瓜仁24g，芒硝9g（冲服）。服汤后，是晚痛仍剧，且觉球状物微隆起。翌日再诊时，大黄改为15g，芒硝12g，其他各味略增。服后3小时乃下黑黄稀粪不少，是晚痛略减。三诊药量略减，大黄12g，芒硝9g，服后又下黑秽之粪，痛再减。四诊至七诊均依方加减，其痛渐减，球状物亦渐细，然身体疲倦无力。第8日乃将各药减至：大黄9g，芒硝6g，丹皮9g，桃仁3g，冬瓜仁15g，另加厚朴3g。9日晨10时不见消息，心中不安，岂知昨夜痛大减，能安睡，是日晨起，腹饥思食，食粥后再来。是日九诊乃将大黄减为6g，芒硝6g，各药亦减其量。是日大便乃成条状。十诊乃不用大黄、芒硝。十一诊停药，进高丽参9g。细按右腹角仍有条状如笔杆者。12日诊再服轻量大黄牡丹汤1剂，13、14日再服高丽参9g，15日愈。

邓铁涛.试论中医治疗阑尾炎 [J].中医杂志，1956（11）：561–567

第十六章　妇人妊娠病脉证并治第二十

本篇论述妇人妊娠期间常见疾病的证治。具体内容包括妊娠恶阻、腹痛、下血、小便难、水肿、胎动不安等病证的诊断和治疗。由于妊娠腹痛与下血直接关系到胎儿的生长和发育，并可导致流产和早产，因此妊娠腹痛、下血作为本篇学习的主要病证。

一、腹痛（当归芍药散证）

【原文】

妇人怀妊，腹中㽲痛①，当归芍药散主之。（5）

当归芍药散方

当归三两　芍药一斤　茯苓四两　白术四两　泽泻半斤　芎䓖半斤一作三两

上六味，杵为散，取方寸匕，酒和，日三服。

【词解】

①㽲（jiǎo）痛：腹中急痛。

【释义】

本条论述肝脾不和的妊娠腹痛证治。妊娠腹痛原因有很多，本证属于血虚肝郁，脾虚湿滞，肝脾失调所致。症见腹部拘急，绵绵作痛，性情急躁，足跗浮肿，小便不利等，治以当归芍药散养血调肝，健脾利湿。方中重用芍药补养肝血、缓急止痛，当归助芍药补养肝血，川芎行血中之滞气，三药共用以调肝；泽泻用量亦较重，意在渗利湿浊，白术、茯苓健脾除湿，三者合以治脾。诸药合用，可使肝血充足，气机调达，脾得健运，湿邪当除。

对于本条的主症中的"腹中㽲痛"，有三种理解：一是腹中拘急，绵绵而痛；二是腹中绞痛；三是拧着痛。但是根据临床实践，不必拘泥于疼痛的性质，关键在于确定其病机为肝脾失调、气郁血滞湿阻者，即可运用。

【临床应用】

本方可用于治疗多种妇科疾病，如崩漏、痛经、闭经、附件炎、慢性盆腔炎、子宫肌瘤、胎位不正、不孕症、妊娠高血压综合征、妊娠贫血、妊娠坐骨神经痛、更年期综合征等证属肝脾失调者。此外，该方还广泛用于治疗多种内科、皮肤科、五官科疾病，如脑血栓、心绞痛、血管神经性头痛、梅尼埃病、慢性肾炎高血压、特发性浮肿、慢性阑尾炎、黄褐斑、中心性浆液性视网膜病变等具有肝脾不和、气郁血滞湿阻表现者。

医案选录：吴某，20 岁。2 年来每逢月经将来之前 1 ～ 3 天，即出现少腹、腰部疼痛，疼痛难忍，行经后疼痛逐渐减轻，伴两乳发胀，白带清稀量多，食少便溏。曾服少腹逐瘀汤及温经汤治疗，收效甚微。现上症又作，诊见患者面色不华，精神抑郁，舌淡苔薄，脉弦细。证属肝郁脾虚，血滞湿阻。治宜健脾疏肝，活血除湿。拟当归芍药散加味：当归 20g，白芍 15g，川芎 10g，茯苓 15g，白术 20g，泽泻 15g，台乌药 15g，白芷 15g，炒艾叶 15g，甘草 5g。服 1 剂后疼痛减轻。继服 1 剂疼痛消失。经净后又服 2 剂以善后。

秦国政 . 经方的运用体会 [J]. 国医论坛，1993（4）：13

二、癥积（桂枝茯苓丸证）

【原文】

妇人宿有癥病①，经断未及三月，而得漏下②不止，胎动在脐上者，为癥痼害。妊娠六月动者，前三月经水利时，胎也。下血者，后断三月，衃③也。所以血不止者，其癥不去故也，当下其癥，桂枝茯苓丸主之。（2）

桂枝茯苓丸方

桂枝　茯苓　牡丹（去心）　桃仁（去皮尖，熬）　芍药各等分

上五味，末之，炼蜜和丸，如兔屎大，每日食前服一丸。不知，加至三丸。

【词解】

①癥病：指腹内有瘀阻积聚形成包块的疾病。

②漏下：指妇女经血非时而下，淋沥不断如漏。

③衃（pēi）：一般指色紫而暗的瘀血，此也可作癥病的互辞。

【释义】

本条论述妊娠与癥病的鉴别及癥病漏下的治疗。妇女素患瘀阻积聚之肿物包块的癥病，月经闭止近三月，状如怀子。忽见下血不止，并自觉脐上跳动感，此为癥积为害，并非正常妊娠胎动漏下。因正常胎动一般出现在妊娠五、六个月，其胎动部位在脐下，且无下血。而内有癥积，瘀阻冲任，血离其经则下血不止；其气上逆，则感脐上跳动不安。若停经前三个月月水通利，受孕六个月有胎动，且受孕后胞宫按月增大者，此为正常胎孕；若月经闭止三个月后而见下血者，且胞宫未按月增大，虽偶觉有脐上"胎动"感，但实非胎动，而是癥积坯块为患。其治当消瘀化癥，待瘀消癥除则下血止。方用桂枝茯苓丸。

本方用桂枝温经通脉，安抚冲任；茯苓淡渗利湿，健脾宁心，有助瘀行；桃仁破血化瘀；芍药、丹皮化瘀清热。共奏活血化瘀，消癥化积之功。方用丸药，且每日服兔屎大一丸，不知渐加至三丸，说明治疗癥积之病，要缓消缓散，不可峻破猛攻，以防伤正。

【临床应用】

本方常用于瘀阻兼湿滞或瘀痰互结的癥病、痛经、闭经、恶露不尽等病证的治疗，现代用于治疗子宫肌瘤、卵巢囊肿、子宫内膜异位症、附件炎性包块、乳腺增生、前列腺增生等属于瘀痰（湿）阻滞之病机者。

医案选录：赵某，女，47岁，1961年4月3日初诊。患者于4年前发现下腹部有一鸡蛋大肿物未予介意。但以后肿物逐渐增大，4年后肿物增大使腹围增至97cm，较前增加17cm，如怀胎状。两天前突发下腹剧痛，冷汗淋漓。经某医院诊为"子宫肌瘤"，并要立即手术治疗，患者未允。乃请岳老诊治。诊见形体瘦弱，面色萎黄，下腹肿物按之坚硬，压痛明显，舌质暗，少苔，脉沉细而涩。经水二至三月一行，量少色黯，夹有血块。证属癥积瘀血，治以疏肝健脾、破瘀消癥。处方：桂枝9g，茯苓9g，川芎9g，丹皮9g，桃仁9g，白芍21g，当归9g，泽泻21g，白术12g。服药10剂后，腹痛明显减轻，乃将原方改为散剂，每服9g，日服2次。服用2个月，下腹肿物日渐变小，症状大见好转。服药半年，下腹肿物消失，经水正常，诸症悉除。

王明五，岳沛芬.岳美中验案选录[J].北京中医，1985（1）：7

三、胞阻（胶艾汤证）

【原文】

師曰：婦人有漏下者，有半產①後因續下血都不絕者，有妊娠下血者，假令妊娠腹中痛，為胞阻②，膠艾湯主之。（4）

芎歸膠艾湯方

芎藭　阿膠　甘草各二兩　艾葉　當歸各三兩　芍藥四兩　干地黃四兩

上七味，以水五升，清酒三升，合煮，取三升，去滓，内膠，令消盡，温服一升，日三服。不差，更作。

【词解】

①半产：即小产。

②胞阻：指妊娠下血伴腹痛的病证。

【释义】

本条论述妇人冲任脉虚三种下血的证治。妇人下血，常有三种表现：一为月经淋漓不断者，称为"漏下"；二为小产后胞宫下血不止者，称为"半产"；三为妊娠后下血伴有腹痛者，称为"胞阻"，又称"胎漏"。三种下血名虽不同，但皆可由冲任虚损，失于固摄，不能制约经血所致。因冲为血海，任主胞胎，冲任虚损，血行离经，胞胎失养，往往导致妊娠下血，腹中疼痛，有先兆流产之虞。此因血不养胎，胞胎化育被阻，故名"胞阻"。可用芎归胶艾汤调补冲任，养血安胎。

本方用阿胶血肉有情之品，补血止血，兼能安胎；配伍当归、芍药、地黄、川芎（四物汤）补血以活血，且补而不腻；再伍辛温之艾叶温经止血，散寒止痛，本品尤善治疗下血之腹痛者，于胞阻之证最宜；甘草调和诸药。并用清酒合煮，以助其温经止痛之力。诸药合用，共奏调补冲任、养血止血、固经安胎之功。

【临床应用】

本方常用于治疗病机属于冲任脉虚、血虚兼寒的多种妇科出血病，包括崩漏、产后恶露不绝、胎漏、胎动不安、滑胎、功能性子宫出血、宫外孕、先兆流产、习惯性流产等疾病。

医案选录：于某，女，40岁，1993年11月29日初诊。素来月经量多，近月余淋漓不断，某医院诊为"功能性子宫出血"。经色鲜红，质稀，头晕乏力，腰酸腿沉，口渴，口苦，便干，舌体肥大，舌边有齿痕，苔白，脉沉按之无力。此证属气血两虚兼有虚热。经云：冲为血海，任主胞胎。今冲任不固，阴血不能内守，而成漏经。治当养血止血，益气养阴调经，方用胶艾汤加味：阿胶珠 12g，艾叶炭 10g，川芎 10g，当归 15g，白芍 15g，生地黄 20g，麦冬 20g，太子参 18g，炙甘草 10g。服 7 剂而血量大减，仍口苦，腰酸，大便 2 日一行，于上方中加火麻仁 12g。又服 7 剂，诸症皆安。

陈明，刘燕华，李芳.刘渡舟临证验案精选 [M].北京：学苑出版社，1996

四、小便难（当归贝母苦参丸证）

【原文】

妊娠，小便难，饮食如故，当归贝母苦参丸主之。（7）

当归贝母苦参丸方

当归　贝母　苦参各四两

上三味，末之，炼蜜丸如小豆大，饮服三丸，加至十丸。

【释义】

本条论述妊娠血虚热郁小便难的证治。妇人妊娠期间，每因血虚生热，气郁化燥，膀胱湿热蕴结，而致小便不利，或尿频而短黄，甚至淋沥涩痛，尿道灼热等症，后世谓之"子淋"。因病在下焦而不在中焦，故"饮食如故"。治以当归贝母苦参丸养血润燥，清热利湿。方中当归养血润燥，贝母清热开郁，苦参清热燥湿，兼能通淋。诸药合用，令血虚得养，郁滞得开，湿热得除，膀胱气化复常，而小便自利。

【临床应用】

当归贝母苦参丸现代临床用于治疗妊娠膀胱炎、妊娠尿潴留以及肾盂肾炎、急慢性泌尿感染、前列腺炎等多科疾病，凡病机属于血虚化燥，湿热蕴结者，皆可使用。

医案选录：周某，男，24 岁。患者 5 天前拔牙复加劳累后出现恶寒发热，腰痛，尿痛，西医诊为急性肾盂肾炎，经肌注青、链霉素治疗后，寒热消退，但他症未除。患者素有累疾，体质较弱。刻下小便艰涩，灼痛黄赤，腰酸胀痛，纳呆食少，乏力倦怠，大便干结，舌质暗红，苔薄黄，脉弦数。尿常规检查：蛋白（+），脓球（+），红血球 4 ~ 5 个 /HP。辨证：素体虚弱，湿热结阻，气化不利。治法：清热利湿，散结开郁。处方：当归 15g，浙贝母 9g，苦参 9g。3 剂，水煎服，每日 1 剂。药进 3 剂，诸症显减，二便畅利，舌苔薄黄，脉弦略数。药已中的，原方再进 3 剂，诸症消失，舌苔薄白，脉弦细。连续检查尿常规未见异常，病告痊愈。

陈明.金匮名医验案精选 [M].北京：学苑出版社，1999

五、胎动不安

（一）当归散证

【原文】

婦人妊娠，宜常服當歸散主之。（9）

當歸散方

當歸　黃芩　芍藥　芎藭各一斤　白术半斤

上五味，杵為散，酒飲服方寸匕，日再服。妊娠常服即易產，胎無苦疾。產後百病悉主之。

【释义】

本条论述血虚湿热胎动不安的证治。妇人妊娠后，气血聚于胞宫以养胎，若肝血亏虚而生内热，则气机不利。脾虚不运而生内湿，则湿邪内生。湿与热合，湿热内阻，影响胎儿的正常发育，甚至表现为胎动不安。此时可用当归散养血补肝，健脾除湿，兼以清热安胎。方中当归、芍药、川芎养血调肝，白术健脾除湿，黄芩清热燥湿，又能安胎。后世将黄芩、白术视为安胎之品，即源于此。方以酒饮，以助行药力。以方测证，本证除胎动不安外，还可见小腹坠胀，腰酸腹痛，带下色黄，舌苔黄腻等症。

对原文"常服"二字及方后"妊娠常服即易产，胎无疾苦。产后百病悉主之"应当正确理解。仲景养胎的主导思想是祛病安胎，即通过防治疾病，以收安胎之效；若孕妇身体健康，则无须服药养胎。仅仅对素体薄弱，屡有半产漏下之人，或难产，或已见胎动不安而漏红者，或妊娠肝脾不调，血虚湿热者，需要积极治疗。

【临床应用】

本方临床可用于治疗妊娠腹痛、胎漏、胎动不安属于肝脾不调、血虚有湿者，方中川芎活血行气，安胎运用时剂量宜小，3～6g为宜。同时可加入菟丝子、杜仲、桑寄生、续断等补肾安胎之品。

医案选录：李某，女，27岁，婚后两年，孕三胎，均于孕后两个月左右流产。本次受孕停经40余日，微有恶心，头眩，轻微腹痛，无下血，脉濡滑而数，舌尖微红。为预防再次流产，给服当归散：当归10g，黄芩10g，炒白芍10g，川芎5g，白术10g，紫苏梗10g 竹茹10g。服20余剂，后足月分娩。

武长春.白术在《伤寒杂病论》中的配伍及应用 [J].陕西中医，1981（3）：44

（二）白术散证

【原文】

妊娠養胎，白术散主之。（10）

白术散方

白术　芎窮　蜀椒三分（去汗）　牡蠣

上四味，杵為散，酒服一錢匕，日三服，夜一服。但苦痛，加芍藥；心下毒痛，倍加芎窮；心煩吐痛，不能食飲，加細辛一兩，半夏大者二十枚。服之後，更以醋漿水服之；若嘔，以醋漿水服之；復不解者，小麥汁服之。已後渴者，大麥粥服之。病雖愈，服之勿置。

【释义】

本条论述脾虚寒湿胎动不安的治法。本条所论胎动不安是因孕妇素体脾胃虚寒，寒湿内停所致，每见脘腹时痛，呕吐清涎，不思饮食，带下色白清稀等症，治宜健脾温中，除湿安胎，方用白术散。方中白术健脾燥湿，川芎调肝和血，蜀椒温中散寒，牡蛎收敛固涩。四药合用，使脾胃得健，寒湿得散则胎固而安。

当归散与白术散均为安胎养胎之方，用于治疗胎动不安，但一为湿热，一为寒湿。

【临床应用】

运用本方的病机要点是脾虚寒湿，常见症状有：脘腹疼痛，恶心，呕吐，不思饮食，肢倦，便溏，带下量多，甚至胎动不安，舌淡，苔白润或滑，脉缓滑。

医案选录：陈某，29岁，妊娠近两个月，下腹一直隐隐作痛，甚时胃亦痛，恶心口苦口干，身冷腰痛，大便溏软，时疏时频，舌稍淡，苔薄白，脉细。治以白术散合左金丸、香连丸加味：白术 10g，川芎 3g，川椒 1.5g，牡蛎 10g，黄连 2g，乌梅 2 枚，半夏 12g，吴茱萸 3g，木香 5g，杜仲 12g，砂仁 3g，3 剂。药服期间腹痛消失，近来每晚下腹疼痛，大便不畅，便后痛减，舌脉如上。川芎 3g，川椒 1.5g，白术 10g，牡蛎 10g，白芍 15g，木香 6g，黄连 2g，陈皮 9g，槟榔 3g，吴茱萸 3g。3 剂。服药后腹痛消失。

马大正 . 马大正中医妇科医论医案集 [M]. 北京：中医古籍出版社，2006

第十七章　妇人产后病脉证治第二十一

　　本篇专论妇人产后常见病的证治。由于产后气血亏虚，腠理不固，易致外邪侵袭，故篇中首先指出新产妇人有痉病、郁冒与大便难三病；继而论述了产后腹痛，产后中风，产后下利，产后烦热呕逆等各病证治。在治法上，本篇强调勿忘于产后，不拘于产后的辨治思路，既必须时时注意顾护产后亡血伤津，气血俱虚的特点以补其不足，又要根据临床证候，因证制宜，不可拘泥。本篇内容精要，不仅为后世产后病的辨治奠定了基础，也对产后病辨证论治规律的研究具有重要的指导作用。

一、产后三病

【原文】

　　问曰：新产妇人有三病，一者病痉，二者病郁冒①，三者大便难，何谓也？师曰：新产血虚，多汗出，喜中风，故令病痉；亡血复汗，寒多，故令郁冒；亡津液，胃燥②，故大便难。（1）

【词解】

　　①郁冒：郁，郁闷不舒；冒，头昏眼花。

　　②胃燥："胃"泛指胃与肠。由于津液耗伤，胃肠失濡而致燥结成实。

【释义】

　　本条论述产后三病的形成机理。痉病、郁冒、大便难是妇人产后容易发生的三种病症，乃产后亡血伤津、气血不足所致。

　　产后痉病，多由于新产失血过多，筋脉失濡，复加汗出，腠理不固，感受风邪，化燥伤津，以致筋脉拘急成痉，表现为筋脉挛急抽搐，甚至角弓反张、口噤不开等症。

　　郁冒多由于产后失血多汗而致，既伤津血，又损阳气，寒邪乘虚侵袭，郁闭于里，阳气不能伸展外达，反逆而上冲，以头眩目瞀、郁闷不舒为主要临床

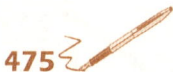

表现。郁冒与产后血晕不同。产后血晕以突然发作的头昏眼花、不能坐起，甚则昏厥不省人事为特点，若抢救不及时可致死亡。

大便难亦由产后失血多汗，损耗津液，肠胃失润，传导失司而成。

二、产后腹痛

（一）枳实芍药散证

【原文】

產後腹痛，煩滿不得臥，枳實芍藥散主之。（5）

枳實芍藥散方

枳實（燒令黑，勿太過）　芍藥等分

上二味，杵為散，服方寸匕，日三服，並主癰膿，以麥粥下之。

【释义】

本条论述产后气血郁滞腹痛的证治。产后腹痛有虚实之异，本条腹痛兼烦满不得卧，属于里实证。因满、痛俱见，病势较剧，故不得安卧。为产后气血郁滞，且以气滞为重，故治以行气散结、和血止痛的枳实芍药散。方中枳实理气散结，将其炒黑入血分，能行血中之气；芍药和血止痛；大麦粥和胃安中，以防破气之品耗气伤中。二药合用，行气降气，养血止痛，气血得畅，则腹痛烦满诸症可除。

【临床应用】

本方常用于治疗气血郁滞所致的产后腹痛、痛经等病证，也可用于子宫脱垂、慢性痢疾、慢性阑尾炎、胃肠道痉挛等属气血郁滞者。

医案选录：杨某，女，21 岁，1981 年 4 月 15 日就诊。产后 7 天，恶露已尽，小腹隐痛，前医治疗无效。现小腹疼痛剧烈，面色苍白带青，痛苦面容，烦躁满闷，不能睡卧，拒按，舌质淡紫，苔薄白，脉沉弦。此乃气血壅结证。治以破气散结，和血止痛。投枳实芍药散：枳实（烧黑）、芍药各 12g，水煎服。当晚即安，1 剂而愈。

陈明.金匮名医验案精选 [M].北京：学苑出版社，1999

（二）下瘀血汤证

【原文】

師曰：產婦腹痛，法當以枳實芍藥散，假令不愈者，此為腹中有乾血著臍

下，宜下瘀血湯主之。亦主經水不利。（6）

下瘀血湯方

大黄二兩　桃仁二十枚　蟅蟲二十枚（熬，去足）

上三味，末之，煉蜜和為四丸，以酒一升，煎一丸，取八合，頓服之。新血①下如豚肝。

【词解】

①新血：新下之瘀血。

【释义】

本条论述产后瘀血内结腹痛的证治。产后腹痛，属气血郁滞者，当用枳实芍药散行气和血。假如药后病不愈者，可知病情较重，已非枳实芍药散所宜。究其原因，当为产后恶露不尽，瘀血凝着胞宫。症见少腹刺痛拒按，痛处固定不移，按之有块，舌紫暗或有瘀点、瘀斑，脉沉涩，当用下瘀血汤破血逐瘀。方中大黄荡涤瘀血，桃仁润燥活血化瘀，蟅虫破结逐瘀。三药相合，破血之力峻，故以蜜为丸，缓和药性；以酒煎药，引入血分，助行药势。服药后，所下之血，色如豚肝，是药已中病，瘀血下行的表现。本方还可用于瘀血内结所致的经水不利。

本条与上条均属产后实证腹痛，然上条为气血郁滞之腹痛，胀甚于痛，脉象多弦；本条乃瘀血内结，痛甚于胀，且疼痛如刺，按之尤甚，恶露少，脉多沉涩。

【临床应用】

本方常用于治疗产后恶露不下、闭经、盆腔炎、宫外孕等属瘀血内阻者。作为活血化瘀的代表方，适当加减还可用于治疗多种与瘀血有关的病证，如慢性肝炎、肝硬化、跌打损伤、肠粘连等。

医案选录：胡某，女，25岁。患者因人工流产，漏下不止半月。妇科拟诊胎盘残留，劝其再行清宫术，因惧手术痛苦，而要求中医治疗。患者面色不华，头昏眼花，心悸怔忡，纳谷不香，四肢腰膝酸软，苔薄白，脉沉。投归脾汤加地榆及胶艾四物汤不应。细审其证，见脉沉而涩，漏下之物为黑色血块，遂断为瘀阻胞中，血不归经。急投下瘀血汤加味：制川军 10g，桃仁 10g，蟅虫 6g，川牛膝 15g，红参 15g，甘草 3g。连服 3 剂，阴道流出黑色血块及血色膜物，漏下即止，续服归脾汤获愈。

吕志杰.仲景方药古今应用 [M].北京：中医古籍出版社，2000

三、产后中风

【原文】

產後中風，發熱，面正赤，喘而頭痛，竹葉湯主之。（9）

竹葉湯方

竹葉一把　葛根三兩　防風　桔梗　桂枝　人參　甘草各一兩　附子一枚（炮）　大棗十五枚　生薑五兩

上十味，以水一斗，煮取二升半，分溫三服，溫覆使汗出。頸項強，用大附子一枚，破之如豆大，煎藥揚去沫。嘔者，加半夏半升洗。

【释义】

本条论述产后阳虚外感的证治。产后气血大虚，卫外不固，复感外邪，以致正虚邪实。发热头痛为病邪在表，面赤、气喘乃虚阳上越，如此虚实夹杂，若单纯解表祛邪，容易导致阳气更虚，甚至虚阳外脱，但仅扶正，又碍外邪。故用竹叶汤扶正祛邪，虚实兼顾。

方中竹叶甘淡轻清，透邪除烦；辅以葛根、桂枝、防风、桔梗疏风解表；人参、附子温阳益气；甘草、生姜、大枣调和营卫。诸药合用，共奏扶正祛邪、表里兼顾之功。方后注"温覆使汗出"，说明服用本方当注意加衣被温覆，使风邪随汗而出方能奏效。至于颈项强直、拘急不利者重用附子以扶阳祛风，有呕吐者加半夏以降逆止呕，示人当根据病情变化随症治之。

【临床应用】

本方为产后发热常用方，也可用于产后外感、虚人外感、产后缺乳等病证的治疗。还可用于治疗流行性感冒、食道炎、支气管炎、慢性胃炎、神经性头痛、淋巴结炎等病证而见上述证机者。

医案选录：邓某，女，40岁。分娩四、五日，忽然恶寒发热、头痛，其夫以产后不比常人，恐生恶变，急邀余治。患者面赤如妆，大汗淋漓，恶风发热，头痛气喘，语言迟钝，脉象虚浮而弦，舌淡苔白而润，询得口不渴，腹不痛，饮食二便均无变化，已产数胎，皆无病难，向无喘痰，而素体欠强。仔细思量，其发热、恶风头痛，是风邪在表之候；面赤大汗气喘，为虚阳上浮之征；话自迟钝，乃气液两虚，明系产后中风，虚阳上浮之证。幸发病未久，尚可施治，若稍迁延，法难图也。观其脉象虚浮而弦，已伏痉病之机矣。当温阳益气以固其内，搜风散邪以解其外，偏执一面，证必生变，书竹叶汤原方一剂予之。竹叶 9g，葛根 9g，桂枝 5g，防风 5g，桔梗 5g，西党参 9g，附片 6g，甘草 5g，生姜 3 片，大枣 5 枚。1 剂。翌日复诊，喘汗俱减，热亦渐退，仍以原方再进 1 剂。三诊病已痊愈矣。

陈明.金匮名医验案精选 [M].北京：学苑出版社，1999

四、产后烦呕

【原文】

婦人乳中①虚，煩亂嘔逆，安中益氣，竹皮大丸主之。（10）

竹皮大丸方

生竹茹二分　石膏二分　桂枝一分　甘草七分　白薇一分

上五味，末之，棗肉和丸彈子大，以飲服一丸，日三夜二服。有熱者，倍白薇；煩喘者，加柏實一分。

【词解】

①乳中：乳，此作动词用，喂乳婴儿的意思。乳中，意即正在产后哺乳期。

【释义】

本条论述产后虚热烦呕的证治。妇人产后耗气伤血，复因哺乳，使阴血更亏。阴血不足而生内热，虚热内扰心神，则心烦意乱。热犯于胃，胃失和降则呕逆。故用竹皮大丸清热降逆，安中益气。方中竹茹味甘微寒，清虚热，止呕逆；石膏辛甘寒，清热除烦；白薇苦咸寒，善清阴分虚热；桂枝虽辛温，但用量极轻，以防清热药伤阳，同时与甘味药合用，辛甘化阳，更能助竹茹降逆止呕；甘草、大枣可安中补虚，补益脾胃之气，使脾气旺则津血生。若虚热甚，可重用白薇以清虚热；虚热烦喘，可加柏子仁宁心润肺。

【临床应用】

本方除治疗产后气阴两虚虚热烦呕外，还可用于神经性呕吐、更年期综合征、癔病、失眠、小儿夏季热等符合上述病机者。

医案选录：华某，女，31 岁。产后 3 个月，哺乳，身热（38.5℃）7～8 天，偶有寒栗状，头昏乏力，心烦喜燥，呕逆不已，但吐不出。脉虚数，舌质红苔薄。以益气安胃为主。淡竹茹 9g，生石膏 9g，桂枝 5g，白薇 6g，生甘草

12g，制半夏9g，大枣5枚，2剂。药后热除，寒栗解，烦乱平，呕逆止，唯略头昏，复予调治痊愈。

何任．金匮方临证验案[J].北京中医学院学报，1983（3）：19

第十八章　妇人杂病脉证并治第二十二

　　本篇论述了妇人杂病的病因病机、病证及治疗原则。在病因方面，突出强调"虚""积冷""结气"三大病因，对妇科病研究具有较大影响。所论病证有梅核气、脏躁、腹痛、月经病、带下病、转胞、阴疮、阴吹及热入血室等十多种。妇人杂病论治原则应详审阴阳，分辨寒热虚实，根据不同病证特点，按法治疗。本篇的治法和剂型较为丰富，为后世妇科杂病的辨证论治奠定了基础。本篇节选其中的梅核气、脏燥、崩漏等妇科常见病证。

一、梅核气

【原文】

婦人咽中如有炙臠①，半夏厚朴湯主之。（5）

半夏厚朴湯方

半夏一升　厚朴三兩　茯苓四兩　生薑五兩　乾蘇葉二兩

上五味，以水七升，煮取四升，分溫四服，日三夜一服。

【词解】

①炙臠（luán）：肉切成块名臠，炙臠即烤肉块。

【释义】

　　本条论述痰凝气滞于咽中的证治。痰气凝滞于咽喉，气机不利，妇人自觉咽中有物梗塞，咯之不出，吞之不下，梗塞不舒，但饮食吞咽一般无碍，每于情绪变动或天气干燥时而发，还可伴有胸闷叹息等症。本病多由七情郁结，气机不畅，气滞痰凝，痰气交阻于咽喉之间所致。后世俗称"梅核气"。多见于妇女，男子亦可见。治疗用半夏厚朴汤解郁化痰，顺气降逆。方中半夏、茯苓、生姜以化痰利饮；以厚朴、苏叶顺气降逆。诸药合用，力使气顺痰消，则咽中如有炙臠感可除。

【临床应用】

本方除治疗痰凝气滞的梅核气外，还可以用于治疗精神病、胃神经官能症、胃炎、食道痉挛等符合上述病机者，临床上常酌加疏肝理气之品，或化痰开结之药，以助提高疗效。

医案选录：杨某，男，65岁。10年来，自觉咽中梗阻，胸闷，经4个月的治疗已缓解。近日来又自觉咽间气堵，胸闷不畅，经检查无肿瘤。六脉沉滑，舌红苔黄腻。属痰湿阻滞，胸中气机不利，此谓梅核气。治宜开胸降逆，理气豁痰。处方：苏梗3g，厚朴3g，法半夏6g，陈皮3g，茯苓6g，大腹皮3g，白芥子（炒）3g，炒莱菔子3g，薤白6g，降香1.5g，路路通3g，白通草3g，竹茹3g。10剂。一剂两煎，共取160mL，分早晚食后温服。服上药，自觉咽间堵塞减轻，但偶尔稍阻，食纳无味，晨起痰多色灰，失眠，夜间尿频量多，大便正常，有低热。舌红苔秽腻，脉转微滑。湿痰见消，仍宜降气、和胃、化痰为治。原方去薤白、陈皮，加黄连1.5g，香橼皮3g，白芥子1.5g。再服10剂后，咽间梗阻消失，低热已退，食纳、睡眠、二便均正常。不再服药，避免精神刺激，饮食调理为宜。

中国中医研究院.现代著名老中医名著重刊丛书·蒲辅周医疗经验[M].北京：人民卫生出版社，2006

二、脏燥

【原文】

妇人藏躁，喜悲伤欲哭，象如神灵所作，数欠伸，甘麦大枣汤主之。（6）

甘麦大枣汤方

甘草三两　小麦一升　大枣十枚

上三味，以水六升，煮取三升，温分三服。亦补脾气。

【释义】

本条论述脏躁的证治。脏躁是因脏阴不足，虚热躁扰所致。一般表现为精神失常，无故悲伤欲哭，频作欠伸，神疲乏力，还常伴有心烦失眠、情绪易于波动等。本病初起多由情志不舒或思虑过度，肝郁化火，久则伤阴耗液，心脾两虚所致。甘麦大枣汤补益心脾，宁心安神。方中小麦养心安神，甘草、大枣甘润调中而缓急。

【临床应用】

本方常用于脏阴不足、肝脾失和所致的癔病、更年期综合征、自主神经功能紊乱、精神分裂症等病。还可治疗小儿盗汗、夜啼、厌食等儿科疾病属于气阴两虚者。

医案选录：患者，女，20岁，2013年11月15日来诊。平素思虑劳倦，因临近考试精神压力大，情绪不稳定，急躁易怒，心悸惊惕，时欲哭不能自已。舌质紫暗，脉弦细。处方：小麦30g，大枣10枚，炙甘草6g，白芍15g，合欢皮12g，石菖蒲9g，郁金9g，玫瑰花9g，黄连6g。6剂，水煎服，每日1剂。经回访，6剂服完，诸症消失。

崔社通，王欣.刘持年应用甘麦大枣汤临床经验.2018，37（2）：140

三、崩漏

【原文】

问曰：妇人年五十所，病下利①数十日不止，暮即發熱，少腹裹急，腹满，手掌煩热，唇口乾燥，何也？師曰：此病屬帶下②。何以故？曾經半産，瘀血在少腹不去。何以知之？其證唇口乾燥，故知之。當以溫經湯主之。（9）

温經湯方

吳茱萸三两　當歸二两　芎藭二两　芍藥二两　人參二两　桂枝二两　阿膠二两　生薑二两　牡丹皮（去心）二两　甘草二两　半夏半升　麥門冬一升（去心）

上十二味，以水一斗，煑取三升，分温三服。亦主婦人少腹寒，久不受胎，兼取崩中去血，或月水來過多，及至期不來。

【词解】

①下利：后世注家多认为是"下血"。如吴谦《医宗金鉴》说："所病下利之'利'字，当上'血'字，文义相属，必是传写之讹。"可从。

②带下：此为广义"带下"，统指妇科病。《史记·扁鹊仓公列传》："扁鹊名闻天下，过邯郸，闻贵妇人，即为带下医。"徐灵胎《妇科论》说："古人名妇科为带下医。"

【释义】

本条论述妇人冲任虚寒夹有瘀血而致崩漏的证治。妇人年至50岁左右，冲任皆虚，天癸已竭，经水当止。而今却下血数十日不止，伴见夜晚发热，小腹拘急疼痛，腹满，手掌发热，口唇干燥等，此为崩漏下血病证。由冲任虚寒，瘀血内阻所致。抑或因小产后瘀血内阻，新血不生而成。冲任虚寒，胞宫失煦，则小腹满胀。瘀血内阻，经络不通，则小腹拘急疼痛。冲任本虚，加之漏血数十日，阴血一伤再伤，以致虚热内生，故见暮则发热，手掌烦热。瘀血不去，则新血不生，津液不能上润，则见唇口干燥。当用温经汤温养冲任，兼以消瘀。

本方用吴茱萸、桂枝温经散寒，通利血脉；当归、芍药、川芎养血活血，祛瘀调经；阿胶、麦冬补血润燥，养阴清热；丹皮活血散瘀，凉血清热；人参、甘草益气健脾，以资化源；半夏、生姜通降胃气，兼以温经通络。诸药合用，共奏温经通脉、养血祛瘀之功。瘀血去，则新血生；虚热消，则经水调。

【临床应用】

本方临床用于治疗冲任虚寒、瘀血内阻所致的月经不调、痛经、闭经、崩漏、产后恶露不净、赤白带下、不孕等病证。功能性子宫出血、宫外孕、习惯性流产、更年期综合征、子宫内膜异位症、慢性盆腔炎、附件炎等属冲任虚寒夹瘀者均可应用。

医案选录：卢某，女，40岁。月经淋漓不绝，偶停而又复来，血中多夹瘀块。少腹冷痛，腰腿酸楚。或发寒热，两颧潮红，手心热，唇口干燥，舌苔白而略腻，脉沉弦无力。寒凝血海，冲任阴阳失调。先以温经汤暖胞宫，散寒邪，和气血。吴茱萸 6g，川芎 10g，当归 10g，白芍 10g，党参 10g，桂枝 10g，半夏 10g，生姜 10g，丹皮 10g，阿胶 10g，麦冬 18g，炙甘草 10g。服 6 剂后，经淋已止，少腹冷痛减轻，但带下仍多。此脾湿下注，谷精流失，改服当归芍药散调养肝脾，6 剂而带下止。

刘渡舟. 经方临证指南 [M]. 天津：天津科学技术出版社，1993

第四篇

温病名著选读

第一章　叶天士《温热论》节选

　　《温热论》为清代著名医学家叶桂所著，因版本不同，本书又名《外感温热篇》。叶桂是温病学派的创始人，被后世尊称为温热大师，与薛生白、吴鞠通、王孟英并称为清代温病学四大家，而叶氏居其首。

　　叶桂，字天士，号香岩，晚号上津老人，生于康熙六年（1667年），殁于乾隆十一年（1746年），祖籍安徽歙县，先世迁吴，世居吴县（今苏州市）。叶氏少承家学，祖父叶时、父亲叶阳生都精通医术，尤其以儿科闻名。叶氏12岁开始从父学医，14岁时其父去世后，随其父的门人朱君学习医术，信守"三人行必有我师"的古训，虚心求教，"师门深广"，从12岁到18岁仅仅6年，除继家学外，先后踵门求教过的名医就有17人。

　　叶氏不仅精于内科、儿科、妇科、外科，更擅长治疗时疫和痧痘等证。在医疗实践中敢于创新，注重取舍，故史书称他"治方不执成见"。叶氏一生治学严谨，对诊疗技术精益求精，能博采众长，融会贯通，自成一家。对自己的后代要求甚严，在遗嘱中告诫其子："医可为而不可为，必天资颖悟，读万卷书，而后可借术以济世也，不然鲜有不杀人者，是以药饵为刀刃也。吾死，子孙慎勿轻言医。"叶氏一生平易近人，诊务十分繁忙，无暇著作，现流传的10余种著作系其门人或后人整理而成，而其中不乏伪托叶氏之名者。通常认为《临证指南医案》《温热论》《幼科要略》《叶氏医案存真》《眉寿堂方案选存》《叶氏医案未刻本》《叶天士晚年方案真本》等著作，能比较真实地反映出叶氏的学术思想和诊疗经验。

　　《温热论》据传是叶氏门人顾景文根据其师口授之语记录而成。该篇文辞简要，论述精辟，甚切实际，在外感热病的辨证论治方面起到承前启后的作用。其主要内容概括为四个方面：第一，阐明了温病的发生发展规律，指出了温病的病因、感邪途径及传变形式，并进一步明确了温病与伤寒的区别。第二，创立了卫气营血辨证论治理论体系，明确了温病的证治规律。第三，丰富

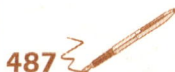

和发展了温病诊断学的内容，如辨舌、验齿、辨斑疹、辨白㾦等。第四，论述了妇人温病的证治特点，丰富了中医妇科学的内容。

《温热论》世传有两种版本，一是载于华岫云《临证指南医案》中，名《温热论》，称为"华本"；一是收于唐大烈《吴医汇讲》中，名《温证论治》，称为"唐本"，两本内容基本相同，但文字稍有出入。

自《温热论》问世后，对其进行注释者不下 10 余家。华岫云、章虚谷、王孟英等均对原文进行注释；之后，注释本篇的还有凌嘉六、宋佑甫、周学海、陈光淞、吴锡璜、金寿山、杨达夫等。1964 年起《温热论》作为原著列入全国高等中医院校统编教材《温病学》中。本书以"华本"为据，节选前十条原文编纂。

一、温病大纲

【原文】

温邪上受①，首先犯肺，逆传②心包，肺主氣屬衛，心主血屬營，辨營衛氣血雖與傷寒同，若論治法則與傷寒大異也。（1）

【词解】

①上受：指温病的感邪途径是由口鼻而侵入人体，感受部位为肺。因口鼻与肺居人体上部，故曰"上受"。华岫云言："邪从口鼻而入，故曰上受。"

②逆传：与"顺传"相对而言，不顺则为逆。指温热邪气直接由手太阴肺卫传入心包营分。

【释义】

本条概括了温病的病因、感邪途径、发病部位、传变趋势以及温病与伤寒治法的不同。叶氏提出温病的病因是"温邪"，突出其温热的特性，明确了温邪并非单指某种温病的病因，而是所有温病病因的总称，包括了风热病邪、暑热病邪、湿热病邪、燥热病邪、"伏寒化温"的温热病邪、疠气、温毒等。对于温病病因的认识，明代以前医家多遵从《内经》"冬伤于寒，春必病温"之说，认为温病乃"伏寒化温"所致，明末医家吴又可提出了温疫由"杂气""疠气（戾气）"所致。"温邪"的提出，统一了长期以来温病病因混乱不清的认识。

温病的感邪途径是"上受"，即温邪由口鼻而侵入人体。肺开窍于鼻，通乎天气，口气通于胃，肺胃经脉相连，温邪从口鼻而入，首先侵犯肺卫，肺居上焦，故曰"上受"。"首先犯肺"，指出温病的发病部位在肺卫。因肺外合皮毛，与卫气相通，主一身之表，故温邪从口鼻而入先犯肺卫，初起见肺卫表证。

温病邪在肺卫，病情轻浅，及时而正确地诊治，即可外解；若手太阴肺之邪热不解，传至阳明气分，称为"顺传"；肺卫邪热不经气分直接内陷心营，而出现神昏谵语等危重证候，称为"逆传"。逆传是相对顺传而言，说明温邪传变迅速，病情急剧转变，病势重险。

叶氏应用《内经》营卫气血生成的先后、分布部位的浅深、活动范围以及生理机能等理论探讨卫气营血在病理上所反映出的病位浅深、病情轻重及病程先后等病变过程。以上焦肺与心包为例，"肺主气属卫，心主血属营"，分析了卫、气、营、血的病理变化，创立了反映病变浅深轻重的四个阶段的证候类型，形成了温病独特的辨证纲领。如伤寒与温病同属外感热病，其病理传变规律均为由表入里、由浅入深。故云"辨营卫气血"与"伤寒同"。然二者虽同为外感病，但温病是感受温热之邪，温热为阳邪，其性上行，升散开泄，从口鼻而入，发病之初先侵袭手太阴肺经；而伤寒是感受寒邪，寒为阴邪，从皮肤而入，侵犯肌表，发病之初邪在足太阳膀胱经。温病与伤寒虽均可导致人体营卫气血的损伤，但二者的实质却迥然不同，因此治法也就大异。故叶氏说："若论治法则，与伤寒大异也。"

【临床应用】

伤寒初起寒邪束表，邪在太阳，治宜辛温解表；邪在少阳，则枢机不利，治宜和解表里；里结阳明，为燥屎内结于肠腑，治宜泻下腑实；病程中易伤阳气，病至后期多见虚寒证。因此，邪在三阴以温补阳气为主。

温病初起邪犯肺卫，治宜辛凉解表；邪在少阳，多见三焦气化失司，治宜分消上下；里结阳明，除阳明热结外，还有湿热积滞胶结肠腑，治宜轻法频下；病程中易伤津液，病至后期多见虚热证，治以滋养肺胃之阴或肝肾之阴为主。

【原文】

大凡看法，衛之後方言氣，營之後方言血。在衛汗①之可也，到氣才可清氣，入營猶可透熱轉氣②，如犀角、玄參、羚羊角等物，入血就恐耗血動血③，

直须凉血散血④，如生地、丹皮、阿胶、赤芍等物。否则前后不循缓急之法⑤，愿其动手便错，反致慌张矣。(8)

【词解】

①汗：指汗法，对温热病邪在卫分者使用辛凉解表之剂以疏解外邪。

②透热转气：指邪热入营分，其治仍宜透邪外达，即在凉营泄热的同时，佐以轻清透泄之品，使营分邪热转出气分而解。

③动血：指热入血分，迫血妄行，血溢脉外的出血及瘀血。

④凉血散血：清泄血分之邪热，谓之凉血；祛除经中之瘀血，谓之散血。

⑤缓急之法：指应掌握温热病卫、气、营、血的发病规律，根据不同病理阶段进行针对性治疗，急者先治，缓者后治。

【释义】

本条论述温病的辨治纲领。

"卫之后方言气，营之后方言血"：是继"肺主气属卫，心主血属营"后，进一步阐明卫气营血病机的浅深层次及轻重程度。一般说来，温病初起邪在卫分，病情轻浅；表邪入里，气分热炽，病情较重；热入营分，病情更重；邪陷血分，病情最为深重。新感温病的病机演变一般遵循卫气营血的传变规律，由表入里、由浅入深、由轻到重；伏邪温病，病发于里，由于患者的体质差异，致病原因不同，初起有病发于气分或发于营分之别，其病变过程亦有各自的规律和特点。但需要注意的是，卫气营血之间并不是截然割裂的，卫气营血传变过程中有卫气、卫营同病者，也有气营、气血两燔者，甚至可以同时波及到卫气营血。

"在卫汗之可也"：邪在卫分，治宜辛凉解表。正如华岫云言"辛凉开肺便是汗剂，非如伤寒之用麻桂辛温也"。温邪在卫，忌辛温发汗，以免助热耗阴；也不宜过用寒凉，以免凉遏邪气。由于温邪性质有风热、暑热、湿热、燥热等不同，所以解表祛邪之法又不尽相同。

"到气才可清气"：表邪入里，气分热炽，治宜清气泄热。邪热初入气分，用轻清宣透之品；里热炽盛，用辛寒清气之品；热郁化火、热毒深重，用苦寒泻火之药，促使邪热外透。从"才可"二字可知，清气之品不可早投滥用，以防寒凉过早，令邪郁而热不解。由于气分证涉及病位有肺、胃、肠、脾、胆、三焦等不同，邪热的轻重有别，故气分证的具体治法亦较为复杂。

"入营犹可透热转气"：是营分证的治疗大法。邪热入营，其治仍然强调透邪外达，治宜在凉营泄热养阴的同时，佐以轻清透泄之品，使营分邪热转出气分而解。如犀角（今以水牛角代之）、玄参、羚羊角等凉营清热药中配合银花、连翘、竹叶等清泄之品，促使营分邪热外透气分而解，慎用滋腻养血和破散活血等药，以免腻滞留邪或伤血动血。

入血"直须凉血散血"：邪热入血，往往表现为营分热的基础上出现"耗血动血"的病理变化。耗血，是指邪热耗伤营血。动血，即是邪热迫血妄行，导致出血或离经之瘀血。由此可见，血分证的病机特点是：热毒炽盛，耗血动血，瘀热互结。针对血热、耗血、瘀血、出血的病机，治宜凉血养阴、活血止血，药用犀角（水牛角代）、牡丹皮等清解血分热毒；生地黄、阿胶等滋养阴血；牡丹皮、赤芍等消散瘀血以止血，并可防止凉血之品寒遏血行。注意，热入血分切不可轻易用炭类止血药，以免加重瘀血之证。

【临床应用】

卫气营血辨证的病理变化能反映温病发展过程中的病位浅深、病情轻重，对指导临床的治疗和判断预后有重要意义，是温热病的辨治纲领。临床上遵此确立温热病治疗大法。邪在卫分，宜辛凉解表，忌辛温发汗，也不宜过用寒凉，药用金银花、连翘、桑叶、菊花之属；邪在气分，宜清气泄热，佐以轻清宣透，药用石膏、知母、栀子、芦根之属；热入营分，治宜清解营热，兼透热转气，药用犀角、玄参、羚羊角、连翘、金银花之属；热入血分，治宜清热凉血、活血散瘀，药用生地黄、丹皮、阿胶、赤芍之属。

二、邪在肺卫

【原文】

蓋傷寒之邪留戀在表①，然後化熱入裏，溫邪則熱變最速②。未傳心包，邪尚在肺，肺主氣，其合皮毛，故云在表。在表，初用辛涼輕劑③。挾風，則加入薄荷、牛蒡之屬；挾濕，加蘆根、滑石之流。或透風於熱外，或滲濕於熱下，不與熱相搏，勢必孤矣。（2）

【词解】

①留恋在表：指伤寒初起，感受寒邪，其性阴凝，留滞在表，郁遏卫阳的病理状态相对较长。

②热变最速：指温病之温热之邪，其性阳动，侵犯肺卫出现表热证，无须化热，其传变迅速，很快传里而为里热证。

③轻剂：指药物的性质是轻清宣散，质地轻扬，其气味轻薄之品，同时药物用量亦轻。

【释义】

本条指出温病与伤寒传变的区别以及温邪在表夹风、夹湿的不同治法。可分三段理解：

第一段从开始至"温邪则热变迅速"。伤寒由外感寒邪所致，初起寒邪束表，郁遏卫阳而呈现表寒见症，必待寒郁化热后逐渐内传阳明而成里热证候，化热传变的过程相对较长。温病由外感温邪所致，初起温邪袭表，肺卫失宣而见肺卫表热证，热邪传变迅速，肺卫邪热每易逆传心包，或内陷营分，或深入血分而致病情骤然加剧，故曰"热变最速"。

第二段从"未传心包"至"初用辛凉之剂"。温邪虽传变迅速，但邪从口鼻入，初起多有肺卫过程。肺主气，外合皮毛，上焦邪热未传心包尚在肺卫者，病仍在表。温邪在表，治宜辛凉宣透，轻清疏泄，用辛凉轻剂。切不可误用辛温发汗，助热伤津，而致生变。

温邪在表，治当用"辛凉轻剂"，这是由上焦肺的生理、病理特点所确定的。上焦如雾，肺为娇脏，因此要用气味轻薄之品，方可轻扬入于上焦，即吴鞠通所总结的"治上焦如羽，非轻不举"，是以轻扬之品去肺卫之实邪。

第三段从"夹风"至"势必孤矣"。温邪致病，常有兼夹情况出现。若夹带风邪，则可加入薄荷、牛蒡子等辛凉轻清、疏散风热之品，以"透风于热外"；若夹湿邪，可见湿阻气机的表现，则可加入芦根、滑石等渗利湿邪而不伤阴的药物，使湿从下泄，目的是不使湿与热相合，将热孤立，以免合而为患。

【原文】

不爾，風挾溫熱而燥生，清竅①必乾，為水主之氣②不能上榮，兩陽相劫也。濕與溫合，蒸鬱而蒙蔽於上，清竅為之壅塞，濁邪害清③也。其病有類傷寒，其驗之之法，傷寒多有變證；溫熱雖久，在一經不移，以此為辨。（3）

【词解】

①清窍：指口、眼、鼻、咽、耳等在上之窍，与之相对的"浊窍"指在下

之窍，如前后二阴。

②水主之气：包括肺肾之气。因为肾主水，肺属金而生水。这里指人体的津液。

③浊邪害清：指湿与热相互裹结，热蒸湿动，湿热弥漫于上，阻遏清阳，蒙蔽清窍。

【释义】

本条承上条阐明温热夹风、夹湿的证候特点，以及温热夹湿与伤寒的鉴别要点。若温热夹风不得从外解，两邪相合，则势必造成耗津劫液而成燥热。因为温为阳邪，风性亦主动属阳，两阳相合，则风助火势，火借风威，风火交炽，势必劫伤津液，肾水不得上荣则出现清窍干燥的现象。而如果温热夹湿，湿与热相互胶结则热被湿郁，湿被热蒸，热不得解除则愈炽，而湿不得去又为热所蒸，蒙蔽清窍，可表现为头重、耳聋、鼻塞、咽喉不利，甚则出现神识昏蒙等。

本条所说"温热"，实指湿热，乃温热夹湿之湿温类病证。湿温初起类似伤寒，都可以表现为发热、恶寒、身重或身痛、口淡不渴等，然虽表象相似，却本质不同，本条从二者传变特点加以区别。伤寒初起为寒邪束表，然后化热入里，经阳明、少阳传入三阴，其传变特点是由寒化热，由实转虚，所以说"伤寒多有变证"。而温热夹湿则与之不同，湿性黏腻，不易速去，发展变化较慢，病程较长，常常是恒守于中焦太阴脾经而不去，即所谓以脾胃为病变中心，故曰："温热虽久，在一经不移。"

三、邪陷营血

【原文】

前言辛凉散风，甘淡驱湿，若病仍不解，是渐欲入营也。营分受热，则血液受劫，心神不安，夜甚无寐，或斑點隱隱。即撤去氣藥。如從風熱陷入者，用犀角、竹葉之屬；如從濕熱陷入者，犀角、花露①之品，參入涼血清熱方中；若加煩躁，大便不通，金汁②亦可加入，老年或平素有寒者，以人中黄③代之。急急透斑為要。（4）

【词解】

①花露：指花类药物置于水上蒸发，收取蒸汽而用，如菊花露、金银花

露等。

②金汁：于冬至前后一个月，取十一二岁男童之粪便，打成原浆，加入上好井水或泉水搅拌均匀，再经竹筛和纱布过滤，装入瓦罐中，密封深埋地下10～30年，挖出取其上层清液入药，即为金汁。本品无毒无味，疗暑湿热毒极效，年久弥佳。

③人中黄：又称甘中黄、甘草黄，是用甘草末置于扎有小孔的竹筒中，用布堵塞节口，再用松香封固，在人粪池中浸渍，冬时放入，开春取出，然后取甘草晒干入药用。人中黄甘寒，入心、胃经，具有清热解毒之功，可用于治疗热病发斑疹、咽喉肿痛。据报道，人中黄对于猩红热的治疗效果较好。

【释义】

本条论述温病邪入营分证治。前面已论及，温邪在肺卫时，夹风者治以辛凉散风，夹湿者治以甘淡祛湿，病仍不解，则有可能邪热传入心营而致病情发生急剧变化。究其原因，多是邪热炽盛，或正气抗邪能力不足，或药轻不能胜邪，而致病邪进一步深入营分。心主血属营，营阴是血液的组成部分，热入营分必定要灼伤阴血；营气通于心，营热内扰，必定扰乱心神，心神不安而夜甚无寐；营热窜扰血络，则见斑点隐隐等。

一旦邪热入营，其治"即撤去气药"，而以清营泄热透邪为要。分为两类，一是温热入营，即所谓"风热陷入者"，这里的风热是指温热类外感病，治以犀角（水牛角代）、竹叶之属以清营凉血，兼透热转气；湿热入营者，治以犀角（水牛角代）、花露，意在清营之中合入清化湿热之品；大便不通、烦躁者，加入金汁以清热泻火除烦。然而，若是年高阳虚之人又当慎用极寒之金汁，改以人中黄缓以清热；若见斑疹隐发者，宜急急透出营血热毒为要。

【临床应用】

透斑的具体方法甚多，本条所论邪热陷入营分者，用犀角（水牛角代）、竹叶、花露之类以透斑；热毒炽盛者，用金汁或人中黄清泄热毒以透斑；阳明腑实燥结者，于清营解毒中加入通下之品，里气通则表气顺，斑疹可透发，则为通腑透斑。当视具体情况，临床灵活应用。金汁和人中黄两药，清代的温病学家常用以清热解毒、化斑凉血，在清代各医家治疗温病的案例中常可见到，现临床常以大黄、玄明粉代替。

【原文】

若斑出热不解者，胃津亡也，主以甘寒，重则如玉女煎①，轻则如梨皮、蔗浆之类。或其人肾水素亏②，虽未及下焦，先自彷徨②矣，必验之於舌，如甘寒之中加入咸寒，务在先安未受邪之地，恐其陷入易易③耳。（5）

【词解】

①玉女煎：中医方剂名，出自《景岳全书》，方由石膏、熟地黄、麦冬、知母、牛膝组成，具有清胃泻火，滋阴增液之功。

②彷徨：犹豫不决的样子。此指邪热有可能传入下焦而尚未传入之时。

③易易：容易发生变化的意思。前一"易"，容易；后一"易"，更改、变化。

【释义】

本条论述斑出热不解的病机及治法。温病发斑多是邪热入于阳明胃经，内迫于血分，外发于肌肤而成。一般斑出以后，邪出热解，身热渐退，脉应渐为平和，精神亦当转为清爽。反之，斑出以后身热不减，脉症不平，是胃津大伤、水亏不能制火的缘故，治疗即当以甘寒养阴生津为法。如伤津较重，或邪热较盛，可选用玉女煎，清阳明胃热而滋少阴肾阴；如果病情较轻，或者素来胃津不足，或有低热者，可用梨皮、蔗浆或五汁饮之类以益胃生津。

斑出热不解的原因除胃津大伤外，诸如热毒深重，锢结不解；或火毒内伏不得外达；或肾水亏损，阴不制阳；或正不胜邪，邪热内陷等均可造成，临床当辨证施治。

若其人肾水素亏，邪热极易由中焦传入下焦，灼伤肾阴，而令邪热锢结难解，此时当以察舌为验。肾阴不足之舌象一般为舌质红绛而枯瘦，少津，少苔。其治当在邪传下焦尚无定夺之际，在甘寒养阴之中加入咸寒滋肾之品，以先安未受邪之地，固护肾阴，以防邪热劫夺，病情加重。

【临床应用】

玉女煎一方出自《景岳全书》，用于肾阴不足、胃火上冲所致的多种病证，方由生石膏、知母、麦冬、熟地黄、牛膝五味药物组成。叶氏《温热论》将此方用于斑疹透出后余邪不解，胃阴不足之证；吴鞠通氏将原方中的牛膝、熟地黄易为生地黄、玄参，以清热凉血、滋阴养胃。临床可用于治疗各种皮肤斑疹而属于余热不尽、胃阴不足者。

医案选录：董某，女，29岁，1981年8月29日初诊。10天前颜面部及双手前臂突然出现密集的红色小丘疹，灼热，剧痒，曾到多家医院就医，诊为接触性皮炎。曾用氯苯那敏、异丙嗪、地塞米松、维生素C、维丁胶性钙及中药治疗，症状未见减轻。平时工作中常与苯、汽油、聚乙烯等接触，曾患过此病3次。诊见颜面及双手有密集的红色小丘疹，剧痒，灼热，微肿，口渴，大便干结，小便黄短，舌质红，苔黄少津，脉弦数。辨为热毒外袭，肌肤蕴热。治以清热凉血解毒。方用玉女煎加减：生石膏30g，生地黄15g，知母12g，玄参12g，大青叶10g，杭菊10g，丹皮8g，黄芩6g，连翘10g，薄荷5g，滑石15g，甘草3g。外用炉甘石洗剂。9月2日二诊：颜面部及手、臂红疹消退，面部仍微红，大便已通，小便仍黄，舌质红渐退，脉弦数。仍守上方。9月5日三诊：皮疹全部消退，病告痊愈。

白跃林．吴氏玉女煎在皮肤科临床上的运用 [J]．广西中医药，1983，6（1）：22

四、留连气分

【原文】

若其邪始終在氣分流連者，可冀其戰汗[1]透邪，法宜益胃，令邪與汗並[2]，熱達腠開，邪從汗出。解後胃氣空虛，當膚冷一晝夜，待氣還自溫暖如常矣。蓋戰汗而解，邪退正虛，陽從汗泄，故漸膚冷，未必即成脫證。此時宜令病者，安舒靜臥，以養陽氣來復，旁人切勿驚惶，頻頻呼喚，擾其元神，使其煩躁。但診其脈，若虛軟和緩，雖倦臥不語，汗出膚冷，卻非脫證；若脈急疾，躁擾不臥，膚冷汗出，便為氣脫之證矣；更有邪盛正虛，不能一戰而解，停一二日再戰汗而愈者，不可不知。（6）

【词解】

①战汗：外感病过程中突然发生战栗继而全身大汗出的一种表现。

②邪与汗并：是指通过药物鼓动胃气祛邪，令邪气并入汗中，与汗皆出。

【释义】

本条论述温邪流连气分的治法，重点讨论了战汗形成的机理、临床特点、护理措施、预后及与脱证的鉴别等。温邪始终流连于气分者，说明机体正气尚未虚衰，邪正相持于气分，可希望通过"益胃"法，宣通气机，补足津液，借战汗来透达邪热外解。温病中出现战汗是正气祛邪外出的现象，临床见全身战栗，甚或肢冷脉伏，继而身热大汗。战而汗解者，脉静身凉，蜷卧不语，这是大汗之后，胃中水谷之气匮乏，卫阳外泄，肌肤一时失却温养所致的短暂现象，虽"肤冷一昼夜"，一俟阳气恢复，肌肤即可温暖如常。此时，应保持环境安静，让患者安舒静卧，以待阳气来复，切不可见其蜷卧不语，误认为"脱证"，以致惊慌失措，频频呼唤，反扰其元神，不利于机体康复。若战汗后脉象急疾，或沉伏，或散大，或虚而结代，神志不清，躁扰不卧，肤冷汗出者，为正气外脱、邪热内陷的危重现象。

由于战汗是出现大汗淋漓，汗出如洗，汗后肌肤又发凉，且神志上多表现为蜷卧不语等，与脱证有相类似的表现，所以需要加以鉴别。其鉴别主要可以从汗、脉、神三方面进行：①汗：战汗虽汗出肤冷，但其汗出如水珠状，质地不黏，是先汗出后肤冷；而脱证之汗，是肢厥而汗黏如油状，或大汗淋漓，是先肤冷后汗出不止。②脉：战汗后的脉虽伏而无力，但柔软和缓，不躁疾；脱证之脉散大无根，有去无还，或者急疾。③神：战汗后神情倦怠，不思多语，但心中明了，虽嗜卧但呼之能应；而脱证则是或躁扰不安，或神志不清。

由于人体体质情况的差异和感邪程度的不同，通过战汗来达邪外出可以分几次进行。若正气盛，邪气尚轻，可以通过一次战汗就祛邪外出而愈；若正气不足，邪气过盛，一战不能尽解其邪，过几日后还可以出现第二次，甚至第三次战汗来祛邪，这种情况临床不可不知。对于再次战汗，"益胃"就显得更重要了。通过益胃，有助于正气奋起而祛邪外出。

五、邪留三焦

【原文】

再論氣病有不傳血分，而邪留三焦，亦如傷寒中少陽病也。彼則和解表裏之半，此則分消上下①之勢，隨證變法，如近時杏、朴、苓等類，或如溫膽湯②之走泄③。因其仍在氣分，猶可望其戰汗之門戶，轉瘧④之機括。（7）

【词解】

①分消上下：分消，即从不同渠道祛除三焦邪气，宜用开上、宣中、渗下之法，杏、朴、苓正是其药物代表。

②温胆汤：中医方剂名，由半夏、竹茹、枳实、陈皮、甘草、茯苓组成，具有理气化痰、和胃利胆之功效。

③走泄：排除、排泄的意思，即令痰浊、湿秽之邪气排出体外。

④转疟：是指邪正相争以后，气机宣达，邪气转出，表现为寒热如疟。

【释义】

本条论述邪留三焦的治疗和转归。温邪久羁气分，不内传营血分，多见邪留三焦。三焦属手少阳，总司人体之气化，是气血津液之通道。若邪热留滞三焦，气机郁滞，水道不利，常形成温热夹痰湿之证。邪留三焦与伤寒少阳病均属半表半里之证，但伤寒少阳病主要为邪郁足少阳胆经，枢机不利，症见寒热往来、胸胁苦满、心烦喜呕、默默不欲食、口苦咽干、目眩等，治宜小柴胡汤和解表里。邪留三焦为湿热阻滞三焦，气化失司，症见寒热起伏、胸满腹胀、气短、苔腻等，治宜清化痰浊为主，宣展气机，采用开上、宣中、渗下之法，杏仁、厚朴、茯苓类药物或温胆汤为其代表方药。杏仁开宣上焦肺气，疏通水之上源；厚朴理气运脾燥湿，畅达中焦；茯苓通利下焦水道。如果痰湿阻滞三焦，也可用温胆汤温化三焦痰湿等。其目的都是通利三焦，分消上下，使上、中、下三焦气机、水液通行的道路畅达。分消走泄是湿邪久留气分不解的一种治疗方法，属于和解法范畴，适用于痰湿弥漫，阻滞三焦，气机不畅之证。

邪留气分，久郁不解，可冀战汗而解，通过正邪相互抗争，令气机畅达，邪气随汗而出。而在其邪正交争过程中，患者可表现为寒热往来交替"如疟"状，此邪气外达的征兆，故说："转疟之机括。"

六、里结阳明

【原文】

再論三焦不得從外解，必致成裏結。裏結於何？在陽明胃與腸也。亦須用下法，不可以氣血之分，就不可下也。但傷寒邪熱在裏，劫爍津液，下之宜猛；此多濕邪內搏，下之宜輕。傷寒大便溏為邪已盡，不可再下；濕溫病大便溏為邪未盡，必大便硬，慎不可再攻也，以糞燥為無濕矣。（10）

【释义】

本条论述湿热里结的病位和治法以及湿热病与伤寒运用下法的区别。湿热邪留三焦，经分消上下，泄化痰湿，随证变法治疗，仍不能外解者，可里结于阳明，形成湿热积滞胶结于胃肠之证。其临床表现为大便溏而不爽，色黄如酱，其气臭秽等，同时可伴见身热不退，腹胀满，苔黄腻或黄浊等症状。湿热结聚阳明胃肠，当下亦可下。临床使用下法的指征是邪气内结成实，而不在于是病在气分、血分。但湿热内结阳明，如湿温、伏暑等病，毕竟不同于伤寒阳明腑实之证，伤寒阳明腑实，为热从燥化，劫夺津液，表现为大便硬结，腹胀腹痛，故其下宜峻宜猛，急下以存阴；而湿热结聚胃肠，其特点是"湿邪内搏"，并非阳明燥屎形成，故下之宜轻宜缓。伤寒下后，大便溏者，为邪去燥除，疾病向愈；湿热里结下后，因湿邪黏腻重浊，往往一下难除，可以再下，必待大便转硬方为邪尽之标志。所谓"大便硬"，是大便成形的意思，见此即不可再下，以"粪燥而无湿矣"故。然假若湿已化燥，结聚阳明，燥实内成者，亦不必拘于轻下缓下之说，必以脉证为凭。

七、湿盛阳微

【原文】

且吾吴①濕邪害人最廣，如面色白者，須要顧其陽氣，濕勝則陽微也，法應清涼，然到十分之六七，即不可過於寒涼，恐成功反棄，何以故耶？濕熱一去，陽亦衰微也。面色蒼者，須要顧其津液，清涼到十分之六七，往往熱減身寒者，不可就云虛寒而投補劑，恐爐煙雖熄，灰中有火也，須細察精詳，方少少與之，慎不可直率而往也。又有酒客裏濕素盛，外邪入裏，裏濕為合。在陽旺之軀，胃濕恒多；在陰盛之體，脾濕亦不少②，然其化熱則一。熱病救陰猶易，通陽最難。救陰不在血，而在津與汗；通陽不在溫，而在利小便。然較之雜證，則有不同也。（9）

【词解】

①吴：地区名，指现在的苏州及其附近地区。

②在阳旺之躯，胃湿恒多；在阴盛之体，脾湿亦不少：此为互文。亦即无论阳旺或阴盛之体，湿邪为病皆多以脾胃为病变中心。

【释义】

本条论述湿邪致病的特点、治疗大法及其禁忌。"吾吴湿邪害人最广"，指其所居吴地（今苏州一带）气候潮湿，天气较热，故患湿热病者较多，指出了湿邪致病具有地域性。此外，湿邪致病往往"外邪入里，里湿为合"，本条举"酒客里湿素盛"为例，说明嗜好饮酒之人，过食肥甘可损伤脾胃之气，脾失健运，里湿内盛。一旦再感受外湿，则必然内外相合而为病。由于脾为湿土之脏，胃为水谷之海，湿土之气同类相召，故湿热病邪致病多以脾胃为病变中心，且随着人体体质的差异而有不同的病机变化。如在"阳旺之躯"，胃火较旺，水湿易从热化，归于阳明，见热重于湿之证候，即所谓"胃湿恒多"；在"阴盛之体"，脾气亏虚，运化失职，水湿不化，湿滞太阴，多见湿重于热之证候，故云："脾湿亦不少。"可见，不同体质感受湿热病邪病位有所不同，湿热各有偏重，初起表现亦不相同，但随着病程的发展，湿邪逐渐化热化燥，则是其病机发展的共同趋势，故曰："然其化热则一。"

湿热交蒸于中焦，其病理演变既能化燥伤阴，亦可损伤阳气，这往往取决于患者的体质。凡面色白而无华者，多属素体阳气不足，再感湿邪则易伤阳气，后期可致湿胜阳微，治疗时应注意顾护其阳，即使湿渐化热，需用清凉之法，亦宜用至十分之六七，以免寒凉过度，重伤阳气，造成湿热虽去而阳气衰亡的恶果。凡面色青苍而形体消瘦者，多属阴虚火旺，感受湿热病邪，易从燥化、热化而伤阴液，治疗时应注意顾护阴津。若用清凉之剂到十分之六七，见患者热退身凉后，切不可误认为虚寒证而投温补，须防余邪未尽，而导致"炉灰复燃"。

温病多是温热邪气致病，最易伤津耗液，所以温病治疗总以清热保津为基本原则，故其滋阴之法用之较多，属于温病的正治之法，用之即易收到阴充阳敛、热退津复的效果，故曰："热病救阴尤易。"而通阳一法往往在温热病中使用机会不多，只是在湿热病中阳气被遏之时，方可用到。然通阳所用药物性偏温燥，用之不当极易助热伤津，加之湿热温病有湿邪黏腻壅滞的特点，病程缠绵，难以速愈，使得通阳之法更难掌控，故曰："通阳最难。"

"救阴不在血，而在津与汗"，是说温病之滋阴，非同杂病之补血。温病救阴，重在补充已损之液和固护未伤之津，比如投滋阴清热之品，令其热退汗止，即能迅而固津复津；而杂病补血，需长时间大量使用味厚滋腻之品，否则血虚不易纠正，因"有形之血不易速生"。若将滋腻补血之品用于湿热之病，则不但救阴不成，反助其湿。正如王孟英说："言救阴须用充液之药，以血非易生之物，而汗需津液以化也。"

"通阳不在温，而在利小便"，是说湿热之病需要宣通阳气，而宣通阳气的目的不在于使用温热药温补阳气，而是运用化气利湿之法通利小便，令三焦之湿邪屈曲下行，得从小便而去，湿去则热孤，热孤则易清，热退则阳气自然宣通。正如刘河间所说："治湿之法，不利小便非其治也。"

【临床应用】

湿邪为病，易阻阳、伤阳，而要救湿伤之阳，非是温补，只宜宣通，而宣通之窍机，在于利小便以通下窍，令湿去则阳气得以布展，此为临床治湿热类病的锦囊妙计。

医案选录：王某，男，25 岁，1980 年 6 月初诊。自 1978 年患胸膜炎之后，便开始出汗，经过抗结核治疗 1 年后，胸膜炎已痊愈，但出汗却有增无减。白天动则汗出，夜晚寐则汗出，以后渐次增多，甚则身如洗浴，神疲乏力，极易感冒，饮食不佳，大便不爽，服中药达数十剂，有从阳虚治疗，用益气温阳、固表敛汗法，服药后反增烦热；有从阴虚治疗，用滋阴降火、固阴止汗之法，则汗出愈甚。余诊其舌苔白腻，脉缓无力。辨证属湿阻中州，脾阳不振，中阳不得外达。治宜温阳化气，健脾除湿。方用：白术 10g，泽泻 10g，猪苓 6g，云苓 6g，桂枝 5g。2 剂。汗出十愈八九，再服 2 剂，3 年之顽疾竟获痊愈。随访 1 年未见复发。

陈明 . 伤寒名医验案精选 [M]. 北京：学苑出版社，1998

第二章　薛生白《湿热病篇》节选

薛雪（1681—1770 年），字生白，自号一瓢，清代著名医家，江苏吴县人。薛氏以博学多才闻名于世，工画兰，善拳勇，精于医学，尤其擅长湿热病的治疗，医著有《医经原旨》《扫叶庄医案》等，尤以《湿热病篇》名传于世。

《湿热病篇》为论述湿热病的专著，成书于 1770 年以前，初刊于 1831 年，版本有多种。本书以自述、自注的形式，对湿热病的病因、病机、传变、诊断、治疗等进行了系统而全面的论述，为后世将温病明确分为温热、湿热两大类奠定了理论基础，具有承前启后的学术价值，故广为后世所推崇，被列为医家必读之书。

本章重点介绍《湿热病篇》中湿热病提纲（原文第 1 条）、邪在卫表（原文第 2、3 条）、邪在气分（原文第 8、10、13 条）、善后调理（原文第 9 条）等内容。

一、湿热病提纲

【原文】

濕熱證，始惡寒，後但熱不寒，汗出，胸痞，舌白，口渴不引飲。（1）

【释义】

本条为湿热病的提纲证。湿热病不同于温热病，其病变的中心在于脾胃，脾胃在表主四肢、肌肉，因此初起时往往是湿邪阻遏脾胃之表的四肢、肌肉，因阳气不宣，而见"恶寒"，并常伴见身热不扬，头重痛，脉濡缓，苔薄白腻等。另外，由于湿犯脾胃致中焦气机不畅，而见胸痞，津不上承则口渴不引饮，亦有口渴而喜热饮者。又因体表被湿邪遏郁，湿热合邪，热蒸于表，则汗出。湿热入里，蕴结气分，热势转甚，而见但热不寒。总结归纳湿热病的主证有：始恶寒，后但热不寒，汗出，胸痞，口渴不引饮，四肢倦怠，肌肉烦痛，舌苔白腻。

【临床应用】

本条所述湿热病证，应包括湿温、伏暑、暑湿、痢疾、霍乱等多种湿热性质的外感热病。条文列举的六大症中，胸痞、舌白是决定性的，因舌苔是判断湿邪存在与否的关键，痞满存在于湿热病的全过程。而寒热并见、纯热无寒可区分邪在表、在里。汗与渴则为湿热偏轻、偏重之辨。

二、邪在卫表

【原文】

濕熱證，惡寒無汗，身重頭痛，濕在表分。宜藿香、香薷、羌活、蒼术皮、薄荷、牛蒡子等味。頭不痛者，去羌活。（2）

【释义】

本条论述"阴湿"伤表的证治。本证多见于湿温初起，湿重于热的阶段。湿热之邪初犯人体，其性多以湿为主，热象不显著。由于湿困卫表，卫阳郁闭，故见恶寒无汗。湿着肌腠，气机阻遏，故见身重头痛。其病位重在肺卫（皮毛），薛氏认为此是"阴湿伤表"。因湿未化热，病位在表，里湿不著，治以辛温芳香为主。藿香与香薷两者辛，微温，归脾、胃、肺经。藿香为芳香化湿要药，具有化湿、止呕、解表之功。香薷发散风寒，化湿和中，利水消肿。用苍术皮、羌活祛风除湿，解表止痛。薄荷、牛蒡子有助透邪解表。"因于湿，首如裹"，湿热病以头重头胀者居多，而头痛多由于夹风邪，故头不痛者去羌活。

【临床应用】

临证祛湿之法多样，一般说来，湿在表，偏于上者，芳化辛散为主；湿在里，偏于中焦者，辛苦通降为主；湿在里，偏于下者，以淡渗分利湿邪为要。

医案选录：李某，男，71岁，1997年5月12日就诊。4月某日因洗头受凉，病发热恶寒如疟状，一直按感冒治疗，注射青、链霉素半月，热仍不解。又服中药解表剂，辛温、辛凉皆尝用，病无起色。现已发热25天，体温38.5℃，并伴有恶寒，身重，头目不清，口渴不欲饮，脘闷不饥，大便不实。体检及辅助检查无异常发现。舌苔白腻，脉濡。此湿温证也。遂处三仁汤原方：杏仁10g，白蔻仁12g，生薏仁12g，半夏10g，滑石15g，厚朴10g，通草6g，淡竹叶6g。服1剂即热退。3日后热虽又起，但温度偏低，续服1剂热退身畅而瘥。

陈明.温病名方验案说评 [M].北京：学苑出版社，2001

【原文】

湿热證，恶寒發熱，身重，關節疼痛，濕在肌肉，不為汗解。宜滑石、大豆黄卷、茯苓皮、蒼术皮、藿香葉、鮮荷葉、白通草、枯梗等味。不恶寒者，去蒼术皮。（3）

【释义】

本条论述"阳湿"伤表的证治。湿邪伤表，故亦有恶寒、身热等症。湿本为阴邪，亦可根据化热与否而有阴、阳之分。湿邪伤表，湿未化热，热象不见者，谓之"阴湿"；湿已化热，或湿中蕴热，见有热象者，谓之"阳湿"。二者的辨证关键在于汗之有无。阳湿之汗，乃热郁湿中，郁蒸外达所致，然湿邪重浊黏滞，与热蕴结，故不能随汗出而解。脾主四肢肌肉，湿着肌肉、肢节，则身重关节疼痛，其特点是肌腠关节疼痛和发热不为汗解。湿热邪在卫表，治疗仍取藿香、苍术皮芳化辛散，配合滑石、大豆黄卷、茯苓皮、通草、荷叶等淡渗凉泄之品以渗湿泄热。桔梗宣通上焦肺气，肺气化则湿亦化。诸药共奏清热祛湿，分消湿热之功。因蕴热已成，故去辛温燥烈的香薷、羌活等。若卫表郁闭不甚而不恶寒者，则去苍术皮。

【临床应用】

薛氏以汗之有无来区别"阳湿"与"阴湿"，阴湿者无汗，阳湿者有汗。章虚谷以恶寒与发热的多少区别"阳湿"与"阴湿"，但临床上应灵活看待，因"阴湿"虽湿未化热，但并不是不发热，而"阳湿"表证，恶寒较甚者亦非罕见。结合原文与自注内容，阳湿伤表的主证为恶寒发热，身重关节疼痛，汗出，苔黄腻。阳湿伤表证因湿中蕴热，治宜清热祛湿并举，不可偏废。选用芳香疏散透泄的药物为主，佐以淡渗利湿之品，此时不可误用辛温发汗，误汗可致湿邪蒸胸，上蒙清窍。

三、邪在气分

【原文】

湿热證，寒熱如瘧[①]，濕熱阻遏膜原。宜柴胡、厚朴、檳榔、草果、藿香、蒼术、半夏、乾菖蒲、六一散等味。（8）

【词解】

①寒热如疟：指患者出现寒热往来的症状，如患疟疾一般。

【释义】

本条论述湿热阻遏膜原的证治。"膜原"一词，首见于《素问·疟论》论"间日疟"，其云："其间日发者，由邪气内薄于五脏，横连于募原也。""募原"，即膜原。指胸膜与胸膈之间，明代吴又可认为是"夹脊之前，肠胃之后"，并首次将"膜原"概念用于温病辨证，成为一个证候概念，谓之"邪伏膜原"。表现为寒热起伏、舌质红绛而舌苔白厚滑腻如积粉者，属于半表半里证的一种类型。薛氏于首条自注中云："膜原者，外通肌肉，内近胃腑，即三焦之门户，实一身之半表半里也。"本条又自注"膜原为阳明之半表半里"，与此同义。若湿热秽浊之邪伏于膜原，阻于半表半里之间，枢机不利，则会出现恶寒发热交替，或寒热起伏不定，并可伴见胸痞、呕恶、舌苔白腻等。其治当开达膜原，辟秽化浊。用方可仿吴又可"达原饮"。方用柴胡透达少阳膜原之邪；厚朴、草果苦温燥湿；苍术燥湿健脾；半夏燥湿化痰，降逆止呕；藿香、石菖蒲芳香化湿；六一散由滑石、甘草组成，利湿泄热。薛氏用药偏于温燥，适于湿甚热微之证。对蕴热较重者可酌加黄芩、竹叶之品。

【临床应用】

"邪伏膜原"证多见湿热秽浊之邪侵袭，症见寒热起伏，连日不退，胸脘痞满，呕恶，便溏，尤在夏秋季更易见到。常以吴又可达原饮宣透膜原，辟秽化浊。

医案选录：舒某，男，31岁。高热10余天，某医院诊为"病毒性感冒"，经退热、抗生素治疗热仍不退。现症：体温39.6℃，头痛，不思饮食，口干喜冷饮，气粗面赤，便秘4日未行，舌红苔黄垢腻，脉弦数。辨证：湿热内郁，伏遏膜原。治以疏利泄热，通达膜原。方用达原饮加味：川朴12g，草果6g，槟榔15g，白芍10g，知母10g，黄芩10g，葛根12g，大黄6g，甘草10g。患者服2剂后自觉症减，头痛止，高热退，思饮食，体温37.7℃，舌红苔黄微厚，脉略数。效不更方，仍原方2剂。复诊热退体温正常，大便通畅，食纳如常。

陈明.温病名方验案说评[M].北京：学苑出版社，2001

【原文】

湿熱證，初起發熱，汗出胸痞，口渴舌白，濕伏中焦。宜藿梗、蔻仁、杏仁、枳壳、桔梗、郁金、苍术、厚朴、草果、半夏、乾菖蒲、佩蘭葉、六一散等味。（10）

【释义】

本条论述湿热阻于中焦湿重于热者的证治。本条所列证候为湿热病提纲证的初起典型证候，由湿热阻于中焦脾胃尚未化热所致。治宜宣气化湿，故用药以辛温芳化为主。方用杏仁、桔梗、枳壳轻宣肺气，取其气化则湿亦化；藿香、佩兰、菖蒲、蔻仁、郁金芳香辟秽，运脾化湿；苍术、厚朴、草果、半夏温燥中焦之湿；

【原文】

湿熱證，舌根白，舌尖紅，濕漸化熱，餘濕猶滯。宜辛泄佐清熱，如蔻仁、半夏、乾菖蒲、大豆黃卷、連翹、綠豆衣、六一散等味。（13）

【释义】

本条论述湿邪化热的证治。症见舌根白，舌尖红，为湿已化热之象。湿蕴化热，阻遏气机，可伴见胸痞、呕恶、口渴不欲饮、身热汗不解、脉濡数等。其治在用蔻仁、半夏、石菖蒲辛散开泄的同时，用大豆黄卷、连翘清热；六一散、绿豆衣清热利湿。本方较上条方增加了清热药，实为湿热两解之法。湿已化热，易耗津液，但余湿尚在，若妄投滋润又有助湿之弊，故佐以清热可达到保津存液的目的。

四、善后调理

【原文】

湿熱證，數日後脘中微悶，知饑不食①，濕邪蒙繞三焦。宜藿香葉、薄荷葉、鮮荷葉、枇杷葉、佩蘭葉、蘆尖、冬瓜仁等味。（9）

【词解】

①知饥不食：患者有饥饿感，但是不欲饮食，这是由于胃气尚未恢复，不能受纳饮食精微所致。

【释义】

本条论述湿热病后期余邪不尽、胃气未醒的证治。湿热病后期，湿热之邪已基本解除，但余湿未解，蒙绕三焦，导致三焦气机不畅，胃气未醒，而见胃脘痞闷、饥不欲食等症。治当以轻清芳化为法，方用藿香叶、薄荷叶、鲜荷叶、枇杷叶、佩兰叶、芦尖、冬瓜仁等甘淡轻清芬芳之品，以宣通阳气、畅利气机，气机得畅，则清阳四布，诸症得解。诸药中无一气味重浊之品，乃"治上焦如羽，非轻不举"之谓。若味厚重浊，则直驱下焦肝肾，不仅与本证无益，且味重之剂可恋邪碍胃，因此大病初愈、胃气未醒者忌用。

【临床应用】

湿热证后期湿热蒙绕中上二焦，一不可继续攻伐，以免伤正；二不宜过用滋补，以免敛邪。薛氏治以五叶芦根汤，以宣通气机为法，一可祛除余邪，二又不伤正气，三可醒脾和胃。待其脾胃调，阴阳和，病自愈。实为巧妙之用，其效可必。

医案选录：唐某，女，45 岁，因发热月余应诊。患者起病隐匿，渐至高热，按湿热外感治疗，热势减，但体温徘徊于 36.1 ～ 37.8℃，20 余日不退。就诊前用三仁汤加减，疗效似有若无。症见：低热多发于午后，热退时伴少量出汗，不饥，厌食，脘闷，渴喜热饮，倦怠，稍坐片刻即头晕目眩，舌质淡，苔白黄相间微腻，脉濡。证属湿余邪不尽，用薛氏五叶芦根汤方，1 剂热退尽，3 剂食量大增，诸症消失。

刘庆田.薛氏五叶芦根汤运用体会[J].广西中医药，1994，17（1）：37

第三章 吴鞠通《温病条辨》节选

吴鞠通，名瑭，淮安市人，（1758—1836年），清代著名医学家。吴鞠通出生于淮安市一个穷书生家庭。父吴守让，字逊夫，乾隆辛巳（1761年）秀才。吴鞠通青年时攻科举习儒，19岁时父亲病故，于是弃儒学医。后被选副贡入京，参与《四库全书》医书部分的抄写检校工作。一生悬壶，自26岁离淮后，主要在京城行医，晚年又云游大江南北，精究医术，通晓温病，以擅治急性发热性疾病闻名于世。对内科杂病、妇科、儿科、针灸以及心理疗法等颇有造诣。著有《温病条辨》《吴鞠通医案》《医医病书》三部医书。

《温病条辨》全书分七卷，以条文和注解相结合的方式对温病加以阐述。吴鞠通认为，温病有9种，温疫是其中最具传染性的一种，其他八种温病可以从季节及疾病表现上加以区分，这是对温病很完整的一种分类方法。

除此之外，书中创立了"三焦辨证"体系，这是继叶天士发展了张仲景的六经辨证，创立卫气营血辨证体系之后，在中医理论和辨证方法上的又一创举，并结合"卫、气、营、血"理论，创造性地提出温病辨证论治的纲领和方法，大大地丰富了中医学理论。《温病条辨》写成后，立即被广为传抄，在医学界引起轰动，深得当代及后世医家的重视和推崇。

第一节 上焦篇

一、温病大纲

【原文】

温病者：有风温，有温热，有温疫，有温毒，有暑温，有湿温，有秋燥，有冬温，有温疟。（1）

【释义】

本条论述了温病的范围及病因。吴氏根据病因和发病季节，将温病分为九种：初春感受风热，以肺卫表热证为主者，称为风温；春末夏初感受温热，以里热证为主者，称为温热（实指春温）；感染疠气秽浊之邪，互相传染，引起流行的温病，谓之温疫；除温病一般见症外，尚有局部肿毒特征的温病，谓之温毒；盛夏发生的以热盛为主的暑病，谓之暑温；长夏初秋发生的湿热性温病，谓之湿温；秋季感受燥热病邪而致的温病，谓之秋燥；冬季感受温热之气而致的温病，谓之冬温；而温疟是阴气先伤，夏伤于暑，阴伤而阳热亢盛的一种疟疾。

【临床应用】

温病病名虽多，但根据其病因和病证特点可分为温热和湿热两大类，风温、春温、冬温、暑温、秋燥、温毒，属于温热类；而湿温、伏暑，则属于湿热类。风温好发于冬春季节，以肺卫表热证为主，临床上大叶性肺炎、病毒性肺炎、急性支气管炎、上呼吸道感染、流行性性感冒与风温颇为类似，常见发热、微恶风寒、口微渴、咳嗽等症状；春温特点是初起即见里热炽盛证，好发于春季的流行性脑脊髓膜炎、病毒性脑炎、重症流感等病与春温相似，临床上常见高热、烦渴，甚至神昏惊厥；冬温一般发生于冬季，尤其是暖冬，是患者在冬季感受了非时之热邪，与冬季好发的流感以及一些急性支气管炎、肺炎类似，常见头痛、身疼、寒热无汗，或作呕逆；暑温多发生在夏季，可见壮热、烦渴、汗多、面赤等症，与流行性乙型脑炎、登革热、钩端螺旋体病、热射病等类似；秋燥好发于初秋，与秋季发生的上呼吸道感染、急性支气管炎、肺部感染类似，常见发热、微恶风寒、咳嗽、口鼻咽干燥等症；温毒则常见局部肿毒，与流行性腮腺炎类似；温疟好发于夏季，与疟疾、伤寒、副伤寒、沙门氏菌属感染、急性肠胃炎相似，常有发热、腹泻等症。而温疫则是由疠气引起的强烈传染性疾病，又分为温热疫、暑热疫与湿热疫，与禽流感、流行性出血热、登革热、霍乱、急性肝炎等强烈传染性疾病类似。

二、邪在卫分

【原文】

太陰風溫、溫熱、溫疫、冬溫，初起惡風寒者，桂枝湯主之；但熱不惡寒而渴者，辛涼平劑銀翹散主之。溫毒、暑溫、濕溫、溫瘧，不在此例。（4）

桂枝汤方（方见《伤寒论》）

辛凉平剂银翘散方

连翘一两　银花一两　苦桔梗六钱　薄荷六钱　竹叶四钱　生甘草五钱　芥穗四钱　淡豆豉五钱　牛蒡子六钱

上杵为散，每服六钱，鲜苇根汤煎，香气大出^①，即取服，勿过煎。肺药取轻清，过煎则味浓而入中焦矣。病重者，约二时一服，日三服，夜一服；轻者三时一服，日二服，夜一服；病不解者，作再服。盖肺位最高，药过重则过病所，少用又有病重药轻之患，故从普济消毒饮时时清扬法^②。今人亦间有用辛凉法者，多不见效，盖病重药轻之故。一不见效，遂改弦易辙，转去转远，即不更张^③，缓缓延至数日后，必成中下焦症矣。胸膈闷者，加藿香三钱、郁金三钱，护膻中；渴甚者，加花粉；项肿咽痛者，加马勃、元参；衄者，去芥穗、豆豉，加白茅根三钱、侧柏炭三钱、栀子炭三钱；咳者，加杏仁利肺气；二、三日病犹在肺，热渐入里，加细生地、麦冬保津液；再不解或小便短者，加知母、黄芩、栀子之苦寒，与麦、地之甘寒，合化阴气，而治热淫所胜。

【词解】

①香气大出：香气，指煎煮银翘散时挥发出来的浓浓气味。银翘散服法为煮散法，本方含挥发性药物成分较多，不宜久煮，约水煮5分钟时即会散发出浓浓的药味，此时药汁轻清，服之解表效用最佳。随着煎煮的时间延长，散发的药味即逐渐变淡，而药汁变浓，则入中焦。提示银翘散不宜久煎。

②从普济消毒饮时时清扬法：指银翘散服法可仿照普济消毒饮要求服用。普济消毒饮，出《东垣试效方》，其方后注曰："上方为末，汤调，时时服之。"即采用多次少量的服法，即为"时时清扬法"。即"病重者，约二时一服，日三服，夜一服；轻者三时一服，日二服，夜一服"。

③即不更张：更张，更换的意思。指即使不更换方子，如果不按照"时时清扬"之服法，亦不能取得较好疗效。

【释义】

本条论述温病初起邪在卫分的证治及治禁。风温、温热、温疫、冬温4种温病初起，皆可表现为邪在卫分。吴氏以"恶风寒"和"不恶寒"作为药用辛温和辛凉的依据，但临证时应结合其他表现互参。一般温病初起邪在卫分，常见发热无汗，或汗出不畅，微恶风寒，口微渴，头痛，咽痛，咳嗽，舌尖红，苔薄白，脉浮数。若恶风寒较著系表邪偏盛，可借辛温之剂暂解其表，但不可投麻、桂之类辛温峻汗之剂，更不可过用、再用，以免助热化燥。恶寒较轻而热重者，用银翘散之辛凉以疏解之。

辛凉平剂银翘散是温病初起，邪在卫分的代表方，为治疗温病上焦证的首方。本方组成宗《素问·至真要大论》"风淫于内，治以辛凉，佐以苦甘"之法则，方用银花、连翘、薄荷辛凉透邪，清热解毒，芳香辟秽；伍以芥穗、豆豉助其发表透邪；桔梗宣肺利咽；竹叶、芦根清热生津。本方配伍特点有二：一是方中重用银花、连翘各一两，乃借其二药寒凉芳香，既能入肺清热解毒，又能达表宣畅气机。二者相须为用，既清且透，以收清热而不遏气，透邪而不伤津之效。二是在大队辛凉中配以小量（芥穗、豆豉）辛温之品，使其温而不燥，其意不在发汗祛邪，而在于开郁以畅气机，既利于透邪，又不悖辛凉之旨，待表清里和，营卫通畅，津液得以敷布，自然微汗出而愈。诸药合用，共奏辛凉透表、清热解毒、芳香辟秽之功，称之为"辛凉平剂"。

服用本方应注意其煎服方法：①杵为散，芦根汤轻煮送服。②服法采用"时时清扬"法，多次少量服用。病重者日三夜一，病轻者日二夜一。否则，会影响疗效。③不轻易更方。④可据症加减。

【临床应用】

银翘散主治风温初起，邪在卫分引起的发热头痛，微恶风寒，口渴咽痛之证。临床用于治疗咽炎、疱疹性咽峡炎、扁桃体炎之咽痛，肺炎、急性上呼吸道感染之咳嗽，以及湿疹、药物性皮炎之皮肤性疾病，病机属于风热外侵、风热犯肺，或肺经郁热者。

医案选录

1.王某，男，24岁，学生，1989年4月9日初诊。昨日活动后汗出当风，今晨起发热恶寒（体温38.7℃）。伴见头痛，咽痛，口渴，轻微咳嗽无痰，舌苔薄白，舌尖红，脉浮数。证属风热袭肺，肺卫失宣。治宜辛凉宣透。方选银翘散加味：银花、连翘各12g，杏仁、桔梗、牛蒡子、芦根、玄参、竹叶各10g，豆豉、荆芥穗、薄荷、甘草各6g。服用2剂后，恶寒罢，发热除。但仍感口渴，伴轻咳。以原方去豆豉、芥穗，加桑叶10g宣肺止咳、天花粉15g生津止渴，再服1剂而愈。

陈明.温病名方验案说评[M].北京：学苑出版社，2001

2.王某，女，75岁，1987年9月25日初诊。咳嗽，左侧胸闷痛5天，原有慢性咳嗽史10余年。现咳嗽、痰黄，不易咯出。兼有发热，身痛，咽干欲饮，舌质红，苔薄黄腻，脉细数。查：体温38℃，双肺呼吸音粗糙，左肺叩诊浊音。胸透示两肺纹理增加，左上、下肺野有片状影，诊断为慢支炎、肺气肿并左肺感染。证属风热咳嗽，治以疏风清热、肃肺化痰。方用银花20g，连翘10g，竹叶10g，淡豆豉10g，荆芥10g，杏仁10g，桔梗5g，鱼腥草15g，黄芩10g，前胡10g，法夏10g，枇杷叶10g，甘草10g。5剂。二诊，药后热退，诸症减轻，唯感口渴欲饮。原方去荆芥，加沙参10g。5剂。三诊，精神好转，纳谷有增。稍有咳嗽，咯痰色白，易咯出。胸透示：两侧肺纹理增多。原方续进5剂后，以香砂养胃丸善后调理。

陈明.温病名方验案说评 [M].北京：学苑出版社，2001

【原文】

太陰風溫，但咳，身不甚熱，微渴者，辛涼輕劑桑菊飲主之。（6）

辛涼輕劑桑菊飲方

杏仁二錢　連翹一錢五分　薄荷八分　桑葉二錢五分　菊花一錢　苦桔梗二錢　甘草（生）八分　葦根二錢

水二杯，煮取一杯，日二服。二、三日不解，氣粗似喘，燥在氣分者，加石膏、知母；舌絳暮熱，甚燥，邪初入營，加元參二錢、犀角一錢；在血分者，去薄荷、葦根，加麥冬、細生地、玉竹、丹皮各二錢；肺熱甚加黃芩；渴者加花粉。

【释义】

本条论述风温初起以咳为主之证治。"但咳"，为强调咳嗽是本条主症。身热不甚、口微渴，说明受邪轻浅。此证由风热犯肺，肺失宣畅所致，病情较轻，故用桑菊饮，以宣肺清热止咳。本方桑叶、菊花轻清宣透肺中风热之邪，且菊花于秋，味芳香，以宣上清肺；桑叶经霜，其纹如络，故入肺络而宣肺。二药合用疏散上焦风热，清肃肺中热邪，是为主药。辅以薄荷辛凉，连翘苦寒，杏仁桔梗辛宣，葦根入肺生津止渴，甘草调和诸药。共奏疏风清热，宣肺止咳之效。因本方宣透表热的作用较"辛凉平剂"银翘散为轻，故为"辛凉轻剂"。又因方中用了杏仁、桔梗等宣肺止咳药物，所以更适宜表热不甚，咳嗽较明显者。

【临床应用】

桑菊饮在临床上多用于风温初起，邪伤肺络证，包括感冒引起的发热、咳嗽、头痛等症，亦可用于风热犯肺引起的其他肺系疾病，如鼻衄、肺经郁热的痤疮、风热犯肺上攻于目的天行赤眼（流行性结膜炎）等。

医案选录：患者，男，9岁。昨日突然恶寒、发热、头痛、全身酸痛，鼻塞流涕，咳嗽声重，时有喷嚏，咽喉疼痛。舌红苔薄黄，脉浮数。体温39.2℃。肺部听诊呼吸音粗糙，可闻及干性啰音。诊断：时行感冒。辨证属于风热犯肺，宣肃失职。治以疏风清热，宣肺止咳。方选桑菊饮加减。处方：霜桑叶15 g，滁菊花15 g，净连翘15g，光杏仁10g，浙贝母10g，薄荷叶（后下）6g，苦桔梗10g，干芦根30g，大青叶30g，贯众6g，鱼腥草30g，生甘草10g。服药3剂，恶寒、发热、头痛、全身酸痛、咳嗽等症状明显减轻，体温38.5℃。原方去贯众，继续服药4剂，以上症状消失，体温37.2℃，已无咳嗽，也无明显不适。

杨海霞，郭欢，黄桂成，等.桑菊饮治疗感染性急病[J].中医临床研究，2019，11（23）：32

三、邪在气分

【原文】

太阴温病，脉浮洪，舌黄，渴甚，大汗，面赤，恶热者，辛凉重剂白虎汤主之。（7）

辛凉重剂白虎汤方

生石膏一两（研）　知母五钱　生甘草三钱　白粳米一合

水八杯，煮取三杯，分温三服。病退减后服，不知再作服。

【释义】

本条论述温热入阳明气分的证治。温病，邪入阳明，见脉浮洪、苔黄、面赤、恶热不寒，为邪在气分，肺胃同病，里热蒸腾，气血涌外的表现。其渴甚，大汗，则是热盛逼津外泄而饮水自救之象。故用辛凉重剂白虎汤，以大清气热，清热保津。

白虎汤以石膏为君，石膏味辛而性寒，味辛能散，性寒能清，有清热解肌，达热出表之功；配以知母，助石膏清热泻火，兼能滋阴润燥；伍甘草、粳米益气生津，以防火热伤气耗阴使祛邪而不伤正。本方药重力猛，清气分之大热，故称"辛凉重剂"。

【原文】

白虎本為達熱出表，若其人脈浮弦而細者，不可與也；脈沉者，不可與也；不渴者，不可與也；汗不出者，不可與也。常須識此，勿令誤也。（9）

【释义】

本条论述白虎汤的禁例。白虎汤为辛寒清气，达热出表之剂，是治疗气分热盛的代表方，但用时要详察脉证，以免用之不当，祸不旋踵。吴氏结合自己的临床体会专论白虎汤四禁，以警示后人。

"脉浮弦而细者，不可与也。"脉浮为外感邪气，脉弦为病在半表半里，气机郁滞，脉浮弦为病邪仍偏于肌表。脉细主阴亏血少，故脉浮弦细并见，为阴虚外感之体，非白虎汤所适用的里热证，用之有伤阴耗血之弊，故虽有热象，也不可用白虎汤。

"脉沉者不可与也。"脉沉可见沉实有力或沉而无力，若脉沉实有力，多为燥屎内结之阳明腑实证，治当攻下，非白虎汤力所能及，故不可用白虎汤治疗；若脉沉而无力，则多见于肾阳衰微之证，肾阳衰微，火不归原，浮阳外越，假热真寒，也可见身热、面赤、口渴之假象，然其身热却欲覆衣被，面赤却为浮红娇嫩、口渴而不欲饮或喜热饮，与白虎汤证之壮热、口渴饮冷、满面红赤截然不同，此断不可用用白虎汤，否则必有亡阳之虞。又有中气素虚、脉沉之患者，亦每见身热、自汗，状似白虎汤证，然其病机为气虚阳浮，故身热多发于劳累耗气之后，汗出乃因气虚不能固表，且又兼见气短、神疲、脉沉弱无力等，与白虎汤证不同。

"不渴者，不可与也。"虽发热而口不渴，为湿热之证，因湿热未化燥伤津，故口不渴，治疗不可用白虎汤，以防冰伏湿邪。也有温病热入营血，而反口不渴者，但舌必绛，脉必细，身灼热，与白虎汤证亦显然有别。

"汗不出者，不可与也。"温病身热而汗不出者，或为表有寒邪，或为津液大亏。如暑温病中的寒湿困表，暑热内蕴之证，是外感寒湿，困束肌表，闭塞腠理，暑热内蕴不得外发，其人虽有身热、口渴、面赤等暑热里证，但又有恶寒无汗、头身重痛等寒湿表证，治当解表与清暑并施，方用新加香薷饮，而不宜用白虎汤单纯清其里热，以防寒凉郁遏，反致表闭病深。因此凡有寒邪困束而汗不出者，虽有高热，亦不可用白虎汤。而温病津液大亏，无作汗之源，亦可见身热、口渴而汗不出，当以养阴生津之法，治用甘寒之品清热生津，亦不能单用白虎汤大寒清热之剂。

四、气血两燔

【原文】

太陰溫病，氣血兩燔者，玉女煎去牛膝加元參主之。（10）

玉女煎去牛膝熟地加細生地元參方（辛涼合甘寒法）

生石膏一兩　知母四錢　元參四錢　細生地六錢　麥冬六錢

水八杯，煮取三杯，分二次服，渣再煮一鐘服。

【释义】

本条论述太阴温病气血两燔证的证治。气分邪热未解，又见热入营分，或邪热较盛，炽气劫营，导致气血两燔证。邪热在气，弛张燔盛，可见壮热、目赤、头痛、口渴饮冷、心烦燥扰，或大渴引饮、头痛如劈、骨节烦疼、烦躁不安，甚则昏狂谵妄。热入营分，则斑疹隐隐，或发斑、吐衄。舌绛，苔黄，脉弦数或洪大有力。治当气营两清，选用玉女煎去牛膝、熟地黄，加细生地、元参方。玉女煎为明代张景岳方，吴氏将其改良用于气营两燔证。方用石膏、知母清气分邪热；细生地、麦冬清营滋阴。因牛膝性质趋下，与病位在上焦的病证不相符合，故去之；因熟地黄性温而重浊，不如生地黄性凉而清润，后者又善清血分之邪热，故将熟地黄易为生地黄。元参清热解毒，养阴生津，壮水制火，又可预防咽痛、失血等病证的发生，故加之。

【临床应用】

《景岳全书·卷五十一·寒阵》云："玉女煎，治水亏火盛，六脉浮洪滑大，少阴不足，阳明有余，烦热干渴，头痛牙疼，失血等证。"吴氏用本方去牛膝、熟地黄，加细生地、元参，用于太阴温病气血两燔证之发热出血性疾病，如过敏性紫癜、流行性出血热等。

医案选录：徐某，男，47岁。患者反复牙龈出血一年余，曾服西药未见显效，每因上夜班或劳累而复发。牙龈无红肿，纳食一般，大便干结，2～3日1次，小便正常。舌质红，少苔，脉细而微数。证属肾阴不足，虚火上炎。拟玉女煎加味：鲜生地30g，生石膏20g，知母9g，麦冬10g，怀牛膝10g，黄柏10g，天花粉10g，仙鹤草10g，藕节炭10g，茜草炭10g，生甘草3g。服5剂病情得到控制，续服 10 余剂痊愈。

陈明 . 温病名方验案说评 [M]. 北京：学苑出版社，2001

五、邪在营分

【原文】

太阴温病，寸脉大，舌绛而乾，法当渴，今反不渴者，热在营中也，清营汤去黄连主之。（15）

清营汤方

犀角三钱　麦冬三钱　银花三钱　生地五钱　丹参二钱　连翘二钱（连心用）　元参三钱　黄连一钱五分　竹叶心一钱

上药水八杯，煮取三杯，日三服。

【释义】

本条论述上焦手太阴肺经邪热入于营分证治。温病始于手太阴，今寸脉大，知上焦热重，也是手太阴温病应有之脉象。舌绛而干，知病位虽在上焦，但病邪已不在卫、气，而已深入营分。舌绛，乃营分证之特殊舌象。邪入营分，蒸腾营阴，上泛于口，故反而不渴，此与卫分证之微渴、气分证之大渴明显不同。纵观《温病条辨》上焦篇第 30 条、第 33 条、第 34 条及中焦篇第 20 条等所述，热入营分，是以身热夜甚、心烦不寐、时有谵语、斑疹隐隐、舌绛而干、脉数为临床特征。

病在营分，治当以清营泄热为主，正如《素问·至真要大论》所言："热淫于内，治以咸寒，佐以苦甘。"方用清营汤。本方用咸寒之犀角（现用水牛角代替）、甘寒之生地黄清营凉血为主；伍以元参、麦冬养阴清热。"入营犹可透热转气"，故在清营凉血的同时，伍以轻清透气之品，促使邪热由营分透出气分，从气分而解。故方中又伍以银花、连翘、黄连、竹叶四味清热解毒以透邪外出。又恐邪热与瘀血相结，故配丹参活血兼清瘀热。全方合用，共奏清营、透气、养阴、活血之功。本条去黄连者，为恐黄连苦燥，耗伤营阴之故。所谓"不欲其深入"，即不要让营阴更加耗伤的意思。

【临床应用】

清营汤临床可用于治疗发热性疫病之热入营分者，如乙型脑炎、流行性脑脊髓膜炎、流行性出血热、钩端螺旋体病、咽喉炎、扁桃体炎、大叶性肺炎等病的极期或后期，临床表现主要为发热夜甚，斑疹隐隐，舌红绛，脉细数者。由于清营汤可清营解毒、透营转气，所以也可用于多种疑难杂病辨证为热入营血者，如过敏性紫癜、银屑病、药物性皮炎、结节性红斑、白塞病等。临床应用本方，尤应严格掌握舌诊，以舌质红绛、无苔或少苔而干燥者为宜。若见舌质绛而苔白滑，为夹有湿邪，不可妄用本方，因生地黄、玄参、麦冬等滋腻之品可助湿留邪，导致病情缠绵难愈。

医案选录：曾某，女，6岁，1993年5月22日初诊。其母代诉：患儿素体瘦弱，于2天前突然高热39.8℃，伴有头痛，咳嗽，流涕，欲呕，烦躁不安，胸腹隐见针尖样大小的红点。医院诊断为上呼吸道感染。随即给予复方安基比林、柴胡注射液、青霉素、麦迪霉素、强的松等药治疗，患儿体温逐渐下降至正常。可傍晚体温又徐徐上升，至晚上9时，体温高达40℃。于是继续使用上述西药退热消炎，并增加青霉素剂量，继续观察1天。第二天傍晚依然高热。血常规：WBC $8×10^9$/L。其母邀余进行中医会诊。刻诊症见：患儿面色红赤，胸腹红疹隐隐，烦躁不安，口渴，壮热，舌红绛而干，脉细数。诊断为风温，证属气营同病。治以凉营解毒，透热养阴。方选清营汤加味。处方：水牛角（先煎）60g，银花6g，连翘、竹叶、玄参、丹参、麦冬、生地黄各10g，黄连3g，板蓝根15g。每日1剂，3碗水，先煎水牛角20分钟后加余药煎成1碗，分3次服，每次间隔3小时。在煎煮中药的同时，针刺患儿十宣穴放血泄热，然后接着推按大椎、曲池、合谷等穴，致患儿微微汗出时为止。患儿慢慢安静入睡，体温亦渐下降，降至38℃。效不更方，嘱仍按原方药续服1剂。是日晚顺访，患儿体温已正常，红疹消退，并与邻居孩童在玩耍。

陈明.温病名方验案说评[M].北京：学苑出版社，2001

六、温毒

【原文】

温毒咽痛喉肿，耳前耳后肿，颊肿，面正赤，或喉不痛但外肿，甚则耳聋，俗名大头温[①]、虾蟆温者，普济消毒饮去柴胡、升麻主之。初起一、二日，再去芩、连，三四日加之佳。（18）

普济消毒饮去升麻柴胡黄芩黄连方

连翘一两　薄荷三钱　马勃四钱　牛蒡子六钱　芥穗三钱　僵蚕五钱　元

参一两　银花一两　板蓝根五钱　苦梗一两　甘草五钱

上共为粗末，每服六钱，重者八钱。鲜苇根汤煎，去渣服，约二时一服，重者一时许一服。

【词解】

①大头瘟：是因感受天行邪毒侵犯三阳经络而引起的以头面焮红肿痛、发热为主要特征的温疫病。又称大头病、大头风、虾蟆瘟、大头天行等。多发于冬春两季。由于人体正气不足，感受时行风热邪毒而成。

【释义】

本条论述大头瘟的证治。大头瘟，又称虾蟆温，属于温疫病的一种，临床以咽痛喉肿、耳前后肿、颊肿等头面焮肿热痛为特点。多发于冬春两季，为人体正气不足时感受风热邪毒所致。本病以邪在肺胃气分为主，邪毒内陷，亦可深入营血，耗血散血；或伤肝动风，神昏惊厥。治当清热解毒、疏风消肿，方用普济消毒饮。

普济消毒饮为治大头瘟的著名方剂，原方用牛蒡子、薄荷、柴胡、僵蚕等透卫泄热，以解肺卫风热时毒；用黄芩、黄连直清气分之火热；连翘、板蓝根、马勃、玄参解毒消肿；升麻、桔梗载药上行，兼疏散风热；陈皮以和中护胃；甘草以解毒，调和诸药。本条吴氏用本方加减，去柴胡、升麻以防升散太过；去黄连、黄芩者，乃治上焦而无犯中焦，防其苦寒败胃。

【临床应用】

普济消毒饮是治疗大头瘟的著名方剂，现代临床常用于治疗颜面丹毒、腮腺炎、扁桃体炎、乳蛾、猩红热、腺样体肥大、甲状腺炎、头面部带状疱疹、痤疮、淋巴结炎伴淋巴管回流障碍等属于风热邪毒蕴结者。

医案选录：林某，女，5 岁。初起恶寒发热、头痛、咽喉肿痛、吞咽困难、流涎、咳唾、面红、烦躁不安已 3 日。检查：双侧扁桃体肿大，表面附有白色脓点样渗出物，悬雍垂、软腭充血红肿，双侧颈前淋巴结肿大，耳后部、颈部、胸背部有大量猩红色痧疹，两腋下、肘窝及腹股沟等处有较明显的线状疹，舌质红绛，苔灰白，脉浮数。血 WBC13×10^9/L，N0.80，L0.20；尿蛋白（+）；C 反应蛋白（+）。治宜疏散透邪，清化热毒。选用普济消毒饮（儿童剂量），水煎服，日 1 剂。外用锡类散吹喉，扫痰腐、消恶毒。连服 5 剂，热退、咽利，痧疹依次脱屑，复查血、尿均恢复正常。继用养阴清肺汤以固疗效。

张福荣.普济消毒饮在某些急性传染病中的应用 [J]. 中国中医急症 1994，（2）：74

七、暑温

【原文】

小儿暑温，身热，卒然痉厥，名曰暑痫①，清营汤主之，亦可少与紫雪丹。（33）

【词解】

①暑痫：病名。为暑温重证，可见神昏、痉厥等证候。为暑热炽盛，引动肝风所致。

【释义】

本条论述小儿暑痫证治。小儿脏腑娇嫩，稚阴稚阳，若感受酷烈之暑邪，极易过卫入营，深入厥阴，热闭心包，引动肝风，出现身热、神昏、发痉等症，称暑痫，又名"急惊风"。治疗用清营汤清营泄热，保护阴液，并用紫雪丹开窍、息风、止痉。但在临床上，小儿暑痫并非都属营分证，气分、血分阶段亦可见到，故治疗时还应"观其脉证，知犯何逆，随证治之"。

八、湿温

【原文】

头痛恶寒，身重疼痛，舌白不渴，脉弦细而濡，面色淡黄，胸闷不饥，午后身热，状若阴虚，病难速已，名曰湿温。汗之则神昏耳聋，甚则目瞑①不欲言，下之则洞泄②，润之则病深不解，长夏深秋冬日同法，三仁汤主之。（43）

三仁汤方

杏仁五钱　飞滑石六钱　白通草二钱　白蔻仁二钱　竹叶二钱　厚朴二钱生薏仁六钱　半夏五钱

甘澜水八碗，煮取三碗，每服一碗，日三服。

【词解】

①目瞑：闭目。

②洞泄：原指食后即泻，泻下物完谷不化，此指泻下无度。

【释义】

本条论述湿温初起证治及治禁。湿温病是由湿热病邪引起的外感热病，多发于夏秋之交，有起病缓、传变慢、病情缠绵难愈等特点。该病初起，病偏上焦，卫气同病。病情发展，则病变主要稽留于气分，以脾胃为病变中心。若湿困于表，营卫被遏，则头痛恶寒、身重肢倦；湿困于里，脾胃受阻，气机不展，则面色淡黄、胸闷不饥，舌白不渴；湿郁化热，湿蕴热伏，则见午后身热，状若阴虚之象。脉弦细而濡，为湿邪遏阻气机所致。

湿温初起治疗注意"三禁"。其一禁汗：若见恶寒头痛、身重肢倦，误认为伤寒而用辛温发汗之药，则可致湿热蒸腾而上蒙清窍，出现神昏、耳聋、目闭等湿蒙清窍之症。其二禁下：若见胸闷脘痞等湿热阻滞脾胃之症，误以为胃肠积滞而妄用苦寒攻下，则脾阳受损，脾气下陷，湿邪下趋而为洞泄。其三禁润：若见午后身热等而误以为阴虚，妄用滋腻阴柔之药，势必使湿邪锢结难解，病情加重而难以治愈。对于湿温初起而湿重于热者，治当芳香辛散，化湿和胃。方用三仁汤。本方用杏仁以开宣上焦肺气；白蔻仁加厚朴、半夏以芳香化浊，理气燥湿；生薏苡仁加滑石、通草以淡渗利湿；伍以竹叶，以清宣郁热。

【临床应用】

三仁汤是治疗湿温初起，邪遏卫气的名方。具有芳香宣气化湿之功，能轻开肺气，宣化湿邪。本方临床应用相当广泛，可治疗痰湿蕴肺的咳嗽，如肺炎、支气管扩张等；胃肠湿热证，如浅表性胃炎、急慢性结肠炎、黄疸型肝炎等；湿热蒙蔽清窍之眩晕、心悸、耳聋、精神障碍等，以及湿热下注之尿路感染、肾炎等。

医案选录：李某，男，71岁，1997年5月12日就诊。四月某日因洗头受凉，病发热恶寒如疟状，一直按感冒治疗，注射青霉素、链霉素半月，热仍不解。又服中药解表剂，辛温、辛凉皆尝用，病无起色。现已发热25天，体温38.5℃，并伴有恶寒，身重，头目不清，口渴不欲饮，脘闷不饥，大便不实，舌苔白腻，脉濡。体检及辅助检查未发现异常。辨为湿温证。处以三仁汤原方：杏仁10g，白蔻仁12g，生薏仁12g，半夏10g，滑石15g，厚朴10g，通草6g，淡竹叶6g。服1剂即热退。三日后热虽又起，但温度偏低，续服1剂热退身畅而瘥。

崔应珉，陈明.尚炽昌运用三仁汤的经验[J].黑龙江中医药，1998（5）：2

九、秋燥

【原文】

秋感燥氣，右脈數大，傷手太陰氣分者，桑杏湯主之。(54)

桑杏湯方（辛涼法）

桑葉一錢　杏仁一錢五分　沙參二錢　象貝一錢　香豉一錢　栀皮一錢
梨皮一錢

水二杯，煮取一杯，頓服之，重者再作服（輕藥不得重用，重用必過病所。再一次煮成三杯，其二、三次之氣味必變，藥之氣味俱輕故也）。

【釋義】

本条论述温燥初起病在肺卫的证治。秋季外感燥邪而发秋燥，病在肺卫，但有温燥、凉燥之别，由"右脉数大"可知，本条所言是外感温热燥邪而致的温燥。吴氏在本条下自注云："其由于本气自病之燥证，初起必在肺卫，故以桑杏汤清气分之燥也。"本条叙证简略，以方测证，当有发热，微恶寒，干咳无痰，口、鼻、唇、咽、舌干燥，舌苔薄白而干等燥热伤津、肺燥气逆之见症，则用桑杏汤。

桑杏汤主治温燥侵肺之轻证。方以桑叶、豆豉宣散肺中邪气；以杏仁平拟肺中逆气；沙参、贝母、梨皮滋润肺中燥气；栀子清泄胸中之热。诸药合用，共奏清宣温燥、润肺止咳之功。本证为本气自病，证较轻浅，故药量宜轻清灵透，不可过大，且煎煮时间亦不可过长，否则药过病所，反难取效，此即本方后注所云"轻药不得重用"之义。

【临床应用】

桑杏汤是用于治疗温燥外袭、肺卫受邪之咳嗽轻证的代表方，以身微热、干咳无痰，或痰少而黏、脉浮数为辨证要点。现常用本方治疗外感温燥，灼伤肺津证，如上呼吸道感染、慢性支气管炎、支气管扩张咯血、百日咳等。

医案选录：患者甲，男，50岁，2016年9月2日初诊。自诉于1月前因劳累受风后出现喉痒干咳，伴少量黏痰，咳痰不爽，伴有畏寒无汗、发热、头痛、鼻塞、口干等症状，就诊于当地某医院，行胸部正侧位X线检查，未见明显异常。予痰热清、阿奇霉素（具体剂量不详）等药物治疗，咳嗽、咳痰、发热、头痛等症状稍缓，停药后咳嗽复发。刻下症见：阵发性咳嗽，遇异常气味或吸入冷空气后加重，伴中等量白色黏痰，咳痰不爽，口干咽燥，腹胀，纳差，睡眠欠佳，身体困重乏力，小便量少色黄，大便黏腻，排便不爽，舌胖大边有齿痕质红少津苔白，脉沉细。查体：咽部充血貌；血氧：96%，双肺呼吸音粗，未闻及明显干湿性啰音。辅助检查：血常规、血沉、心电图未见明显异常；肺功能示：①轻度阻塞性通气功能障碍；②支气管舒张实验阴性。西医诊断：感染后咳嗽。中医诊断：咳嗽。证属风燥犯肺兼脾虚痰阻型。治以疏风润燥行气法。处方：桑叶 15g，炒苦杏仁 10g，北沙参 10g，浙贝母 10g，淡豆豉 10g，炒牛蒡子 10g，桔梗 10g，蜜麻黄 10g，连翘 15g，藿香 10g。5 剂，每日 1 剂，水煎 500mL，分两次口服。2016 年 9 月 8 日二诊，服药后咳嗽症状明显减轻，咳痰量少色白，食少，腹胀，睡眠可，身体困重乏力，小便正常、大便稀，舌胖大边有齿痕质红苔白，脉沉细。乃外邪去而脾胃功能未复，再以调理脾胃善后。

秦大凯，王兰娣，杨永亮，等.王兰娣采用桑杏汤治疗感染后咳嗽病经验浅析 [J]. 中医临床研究，2019，11（28）：114

【原文】

燥伤肺胃阴分，或热或咳者，沙参麦冬汤主之。（56）

沙参麦冬汤（甘寒法）

沙参三钱　玉竹二钱　生甘草一钱　冬桑叶一钱五分　麦冬三钱　生扁豆一钱五分　花粉一钱五分

水五杯，煮取二杯，日再服。久热久咳者，加地骨皮三钱。

【释义】

本条论述燥热损伤肺胃阴液的证治。燥热伤于肺胃，损伤肺胃阴津，阴虚阳气不敛则发热。肺阴不足，其气燥逆，则见咳嗽，一般表现为干咳无痰或少痰，伴有咽喉干痒等。此肺胃之阴明显受损，较上条桑杏汤证阴伤为甚，故曰"燥伤肺胃阴分"。本证多见于秋燥病后期阶段，燥热大邪已退，但津液未复，常见有身热不甚，干咳不已，口干舌燥，舌红少津，脉虚细。治当甘寒滋润，清养肺胃。方用沙参麦冬汤。

沙参麦冬汤主用沙参、麦冬养阴清热润燥；玉竹、天花粉养阴润燥生津；冬桑叶轻清宣透、疏邪布津，一可凉透燥热而外出，二可宣降肺气以布津，载轻清之药上行，三可凉肝以防肝火风阳之升动；生扁豆甘平和中，既鼓舞脾胃生津之源，又可防止甘寒滋腻碍胃之弊；生甘草甘平和中，调和诸药。诸药合用，清热润燥生津，以复阴液。

【临床应用】

沙参麦冬汤针对肺胃阴伤的病机，具有清养肺胃、润燥生津的功效。临床上可用于多种疾病之燥热咳嗽，如支气管炎、肺炎、哮喘等，以及发热疾病，如白喉、手足口病、猩红热等的后期。凡热病后期热势渐退而阴液耗伤所引起的病证，均可用沙参麦冬汤加减治疗。

医案选录：关某，女，48 岁，于 2018 年 10 月 25 日初次就诊。患者自诉 3 个月前因剧烈运动后洗澡时不慎受凉出现感冒，症见头痛乏力，咳嗽咳痰，鼻塞流涕，咽干咽痛等，自服抗生素、镇咳药及化痰药物 1 周左右未愈。后出现间断发热，体温最高达 38.6℃，遂于当地医院就诊，拟诊急性上呼吸道感染，予以解热镇痛类药物退热及抗生素抗感染等对症治疗 1 周后，患者鼻塞流涕、头痛发热、咳痰等症状逐渐好转。复查胸部 X 线、血常规 +CRP 等均未见明显异常。但患者仍遗留咳嗽，缠绵不愈，间断发作 2 月余，遂来就诊。刻诊：患者诉咳嗽，以干咳为主，呈顿咳，夜间多见，咳嗽时或伴胸部隐痛，少痰甚或无痰，偶有午后潮热，盗汗，口干，食欲欠佳，夜寐易醒，大便 1～2 日 1 解，质干结，小便可，无咽干咽痛、心慌心悸、头晕头痛等不适。体格检查：一般情况可，神清，精神一般，口唇无紫绀，咽部无红肿，右肺呼吸音稍粗，未闻及异常呼吸音，心率 93 次 / 分，节律整齐，无杂音，腹软、无疼痛，双下肢不肿。舌质红边缘少苔，脉弦数。既往体健，否认病史。辅助检查：血常规 +CRP：大致正常；全胸正侧位片：未见明显异常。西医诊断：感染后咳嗽；中医诊断：咳嗽（肺阴耗伤证）。治以滋阴润肺、清热止咳，选用沙参麦冬汤合二母散化裁：北沙参 15g，麦冬 15g，玉竹 10g，天花粉 10g，甘草 10g，浙贝母 15g，瓜蒌仁 10g，知母 10g，紫菀 15g，桔梗 10g，茯苓 10g，百部 15g，玄参 10g，山药 10g，远志 10g，地骨皮 10g，黄芩 10g。14 剂。2018 年 11 月 10 日二诊，患者诉咳嗽频率较前减少，前胸隐痛、睡眠及饮食较前改善，仍有汗出少许，在原方基础上去远志、山药、玄参，加浮小麦 15g，枳壳 15g，14 剂。服后咳愈。

林雪娇，杨毅.沙参麦门冬汤合二母散加减治疗感染后咳嗽经验.中医药临床杂志，2019，31（12）：2249

【原文】

燥氣化火，清竅不利①者，翹荷湯主之。（57）

翹荷湯（辛涼法）

薄荷一錢五分　連翹一錢五分　生甘草一錢　黑梔皮一錢五分　桔梗二錢

綠豆皮二錢

水二杯，煮取一杯，頓服之。日服二劑，甚者日三。

耳鳴者，加羚羊角、苦丁茶；目赤者，加鮮菊葉、苦丁茶、夏枯草；咽痛者，加牛蒡子、黃芩。

【詞解】

①清竅不利：是指感受燥熱毒邪以後，邪從火化，上扰清竅，以致头面诸窍为燥火所伤，出现耳鸣、目赤、龈肿、咽痛等症者。

【释义】

本条论述燥气化火，上干清窍的证治。燥气化火，是指燥热邪气化火。燥气化火，上扰清窍，而致清窍不利。吴氏在本条下自注云："清窍不利，如耳鸣、目赤、龈胀、咽痛之类。"火邪上炎，气血壅滞，郁结不散，导致头部官窍不利，故见耳鸣、目赤、齿龈肿痛、咽部肿痛诸症。其治疗当遵《内经》"火郁发之"之法，方用翘荷汤宣郁透邪，发其郁火。

【临床应用】

翘荷汤可用于治疗多种外感、内伤杂病，如治疗小儿外感高热，既可内服，又可灌肠；可治疗燥气化火、清窍不利的头面五官诸症，如急性扁桃体炎、急性咽炎、神经性耳鸣、早期干燥综合征等。

医案选录：一老妪，耳鸣数年，半年前因与儿媳不睦，发生争执，气急之中，突发耳聋。四处迎医，遍尝药石，皆无效验。视其所服处方，厚及半寸，或以肝火而苦寒折之，或以肾虚而咸寒滋之。西医进行多项检查，均未见异常。经友介绍，延余诊治。刻下：耳闭不聪，右耳尤甚，左耳稍有听力。心中懊恼，失眠多梦，口微渴，舌微红，脉滑而弦，关上明显。脉证相参，诊为燥气上扰，肺气郁闭，清阳壅遏不升之候。右耳聋甚，以"肺藏于右"故。关上脉滑，肺有郁闭也。并有清阳郁而化热之象。治当宣肺开窍，升阳散火。忆其《温病条辨》"燥气化火，清窍不利者，翘荷汤主之"一条，正与本证相合。又虑病起于情志内伤，故试用本方合通气散（木通、香附）加味：连翘6g，薄荷 6g，桔梗 6g，黑栀皮 6g，绿豆皮 6g，木通 3g，香附 12g，蝉蜕 6g，路路通 10g。9 剂而愈。

陈明. 论肺主治节及其临床意义. 中国医药学报 [J].2000，15（2）：14

【原文】

諸氣膹鬱，諸痿喘嘔之因於燥者，喻氏清燥救肺湯主之。（58）

清燥救肺湯方（辛涼甘潤法）

石膏二錢五分　甘草一錢　霜桑葉三錢　人參七分　杏仁七分（泥）

胡麻仁一錢（炒研）　阿膠八分　麥冬二錢（不去心）　枇杷葉六分（去淨毛，炙）

水一碗，煮六分，頻頻二、三次溫服。痰多加貝母、栝蔞；血枯加生地黃；熱甚加犀角、羚羊角，或加牛黃。

【释义】

本条论述燥热犯肺，灼伤津液的证治。《素问·至真要大论》云："诸气膹郁，皆属于肺。""诸痿喘呕，皆属于上。"指出多种喘息气急、气滞胸闷的病变，以及痿证与呕逆，均与上焦肺的关系至为密切。吴氏在本条中明确指出，燥热犯肺，损伤肺津，可以导致肺燥气逆而喘息气急，气滞胸闷。亦可因肺不布津，筋脉失养，肢体痿废不用而出现痿证。或肺失清润，可导致肺痿。由肺燥而致胃燥，胃气上逆则可见呕逆。上述诸症，病因均为燥热邪气，方选喻嘉言清燥救肺汤主之，以清肺润燥，养阴生津。

清燥清肺汤重用霜桑叶以清润肺金；因温燥犯肺，温者宜清，燥者宜润，故用石膏辛甘而寒，清泻肺热；麦冬甘寒，养阴润肺。《难经·第十四难》曰："损其肺者益其气"，而胃土又为肺金之母，故用甘草培土生金；人参益胃津，养肺气；火麻仁、阿胶养阴润肺，使肺得滋润，则治节有权。《素问·脏气法时论》曰："肺苦气上逆，急食苦以泄之"，故又用枇杷叶、苦杏仁降泄肺气。如此，则肺气得润，治节有权，清肃之令得行，则诸气之膹郁自解，诸痿及喘鸣皆愈，故名之曰"清燥救肺"。

【临床应用】

喻嘉言认为，秋燥病位在肺，其关键病机为肺失治节。对此喻氏宗缪仲醇甘凉滋润之法，创立名方清燥救肺汤，治秋燥伤肺疗效显著，为后世医家所推崇。现代临床用本方治疗燥邪犯肺的干咳，如支气管炎、放射性肺炎；肺燥津枯，全身津液亏虚出现的口干、便秘、皮肤瘙痒等，如干燥综合征、单纯性老年皮肤瘙痒症、老年便秘、口唇皲裂等。

医案选录：李某，男，56岁。平素体弱，经常感冒，嗜烟酒，断续咳嗽二月余，近十天来咳嗽加剧，心烦口渴，汗出而喘，痰稠带血丝，胸疼，头痛。胸透提示，左中下部及右中部肺炎。经消炎治疗无效，高热持续40℃不退，汤饮不下，大便旬日未解，小便短少，唇焦齿黑，舌绛脉细数无力。头面部汗出如珠，声音微弱，骨瘦如柴，病势垂危。此为肺热伤阴，津液枯涸。急予清燥救肺汤加减：生石膏30g，白人参9g，桑叶9g，麦冬15g，胡麻仁9g，杏仁9g，炙枇杷叶12g，地骨皮15g，玉竹30g。服上方2剂，病情稳定，烦热减轻，体温降至39℃，继用加知母9g，川贝母9g，沙参30g，以增强清热化痰、滋养肺阴之功。续服3剂体温正常，咳喘未作。后在此基础上加减服药30余剂，经胸透两肺炎症消失，肺野清晰，能下床活动，思饮食，大便每日一次。继续调理脾胃，养阴补肺而安。

陈明.温病名方验案说评 [M].北京：学苑出版社，2001

第二节　中焦篇

一、风温、温热、温疫、温毒、冬温

【原文】

陽明溫病，無上焦證，數日不大便，當下之。若其人陰素虛，不可行承氣者，增液湯主之。服增液湯已，周十二時①觀之，若大便不下者，合調胃承氣湯微和之。（11）

增液湯方（鹹寒苦甘法）

元參一兩　麥冬八錢（連心）　細生地八錢

水八杯，煮取三杯，口乾則與飲，令盡。不便，再作服。

【词解】

①周十二时：满十二个时辰，即一昼夜。

【释义】

本条为阳明温病阴亏肠燥便秘的证治。温病无上焦证，数日不大便者，属阳明温病，应当攻下。如患者素体阴液亏虚，切不可滥投承气，可用增液汤增液润肠通便。方中元参壮水润肠，麦冬能润能通，细生地滋液不腻。本方特点为"三者合用，作增水行舟之计，故汤名增液，但非重用不为功"。三者均为大量，又以元参为君，方能增水行舟，即所谓以补药之体作泻药之用。药后一昼夜，如大便仍然不通，说明热结尚存，可用调胃承气汤轻下之，以使胃气调和而大便通畅。

【临床应用】

现代临床将本方用于习惯性便秘的治疗，还可治疗肺炎、小儿病毒性感冒、慢性咽喉炎、复发性口腔溃疡、慢性牙周炎、糖尿病及放疗后所致口腔反应属于津液不足者。

医案选录：闫某，男，12岁。患温热病，日久失治，温热之邪下伤肝肾之阴。症见：午后潮热如焚，睡则呓语呢喃，面色枯白，身体羸瘦，饮食不进，哭而无泪。病已至此，其父母认为无望，束手待毙。其亲戚有周君者，与先生为友，力请诊治。切其脉来细数而任按，舌红形如石榴花。视其两目之神不败，口虽干而齿不枯。童子元阴未漓，病虽危而犹可活。为疏：生地黄30g，玄参18g，麦冬18g，生甘草6g，丹皮6g，广犀角6g，竹叶6g。嘱药煎两次，分4次服之，每4小时服1次。服1剂后，竟酣然熟睡而呓语停止，午后潮热有所减轻。又服2剂，则鼻有涕，眼有泪，此乃津液复生，阳热之邪渐退之兆。于上方中再加玉竹14g，龟板24g，阿胶10g（烊化）。又服3剂，大见好转，身热已退欲食米粥，大便由秘变易。治疗仍主甘寒滋阴增液之法，而坚持不懈，计用生地黄至6斤，玄参、麦冬至4斤以上，治疗约有1月，其病方愈。周身皮屑脱落盈掬，顶发已秃，家人扶之下床，两腿振振欲擗地，站地不稳。温病伤阴之证，临床虽不鲜见，如此例之重者，则确属罕见。

陈明，刘燕华，李方.刘渡舟临证验案精选 [M].北京：学苑出版社，1996

【原文】

陽明溫病，下後汗出，當復其陰，益胃湯主之。（12）

益胃湯方（甘涼法）

沙參三錢　麥冬五錢　冰糖一錢　細生地五錢　玉竹一錢五分（炒香）

水五杯，煮取二杯，分二次服。渣再煮一杯服。

【释义】

本条为攻下后汗出伤阴的证治。下后伤阴，汗出再伤其阴，致阴液受伤，故治疗"当复其阴"。复阴，是指复其胃阴。胃为水谷之海，十二经脉皆禀气于胃，胃阴复则能食，全身的阴液方可恢复。益胃汤中沙参、麦冬、冰糖清养胃阴；细生地、玉竹生津养液，滋而不腻，为益胃养阴之良方。

【临床应用】

现代临床常用本方治疗慢性胃炎、小儿杂症及眩晕等证属胃阴亏损者，以及热病后胃阴未复，胃气不和，饮不能食，口燥咽干等。

医案选录：吴某，男，32岁。病为不能食，强食则胃脘胀满，呃逆连发不能控制，经常口咽发干，尤以睡醒之后为显，热象虽甚而大便反泻。医认为脾虚不运，投以人参健脾丸不应。两胁胀满，夜寐常有梦遗。视其舌红如锦，脉来弦细。辨为胃阴不足而肝气横逆之证，治当滋胃柔肝，方用益胃汤加减：沙参15g，麦冬15g，玉竹10g，生地黄10g，枇杷叶6g，荷蒂6g，川楝子6g，白芍6g，佛手9g，郁金9g。连服15剂，其病告愈。

陈明，刘燕华，李方.刘渡舟临证验案精选 [M].北京：学苑出版社，1996

【原文】

陽明溫病，下之不通，其證有五：應下失下①，正虛不能運藥②，不運藥者死，新加黃龍湯主之；喘促不寧，痰涎壅滯，右寸實大，肺氣不降者，宣白承氣湯主之；左尺牢堅③，小便赤痛，時煩渴甚，導赤承氣湯主之；邪閉心包，神昏舌短，內竅不通，飲不解渴者，牛黃承氣湯主之；津液不足，無水舟停者，間服增液，再不下者，增液承氣湯主之。（17）

新加黃龍湯（苦甘鹹法）

細生地五錢　生甘草二錢　人參一錢五分（另煎）　生大黃三錢　芒硝一錢　元參五錢　麥冬五錢（連心）　當歸一錢五分　海參二條（洗）　薑汁六匙

水八杯，煮取三杯。先用一杯，沖參汁五分、薑汁二匙，頓服之，如腹中有響聲，或轉矢氣者，為欲便也。候一、二時不便，再如前法服一杯。候二十四刻④，不便，再服第三杯。如服一杯，即得便，止後服，酌服益胃湯一劑（益胃湯方見前）。餘參或可加入。

宣白承氣湯方（苦辛淡法）

生石膏五錢　生大黄三錢　杏仁粉二錢　栝蔞皮一錢五分

水五杯，煮取二杯，先服一杯，不知再服。

導赤承氣湯（苦甘鹹法）

赤芍三錢　細生地五錢　生大黄三錢　黄連三錢　黄柏二錢　芒硝一錢

水五杯，煮取二杯，先服一杯，不下再服。

牛黄承氣湯方

即用安宮牛黄丸二丸，化開，調生大黄末三錢，先服一半，不知再服。

增液承氣湯

即於增液湯內，加大黄三錢，芒硝一錢五分。

水八杯，煮取三杯，先服一杯，不知再服。

【词解】

①应下失下：应当使用攻下法治疗的病证，但没能及时攻下。

②正虚不能运药：人体正气严重受损，影响了药物的吸收和运化，而致药物不能正常发挥治疗作用。

③左尺牢坚：左手尺部的脉象实大弦长而硬。

④二十四刻：一小时为四刻，二十四刻为六小时。

【释义】

本条论述阳明温病大便不通五种证治。阳明温病，大便不通，可见有五种情况：

一是腑实应下失下，邪气留连，正气内虚，以致不能运药，此为正虚邪实重证。治当补泻兼施，扶正祛邪，用新加黄龙汤。方中以增液承气滋阴攻下，海参补液，人参补气，姜汁宣通气分，当归宣通血分，甘草调和诸药，共奏攻下腑实、补益气阴之效。

二是痰热阻肺，腑有热结者。痰热壅肺，肺气上逆，故喘促不宁；脉右寸实大，示邪壅在肺。治当上以宣肺气之痹，下以逐肠胃之结，方用宣白承气汤。方用杏仁、瓜蒌皮宣肺，石膏清肺热，大黄泄热通便。

三是阳明腑实，兼小肠热盛证。小肠热盛，泌别失职，则小便赤涩而痛；热盛伤津，则口渴。左尺牢坚，小肠热盛之象。治应通大便之秘并泻小肠之热，方用导赤承气汤。方中大黄、芒硝攻大肠腑实；生地黄、赤芍泻小肠之热，兼能养阴；黄连、黄柏清热燥湿，以解小肠之湿热。

四是热入心包，阳明腑实。邪闭心包，则神昏舌短，所谓"内窍不通"也。热盛伤津较重，则口渴饮水不解。治当攻阳明腑实并开少阴心窍，方选牛黄承气汤。以牛黄丸清心开窍，用大黄攻下泄热，上下并治。

五是阴液亏虚，津枯肠燥，大便不通，即无水舟停。治用增液汤增水行舟，滋阴通便。服二剂后大便仍不下者，为邪入阳明，伴有腑实，可滋阴、攻下并举，方用增液承气汤。

【临床应用】

新加黄龙汤在现代临床多用于老年人，或正气虚弱之人肠梗阻、肠麻痹等的大便不通。

宣白承气汤可用于肺炎、气管炎、支气管炎、急性扁桃体炎、肺脓肿高热、中风急性期并发肺部感染等见发热、咳嗽气喘、烦渴汗出、咽痛、腹胀满、大便秘结等症者。

增液承气汤治疗功能性便秘及药物、手术导致的便秘，胃排空障碍、幽门梗阻、反复发作性口腔溃疡、流行性出血热少尿、肺炎、结核性腹膜炎、胰腺炎等疾病见大便不通者。

导赤承气汤用于大便不通，同时伴泌尿系感染，属热盛小肠证者。

医案选录：郭某，女，50岁。患口疮，时愈时发数年，多方求治，仍不能根治。此次发作5天，服中西药效不显。诊见舌边及舌底部散在数个溃疡点，自述疼痛剧烈，胃纳不佳，口渴欲饮，素有便干之苦。舌红绛苔花剥，脉细数。四诊合参，诊为口疮，证属胃燥津亏，浊热上蒸。治以滋阴润燥、泻下降浊，方用增液承气汤加味。处方：细生地黄15g，玄参20g，麦冬15g，大黄（后下）10g，甘草10g，芒硝（冲）6g，竹叶6g。服2剂后，便下燥屎数枚，减芒硝，加郁李仁12g。又服3剂，大便调而口疮愈。后以麻子仁丸改汤善后，随访4年余未复发。

刘振湖.增液承气汤新用 [J].新中医，1994（2）：56

【原文】

陽明温病，乾嘔口苦而渴，尚未可下者，黃連黃芩湯主之。不渴而舌滑者屬濕温。（19）

黃連黃芩湯方（苦寒微辛法）

黄连二钱　黄芩二钱　郁金一钱五分　香豆豉二钱

水五杯，煮取二杯，分二次服。

【释义】

本条论述阳明温病中焦秽浊之证治。阳明温病，只有干呕而未吐出饮食，口中发苦而渴，这是阳明胃热郁结，邪热兼夹秽浊，扰乱脾胃升降，气机上逆所致。如果此时未有可攻之证，宜用黄连黄芩汤治疗。若不渴而舌滑，属于湿温病，当用别法治疗。黄芩、黄连苦寒清热燥湿；郁金行气解郁，兼有利湿作用；豆豉透邪除烦，调理脾胃。共奏清热燥湿、和胃化浊之功。用于阳明温病，邪热夹秽浊蕴结脾胃之证。

【原文】

陽明溫病，舌黃燥，肉色絳①，不渴者，邪在血分，清營湯主之。若滑者，不可與也，當於濕溫中求之。（20）

清营汤方（见上焦篇）

【词解】

①舌黄燥，肉色绛：舌苔黄燥，舌质绛。

【释义】

本条论述阳明温病之热入营阴证治。阳明温病出现苔黄燥、舌质绛说明邪热已经由气分而深入营分。"邪在血分"应为邪在营分。苔黄燥，一般为邪热在气分未解，但病家不渴，表明又并非气分邪热。为邪入营分，营热蒸腾营阴上潮于口，故口不渴，这是营分证的主要症状之一。如果舌苔白滑、灰滑或淡黄，口不渴，应是湿气蒸腾之象，则不可用清营热、养营阴之清营汤，当按湿温论治。

【原文】

陽明溫病，無汗，實證未劇①，不可下。小便不利者，甘苦合化②，冬地三黃湯主之。（29）

冬地三黃湯方（甘苦合化陰氣法）

麥冬八錢　細生地四錢　元參四錢　黃連一錢　黃柏一錢　黃芩一錢　葦根汁半酒杯（沖）　銀花露半酒杯（沖）　生甘草三錢

水八杯，煮取三杯，分三次服，以小便得利为度。

【词解】

①实证未剧：阳明腑实证尚未形成。

②甘苦合化：甘寒与苦寒药配合，一以养阴，一以清热。

【释义】

本条论述因阳明热结阴伤而致小便不利的证治。阳明温病，症见无汗，此为阴津耗损无源作汗。"实证未剧"，说明邪虽在里，但尚无腑实，不属可下之证，所以治不可攻下。吴氏自注分析温病小便不利的原因有三：膀胱不开、上游（小肠）结热、肺气不化。即津液不足与津液不布两大原因。本节所论的小便不利则是由邪热内盛而耗伤津液所致，所以用药当清热与养阴并举。故采用冬地三黄汤以甘寒与苦寒之品相合，以麦冬、生地黄、玄参配苇根汁养阴增液，生化阴气；黄芩、黄连、黄柏配银花露、生甘草清泄三焦邪热。令热结得解，阴液得复，则小便自可通利。本节所论的养阴清热法的运用，并不限于温病小便不利者，对热盛阴伤者均可酌用本法。

【临床应用】

冬地三黄汤具有清热燥湿、养阴增液的作用，临床可以用于治疗泌尿系感染、消化系统疾病、大便秘结、口腔溃疡、干燥综合征、神经性皮炎、流行性出血热、皮肤湿疹、疖肿等属于湿热内蕴又阴液受伤者。

医案选录：刘某，男，39岁。患者1年前项后长癣，后向腰、腹及上肢扩展，皮损肥厚浸润，色红，呈慢性苔癣样损害，瘙痒甚剧，影响睡眠，精神不振，饮食减少，大便干结，小便不利。舌质红，根部苔黄，脉弦细。证属湿热郁久，伤血化燥。治宜滋阴清热，燥湿解毒，杀虫止痒。处冬地三黄汤加减：生地黄30g，玄参10g，麦冬10g，黄芩10g，黄柏10g，银花10g，苦参10g，白鲜皮10g，苍耳子10g，赤芍10，黄连6g，甘草6g。水煎服。服至7剂，瘙痒疾病停止，皮损变薄。继服6剂，皮损消退痊愈。嘱服3剂以巩固疗效。

王红梅.冬地三黄汤临床运用及研究进展[J].贵阳中医学院学报，2010，32（1）：81

二、暑湿、伏暑

【原文】

暑温蔓延三焦，舌滑微黄，邪在气分者，三石汤主之；邪气久留，舌绛苔少，热搏血分者，加味清宫汤主之；神识不清，热闭内窍者，先与紫雪丹，再

與清宮湯。(41)

三石湯方

飛滑石三錢　生石膏五錢　寒水石三錢　杏仁三錢　竹茹二錢（炒）　白
通草二錢　銀花三錢（花露更妙）　金汁一酒杯（沖）

水五杯，煮成二杯，分二次溫服。

加味清宮湯方

即於前清宮湯中加知母三錢，銀花二錢，竹瀝五茶匙沖入。

【釋義】

本條論述暑溫蔓延三焦的證治。暑溫蔓延三焦，是指暑濕彌漫蒸騰于上、中、下三焦，暑濕蘊蒸于上，則身熱、面赤，陽氣不得下行則足冷；暑濕困阻于中，則脘部痞滿；暑濕漫注于下，則小便短澀、大便黃色稀水而肛門灼熱。治以三石湯清利三焦邪熱，化濕行氣。方中石膏清上、中二焦，滑石、寒水石等滲利下焦，銀花、金汁等清暑泄熱解毒，并用杏仁以宣開肺氣，因"肺氣開則膀胱亦開""氣化則暑濕俱化"。舌絳者，用加味清宮湯治療，此為邪入營分，而非真正的血分證。如以神昏為主，可用清宮湯配合紫雪丹之類以清心營而開竅。

【臨床應用】

三石湯為臨床所常用，如用于肺部感染、中暑、急性尿路感染、秋季小兒腹瀉、流行性斑疹傷寒、腸傷寒、痛風等屬于濕熱熾盛者。

醫案選錄：孫某，男，28 歲，2016 年 7 月 23 日初診。患者因發熱，右足第一蹠趾關節腫痛 1 周來就診。患者 1 周前進行籃球運動後，進食海鮮，第二天晨起覺左足第一蹠趾關節不適，夜晚開始出現關節腫痛，體溫上升，最高 39℃，無咳嗽、腹瀉、尿頻等，到某醫院檢查：尿酸 600μmol/L，C 反應蛋白 6.5mg/dL，紅細胞沉降率 43 mm/h，白細胞 13.50×10⁹/L，中性粒細胞比例 0.875。未發現感染證據，考慮痛風。予氟比洛芬靜點，口服秋水仙鹼，體溫未降，關節症狀改善不明顯，建議使用激素。現症：右足第一蹠趾關節腫痛發紅，身熱汗出，面紅口渴，不欲近衣，胸悶脘痞，小便短赤，大便稀溏味大，舌紅苔厚膩，脈滑數。患者體質壯碩，嗜食肥甘。診為痛風急性發作；中醫辨為濕熱蘊結，熱斥三焦證。治以清熱利濕，暢通三焦。遣方三石湯加減服用。藥用：生石膏 30g，滑石 30g，寒水石 20g，土茯苓 30g，萆薢 30g，紅藤

20g，黄连5g，通草10g，知母15g。7剂，水煎服，每日1剂。服药后体温恢复正常，关节疼痛基本缓解，复查化验示：白细胞：8×10⁹/L，中性粒细胞比例：0.64，尿酸600μmol/L，C反应蛋白：6.0 mg/dL，红细胞沉降率37 mm/h。患者停药，嘱控制饮食，适度锻炼。

朴勇洙，韩隆胤，任晓杰，等.三石汤加减治疗痛风急性发作验案[J].中医药信息，2017，34（4）：78

【原文】

暑温伏暑，三焦均受，舌灰白，胸痞闷，潮热呕恶，烦渴自利，汗出溺短者，杏仁滑石汤主之。（42）

杏仁滑石汤方（苦辛寒法）

杏仁三钱　滑石三钱　黄芩二钱　橘红一钱五分　黄连一钱　郁金二钱
通草一钱　厚朴二钱　半夏三钱

水八杯，煮取三杯，分三次服。

【释义】

本条论述暑温、伏暑三焦俱受，湿热并重的证治。"三焦均受"，指三焦证均见，上焦受病可见潮热、汗出、烦渴等，中焦受病可见痞闷、呕恶等，下焦受病可见自利、溺短等。胸痞、呕恶、自利、舌白，为湿气所蕴；潮热、烦渴、汗出、溺短，为热之所伤。此为湿蕴生热，热处湿中，湿热胶结。故治当祛湿清热，湿去则热孤，方选杏仁滑石汤。

杏仁滑石汤用杏仁、滑石、通草上宣肺气、下利湿浊；厚朴苦温以燥湿，行气除满；黄芩、黄连清热燥湿；郁金芳香开窍、行气开结；橘红、半夏和胃化痰，以止呕恶。诸药合用，共奏宣上、和中、利下之功，令三焦之湿热各得分解。

三、湿温

【原文】

三焦湿郁，升降失司，脘连腹胀，大便不爽，一加减正气散主之。（58）

一加减正气散方

藿香梗二钱　厚朴二钱　杏仁二钱　茯苓皮二钱　广皮一钱　神曲一钱五分　麦芽一钱五分　绵茵陈二钱　大腹皮一钱

水五杯，煮二杯，再服。

【释义】

本条论述湿郁三焦的证治。三焦湿郁，意为上、中、下三焦皆被湿邪郁滞，但从主症"脘连腹胀，大便不爽"来看，病变中心则偏于中焦胃肠。湿郁中焦，气机迟滞，则脘腹胀满；湿阻大肠，传导不利，则大便不爽。此一派湿阻肠胃之象，用一加减正气散化浊行滞、祛湿宽中。本方由藿香正气散去紫苏、白芷、桔梗、甘草，加杏仁、茵陈、麦芽而成，乃变苦、辛、温、甘为苦、辛、微寒之法。方用藿香芳香化湿，和胃化浊；陈皮、厚朴、茯苓化湿行气除满；杏仁利肺与大肠；神曲、麦芽升降脾胃；茵陈清热淡渗利湿，大腹皮行水湿以除胀满，茯苓用皮以行水湿。责令三焦之湿各自分消。

【原文】

脈緩身痛，舌淡黃而滑，渴不多飲，或竟不渴，汗出熱解，繼而復熱。內不能運水穀之濕，外復感時令之濕，發表攻裏，兩不可施，誤認傷寒，必轉壞證。徒清熱則濕不退，徒祛濕則熱愈熾，黃芩滑石湯主之。（63）

黃芩滑石湯（苦辛寒法）

黃芩三錢　滑石三錢　茯苓皮三錢　大腹皮二錢　白蔻仁一錢　通草一錢
豬苓三錢

水六杯，煮取二杯，渣再煮一杯，分溫三服。

【释义】

本条论述湿热蕴阻中焦气分证治及治禁。因湿郁热蒸，外可着经络，内可困脾胃。外着经络，则见脉缓身痛，此颇似太阳中风证，但又见舌苔淡黄而滑，口渴而不多饮，则又显非风邪伤卫，而系湿中蕴热外着经络的表现。其舌苔黄滑、渴不多饮，乃湿热蕴蒸之象。热蒸湿动则汗出，汗出则热可暂退，但因内蕴之湿热交结，不能随汗完全外解，所以热退之后又复发热。本证病机核心为"内不以运水谷之湿，外复感时令之湿"。

湿热蕴阻中焦，其治当以清热化湿，不可用一般的解表攻里之法，或单一清热与化湿，因"徒清热则湿不退，徒祛湿则热愈炽"。故湿热病"湿热两伤，不可偏治"。方用黄芩滑石汤。方用黄芩、滑石、茯苓皮清湿中之热；白豆蔻化湿和中；大腹皮、猪苓、通草利水渗湿，待小便利则小肠通而热自清。黄芩滑石汤既可清热，又可化湿，是治疗湿热病的代表方之一。但本方清热之力较弱，主要适用于湿温病湿热蕴阻中焦而湿重于热者。

【临床应用】

现代临床将黄芩滑石汤多用于肠伤寒、流行性出血热、小儿泄泻、小儿遗尿、急慢性肾炎、慢性呼吸道感染等疾病属于湿热蕴阻者。

第三节　下焦篇

一、风温、温热、温疫、温毒、冬温

【原文】

風溫、溫熱、溫疫、溫毒、冬溫，邪在陽明久羈，或已下，或未下，身熱面赤，口乾舌燥，甚則齒黑唇裂，脈沉實者，仍可下之。脈虛大，手足心熱甚於手足背者，加減復脈湯主之。（1）

加減復脈湯方（甘潤存津法）

炙甘草六錢　乾地黃六錢　生白芍六錢　麥冬五錢（不去心）　阿膠三錢
麻仁三錢

水八杯，煮取八分，三杯，分三次服。劇者加甘草至一兩，地黃、白芍八錢，麥冬七錢。日三夜一服。

【释义】

本条论述温病后期邪入下焦，真阴耗伤的治法。阳明邪热炽盛，留恋过久，伤及少阴，导致真阴欲竭。胃肾相关，《素问·水热穴论》说："肾者，胃之关也。"故阳明有热，久稽不去，则必伤肾中真阴，或下而致阴伤，或未下而阴先竭，终致少阴之阴大伤。此时，可见两种情况：一者热结在里，阳明邪热炽盛，而见身热、面赤、口干舌燥，甚至齿黑唇裂，脉沉实有力者，此邪盛而正不虚，尚可背水一战，迅速攻下，以除邪热保其阴，即"急下存阴"。二是阳明并无燥结之证，而是邪热少而虚热多，见手足心热甚于手足背，脉虚大者，此不可妄用下法，否则必竭其阴而速其死。当以加减复脉汤复其真阴，使阴复阳留。

加减复脉汤是吴氏根据《伤寒论》炙甘草汤加减而来，炙甘草汤又名复脉汤，为仲景治心阴阳两虚之"脉结代，心动悸"而设。本方为复脉汤去人参、桂枝、生姜、大枣等复阳之品，仍以地黄、麦冬、阿胶、麻仁以滋阴补液，加白芍以收三阴之阴津，用炙甘草在于酸甘化阴而又不致伤阳。本方用于温病后期阳亢阴竭之证。

【临床应用】

加减复脉汤吴氏运用较广，《温病条辨》中可见多条原文，如"温病误表，津液被劫，心中震震，舌强神昏，宜复脉法，复其津液""温病已汗而不得汗，已下而热不退，六七日以外，脉尚躁盛者，重与复脉汤""温病误用升散，脉结代，甚则脉两至者，重与复脉""劳倦内伤，复感温病，六七日以外不解者，宜复脉法"等。加减复脉汤主症见身热面赤，口干舌燥，脉虚大，手足心热。此方适用于风温、春温一类温病后期邪入下焦之证，若湿温、伏暑，邪从燥化以致真阴耗伤，原则上也可参用本条治法。热邪深入，或在少阴，或在厥阴，均宜复脉，如温病耳聋、妇人产后病痉、郁冒、大便难等症。也可用于温病后期邪犯少阴所致的各种心悸，如病毒性心肌炎、房室传导阻滞、冠心病、心律失常等属于阴津不足者。

医案选录：刘某，男，65 岁。2006 年 10 月 17 日诊。患者确诊为冠心病已有 8 年，近年来时常出现胸闷不适、时有心悸烦热，口干咽燥，大便秘结。查其舌质光绛无苔、边有瘀点，脉沉细缓。辨证为心肾阴虚，气滞血瘀。治宜滋养心肾阴液，理气通络。方用加减复脉汤加味：炙甘草 10g，干地黄 24g，生白芍 15g，麦冬 15g，阿胶 10g（烊化冲服），麻仁 10g，丹参 15g，全瓜蒌 24g。5 剂。常法煎服。药后口干咽燥症状明显好转，大便通畅，胸闷得以舒缓，原方再进 5 剂，患者感觉舒适，诸症缓解。嘱其注意饮食清淡，适当活动，不定期服用本方，1 年多来症状基本得以解除。

陈锦芳.加减复脉汤的临床运用 [J].江苏中医药，2008，40（3）：12

【原文】

少陰溫病，真陰欲竭，壯火復熾，心中煩，不得臥者，黃連阿膠湯主之。（11）

黃連阿膠湯方（苦甘鹹寒法）

黃連四錢　黃芩一錢　阿膠三錢　白芍一錢　雞子黃二枚

水八杯，先煮三物，取三杯，去滓，內膠烊盡，再內雞子黃，攪令相得，日三服。

【释义】

本条论述肾阴亏虚，心火亢盛的证治。温病后期，肾阴亏于下，不能上济心火，致心火亢于上，水火失济，心肾不交。症见心烦不得卧，除此之外，尚可出现身热不甚，舌红而绛、少苔或无苔，脉细数等。治当滋肾阴，清心火，交通心肾。方用黄连阿胶汤。本方是仲景为邪入少阴之热化而设，本条为温病热入下焦，耗竭真阴，阴阳失济，致心火亢盛，与伤寒外感邪入少阴从热而化证同，故均用黄连阿胶汤治之。凡邪气侵入，无论伤寒、温病，病机相同者，即用同方，此"异病同治"之意。

【原文】

夜热早凉，热退无汗，热自阴来者，青蒿鳖甲汤主之。（12）

青蒿鳖甲汤方（辛凉合甘寒法）

青蒿二钱　鳖甲五钱　细生地四钱　知母二钱　丹皮三钱

水五杯，煮取二杯，日再服。

【释义】

本条论述温病后期，正气不足，余邪留恋阴分的证治。人体卫气，日行于阳而夜行于阴，阴分本有伏邪，当卫气夜晚入阴时正邪相争，故入夜身热；而当卫气昼日行于阳，不与阴分之邪相争，则热退身凉。温病后期，阴液已伤，往往留伏之邪不能随卫气外出，故而热退无汗。此外，本证由于余邪久留，营阴耗伤，多伴见形体消瘦，舌红少苔，脉沉细数。治当滋阴清热，入阴搜邪，透络外出，方用青蒿鳖甲汤。

本方之用，妙在青蒿配鳖甲，二者相伍，先入后出。青蒿不能直入阴分，由鳖甲领之而入；鳖甲不能独出阳分，由青蒿领之而出。出入和合，则搜少阴、厥阴之余邪从少阳、太阳透出，阴无邪扰，人即安宁。更以生地黄滋阴生津，丹皮凉血散热，知母生津润燥，并清气分之热，共令阴分之邪得以透解。

【临床应用】

青蒿鳖甲汤善于透解阴分之伏热，临床运用要点为：夜热早凉，舌红，脉细数。广泛用于温病后期邪留阴分，如各种感染病后期长期低热不退，或其他多种不明原因的长期发热及某些功能性发热，均有良效。

医案选录：赵某，男性，68岁。自述半月前患痢疾，经治疗后下痢已止，唯有低烧起伏不退已一周。经用抗生素无效，腋下体温在37.5℃至38℃，自觉疲乏无力，渴而少饮，暮热早凉，且大便干燥，尿少色黄。查体：体温为37.8℃，面色潮红，舌质红而干、少苔，脉象细数。大便常规化验正常，血常规化验正常。证属阴虚内热，治则为养阴透热。予以青蒿鳖甲汤加味：青蒿10g，鳖甲（先煎）20g，生地黄18g，地骨皮15g，知母10g，丹皮12g，银柴胡12g。服药3剂后热势减退，效不更方，再进2剂，体温正常，诸症消除而告愈。

张淑云.青蒿鳖甲汤治验二则[J].北京中医，1994，（6）：34

【原文】

热邪深入下焦，脉沉數，舌乾齒黑，手指但覺蠕動，急防痙厥，二甲復脈湯主之。（13）

二甲復脈湯方（鹹寒甘潤法）

即於加減復脈湯內，加生牡蠣五錢，生鱉甲八錢。

【释义】

本条论述阴亏痉厥的预防及治疗。温热之邪稽留日久，邪入下焦，劫伤肝肾之阴，津不上承，则见舌干齿黑；水不涵木，筋失柔润，故见手指微微抽动；邪热稽留于下焦，则脉来沉数。此证往往为发生动风的先兆。急当滋阴潜阳、息风止痉，以防止痉厥的发生。方选二甲复脉汤。本方用加减复脉汤滋养阴津，加牡蛎、鳖甲以潜阳息风。用于真阴欲绝，虚风将起或已起之抽搐、痉厥等。

【原文】

下焦温病，熱深厥甚，脈細促，心中憺憺大動[①]，甚則心中痛者，三甲復脈湯主之。（14）

三甲復脈湯方（同二甲湯法）

即於二甲復脈湯內，加生龜板一兩。

【词解】

①心中憺憺（dàn）大动：心跳快速，如游鱼失水而腾跃，且有恐虚之感。憺，畏惧、震动。

【释义】

本条论述温病后期，真阴耗竭之水不涵木、虚风内动的证治。此条是从上条二甲复脉汤证发展而来。上条仅见手指蠕动，本条即现痉厥已作，"心中憺憺大动"，甚则心中结痛。此邪热深入下焦，灼伤肝肾之阴，筋脉失于濡养，心阴失于浇灌所致，故脉由沉数而转为细促。由于热邪深伏下焦，不得外达，亦可见四肢厥冷之表现，此《伤寒论》所谓"热深厥深"之象。治当滋阴养血、潜阳息风，方选三甲复脉汤。本方由加减复脉汤加生牡蛎、生鳖甲、生龟板而成，于滋阴肝肾的同时，加入三甲以潜阳息风、养心安神。

【临床应用】

本方主要用于治疗阴虚阳亢、虚风内动所致的抽搐和肢体蠕动，如流行性乙型脑炎、流行性脑脊髓膜炎、产后病痉、帕金森病等，临床以手足蠕动、心悸、抽搐、口干舌燥、脉细数为辨证要点。

【原文】

热邪久羁，吸烁真陰，或因误表，或因妄攻，神倦瘈疭，脈氣虚弱，舌絳苔少，時時欲脱者，大定風珠主之。（16）

大定風珠方（酸甘鹹法）

生白芍六錢　阿膠三錢　生龜板四錢　乾地黄六錢　麻仁二錢　五味子二錢　生牡蠣四錢　麥冬六錢（連心）　炙甘草四錢　雞子黄二枚（生）　鱉甲四錢（生）

水八杯，煮取三杯，去滓，再入雞子黄，攪令相得，分三次服。喘加人參；自汗者加龍骨、人參、小麥；悸者加茯神、人參、小麥。

【释义】

本条论述温病后期，阴竭至极，风动欲脱的证治。本证为三甲复脉汤证基础上发展而来，热邪久羁不退，本已耗伤真阴，或因误用汗法、下法，劫夺肝肾阴液，故见神倦脉弱，舌绛苔少，手足抽搐，虚风内动，时时欲脱，纯虚无邪，病多危重。此时当急以敛阴留阳，以防虚脱，方选大定风珠。

本方系三甲复脉汤加五味子、鸡子黄而成，为治肝肾阴虚、风动欲脱之主方。方用加减复脉汤滋补肝肾之阴；三甲滋阴潜阳息风；加入鸡子黄血肉有情之品，滋补肝肾，以增滋阴息风之功效；五味子补阴以敛阳，以防厥脱之变。本方为救阴重剂，药性滋腻，非纯虚无邪之证不得用之，以免敛邪生变。

【临床应用】

大定风珠为真阴大亏，虚风内动，临床以神倦瘈疭，舌绛苔少，脉虚弱为特点，有时时欲脱之势。本方适用于温病后期，肝肾之阴大伤，虚风内动之证。

医案选录：陆某，女，57岁。元旦饮酒时突然出现抽搐，口噤不语，四肢麻木，张口呼吸，此后经常发作。某医院诊为神经官能性疾病，治疗5个月，略有好转，但停药后即复发。现发作性抽搐已9月余，伴有眩晕，寐差，纳少，舌红少苔，脉象细弱。初投羚羊钩藤汤加全蝎、僵蚕、龙齿、竺黄、胆星以平肝潜阳、息风化痰。服3剂无效。复诊时考虑到患者得病已久，舌红、脉虚，当从虚风论治，改用大定风珠：麦冬、干地黄、白芍各18g，炙鳖甲、龟板、牡蛎（三味均先煎）、甘草各12g，阿胶9g（烊冲），五味子、麻仁（杵）各6g，鸡子黄2只（打冲）。服3剂，抽搐停止，余症皆好转。续服3剂，以资巩固。半年后发作1次，仍服原方3剂而愈。

陈明.温病名方验案说评[M].北京：学苑出版社，2001

【原文】

壯火尚盛者，不得用定風珠、復脈。邪少虛多者，不得用黃連阿膠湯。陰虛欲痙者，不得用青蒿鱉甲湯。（17）

【释义】

本条论述大定风珠、加减复脉汤、黄连阿胶汤、青蒿鳖甲汤方证的鉴别及禁忌。诸方均有滋养肾阴之效，可治温热邪入下焦、耗伤真阴之证，但因邪气盛衰及正气亏损程度不同，应用时应区别对待。

虽有真阴耗损，但"壮火尚盛"，属虚实夹杂之证，治以滋阴与泻火并举，以黄连阿胶汤为宜，不可用大定风珠、加减复脉汤一类纯补之剂，以防恋邪。

若"邪少虚多"，而余邪深伏阴分不出者，宜用青蒿鳖甲汤养阴透热。黄连阿胶汤虽有清热泻火之功，然多用苦寒之品，且无入络搜邪之能，用之徒伤正气，祛邪不能，故不可用。

若"阴虚欲痉"，为真阴亏耗，亡阴脱液，水不涵木，虚风内动之兆。故宜用加减复脉汤、大定风珠之类，以滋阴潜阳息风，此不可与青蒿鳖甲汤芳香走窜搜剔之品。

二、暑温

【原文】

暑邪深入少陰，消渴^①者，連梅湯主之。入厥陰，麻痹者，連梅湯主之；心熱煩躁，神迷甚者，先與紫雪丹，再與連梅湯。（36）

連梅湯方（酸甘化陰，酸苦泄熱法）

雲連二錢　烏梅三錢（去核）　麥冬三錢（連心）　生地三錢　阿膠二錢

水五杯，煮取二杯，分二次服。脈虛大而芤者，加人參。

【词解】

①消渴：此处非指消渴病，是指渴而多饮、饮不解渴的症状。

【释义】

本条论述暑邪深入少阴、厥阴的证治。暑为阳邪，易伤津耗气，暑邪深入少阴，消灼肾阴，则阴津更虚，难以上济，故见消渴，可与连梅汤滋阴生津止渴。暑邪深入厥阴，若耗伤足厥阴肝之阴血，筋脉失养，故见肌肤麻痹，亦可与连梅汤养阴柔肝舒筋；若暑热侵入手厥阴心包，扰乱神志，闭阻心包，轻则心热烦躁，重则神志昏迷，则先与紫雪丹清热开窍，待热除神清后，再与连梅汤清热生津除烦。

连梅汤用乌梅生津止渴，配黄连酸苦泄热，配生地黄、麦冬酸甘化阴，阿胶色黑沉降专救肾阴。体现了暑热后期"终用酸泄酸敛"的治疗原则。诸药合用，令心火清而肾水复，肝阴济而筋脉柔，则消渴、麻痹、烦躁自除。

【临床应用】

连梅汤运用以心中烦热，消渴不已，肢体麻痹，舌红绛，苔黄燥，脉细数为主证。本方现代临床广泛运用于萎缩性胃炎、糖尿病、肠易激综合征、细菌性痢疾、慢性泄泻、灼口综合征、乙脑后遗症、小儿抽动–秽语综合征、婴儿久泻以及妇女月经不调等属于阴虚火旺者。

医案选录：傅某，男，2 岁。因高热神昏急诊入院。入院时高热抽搐，神志不清，大便泄泻，夹有脓血，诊为中毒性痢疾。中西医合作抢救 2 天后，症状缓解。但仍发热，体温 39 ℃，大便每日 10 多次，呈脓血便，里急后重，口渴引饮，烦躁不安，形体消瘦，口唇焦裂。舌苔黄，质红有朱点，脉细数。停用其他中西医物，予连梅汤。服 1 剂，热利渴烦均减。连服 3 剂，诸症悉平。后改用益气健脾养阴之剂出院调理。

伍炳彩. 连梅汤在热病中的应用 [J]. 江西中医药，1984，（1）：30

附 录

附一　方剂索引

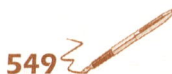

注：√代表伤寒中方

＊代表金匮中方

〇代表温病中方

附二　古今度量衡换算

表附 2-1　汉代度量单位换算

重量	1 斤 =16 两
	1 两 =24 铢
容量	1 斛 =10 斗
	1 斗 =10 升
	1 升 =10 合

表附 2-2　汉代与现代剂量折算

汉代		现代
重量	1 斤	250g
	1 两	15.625g
	1 铢	0.651g
容量	1 斛	20 000mL
	1 斗	2 000mL
	1 升	200mL
	1 合	20mL
	一方寸匕　金石药末	约 2g
	草木药末	约 1g

表附 2-3 《伤寒论》常用药物剂量核算

《伤寒论》药物剂量			约合（g）
容量	半夏半升		42
	五味子半升		38
	芒硝半升		62
	麦冬半升		45
	麻仁半升		50
	葶苈子半升		62
	杏仁半升		56
	赤小豆一升		150
	吴茱萸一升		70
个数	大枣十二枚		30
	杏仁七十枚		22
	附子一枚	小者	≤ 10
		中等者	10-20
		大者	20-30
	栀子十四枚		7
	瓜蒌实一枚		70
	乌梅三百枚		680

主要参考书目

《黄帝内经选读》

杨上善.黄帝内经太素（新校正）.北京：学苑出版社，2006.

皇甫谧.甲乙经（影印本）.北京：人民卫生出版社，1956.

王冰.重广补注黄帝内经素问（影印本）.北京：人民卫生出版社，1956.

张介宾.类经.北京：人民卫生出版社，1965.

马莳.黄帝内经素问注证发微.北京：科学技术文献出版社，1999.

吴昆.黄帝内经素问吴注.北京：学苑出版社，2003.

张志聪.黄帝内经集注.杭州：浙江古籍出版社，2002.

高士宗.黄帝素问直解.北京：科学技术文献出版社，2001.

李中梓.内经知要.北京：人民卫生出版社，2007.

姚止庵.素问经注节解.北京：人民卫生出版社，1963.

滑寿.读素问钞.北京：中医古籍出版社，2019.

丹波元简.素问识.北京：中医古籍出版社，2017.

丹波元坚.素问绍识.北京：人民卫生出版社，1955.

程士德.素问注释汇粹.北京：人民卫生出版社，1982.

陈明.黄帝内经临证指要.北京学苑出版社，2006.

《伤寒论选读》

朱肱.类证活人书.北京：商务印书馆，1955.

成无己.注解伤寒论.北京：人民卫生出版社，1963.

王好古.此事难知.南京：江苏科学技术出版社，1985.

方有执.伤寒论条辨.北京：人民卫生出版社，1975.

张令韶.伤寒论直解.福州：福州醉经阁重刻本，1885.

程郊倩.伤寒论后条辨.式好堂藏版博古堂重刻本，1704.

张隐庵.伤寒论集注.上海：上海广益书局石印本，1923.

汪苓友.伤寒论辨证广注.上海：上海卫生出版社影印本，1958

钱潢.伤寒溯源集.上海：上海卫生出版社，1957.

柯韵伯.伤寒来苏集.上海：上海科学技术出版社，1959.

秦之桢.伤寒大白.北京：人民卫生出版社，1982.

王晋三.绛雪园古方选注.上海：上海科学技术出版社，1982.

吴谦.医宗金鉴订正伤寒论注.北京：人民卫生出版社，1963.

徐灵胎.伤寒论类方.北京：人民卫生出版社影印本，1956.

尤在泾.伤寒贯珠集.上海：上海科学技术出版社，1959.

陈修园.伤寒论浅注.北京：中国书店影印本，1985.

喻嘉言.伤寒尚论篇.南昌：江西人民出版社，1984.

唐容川.伤寒论浅注补正.上海：上海文学书局，1935.

王肯堂.伤寒准绳.上海：上海科学技术出版社，1959.

庞安时.伤寒总病论.北京：商务印书馆，1989.

郭雍.伤寒补亡论.上海：上海科学技术出版社，1959.

曹颖甫.伤寒发微.上海：上海卫生出版社，1956.

徐荣斋.重订通俗伤寒论.上海：上海卫生出版社，1956.

刘渡舟.伤寒诠解.天津：天津科学技术出版社，1983.

刘渡舟.伤寒论校注.北京：人民卫生出版社，1991.

刘渡舟.伤寒挈要.北京：人民卫生出版社，1983.

刘渡舟.新编伤寒论类方.太原：山西人民出版社，1984.

陈亦人.伤寒论译释.上海：上海科学技术出版社，1992.

李培生.伤寒论讲义.上海：上海科学技术出版社，1985

聂惠民.伤寒论与临证.广州：广东科学技术出版社，1993.

王庆国.伤寒论讲义.北京：高等教育出版社，2007.

陈明.刘渡舟伤寒论临证指要.北京：学苑出版社，1998.

陈明，等.刘渡舟临证验案精选.北京：学苑出版社，1996.

陈明.伤寒论讲堂实录.北京：人民卫生出版社，2014.

陈明，等.伤寒名医验案精选.北京：学苑出版社，1998.

范恒.伤寒论讲义.北京：中国医药科技出版社，2010.

《金匮要略选读》

赵以德.金匮方论衍义.北京：学苑出版社，2006.

周扬俊.金匮玉函经二注.上海：上海科学技术出版社，1959.

徐彬.金匮要略论注线装通行本.1671.

沈明宗.金匮要略编注.学识斋，1868.

柯琴.金匮要略心典.上海：上海卫生出版社，1956.

魏荔彤.金匮要略方论本义.北京：人民卫生出版社，1997.

姜春华.经方应用与研究.北京：中国中医药出版社，1994.

范永升.金匮要略（讲义）.北京：中国中医药出版社，2003.

陈明.金匮名医验案精选.北京：学苑出版社，1999.

张笑平.金匮要略临床新解.合肥：安徽科学技术出版社，2001.

李敬孝.金匮临证备要.哈尔滨：黑龙江科学技术出版社，2000.

谢世平.金匮方临证应用剂研究.郑州：河南科学技术出版社，1994.

范恒.金匮要略讲义.武汉：华中科技大学出版社，2011.

《温病学选读》

葛洪.肘后备急方.北京：人民卫生出版社影印本，1956.

巢元方.诸病源候论.北京：人民卫生出版社校释本，1985.

孙思邈.千金要方.北京：人民卫生出版社，1982.

王焘.外台秘要.北京：人民卫生出版社，1955.

罗天益.卫生宝鉴.北京：人民卫生出版社，1963.

王安道.医经溯洄集.北京：人民卫生出版社，1993.

张凤逵.伤暑全书.上海：上海古籍出版社，2002.

吴又可.瘟疫论.北京：人民卫生出版社，1995.

叶天士.临证指南.上海：上海人民出版社 1976.

吴鞠通.温病条辨.北京：人民卫生出版社，2005.

叶香岩外感温热病篇 薛生白湿热病篇阐释.南京：江苏科学技术出版社，1983.

王孟英.温热经纬.北京：人民卫生出版社影印本，1956.

杨栗山.伤寒温疫条辨.北京：中国中医药出版社，2007.

柳宝诒.温热逢源.北京：人民卫生出版社，1959.

雷丰.时病论.北京：人民卫生出版社，1972.

何廉臣.重订广温热论.北京：人民卫生出版社，1960.

陈明.温病名方验案说评.北京：学苑出版社，2001.

张思超.温病经典临床心悟.北京：中国中医药出版社，2015.